第29版美国医师执照考点图表速记

医学生宝典

First Aid for the USMLE Step1

原著　TAO LE　VIKAS BHUSHAN
　　　MATTHEW SOCHAT　YASH CHAVDA

主译　李晗歌

人民卫生出版社
·北 京·

版权所有，侵权必究！

图书在版编目（CIP）数据

医学生宝典 =First Aid for the USMLE Step1/
（美）乐涛（TAO LE）原著；李晗歌主译 . —北京：人
民卫生出版社，2021.10 （2022.6 重印）

ISBN 978-7-117-31489-3

Ⅰ. ①医 ⋯　Ⅱ. ①乐 ⋯　②李 ⋯　Ⅲ. ①现代医药学 –
医学院校 – 教学参考资料　Ⅳ. ①R

中国版本图书馆 CIP 数据核字（2021）第 077548 号

Tao Le
FIRST AID FOR THE USMLE STEP 1 2019, 29E
ISBN 978-1-26-014367-6
Copyright © 2019 by McGraw-Hill Education.

医学生宝典
First Aid for the USMLE Step1

策划编辑	周　宁	
责任编辑	周　宁	
书籍设计	尹　岩　彭子雁	
主　译	李晗歌	
出版发行	人民卫生出版社（中继线 010–59780011）	
地　址	北京市朝阳区潘家园南里 19 号	
邮　编	100021	
印　刷	北京盛通印刷股份有限公司	
经　销	新华书店	
开　本	787×1092　1/16　印张：42	
字　数	998 千字	
版　次	2021 年 10 月第 1 版	
印　次	2022 年 6 月第 2 次印刷	
标准书号	ISBN 978-7-117-31489-3	
定　价	288.00 元	

E – mail　pmph @ pmph.com

购书热线　010–59787592　010–59787584　010–65264830

打击盗版举报电话:010–59787491　　E–mail:WQ @ pmph.com

质量问题联系电话:010–59787234　　E–mail:zhiliang @ pmph.com

主译 李晗歌

译者（按拼音顺序排列）：

北京协和医学院八年制临床医学专业2012—2017级

陈芳菲	陈樑	陈梦寅	陈思良	陈婉淑	陈炜	程成	程曦	董芮嘉	董昱诚	杜建华
方世元	冯时	冯芸颖	付子垚	高瑞辰	高仕奇	高学敏	耿畅	龚亮	郭若寒	何鑫
洪汝萍	洪新宇	华天瑞	黄警	黄永发	纪若愚	贾鸣男	贾梓淇	姜子铭	雷曙槟	李安安
李佳欣	李嘉瑞	李慕聪	李亚囡	刘方杰	刘华祯	刘曼歌	刘润竹	刘思圆	刘怡钒	刘雨桐
龙飘飘	罗瑞	马江宇	孟丽慧	苗会蕾	聂永都	邵禹铭	石易鑫	舒美钧	孙渤缘	万梓琪
王铎霖	王家贤	武哲宇	向奕蓉	肖瑶	徐乐吟	徐梦华	许卓然	闫夏晓	姚卓然	于砚滢
俞亦奇	张戈	张翰林	张健刚	张毓莹	赵清	甄一宁	郑雪晴	周家伟	周子月	

编写秘书（按拼音顺序排列）：

北京协和医学院八年制临床医学专业2016级

代童 吕晓虹 彭彤彤 肖童心 张浩轩 赵清

审校（按拼音顺序排列）：

曹玮	北京协和医学院	临床学院	内科学系	感染内科	副主任医师	副教授
陈苗	北京协和医学院	临床学院	内科学系	血液内科	副主任医师	副教授
陈咏梅	北京协和医学院	基础学院	人体解剖与组织胚胎学系			教授
樊华	北京协和医学院	临床学院	外科学系	泌尿外科	主治医师	
冯俊	北京协和医学院	临床学院	内科学系	血液内科	主治医师	
耿爽	北京协和医学院	临床学院	眼科学系	眼科	主治医师	
管远志	北京协和医学院	基础学院	病原生物学系			教授
黄晓明	北京协和医学院	临床学院	全科医学系	全科医学科（普通内科）	副主任医师	副教授

纪 超	北京协和医学院	基础学院	药理学系			副教授
李 冀	北京协和医学院	临床学院	儿科学系	儿科	副主任医师	副教授
李乃适	北京协和医学院	临床学院	内科学系	内分泌科	主任医师	教授
李融融	北京协和医学院	临床学院	全科医学系	临床营养科	主治医师	
林 雪	北京协和医学院	临床学院	内科学系	心内科	副主任医师	副教授
刘 伟	北京协和医学院	基础学院	人体解剖与组织胚胎学系			副教授
刘雅萍	北京协和医学院	基础学院	医学遗传学系			副教授
罗 敏	北京协和医学院	临床学院	妇产科学系	妇产科	主治医师	
牛燕燕	北京协和医学院	临床学院	耳鼻咽喉科学系	耳鼻喉科	主治医师	
裴丽坚	北京协和医学院	临床学院	麻醉学系	麻醉科	副主任医师	副教授
彭 敏	北京协和医学院	临床学院	内科学系	呼吸内科	副主任医师	副教授
邵亚娟	北京协和医学院	临床学院	内科学系	肿瘤内科	副主任医师	副教授
王常珺	北京协和医学院	临床学院	外科学系	乳腺外科	副主任医师	副教授
王 迁	北京协和医学院	临床学院	内科学系	风湿免疫科	主任医师	教授
王 炜	北京协和医学院	临床学院	外科学系	骨科	主治医师	
魏春燕	北京协和医学院	基础学院	病原生物学系			讲师
吴 东	北京协和医学院	临床学院	内科学系	消化内科	副主任医师	副教授
吴海婷	北京协和医学院	临床学院	内科学系	肾内科	主治医师	
谢曼青	北京协和医学院	临床学院	神经病学系	神经科	主治医师	
杨 辰	北京协和医学院	临床学院	内科学系	血液内科	主治医师	
杨克恭	北京协和医学院	基础学院	生物化学与分子生物学系			教授

张迪	北京协和医学院	人文学院	生命伦理与卫生法学系		副教授
张舒	北京协和医学院	临床学院	皮肤病与性病学系	皮肤科	主治医师
张炎	北京协和医学院	临床学院	内科学系	血液内科	副主任医师
赵大春	北京协和医学院	基础学院	病理学系	病理科	主治医师
赵晓晖	北京协和医学院	临床学院	精神病与精神卫生学系	心理医学科	主治医师

原著序

　　此书是美国医师执照考试（United States Medical Licensing Examination, USMLE）阶段Ⅰ备考书First Aid的第29版，我们一以贯之地致力于为学生提供最新最实用的USMLE阶段Ⅰ的备考指导。此版在诸多方面进行了大幅修改，包括：

- 85个全新的或重大修订的高分必备知识点，紧跟USMLE阶段Ⅰ的变化趋势。
- 由超过40名在阶段Ⅰ考试中取得优异成绩的医学生和住院医师精心打造，进行了大量的文字修订、记忆法更新、阐释和更正，并经专家顾问和国家级USMLE讲师审核。
- 通过与MedIQ Learning公司的USMLE-Rx题库的持续合作，更新了115幅图表和插图。
- 添加了35＋幅全彩图片，有助于直观地认识疾病、描述检查和理解基本概念。此外，将影像图片进行了标注和优化，以同时显示正常解剖和病理学改变。
- 更新了每章首页的学习技巧。
- 将临床影像与插图更好地整合，以强化重要解剖概念的学习。
- 改进了全书的文字、图片和表格的组织方式，便于快速复习高分必备知识点。
- 重整了第四部分，纳入当前高效备考的纸版和电子版学习资源，并更清晰地阐明了与USMLE阶段Ⅰ的关联。
- 在我们的博客（www.firstaidteam.com）上，提供独家的阶段Ⅰ实时更新和错误更正。

　　我们诚邀学生们和教师们分享思维和想法，帮助我们持续改进USMLE阶段Ⅰ备考书First Aid。

Tao Le	路易斯维尔
Vikas Bhushan	长滩岛
Matthew Sochat	圣路易斯
Yash Chavda	纽约市
Vaishnavi Vaidyanathan	凤凰城
Jordan Abrams	纽约市
Mehboob Kalani	匹兹堡
Kimberly Kallianos	旧金山

译者序

十几年前，当我还在北京协和医学院上学的时候，室友每晚备考美国医师执照考试（United States Medical Licensing Examination, USMLE），我跟着凑热闹也扫了几眼复习资料——这是我第一次接触 First Aid（FA）。当时就对这本书十分喜爱，觉得它跟国内的参考书大为不同：简洁，明晰，图片漂亮，还有很多脑洞大开的记忆法。不过我虽然学过英文的生化、解剖和微生物，还是有许多英文单词需要查询。尝试过几次，我最终也没能把这本书很好地用起来。

在临床工作过一段时间以后，我回到北京协和医学院做教学管理，愈加想提升基础与临床相结合和以器官系统为中心的教学。这让我又想起了当年自己没能好好参悟这本FA的遗憾，进而萌生了要把这本书翻译成中文、方便广大中国医学生参考学习的想法。我于是申请了学校的教改项目。感谢评审专家们不但支持我的想法，还给出了中肯的建议，一方面免去了我经费上的顾虑，一方面更让我有信心把这件事情做下去。

协和八年制临床医学的学生很有自主学习的劲头。翻译FA的项目一公布，短短2个小时就有80多位学生积极报名参与，一个暑假就把所有的翻译都完成了，效率颇高。译稿的审校，则是非常荣幸地邀请到了30多位协和的教师和临床医生。他们当中，既有德高望重的年逾七十的返聘教授，也有实力与才华并具的"80后"，更有北京协和医院经验丰富的临床医生们。老中青三代协和人，以其对教学的热忱和对学术的严谨，最大程度地保障了本书内容的正确性。

FA是为USMLE考试量身定做的。中国读者，如果不是备考USMLE的话，我们希望他们从这本书汲取什么呢？应当是普适的知识与原理。因此，我们略去了这本书中有关介绍USMLE及其备考策略的文字，将美国的流行病学情况替换为中国的流行病学情况。有些记忆法是基于英语的，翻译成中文并不好用，我们就集思广益，自行创造中文的记忆法。总之，这本书虽说是翻译FA，可是我们并没有拘泥于原书，而是做了不少本土化的工作。FA是美国医师执照考试中取得优异成绩的医学生和住院医生写就的，代表了美国医学生/医生的集体智慧。而这本《医学生宝典》，则是在美国医学生/医生集体智慧的基础上，汇入了中国元素与协和智慧。我们也诚邀中国的医学生/医生/教师分享您的思维与记忆法，欢迎通过邮件联系我们：usmletranslation@163.com。

这本书的完成，需要感谢很多人。感谢76名译者和5名编写秘书，感谢34位审稿专家，感谢北京协和医学院教务处和医学教育研究中心的老师们，感谢学校教学改革项目的评审专家们。此外还要感谢远在美国的徐栩师姐的帮助，麦格劳-希尔出版社的指导，人民卫生出版社的倾力协作，以及我的家人对我的支持和理解。希望这本书能够更好地帮助中国医学生，让庞杂艰深的医学知识变得直观、容易，甚至是有趣。

尽管在本书的译制中投入了大量精力，错误和不足仍在所难免，恳请各位专家读者指正并联系我们（邮箱同前），以期在今后持续改进。

李晗歌

2021年8月

目录

第三章　微生物学 | 93

第四章　病理学 | 175

细胞损伤 | 176

炎症 | 183

第六章　公共卫生学 | 225

第二部分　　　　　　　　　器官系统　　　　　　　　　243

第一章　心血管系统 | 245

第三章　消化系统 | 319

第四章 血液系统与肿瘤 | 363

第五章　骨骼肌肉、皮肤和结缔组织 | 405

第八章　泌尿系统 | 533

第九章　生殖系统 ⏐ 565

胚胎学 ⏐ 566

第一部分

基本原理

"There comes a time when for every addition of knowledge you forget something that you knew before. It is of the highest importance, therefore, not to have useless facts elbowing out the useful ones."
— Sir Arthur Conan Doyle, *A Study in Scarlet*

"Never regard study as a duty, but as the enviable opportunity to learn."
— Albert Einstein

"Live as if you were to die tomorrow. Learn as if you were to live forever."
— Gandhi

▶ 笔记

生物化学

"Biochemistry is the study of carbon compounds that crawl."
— Mike Adams

"We think we have found the basic mechanism by which life comes from life."
— Francis H. C. Crick

"The biochemistry and biophysics are the notes required for life; they conspire, collectively, to generate the real unit of life, the organism."
— Ursula Goodenough

▶ 生物化学——分子

染色质结构

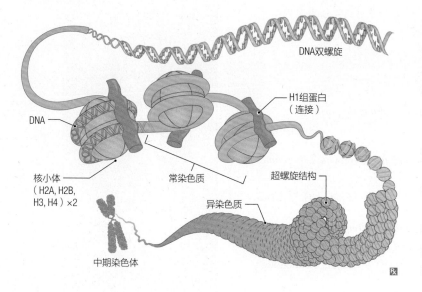

DNA双螺旋

H1组蛋白
（连接）

DNA

核小体
（H2A, H2B,
H3, H4）×2

常染色质

超螺旋结构

异染色质

中期染色体

脱氧核糖核酸（DNA）以压缩的染色质形式存在于细胞核中。DNA环绕每个组蛋白八聚体两圈形成一个个核小体，呈串珠状。组蛋白H1与核小体和"连接DNA"结合，从而稳定染色质纤维。

核苷酸的磷酸基团使DNA携带负电荷，组蛋白的赖氨酸和精氨酸残基带正电荷。

有丝分裂时，DNA分子高度凝集形成染色体。DNA和组蛋白的合成发生在S期。线粒体有自己的环形DNA分子，并且不与组蛋白结合。

异染色质	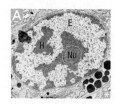 凝集程度较高，在电子显微镜下颜色较深（A中H代表异染色质区；Nu代表核仁）。转录活性低，转录因子难以接近。DNA甲基化程度较高，组蛋白乙酰化程度较低。	巴氏小体（失活的X染色体）可能在细胞核的外围看到。
常染色质	凝集程度较低，松散，在电子显微镜下颜色较浅（A中标记的E代表常染色质）。转录时活跃，转录因子可以接近。	
DNA甲基化	在不改变DNA序列的情况下改变DNA片段的表达。与基因组印记、X染色体失活、转座子抑制、衰老和癌变等有关。	启动子（CpG岛）DNA甲基化通常抑制基因转录。
组蛋白甲基化	可引起转录抑制或激活，主要依赖于甲基化发生的位置。	
组蛋白乙酰化	去除组蛋白正电荷→DNA凝集松弛→转录↑。	
组蛋白去乙酰化	去除组蛋白乙酰基团→DNA凝集加重→转录↓。	

核苷酸

核苷 = 碱基 +（脱氧）核糖。
核苷酸 = 碱基 +（脱氧）核糖 + 磷酸。
核苷酸之间由3′–5′磷酸二酯键连接。

嘌呤（腺嘌呤、鸟嘌呤）：2个环。
嘧啶（胞嘧啶、尿嘧啶、胸腺嘧啶）：
1个环。

脱氨基反应：

　胞嘧啶→尿嘧啶

　腺嘌呤→次黄嘌呤

　鸟嘌呤→黄嘌呤

　5–甲基胞嘧啶→胸腺嘧啶

通常尿嘧啶存在于RNA，胸腺嘧啶存在于DNA。尿嘧啶甲基化生成胸腺嘧啶。

核苷酸 = 核苷 + 磷酸。

核苷酸的5′端携带3个磷酸基团，成为与另一个核苷酸通过3′–5′磷酸二酯键相连接的能量来源，并且是3′–羟基攻击的目标。

G–C碱基配对形成3对氢键，键能高于A–T配对形成的2对氢键，更稳定。
G–C碱基对含量↑→DNA变性温度↑。

体内嘌呤合成必需的氨基酸：甘氨酸，天冬氨酸，谷氨酰胺。

嘌呤（腺嘌呤、鸟嘌呤）

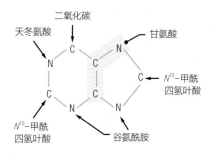

嘧啶（胞嘧啶、尿嘧啶、胸腺嘧啶）

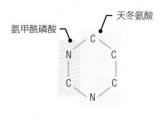

嘧啶和嘌呤的体内从头合成

多种免疫抑制、抗肿瘤和抗生素药物通过干扰核苷酸合成发挥作用：

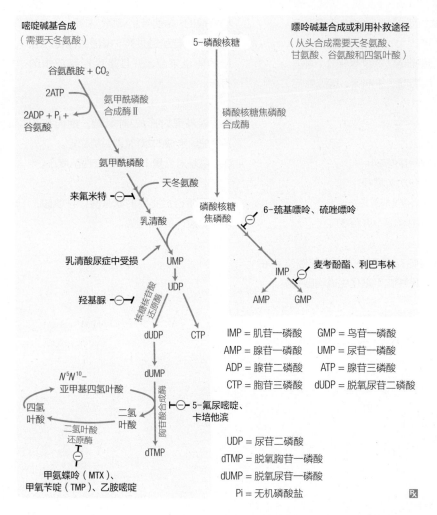

嘧啶碱基合成
（需要天冬氨酸）

5-磷酸核糖

嘌呤碱基合成或利用补救途径
（从头合成需要天冬氨酸、
甘氨酸、谷氨酸和四氢叶酸）

谷氨酰胺 + CO₂

2ATP

2ADP + Pᵢ +
谷氨酸

氨甲酰磷酸
合成酶 II

磷酸核糖焦磷酸
合成酶

氨甲酰磷酸

天冬氨酸

来氟米特 ⊖

乳清酸

磷酸核糖
焦磷酸

6-巯基嘌呤、硫唑嘌呤
⊖

乳清酸尿症中受损

UMP

IMP
⊖ 麦考酚酯、利巴韦林

羟基脲 ⊖

UDP

核糖核苷酸
还原酶

AMP   GMP

dUDP   CTP

IMP = 肌苷一磷酸　　GMP = 鸟苷一磷酸
AMP = 腺苷一磷酸　　UMP = 尿苷一磷酸
ADP = 腺苷二磷酸　　ATP = 腺苷三磷酸
CTP = 胞苷三磷酸　　dUDP = 脱氧尿苷二磷酸

dUMP

N⁵N¹⁰-
亚甲基四氢叶酸

四氢
叶酸

二氢
叶酸

⊖ 5-氟尿嘧啶、
卡培他滨

胸苷酸合成酶

二氢叶酸
还原酶

dTMP

⊖

甲氨蝶呤（MTX）、
甲氧苄啶（TMP）、乙胺嘧啶

UDP = 尿苷二磷酸
dTMP = 脱氧胸苷一磷酸
dUMP = 脱氧尿苷一磷酸
Pi = 无机磷酸盐　　℞

嘧啶合成：

- 来氟米特：抑制二氢乳清酸脱氢酶。
- 甲氨蝶呤（MTX）、甲氧苄啶（TMP）和乙胺嘧啶：分别在人类、细菌和原生动物中抑制二氢叶酸还原酶，减少脱氧胸苷一磷酸（dTMP）的合成。
- 5-氟尿嘧啶（5-FU）及其前体药物卡培他滨：形成5-F-dUMP，抑制胸苷酸合成（dTMP↓）。

嘌呤合成：

- 6-巯基嘌呤（6-MP）和它的前体药物硫唑嘌呤：抑制嘌呤从头合成途径。
- 麦考酚酯和利巴韦林：抑制肌苷一磷酸脱氢酶。

嘌呤和嘧啶合成：

- 羟基脲：抑制核糖核苷酸还原酶。

嘌呤补救缺陷

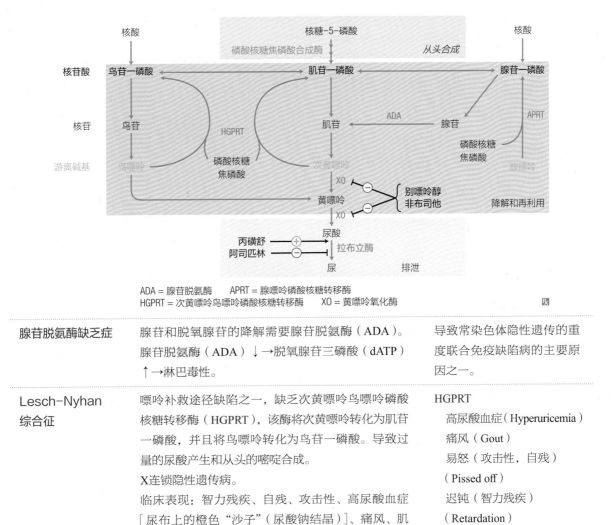

ADA = 腺苷脱氨酶　　APRT = 腺嘌呤磷酸核糖转移酶
HGPRT = 次黄嘌呤鸟嘌呤磷酸核糖转移酶　　XO = 黄嘌呤氧化酶

腺苷脱氨酶缺乏症	腺苷和脱氧腺苷的降解需要腺苷脱氨酶（ADA）。腺苷脱氨酶（ADA）↓→脱氧腺苷三磷酸（dATP）↑→淋巴毒性。	导致常染色体隐性遗传的重度联合免疫缺陷病的主要原因之一。
Lesch-Nyhan综合征	嘌呤补救途径缺陷之一，缺乏次黄嘌呤鸟嘌呤磷酸核糖转移酶（HGPRT），该酶将次黄嘌呤转化为肌苷一磷酸，并且将鸟嘌呤转化为鸟苷一磷酸。导致过量的尿酸产生和从头的嘧啶合成。X连锁隐性遗传病。临床表现：智力残疾、自残、攻击性、高尿酸血症［尿布上的橙色"沙子"（尿酸钠结晶）］、痛风、肌张力障碍。治疗药物：别嘌呤醇或非布司他（二线药物）。	HGPRT 高尿酸血症（Hyperuricemia） 痛风（Gout） 易怒（攻击性，自残） （Pissed off） 迟钝（智力残疾） （Retardation） 肌张力障碍（DysTonia）

遗传密码的特点

明确的	每个密码子特定编码一个氨基酸。	
简并性/多余的	大多数氨基酸被多个密码子编码。摆动——密码子的第三位不同，"摆动"位置可能编码相同的tRNA/氨基酸。通常只有mRNA密码子的前两个核苷酸位置是特定的。	例外：甲硫氨酸（AUG）和色氨酸（UGG）只被一个密码子编码。
连续性/不重叠的	从一个固定的起点读取，作为一个连续的基因序列。	例外：一些病毒。
普遍性	遗传密码在进化过程中是保守的。	人类的例外情况：线粒体。

DNA复制

真核生物的DNA复制过程比原核生物更复杂，但使用了许多类似的酶。原核生物和真核生物的DNA复制都是半保留的，包括连续和不连续（冈崎片段）的合成，并且都发生在5′→3′方向。

复制起点 A	基因组中DNA复制起始处的特定的一个（原核生物）或多个（真核生物）共有序列。	富含碱基对A–T的序列（如TATA框区域）经常出现在启动子和复制起点。
复制叉 B	前导链和后随链在生长点区域呈Y形结构。	
解旋酶 C	在复制叉打开DNA模板双螺旋。	解旋酶解开DNA双螺旋。 解旋酶缺乏导致布卢姆综合征（BLM基因突变）。
单链结合蛋白 D	阻止DNA双螺旋打开后再退火。	
DNA拓扑异构酶 E	切割DNA双螺旋的单链或者双链，从而增强或消除DNA超螺旋。	伊立替康和托泊替康抑制真核拓扑异构酶Ⅰ，依托泊苷和替尼泊苷抑制真核拓扑异构酶Ⅱ。 氟喹诺酮抑制原核拓扑异构酶Ⅱ和拓扑异构酶Ⅳ。
引物酶 F	合成RNA引物，使DNA聚合酶Ⅲ启动复制。	
DNA聚合酶Ⅲ G	只存在于原核生物中。通过添加脱氧核苷酸延长先导链直到其3′端，并延长后随链抵达前一个片段的引物。	DNA聚合酶Ⅲ有5′→3′合成和3′→5′核酸外切酶校对功能。 抑制DNA复制的药物（核苷酸）通常含有经过修饰的3′端羟基，从而阻止下一个核苷酸的加入（"DNA链终止"）。
DNA聚合酶Ⅰ H	只存在于原核生物中。降解RNA引物，用DNA替换它。	和DNA聚合酶Ⅲ共同参与DNA复制，利用5′→3′核酸外切酶的功能切除RNA引物。
DNA连接酶 I	催化双链DNA中一条链的磷酸二酯键的形成。	连接冈崎片段。 连接酶连接DNA。
端粒酶	只存在于真核生物中。一种逆转录酶（RNA依赖的DNA聚合酶），将DNA序列（如TTAGGG）添加到染色体的3′端，以避免每次复制时丢失遗传物质。	通常在癌细胞中失调，导致无限制的DNA复制。

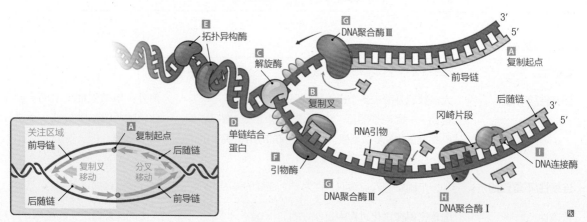

DNA突变	损伤程度：沉默突变 ≪ 错义突变 < 无义突变 < 移码突变 点突变的类型（沉默突变、错义突变和无义突变）： • 转换——嘌呤→嘌呤（例：腺嘌呤→鸟嘌呤），或者嘧啶→嘧啶（例：胞嘧啶→胸腺嘧啶）。 • 颠换——嘌呤→嘧啶（例：腺嘌呤→胸腺嘧啶），或者嘧啶→嘌呤（例：胞嘧啶→鸟嘌呤）。
沉默突变	核苷酸置换，但是编码相同（同义）氨基酸；通常密码子第三位碱基发生变化（tRNA摆动）。
错义突变	核苷酸置换导致氨基酸改变。如果新的氨基酸的化学结构相似，称为保守置换。例如镰状细胞病（缬氨酸取代谷氨酸）。
无义突变	核苷酸置换，导致终止密码子（UAG、UAA、UGA）的提前出现。通常导致无功能的蛋白质产生。
移码突变	缺失或插入数量不能被3整除的若干核苷酸，导致下游所有的密码子错误，产生的蛋白质多肽链可能缩短或者加长，其功能可能被破坏或者改变。例如Duchenne肌营养不良，Tay–Sachs病。
剪接位点	剪接位点突变→mRNA保留内含子→蛋白质功能受损或改变。例如罕见的癌症、痴呆、癫痫、某些类型的β–地中海贫血。

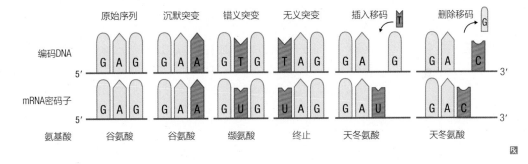

乳糖操纵子	基因应对环境变化的典型例子。葡萄糖是大肠埃希菌优先的代谢底物。当葡萄糖缺乏，乳糖可用时，乳糖操纵子被激活，转为乳糖代谢。 • 葡萄糖缺乏→腺苷酸环化酶活性↑→ATP转变为cAMP↑→分解代谢物激活蛋白（CAP）活化→转录↑ • 乳糖浓度高→阻遏蛋白脱离操纵基因→转录↑

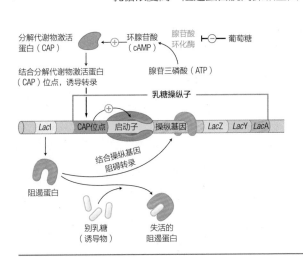

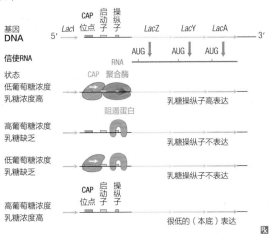

DNA修复

单链		
核苷酸切除修复	酶切除并释放含损伤碱基的一段寡聚核苷酸，DNA聚合酶和连接酶分别填补和连接缺口。主要用来修复导致DNA螺旋发生较大扭曲的损伤（如嘧啶二聚体）。发生于细胞周期的G_1期。	缺陷：着色性干皮病（无法修复紫外线照射导致的嘧啶二聚体）。 临床表现：皮肤干燥，极度光敏感，皮肤癌。
碱基切除修复	碱基特异性糖基化酶切除损伤碱基，形成无嘌呤或无嘧啶位点（AP位点，apurinic/apyrimidinic）。AP内切酶和外切酶切断AP位点的5'端和3'端磷酸二酯键，并去除AP位点损伤核苷酸的残余部分，DNA聚合酶和连接酶分别填补并连接缺口。发生于整个细胞周期。【译者注：译文与原书略有不同。原著作者认为该修复方式可切除"一个或多个核苷酸"，并且有"裂合酶"参与。】	在修复核苷酸的自发/毒性脱氨基中有重要作用。
错配修复	识别新合成的子代链，去除包括错配碱基在内的若干核苷酸，填补并连接缺口。发生于细胞周期的S期。	缺陷：林奇（Lynch）综合征（遗传性非息肉病性结直肠癌，HNPCC）。
双链		
非同源末端连接	通过连接两个DNA片段的末端以修复双链断裂。无需DNA同源。可能丢失部分DNA。	缺陷：共济失调–毛细血管扩张症。
同源重组修复	发生于两个同源DNA双螺旋之间。一个双链断裂的DNA，利用同源未损伤DNA双链中的互补链通过重组准确地修复损伤，不会出现核苷酸缺失。	缺陷：有*BRCA1*基因突变乳腺/卵巢癌，范科尼（Fanconi）贫血。

起始和终止密码子

mRNA起始密码子	AUG（或GUG，但较为少见）。	
真核生物	编码甲硫氨酸，该氨基酸将在翻译结束之前被移除。	
原核生物	编码甲酰甲硫氨酸（fMet）。	fMet可促进中性粒细胞的趋化。
mRNA终止密码子	UGA、UAA、UAG。	记忆法： UGA = U Go Away. UAA = U Are Away. UAG = U Are Gone.

真核生物基因的功能性组成

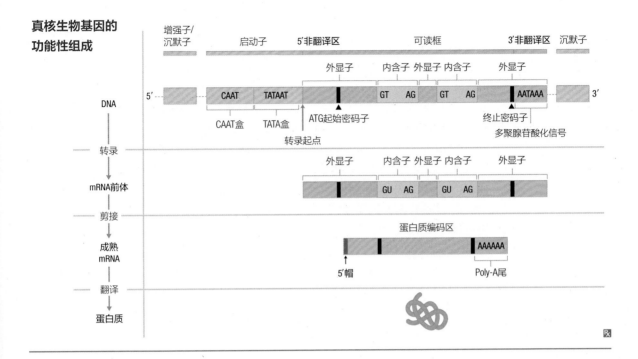

基因表达的调控

启动子	通常位于转录起点上游，是转录因子结合位点（富含AT，例如：TATA盒和CAAT盒）。	启动子突变，常常导致基因转录显著↓。
增强子	调控蛋白（激活因子）结合的DNA位点→增强同一染色体上的某基因的表达。	增强子和沉默子距离其调控基因可能很近，也可能很远，甚至可能位于调控基因内部（在内含子中）。
沉默子	调控蛋白（抑制因子）结合的DNA位点→抑制同一染色体上的某基因的表达。	

RNA加工（真核生物）

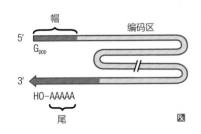

最初的转录物称作不均一核RNA（hnRNA）。hnRNA经过加工成为成熟mRNA。

在细胞核中发生如下步骤：
- 5'端加帽（7-甲基鸟苷）。
- 3'端加多聚腺苷酸尾（约200个腺苷酸）。
- 剪接（切除内含子）。

经过加帽、加尾、剪接等加工的转录物称作成熟mRNA。

mRNA从细胞核被运输到细胞质中进行翻译。

mRNA的质量控制发生在细胞质加工小体（P小体）。P小体含有外切酶、去帽酶以及microRNA，可降解或储存mRNA以备翻译。

Poly-A聚合酶不需要模板。

多聚腺苷酸化信号（加尾信号）是AAUAAA。

RNA聚合酶

真核生物	RNA聚合酶 I 转录rRNA——细胞中最常见的RNA。转录只发生于核仁中。 RNA聚合酶 II 转录mRNA——最大的RNA，和核小RNA（snRNA）。翻译时mRNA的阅读方向为5′→3′。 RNA聚合酶III 转录5S rRNA和tRNA。 RNA聚合酶没有3′→5′外切酶校正功能。RNA聚合酶 II 和通用转录因子在启动子区形成转录起始前复合物，打开DNA双链。	三种RNA聚合酶（ I 、 II 、 III ）的转录物（rRNA、mRNA、tRNA）共同参与蛋白质合成。 α-鹅膏蕈碱，见于一种有毒真菌（鹅膏菌属的毒鹅膏，又称死帽蕈），可抑制RNA聚合酶 II 。误食毒鹅膏可致严重肝中毒。 放线菌素D，又称更生霉素，既可抑制真核生物的RNA聚合酶，又可抑制原核生物的RNA聚合酶。
原核生物	只有一种RNA聚合酶（多亚基复合物），可产生rRNA、mRNA和tRNA。	利福平抑制原核生物的RNA聚合酶。

前体mRNA的剪接

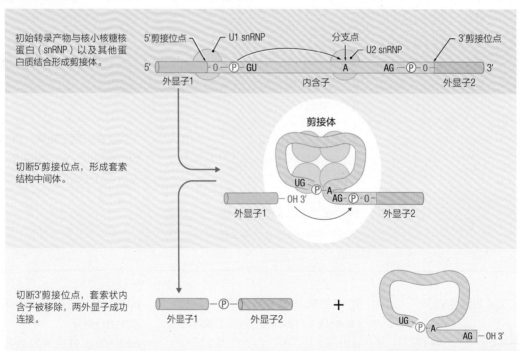

内含子与外显子

外显子含有编码蛋白质的遗传信息。内含子是基因内部间隔的非编码片段。不同的外显子经常通过可变剪接组合，产生多种不同的蛋白质。

可变剪接可由同一条hnRNA序列产生多种蛋白质（例如：跨膜型和分泌型免疫球蛋白、肌肉中的肌钙蛋白变异体、脑内的多巴胺受体）。

内含子是间隔序列，剪接后留在细胞核内；而外显子连接成为成熟的RNA，被运输到核外的细胞质中翻译表达。

异常剪接产生的变异体与癌症和许多遗传性疾病有关，[例如：β-地中海贫血、戈谢（Gaucher）病、Tay-Sachs病、马方（Marfan）综合征等]。

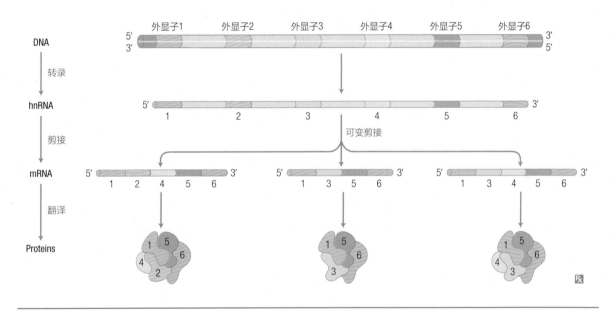

微RNA

微RNA（miRNA）属于非编码小RNA，通过结合特异的mRNA的3'非翻译区，促进mRNA的降解或抑制其翻译，从而实现基因表达的转录后调控。miRNA的异常表达可导致恶性肿瘤（例如：抑制抑癌基因mRNA）。

tRNA

结构	由75~90个核糖核苷酸组成，二级结构为三叶草形，反密码子端在携带氨基酸的3'氨酰端的对面。真核生物和原核生物tRNA的3'端都含有CCA序列，并且有大量修饰碱基。 氨基酸与tRNA的3'端共价结合。 T臂：含有TΨC（胸腺嘧啶、假尿嘧啶、胞嘧啶）序列，该序列为tRNA和核糖体结合所必需。 D臂：含有二氢尿嘧啶，为tRNA被正确的氨酰–tRNA合成酶识别所必需。 接纳茎：5'–CCA–3'是tRNA接受氨基酸的位点。
荷载	氨酰–tRNA合成酶：消耗ATP，这种酶对每种氨基酸是特异的，使氨酰–tRNA结合于特定密码子，决定氨基酸选择的准确性。 氨酰–tRNA合成酶在催化氨基酸与tRNA结合前和结合后，都会检验氨基酸是否正确。若tRNA结合了错误的氨基酸，氨基酸将被水解除去。 荷载错误的tRNA可正常读取密码子，但会插入错误的氨基酸。

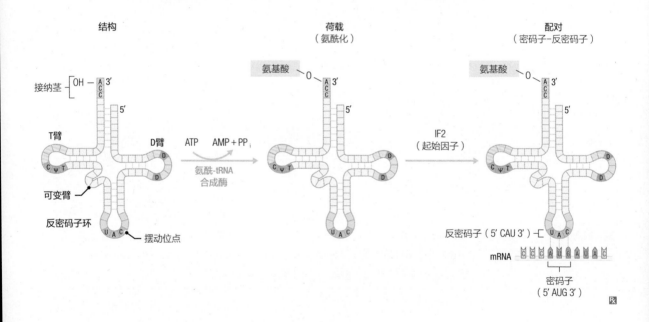

蛋白质合成

起始	1. 真核起始因子（eIFs）识别5′帽。 2. eIFs促进起始tRNA与核糖体40S小亚基结合。 3. mRNA和核糖体60S大亚基结合于翻译起始复合物以后，eIFs释放，此过程需要消耗GTP。	真核生物：40S + 60S = 80S（偶数） 原核生物：30S + 50S = 70S（奇数） 肽链合成方向：N端→C端。 ATP——tRNA荷载氨基酸。 GTP——蛋白质合成过程。
延长	1. 氨酰–tRNA结合在A位点（除外翻译起始的甲硫氨酰–tRNA，是结合在P位点），需要延伸因子与GTP参与。 2. rRNA（核酶）催化肽键的形成，将延伸的肽链从肽酰–tRNA转移至A位点氨酰–tRNA携带的氨基酸上。 3. 核糖体向mRNA的3′端移动3个核苷酸，肽酰–tRNA从A位点移至P位点（易位）。 真核释放因子（eRFs）识别终止密码子并终止翻译，核糖体释放肽链。该过程需要GTP。	A位点 = 接受氨酰–tRNA。 P位点 = 延伸肽链（Peptide）。 E位点 = tRNA离开核糖体的位点（Exit）。
终止	真核释放因子（eRFs）识别终止密码子，终止翻译，核糖体释放肽链。该过程需要GTP。	

翻译后修饰

切割	切割蛋白质前体（或酶原），去除肽链两端的若干氨基酸残基，产生成熟、有活性的蛋白质（例如：将胰蛋白酶原变为胰蛋白酶）。
可逆共价修饰	磷酸化、糖基化、羟基化、甲基化、乙酰化、泛素化。

分子伴侣

一类参与促进或维持蛋白质折叠等过程的细胞内蛋白质。例如：酵母的热休克蛋白（如HSP60）在高温下表达，防止蛋白质变性或错误折叠。

▶ 生物化学——细胞

细胞周期的各个阶段	检查点控制细胞周期各个阶段之间的转换。这个过程由周期蛋白、周期蛋白依赖性激酶（CDKs）和抑癌基因调节。M期是细胞周期中最短的阶段，包括有丝分裂（分为前期、前中期、中期、后期和末期）和胞质分裂（胞质分裂为两部分）。G_1期和G_0期的持续时间可变。	

细胞周期的调控

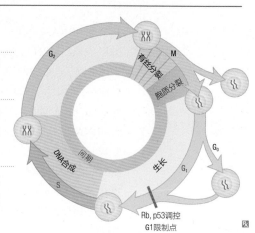

Rb, p53调控
G1限制点

周期蛋白依赖性激酶（CDKs）	组成性、无活性。
周期蛋白	控制细胞周期事件的调节蛋白。阶段特异性。可激活CDKs。
周期蛋白-CDK复合物	磷酸化其他蛋白质，以协调细胞周期的进程。必须在适当的时间被激活或抑制，以使细胞周期顺利进行。
抑癌基因	p53诱导p21，抑制CDKs→Rb低磷酸化（激活）→抑制G_1-S期进程。抑癌基因的突变，可导致细胞无限分裂（例如：Li-Fraumei综合征）。 生长因子（例如：胰岛素、血小板衍生因子、促红细胞生成素、表皮生长因子）结合受体酪氨酸激酶，使细胞从G_1期进入S期。

细胞类型

永久型	维持在G_0期，由干细胞再生。	神经元、骨骼肌细胞、心肌细胞、红细胞。
稳定型（静止）	受到刺激时，从G_0期进入G_1期。	肝细胞、淋巴细胞、骨膜细胞。
不稳定型	从不进入G_0期，G_1期短，快速分裂。最易受化疗影响。	骨髓、肠上皮、皮肤、毛囊、生殖细胞。
粗面内质网（RER）	分泌型（输出型）蛋白质和溶酶体等蛋白质糖基化（N-连接寡糖）的合成位点。 尼氏体（神经元中的粗面内质网）——合成神经递质肽，以供分泌。 游离核糖体——不与任何膜接触，是胞质蛋白质、过氧化物酶体蛋白质和线粒体蛋白质的合成位点。	小肠分泌黏液的杯状细胞和分泌抗体的浆细胞富含粗面内质网。
滑面内质网（SER）	类固醇合成以及药物/毒物解毒的场所。表面缺乏核糖体。	肝细胞、类固醇激素生成细胞（位于肾上腺皮质和性腺）富含滑面内质网。

细胞运输　高尔基体是配送中心，负责将脂质和蛋白质从内质网运送到囊泡和质膜。蛋白质以N-连接寡糖修饰天冬氨酸残基，O-连接寡糖修饰丝氨酸和苏氨酸残基。以甘露糖-6-磷酸修饰的蛋白质被运输到溶酶体。

内体是分拣中心，将来自细胞外或高尔基体的物质送至溶酶体进行破坏，或送回质膜/高尔基体再利用。

Ⅰ型细胞病（包涵体细胞病/黏脂贮积症Ⅱ型）——遗传性溶酶体储存障碍；N-乙酰葡糖胺磷酸转移酶缺陷→高尔基体不能磷酸化糖蛋白的甘露糖残基（甘露糖-6-磷酸↓）→蛋白质分泌到胞外，而不是运送到溶酶体。导致患者面容粗笨、牙龈增生、角膜混浊、关节活动受限、爪形手、脊柱后凸、血溶酶体酶水平高，多在儿童期死亡。

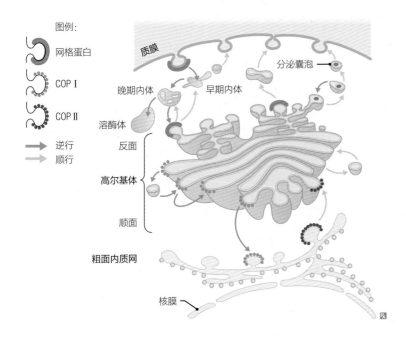

图例：
网格蛋白
COP Ⅰ
COP Ⅱ
逆行
顺行

质膜
分泌囊泡
晚期内体
早期内体
溶酶体
反面
高尔基体
顺面
粗面内质网
核膜

信号识别颗粒（SRP）

胞质中十分丰富的核糖核蛋白，负责将多肽-核糖体复合物从胞质运输到粗面内质网。SRP缺乏或功能受损→胞质中蛋白质积聚。

囊泡转运蛋白

衣被蛋白Ⅰ（COPⅠ）：高尔基体→高尔基体（逆行）；高尔基体顺面→内质网。

衣被蛋白Ⅱ（COPⅡ）：内质网→高尔基体顺面（顺行）。

网格蛋白：高尔基体反面→溶酶体；质膜→内体［受体介导的胞吞作用（例如：低密度脂蛋白受体的活性调节）］。

过氧化物酶体　膜包围的细胞器，参与：

- 极长链脂肪酸β-氧化
- α-氧化（严格的过氧化过程）
- 支链脂肪酸、氨基酸和乙醇的分解代谢
- 合成胆固醇、胆汁酸和缩醛磷脂（脑白质中特别重要的膜磷脂）

脑肝肾（Zellweger）综合征——常染色体隐性遗传，因*PEX*基因突变导致过氧化物酶体生物合成障碍。症状有肌张力低、癫痫、肝大，患儿早亡。

雷夫叙姆（Refsum）病——常染色体隐性遗传，α-氧化障碍→植烷酸没有代谢成为降植烷酸。症状有鳞状皮肤、运动失调、白内障或夜盲症、第四趾缩短、骨骺发育不良。治疗：饮食疗法和血浆置换。

肾上腺脑白质营养不良——X连锁隐性遗传，由*ABCD1*基因突变导致β-氧化障碍→肾上腺、脑白质、睾丸中的极长链脂肪酸堆积，严重者可出现肾上腺危象、昏迷甚至死亡。

蛋白酶体	桶形蛋白质复合物，降解受损的或泛素标记的蛋白质。泛素–蛋白酶体系统缺陷与某些帕金森病有关。

细胞骨架的基本成分	细胞质中的蛋白质纤维网络，支持细胞结构、细胞和细胞器运动，以及细胞分裂。

纤维类型	主要功能	举例
微丝	肌收缩、胞质分裂	肌动蛋白、微绒毛
中间丝	维持细胞结构	波形蛋白、结蛋白、细胞角蛋白、核纤层蛋白、胶质细胞原纤维酸性蛋白、神经丝
微管	运动、细胞分裂	纤毛、鞭毛、有丝分裂纺锤体、轴突运输、中心粒

微管

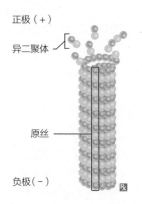

正极（+）

异二聚体

原丝

负极（–）

外部为圆柱形，由异源二聚体（α-微管蛋白和β-微管蛋白）形成多聚物，呈螺旋状排列。每个异源二聚体结合2个GTP，可组成鞭毛、纤毛和有丝分裂纺锤体。聚合缓慢，解聚迅速。也参与神经元缓慢的轴浆运输。

分子马达蛋白质——将细胞货物运输到微管轨道的两端。

- 动力蛋白——沿微管逆行（+ → –）。
- 驱动蛋白——沿微管顺行（– → +）

作用于微管的药物有：
- 甲苯达唑（抗蠕虫药）
- 灰黄霉素（抗真菌药）
- 秋水仙碱（抗痛风药）
- 长春新碱/长春碱（抗肿瘤药）
- 紫杉醇（抗肿瘤药）

记忆法：春秋穿长衫（长春碱、秋水仙碱、紫杉醇），坐看黄梅戏（甲苯达唑、灰黄霉素）。

微管的负极靠近核，正极靠近膜。动力蛋白逆行，驱动蛋白顺行。

纤毛结构	9组微管二联体＋2个单一微管 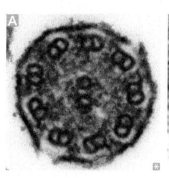。 基体（细胞膜下的纤毛基部）由9组微管三联体组成，中央没有微管 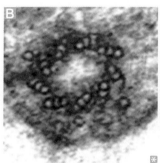。 轴动力蛋白——连接外周9组微管二联体的ATP酶，使微管二联体差异性滑动，产生纤毛的弯曲。 间隙连接使纤毛协调摆动。	卡塔格内（Kartagener）综合征（原发性纤毛运动障碍）——动力蛋白臂缺陷，导致纤毛不能运动。常染色体隐性遗传病。男性精子无法运动，女性输卵管纤毛功能不全，导致不育。女性异位妊娠的风险↑。可引起支气管扩张、复发性鼻窦炎、慢性耳部感染、传导性听力损失和内脏反位（例如：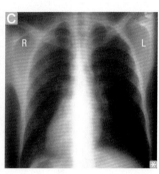 胸片示右位心）。鼻内NO↓（用于筛查检测）。

钠钾泵	钠钾ATP酶位于质膜上，ATP位点位于胞质侧。每消耗一个ATP，3个Na^+从细胞中排出（泵磷酸化），2个K^+进入细胞（泵去磷酸化）。 质膜是一种不对称的脂质双层，含有胆固醇、磷脂、鞘脂、糖脂和蛋白质。	记忆法：三钠出（出纳），二钾入。 哇巴因（一种强心苷）结合K^+位点，抑制钠钾泵。 强心苷类（地高辛、毛地黄毒苷）直接抑制钠钾ATP酶，从而间接抑制Na^+/Ca^{2+}交换→〔Ca^{2+}〕增多→心肌收缩力增强。

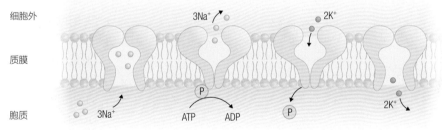

胶原

人体内含量最丰富的蛋白质。

存在广泛的翻译后修饰。

组织并强化细胞外基质。

Ⅰ型胶原	最普遍（90%）——骨（成骨细胞产生）、皮肤、肌腱、牙本质、筋膜、角膜、后期伤口修复成分。	记忆法："内练一口气，外练筋骨皮"。筋膜、骨、皮肤都是Ⅰ型胶原。成骨不全症Ⅰ型：Ⅰ型胶原产生↓。
Ⅱ型胶原	软骨（包括透明软骨）、玻璃体、髓核。	记忆法：都是透明或半透明的组织。
Ⅲ型胶原	网硬蛋白——皮肤、血管、子宫、胎儿组织、肉芽组织。	缺陷导致罕见的血管型埃勒斯-当洛（Ehlers-Danlos）综合征。
Ⅳ型胶原	基膜（基板）、晶状体。	家族性出血性肾炎患者的Ⅳ型胶原缺陷；肺出血肾炎（Goodpasture）综合征患者的Ⅳ型胶原受自身抗体攻击。

胶原的合成及结构

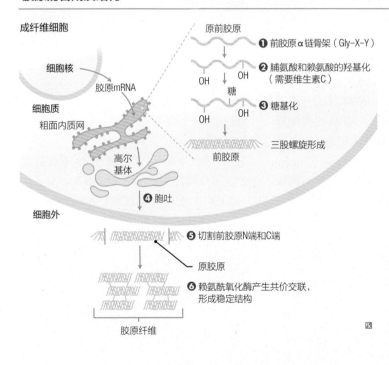

❶ 合成——前胶原α链的氨基酸残基排列规律，特征是有连续的Gly-X-Y序列（甘氨酸-脯氨酸-羟脯氨酸），甘氨酸约占胶原组分的1/3，可以较好地反映胶原合成。

❷ 羟基化——脯氨酸和赖氨酸的特征性羟基化，需要维生素C参与，缺乏→坏血病。

❸ 糖基化——前胶原α链的羟赖氨酸被糖基化，再通过氢键和二硫键形成三股螺旋。三股螺旋形成缺陷→成骨不全。

❹ 胞吐——前胶原分子被释放到细胞外。

❺ 蛋白酶加工——切割二硫键丰富的前胶原末端区→不溶性原胶原。蛋白酶切割障碍→埃勒斯-当洛（Ehlers-Danlos）综合征。

❻ 交联——含铜的赖氨酰氧化酶，催化交错排列的原胶原分子中的赖氨酸-羟赖氨酸残基共价连接，形成稳定的胶原纤维。交联缺陷→埃勒斯-当洛（Ehlers-Danlos）综合征、门克斯（Menkes）病。

成骨不全

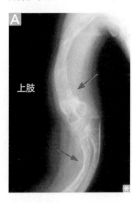

上肢

遗传性骨病（脆骨症）可因多种基因缺陷所致（*COL1A1*和*COL1A2*最常见）。常染色体显性遗传最为常见，I 型胶原正常，但是数量↓。症状有：

- 轻微创伤导致多发骨折、骨畸形 A，分娩时可有损伤。
- 蓝色巩膜 B，因半透明结缔组织覆盖脉络膜静脉所致。
- 其他：牙齿畸形，例如乳光牙（牙本质发育不全），因缺乏牙本质而容易磨损。
- 听力减退（听小骨异常）。

创伤需要与儿童虐待进行鉴别。

治疗：用双膦酸盐可降低骨折风险。

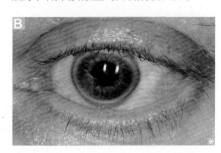

埃勒斯-当洛（Ehlers-Danlos）综合征

胶原合成缺陷导致皮肤伸展性过强 A，关节活动范围过大 B，出血倾向（易有青紫）。

类型多，遗传性和严重程度多样。常染色体显性或隐性遗传。可伴有关节脱位、浆果样动脉瘤、主动脉瘤和器官破裂。

关节松弛型：最常见，关节活动范围过大（关节不稳定）。

经典型（关节和皮肤症状）：因 V 型胶原基因突变导致（例如：*COL5A1*和*COL5A2*）。

血管型：易破裂的脆性组织包括血管（例如：主动脉）、肌肉以及一些器官（例如：孕期子宫），与 III 型前胶原分子（例如：*COL3A1*）有关。

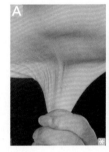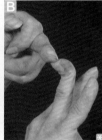

门克斯（Menkes）病

X连锁隐性遗传的结缔组织病，门克斯蛋白缺陷（*ATP7A*，注意与Wilson病中的*ATP7B*区分）导致铜离子吸收和转运障碍。赖氨酰氧化酶（铜离子是必需的辅因子）活性↓→胶原合成缺陷。临床表现：患儿头发质脆而卷曲，发育迟缓和肌张力低。

弹性蛋白

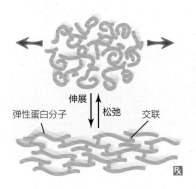

弹性蛋白分子   伸展 ↕ 松弛   交联

有弹性的蛋白质，存在于皮肤、肺、大动脉、弹性韧带、声带和黄韧带（连接椎骨→脊柱前屈时拉紧，后伸时松弛）。

富含非羟化脯氨酸、甘氨酸和赖氨酸残基（vs胶原中有羟化残基）。

前体是原弹性蛋白，结合于原纤蛋白支架。

交联发生在细胞外，赋予其弹性特质。

可以被弹性蛋白酶降解，此酶通常被α_1-抗胰蛋白酶抑制。

α_1-抗胰蛋白酶缺陷患者的弹性蛋白酶活性不被抑制，导致肺气肿。

衰老产生的变化：真皮胶原和弹性蛋白含量下降，胶原纤维合成下降，交联正常。

马方（Marfan）综合征——常染色体显性遗传的结缔组织病，影响骨骼、心脏和眼。15号染色体*FBN1*基因突变导致原纤蛋白缺陷。原纤蛋白是糖蛋白，形成围绕弹性蛋白的支架。症状：身高明显高于常人，四肢细长，鸡胸或漏斗胸，关节活动性过强，手指和足趾细长（"蜘蛛指"），主动脉囊性中层坏死，主动脉瓣关闭不全与主动脉夹层动脉瘤，二尖瓣脱垂，晶状体半脱位（通常是向上脱位和暂时性的，与在高胱氨酸尿的向下和向内侧不同）。

▶ 生物化学——实验室技术

聚合酶链反应（PCR）

分子生物学实验室方法，用于扩增目的DNA片段，也是临床诊断工具（例如：新生儿HIV、疱疹性脑炎）。

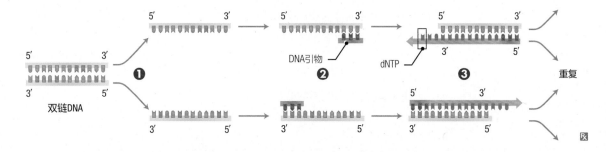

❶ 变性——加热DNA至约95℃使双链分离。

❷ 复性——将样品冷却至约55℃，加入DNA引物、热稳定的DNA聚合酶（*Taq*）和脱氧核苷三磷酸（dNTPs）。引物退火并与待扩增DNA的特定序列结合。

❸ 延长——温度增加至约72℃。DNA聚合酶将dNTPs添加到引物3'端，复制目的DNA序列。

继续以上加热–冷却循环，直至样品量的扩增达到预期。

逆转录聚合酶链反应（RT-PCR）

用于检测和量化样品中的mRNA。利用逆转录酶产生互补DNA，再以DNA为模板，用标准PCR步骤扩增模板。

CRISPR/Cas9	一种源自细菌的基因组编辑工具，组分是目标DNA序列互补的指导RNA（gRNA）❶，以及在单链或双链DNA特定位点切割的核酸内切酶（Cas9）❷。非同源末端连接（NHEJ）不完全修复DNA损伤→意外发生移码突变（即"基因敲除"knock-out）❸A；或者使用同源重组修复（HR），利用一段同源DNA序列填充缺口❸B。 目前没有在临床应用。潜在的应用包括将毒性因子从病原体中去除、使用正常表型的等位基因替换致病基因，以及特异靶向肿瘤细胞等。

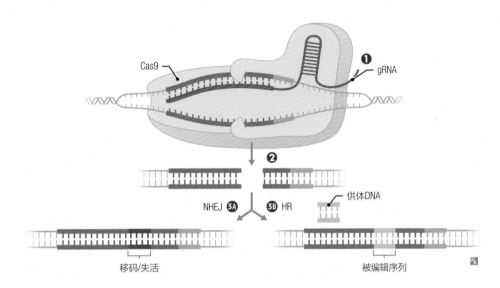

印迹法步骤

DNA印迹法 （Southern blot）	1. **DNA**样品被限制性内切酶切成小片段，通过凝胶电泳分离，转移到薄膜。 2. 在薄膜上加入放射性标记的DNA探针，该探针识别互补链并退火与之结合。 3. 将产生的双链、被标记的DNA探针显示在X线胶片上（显影）。
RNA印迹法 （Northern blot）	与DNA印迹法相似，区别只是电泳的样品是**RNA**。研究基因表达产生的mRNA水平。
蛋白质印迹法 （Western blot）	**蛋白质**样品通过凝胶电泳分离并转移至薄膜。使用标记的特异性抗体去结合相应的蛋白质。
DNA-蛋白质 印迹法 （Southwestern blot）	使用标记的双链DNA探针检测**DNA结合蛋白**，例如：有亮氨酸拉链结构的c-Jun和c-Fos。

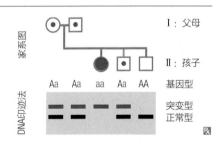

记忆法："男低（Southern对应DNA，"南"对应"D"）。

流式细胞术	用于评估样品中单个细胞的大小、颗粒度和蛋白质表达（免疫表型）的实验室技术。	常用于检查血液学异常（例如：白血病，阵发性睡眠性血红蛋白尿症，母亲血液中的胎儿红细胞），以及免疫缺陷（例如：HIV筛查时CD4[+]细胞计数）。

用细胞表面或细胞内蛋白质的特异性抗体标记细胞，再用独特的荧光染料标记抗体。将激光聚焦在细胞上并测量光的散射和荧光强度，一次分析一个细胞样品。

数据处理：按照数据绘制直方图（一个度量）或散点图（任意两个度量，如右图所示）。

在右图中：

- 左下象限的细胞CD8和CD3均为阴性。
- 右下象限的细胞CD8阳性，CD3阴性。右下象限没有细胞是因为表达CD8的细胞也同时表达CD3。
- 左上象限的细胞CD3阳性，CD8阴性。
- 右上象限细胞CD8和CD3均为阳性（红＋蓝→紫）。

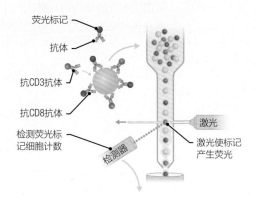

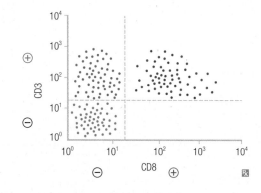

微阵列	数以千计的核酸序列排列在玻璃或硅芯片上的网格栅中，加入DNA或RNA探针与之杂交，用扫描仪检测互补结合的相对量。该技术可同时分析数千个基因的表达水平，以研究某些疾病和治疗方法。该技术能够检测单核苷酸多态性（SNPs）和拷贝数变异（CNVs），应用极其广泛，包括基因型分型、临床基因检测、法医分析、癌基因突变和遗传连锁分析等。

酶联免疫吸附测定（ELISA）	一种免疫学方法，用于检测患者血液样本中特定抗原或抗体的存在。使用与酶结合的抗体，通过添加底物与酶反应，产生可检测的信号。该技术具有高灵敏度和特异性，但特异性低于蛋白质印迹法。

染色体核型分析

将秋水仙素加入培养的细胞，将染色体阻滞在有丝分裂中期。染色体根据其形态、大小、长短臂比例和条带模式进行染色、排序和编号（ 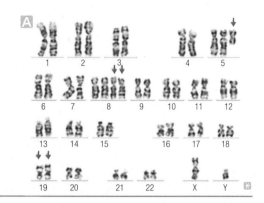 中箭头示癌细胞染色体存在广泛异常）。

该技术可以检测的样本有血液、骨髓、羊水或胎盘组织。

用于诊断染色体不平衡（例如：常染色体三体、性染色体疾病）。

荧光原位杂交（FISH）

DNA/RNA荧光探针与染色体上欲研究的特定基因位点结合（ 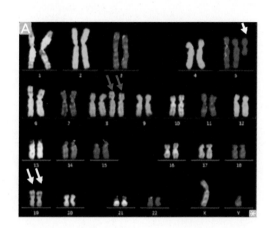 箭头示癌细胞中存在多处异常，其核型如上图所示。每种荧光颜色代表一种染色体特异性探针）。

可用于特定基因的定位和分子水平染色体异常的直接可视化。

- 微缺失——与该染色体第二拷贝上相同基因座处的荧光相比，染色体上该处没有荧光。

- 易位——对应于一条染色体的荧光信号在不同染色体中发现（ 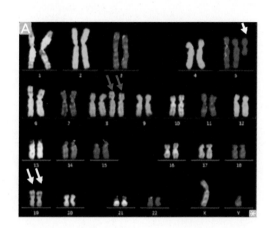 中的双白色箭头显示17号染色体片段已转移至19号染色体）。

- 重复——染色体产生第二个拷贝，导致三体或四体（双蓝色箭头显示8号染色体重复，导致8号染色体四体）。

分子克隆

在细菌宿主中产生重组DNA分子。

步骤：

1. 分离待克隆的真核mRNA。

2. 添加逆转录酶（依赖RNA的DNA聚合酶）以产生互补DNA（cDNA，缺少内含子）。

3. 将cDNA片段插入含有抗生素抗性基因的细菌质粒。

4. 将重组质粒转化（导入）到细菌中。

5. 存活于含有抗生素培养基上的细菌产生克隆DNA（cDNA的拷贝）。

基因修饰	小鼠转基因策略包括： • 将基因随机插入小鼠基因组。 • 与小鼠基因同源重组，靶向插入或删除基因。	随机插入——组成性表达。 靶向插入——条件性表达。
Cre-lox系统	在特定的发育节点，对基因进行可诱导的操作（例如：研究某种基因，该基因缺失将导致胚胎死亡）。	
RNA干扰技术	根据目的mRNA序列合成互补的双链RNA（dsRNA）。当将其转染至人类细胞中时，双链RNA分离，促使目的mRNA降解，基因表达被"敲减"。	

▶ 生物化学——遗传学

遗传术语

术语	定义	举例
共显性	一对等位基因中的两个基因对杂合子的表型都有贡献。	血型A、B、AB，α1-抗胰蛋白酶缺乏症，人类白细胞抗原（HLA）系统。
可变表现度	具有相同基因型的患者表型不同。	2名患有1型神经纤维瘤病（NF1）的患者，其疾病严重程度可能不同。
不完全外显	不是所有具有突变基因型的个体都会表现出突变表型。 外显率 × 遗传某基因型的概率 = 表现相应表型的概率。	*BRCA1*基因突变不一定会导致乳腺癌或卵巢癌。
基因多效性	一个基因可引起多种表型效应。	未经治疗的苯丙酮尿症的表现有：皮肤颜色变浅、智力障碍以及发霉样体味。
早现	在后代中病情逐代加重，或发病逐代提前。	三核苷酸重复疾病（如Huntington病）。
杂合性缺失	如果遗传了或发生了一个抑癌基因的突变，与其互补的另一个等位基因必须发生突变或缺失，癌症才会发生。而致癌基因不符合该特点。	视网膜母细胞瘤和"二次打击假说"、Lynch综合征（HNPCC）、Li-Fraumeni综合征。
显性负效突变	发挥显性效应。杂合子产生的发生改变的蛋白质不但没有功能，还同时阻碍正常基因产物发挥功能。	转录因子在其变构位点发生突变。无功能的突变体仍能结合DNA，阻碍正常转录因子的结合。
连锁不平衡	2个连锁位点的某种等位基因组合同时出现的频率多于或少于预期的随机频率。是群体测定值，而不是在家庭中测定。在不同群体中往往有所不同。	

遗传术语（续）

术语	定义	举例
嵌合现象	在同一个体中存在遗传上不同的细胞系。 体细胞嵌合——突变来源于受精后的有丝分裂错误，可累及多个组织器官。 生殖腺嵌合——突变只存在于卵细胞或精细胞。如果父母及亲属不患病，需要考虑生殖腺（或种系）嵌合。	McCune-Albright综合征——由Gs蛋白的激活突变引起。表现为单侧身体的边缘粗糙的牛奶咖啡斑 、多发性骨纤维性发育不良（骨骼被胶原蛋白和成纤维细胞取代），以及至少一种内分泌疾病（例如：性早熟）。 突变如果发生于受精前是致死的（影响所有细胞），而嵌合型患者可存活。
基因座异质性	不同基因座的突变可产生相似表型。	白化病。
等位基因异质性	同一基因座的不同突变可产生相同表型。	β–地中海贫血。
（线粒体）异质性	同时存在正常的和突变的线粒体DNA（mtDNA），导致线粒体遗传疾病的表现型存在差异。	线粒体DNA从母亲传递给所有孩子。
单亲二体	子代从父母一方得到某个染色体的2个拷贝，而未得到父母另一方来源的染色体。 单亲异（yi）二体（杂合子）来自减数第一（yi）次分裂错误。单亲同二体来自减数第二次分裂错误，或产生合子后一对染色体的其中一条发生重复，而另一条染色体丢失。	单亲二体是整倍体（染色体数量正确）。大多数单亲二体的表型正常。一个表现出隐性疾病的个体，如果父母只有一方为携带者，需要考虑单亲二体。 举例：Prader–Willi综合征和快乐木偶综合征。
哈迪–温伯格（Hardy–Weinberg）群体遗传学	当一个群体处于哈迪–温伯格平衡时，如果一对等位基因的频率分别为p和q，则：$p^2 + 2pq + q^2 = 1$且$p + q = 1$，这意味着： p和q的值在代与代之间传递时保持不变。 p^2 = 等位基因A纯合子AA的频率。 q^2 = 等位基因a纯合子aa的频率。 $2pq$ = 杂合的频率（如果是常染色体隐性疾病，则为携带者频率）。 X连锁隐性疾病的频率：男性 = q，女性 = q^2。	哈迪–温伯格定律的假设包括： • 没有位点发生突变 • 没有发生自然选择 • 完全随机交配 • 没有净迁移

遗传印记疾病	遗传印记——基因的一个拷贝通过甲基化沉默，只有另一个拷贝表达→受父母来源影响。	
Prader-Willi综合征	来源于母方的基因沉默（印记），当父方（Paternal）等位基因缺失或突变时发病。也有25%的病例是由于母方单亲二体导致。症状有食欲过剩、肥胖、智力障碍、性腺功能减退及肌张力低下。	父亲（Papa）来源的15号染色体突变或缺失。
快乐木偶综合征（AngelMan syndrome）	来源于父方的*UBE3A*基因沉默（印记）。当母方（Maternal）等位基因缺失或突变时发病。也有5%的病例是由于父方单亲二体导致。症状有：频繁发笑（"快乐木偶"）、癫痫、共济失调和严重智力障碍。	母亲（Mama）来源的15号染色体拷贝上的*UBE3A*基因突变或缺失。

遗传模式

常染色体显性遗传

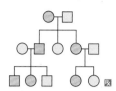

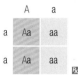

通常由于结构基因缺陷导致。多代受累，男女均会累及。

通常为多效的（多种明显不相关的效应）且为可变的表现度（个体之间存在表型差异）。家族史对于诊断至关重要。如果父母一方患病（杂合子），平均1/2的子女患病。

常染色体隐性遗传

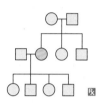

如果父母双方都为携带者（杂合子），平均而言：1/4子女患病（纯合子），1/2子女为携带者，1/4子女既不患病也不是携带者。

通常由于酶的缺乏导致。通常只在一代可见。一般比显性疾病更严重，常在儿童时期发病。
近亲家庭患病风险↑。
有患病兄弟姐妹的未患病个体有2/3的可能性为携带者。

X连锁隐性遗传

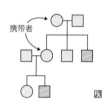

携带者

如果母亲为杂合子，儿子有50%的几率患病。无男性至男性的传递。隔代遗传。

通常在男性中更严重。女性通常必须为纯合子才会患病。

X连锁显性遗传

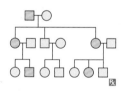

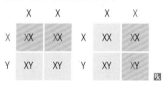

父母双方都可传递。母亲可传递给50%的子女；父亲可传递给所有女儿，但不会传给儿子。

低磷酸血症佝偻病——以前称为抗维生素D佝偻病。此遗传性疾病可导致磷在近端小管流失，导致佝偻病样表现。
其他例子：脆性X综合征、Alport综合征。

线粒体遗传

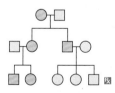

只通过母亲传递。患病女性的所有后代都可出现疾病表现。
由于线粒体的异质性，在群体甚至在家庭中具有表现度差异。

线粒体肌病——罕见病；临床表现为肌病、乳酸酸中毒及中枢系统疾病，例如MELAS综合征（线粒体脑肌病、乳酸酸中毒及卒中样发作）。继发于氧化磷酸化功能缺陷。肌肉活检常有"粗糙红纤维"（由于肌纤维肌膜下的病变线粒体积聚）。
Leber遗传性视神经病变——视神经细胞死亡→青少年/年轻人亚急性双侧视力丧失，90%为男性。视力丧失通常是永久的。

☐ = 未患病男性　　◩ = 患病男性　　○ = 未患病女性　　● = 患病女性

常染色体 显性遗传病	软骨发育不全、常染色体显性遗传多囊肾病、家族性腺瘤性息肉病、家族性高胆固醇血症、遗传性出血性毛细血管扩张症（Osler-Weber-Rendu综合征）、遗传性球形红细胞增多症、亨廷顿（Huntingdon）病、利-弗劳梅尼（Li-Fraumeni）综合征、马方（Marfan）综合征、多发性内分泌瘤病、强直性肌营养不良、神经纤维瘤病1型（von Recklinghausen病）、神经纤维瘤病2型、结节性硬化症、希佩尔-林道（von Hippel-Lindau）病。
常染色体 隐性遗传病	白化病、常染色体隐性遗传多囊肾病（ARPKD）、囊性纤维化、弗里德赖希（Friedreich）共济失调、糖原贮积症、血色素沉积症、卡塔格内（Kartagener）综合征、黏多糖贮积症（除外Hunter综合征）、苯丙酮尿症、镰状细胞贫血、神经鞘脂贮积症（除外Fabry病）、地中海贫血、Wilson病。

囊性纤维化

遗传学	常染色体隐性遗传病。7号染色体*CFTR*基因缺陷，常见为Phe508缺失。高加索人群中最常见的致死性遗传病。
病理生理	*CFTR*编码一种ATP门控的氯离子通道，该离子通道在肺部及胃肠道中分泌Cl^-，同时在汗腺中重吸收Cl^-离子。最常见的突变→蛋白质错误折叠→蛋白质滞留在粗面内质网中，不能被转运到细胞膜，导致Cl^-（和H_2O）分泌↓；细胞内Cl^-↑导致Na^+的重吸收代偿性↑［通过上皮Na^+通道（ENaC）］→H_2O重吸收↑→异常浓稠的黏液被分泌到肺部及胃肠道中。Na^+重吸收↑也会导致跨上皮电位差更负。
诊断	毛果芸香碱出汗试验：Cl^-浓度升高具有诊断意义。可有浓缩性碱中毒和低钾血症，原因是细胞外液的H_2O/Na^+通过出汗丢失，伴有肾K^+/H^+的流失，对细胞外液的影响类似于患者服用袢利尿药。免疫反应性胰蛋白酶原↑（新生儿筛查）。
并发症	反复肺部感染［例如：金黄色葡萄球菌（婴儿期和幼儿期），铜绿假单胞菌（成人期）］，慢性支气管炎和支气管扩张→胸片可见网状结节影，慢性鼻窦炎。 胰腺功能不全，吸收不良伴脂肪泻，脂溶性维生素缺乏（A、D、E、K），胆汁性肝硬化，肝病。新生儿可发生胎粪性肠梗阻。 男性不育（输精管缺如，精子发生可以不受影响），女性生育能力低下（闭经、宫颈黏液异常黏稠）。 鼻息肉、杵状指。
治疗	对多因素的：胸部理疗、沙丁胺醇、雾化阿法链道酶（dornase alfa）（脱氧核糖核酸酶DNase）以及高渗盐水促进黏液清除。用阿奇霉素作为抗炎药。用布洛芬减缓疾病进展。 对Phe508缺失的患者：联合使用鲁玛卡托（lumacaftor）（纠正错误折叠的蛋白质，并促进其向细胞膜转运）和依伐卡托（ivacaftor）（开放Cl^-通道→促进Cl^-转运）。

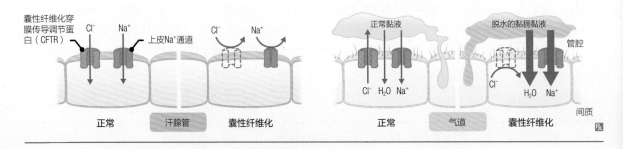

| X连锁隐性遗传病 | 鸟氨酸氨甲酰基转移酶缺乏症、法布里（Fabry）病、威斯科特-奥尔德里奇（Wiskott-Aldrich）综合征、眼白化病、G6PD缺乏症、亨特（Hunter）综合征、布鲁顿无丙种球蛋白血症（Bruton agammaglobulinemia）、A型和B型血友病、莱施-奈恩（Lesch-Nyhan）综合征、Duchenne（和Becker）肌营养不良。 | |
| | X染色体失活（莱昂作用）——女性X染色体的一个拷贝形成无转录活性的Barr小体。根据携带突变基因的X染色体的失活与否，女性携带者患病程度不同。 | 患有Turner综合征的女性（45, XO）更易患X连锁隐性遗传病。 |

肌营养不良

Duchenne 肌营养不良 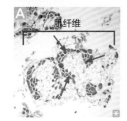 肌纤维	X染色体连锁遗传病，通常由于移码缺失或无义突变→抗肌萎缩蛋白截短或缺失→进行性肌纤维损伤。肌无力从骨盆带肌开始，向上进展。由于纤维脂肪取代肌肉组织，腓肠肌假性肥大 A。蹒跚步态。 5岁前发病。常见死因是扩张型心肌病。 Gowers征——患者用上肢帮助站起。常见于Duchenne肌营养不良，但也见于其他肌营养不良和炎性肌病（例如：多发性肌炎）。	*DMD*基因是人类最大的蛋白质编码基因→自发突变几率↑。抗肌萎缩蛋白主要在骨骼肌和心肌，帮助锚定肌肉纤维。它将细胞内的细胞骨架（肌动蛋白）与跨膜蛋白α-和β-肌养蛋白聚糖连接，后者与细胞外基质相连。抗肌萎缩蛋白缺失→肌坏死。肌酸激酶（CK）和醛缩酶↑。确诊需要基因检测。 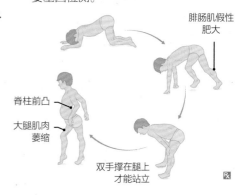
Becker肌营养不良	X染色体连锁遗传病，通常由于抗肌萎缩蛋白基因的非移码缺失导致（剩余部分功能，而非截短）。比Duchenne肌营养不良的病情轻。青春期或成年早期发病。	缺失突变既可导致Duchenne肌营养不良，也可导致Becker肌营养不良。2/3的病例具有一个或多个外显子的较大缺失。
强直性肌营养不良1型	常染色体显性遗传病。*DMPK*基因中出现CTG三核苷酸的重复扩增→肌强直蛋白的蛋白激酶异常表达→肌强直（例如：握手时难以松手）、肌肉萎缩、白内障、睾丸萎缩、秃顶、心律失常。	

腓肠肌假性肥大

脊柱前凸

大腿肌肉萎缩

双手撑在腿上才能站立

雷特（Rett）综合征	散发疾病，几乎只见于女孩（患病男性在子宫内或出生后不久死亡）。大部分病例由于X染色体上*MECP2*的新生突变引起。常在1~4岁发病，特征性症状有运动、语言和认知功能的退化，共济失调，癫痫，生长停滞，手部失用及刻板样动作。	
脆性X综合征	X连锁显性遗传。*FMR1*基因中三核苷酸重复→高甲基化→表达↓。遗传相关智力缺陷的第二大常见原因（仅次于唐氏综合征）。 临床表现：青春期后大睾丸、长脸、下颌前突、大耳、耳外翻、自闭症、二尖瓣脱垂。	三核苷酸重复［（CGG）n］在卵子发生过程中扩增。
三核苷酸重复扩增病	亨廷顿（Huntington）病、强直性肌营养不良、脆性X综合征、弗里德赖希（Friedreich）共济失调。可表现出遗传早现（在连续世代中，病情一代比一代严重，发病年龄一代比一代早）。	

疾病	三核苷酸重复	遗传模式
Huntington病	（CAG）$_n$	常显
强直性肌营养不良	（CTG）$_n$	常显
脆性X综合征	（CGG）$_n$	X显
Friedreich共济失调	（GAA）$_n$	常隐

常染色体三体

唐氏（Down）综合征（21三体）

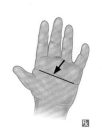

临床表现：智力障碍，鼻根低平，内眦赘皮，通贯手，小指弯曲，第1趾和第2趾间距宽，十二指肠闭锁，先天性巨结肠，先天性心脏病（例如：房室间隔缺损），Brushfield斑（发生于虹膜外周的小斑点）。伴有早发性阿尔茨海默病（21号染色体编码淀粉样前体蛋白），亦增加急性淋巴细胞白血病（ALL）和急性粒细胞白血病（AML）的患病风险。

95%的病例由于减数分裂染色体不分离导致（高龄产妇风险增加：<20岁的女性1：1 500，>45岁的女性1：25）。4%的病例由于罗伯逊易位不平衡导致，最典型的情况发生在14号和21号染色体间。只有1%的病例由于受精后的有丝分裂错误导致。

发病率1：700。

最常见的可存活的染色体疾病，遗传性智力障碍最常见的原因。

孕早期超声可见颈后透明层厚度↑以及鼻骨发育不全。唐氏综合征的标志物：hCG↑，抑制素↑。

唐氏综合征的5个A：

- 高龄产妇（Advanced maternal age）
- 十二指肠闭（duodenal Atresia）
- 房室间隔缺损（Atrioventricular septal defect）
- 阿尔茨海默病（早发）（early-onset Alzheimer disease）
- 急性粒细胞白血病/急性淋巴细胞白血病（AML/ALL）

爱德华兹（Edwards）综合征（18三体）

临床表现：枕骨突出，摇篮足，智力低下，手紧握（伴手指压叠），低位耳，小颌，先天性心脏病，脐膨出。常在1岁以内死亡。

发病率1：8 000。

第二常见的在出生时仍存活的常染色体三体疾病（仅次于唐氏综合征）。

帕陶（Patau）综合征（13三体）

临床表现：严重智力障碍，摇篮足，小眼畸形，小头畸形，唇裂/腭裂，前脑无裂畸形，多指/趾，皮肤发育不全，先天性心脏病，多囊肾，脐膨出。往往在1岁以内死亡。

发病率1：15 000。

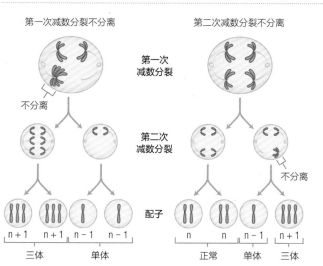

孕早期筛查		
三体	β-hCG	妊娠相关血浆蛋白A
21	↑	↓
18	↓	↓
13	↓	↓

孕中期筛查				
三体	β-hCG	抑制素A	雌三醇	甲胎蛋白
21	↑	↑	↓	↓
18	↓	一或↓	↓	↓
13	—			

染色体遗传病	染色体	举例
	3	von Hippel-Lindau病、肾细胞癌
	4	多囊肾（*PKD2*）、软骨发育不全、Huntington病
	5	猫叫综合征、家族性腺瘤性息肉病
	6	血色素沉积症（*HFE*）
	7	Williams综合征、囊性纤维化
	9	Fridreich共济失调，结节性硬化（*TSC1*）
	11	肾母细胞瘤、β-珠蛋白基因缺陷（例如：镰状细胞贫血、β-地中海贫血）、多发性内分泌瘤病1型
	13	Patau综合征、Wilson病、视网膜母细胞瘤（*RB1*）、*BRCA2*
	15	Prader-Willi综合征、快乐木偶综合征、Marfan综合征
	16	多囊肾（*PKD1*）、α-珠蛋白基因缺陷（如α-地中海贫血）、结节性硬化（*TSC2*）
	17	神经纤维瘤病1型、*BRCA1*、*TP53*
	18	Edwards综合征
	21	唐氏综合征
	22	神经纤维瘤病2型、DiGeorge综合征（22q11）
	X	脆性X综合征、X-连锁无丙种球蛋白血症、Klinefelter综合征（XXY）

罗伯逊 （Robertsonian） 易位	常涉及13、14、15、21和22号染色体对的染色体易位。 最常见的易位类型之一。2条近端着丝粒染色体（着丝粒靠近末端的染色体）的长臂在着丝点处融合，而2条短臂丢失。 平衡易位通常不会引起表型异常。不平衡易位可导致流产、死胎以及染色体不平衡（例如：唐氏综合征、Patau综合征）。
猫叫综合征	5号染色体短臂的先天性缺失（46，XX或XY，5p-）。 临床表现：小头畸形，中度至重度智力障碍，哭声音调高/猫叫样啼哭，内眦赘皮，心脏异常（室间隔缺损）。
Williams综合征	7号染色体长臂的先天性微缺失（缺失区域包括弹性蛋白基因）。 临床表现：独特的顽童面容，智力障碍，高钙血症，较强的语言能力，对陌生人极其友好，心血管疾病（例如：主动脉瓣上狭窄，肾动脉狭窄）。

▶ **生物化学——营养学**

脂溶性维生素	A、D、E、K。依赖于肠和胰腺吸收。脂溶性维生素的毒性比水溶性维生素更常见，因为脂溶性维生素可以积聚在脂肪中。	伴有脂肪泻（例如：囊性纤维化，乳糜泻）或矿物油摄入的吸收不良综合征可导致脂溶性维生素缺乏。
水溶性维生素	B_1（硫胺素：TPP） B_2（核黄素：FAD、FMN） B_3（烟酸：NAD^+） B_5（泛酸：CoA） B_6（吡哆醇：PLP） B_7（生物素） B_9（叶酸） B_{12}（钴胺素） C（抗坏血酸）	除B_{12}和B_9（叶酸）外，所有水溶性维生素均易从体内排出。B_{12}可在肝中储存约3~4年。B_9可在肝中储存约3~4个月。缺乏B族维生素常导致皮炎、舌炎和腹泻。它们是辅酶（例如：抗坏血酸）或辅酶的前体（例如：FAD、NAD^+）。

维生素A	又称视黄醇。	
功能	抗氧化剂，是视色素（视黄醛）的成分，对于上皮细胞正常分化为特化组织（胰腺细胞、黏液分泌细胞）至关重要，防止鳞状化生。用于治疗麻疹和急性早幼粒细胞白血病（APL）。	维生素A存在于肝和绿叶蔬菜中。口服异维A酸治疗严重的囊肿性痤疮。使用全反式维A酸治疗急性早幼粒细胞白血病。
缺乏 	夜盲症，表皮干燥症，角膜鳞状化生→Bitot斑（又称"结膜干燥斑"，角蛋白碎片积聚所致，结膜呈泡沫状外观 Ⓐ），角膜变性（角膜软化），免疫抑制。	
过量	急性毒性——恶心、呕吐、眩晕和视物模糊。 慢性毒性——脱发、皮肤干燥（脱屑）、肝毒性及肝大、关节痛和特发性高颅压。 致畸（腭裂、心脏异常），因此开异维A酸（维生素A衍生物）处方之前，需要做妊娠试验确保未怀孕状态，以及采取避孕措施。	

维生素B$_1$	又称硫胺素。	
功能	在体内形成硫胺素焦磷酸盐（TPP），TPP是几种脱氢酶反应的辅因子： ● 支链酮酸脱氢酶 ● α–酮戊二酸脱氢酶（TCA循环） ● 丙酮酸脱氢酶（连接糖酵解与TCA循环） ● 转酮酶（己糖—磷酸途径）	韦尼克–科尔萨科夫（Wernicke-Korsakoff）综合征——意识错乱、眼肌麻痹、共济失调（经典三联征）＋虚构症、性格改变、记忆力减退（永久性）。丘脑背内侧核、乳头体损伤。 干性脚气病——多发性神经病、对称性肌肉萎缩。 湿性脚气病——高输出量性心力衰竭（扩张型心肌病）、水肿。
缺乏	葡萄糖分解受损→输注葡萄糖导致ATP进一步耗竭；高度需氧组织（例如：大脑、心脏）首先受到影响。在酗酒或营养不良的患者中，给予葡萄糖之前先给予硫胺素以使诱发韦尼克（Wernicke）脑病的风险↓。 诊断：给予维生素B$_1$后红细胞转酮酶活性↑。	

维生素B₂	又称核黄素。	
功能	黄素腺嘌呤二核苷酸（FAD）和黄素单核苷酸（FMN）的组分，是氧化还原反应中的辅因子，例如TCA循环中的琥珀酸脱氢酶反应。	
缺乏	唇干裂（唇炎，嘴角处有鳞屑和裂隙），角膜血管增生。	

维生素B₃	又称烟酸。	
功能	NAD^+和$NADP^+$的成分（参与氧化还原反应）。源自色氨酸。它的合成需要维生素B₂和维生素B₆。用于治疗血脂异常，使VLDL↓以及HDL↑。	记忆法：烟（yan）——三（san）
	舌炎。严重缺乏可致糙皮病。Hartnup病、恶性类癌综合征（色氨酸代谢↑）和应用异烟肼（维生素B₆↓）也可导致糙皮病。糙皮病的症状：腹泻、痴呆（以及幻觉）、皮炎［C3/C4皮区环周"宽领状"皮疹（有如颈部项链），四肢暴露区域的色素沉着 A ］。	Hartnup病——常染色体隐性遗传病。近端肾小管细胞和肠细胞的中性氨基酸（例如：色氨酸）转运蛋白缺乏→中性氨基酸尿症和从肠道吸收氨基酸↓→转化为烟酸类的色氨酸↓→糙皮病症状。治疗：高蛋白质饮食和烟酸。
过量	面部潮红（因前列腺素导致，而非组胺；服用烟酸时可以同服阿司匹林以缓解症状），高血糖，高尿酸血症。	

维生素B₅	又称泛酸。	
功能	辅酶A（CoA，酰基转移的辅因子）和脂肪酸合成酶的必需成分。	记忆法：泛（Fan）——Five。
缺乏	皮炎，肠炎，脱发，肾上腺皮质功能不全。	

维生素B₆	又称吡哆醇。	
功能	转化为磷酸吡哆醛，是转氨作用（例如：ALT和AST）、脱羧反应、糖原磷酸化酶的辅因子。参与合成胱硫醚、血红素、烟酸、组胺和多种神经递质（包括血清素、肾上腺素、去甲肾上腺素、多巴胺和GABA）。
缺乏	惊厥、易激惹、周围神经病变（可因使用异烟肼或口服避孕药导致维生素B₆缺乏），铁粒幼细胞贫血（由于血红蛋白合成受损和铁过量）。

维生素B_7	又称生物素。	
功能	羧化酶的辅因子（添加含有1个碳原子的羧基）： • 丙酮酸羧化酶：丙酮酸（3C）→草酰乙酸（4C） • 乙酰辅酶A羧化酶：乙酰辅酶A（2C）→丙二酰辅酶A（3C） • 丙酰辅酶A羧化酶：丙酰辅酶A（3C）→甲基丙二酰辅酶A（4C）	
缺乏	比较少见。皮炎、肠炎、脱发。因长期使用抗生素或过量摄入生蛋清引起。	

维生素B_9	又称叶酸。	
功能	转化为四氢叶酸。四氢叶酸是体内一碳单位转移酶/甲基化反应的辅酶。 在DNA和RNA的含氮碱基的合成中起重要作用。	叶酸主要存在于绿叶蔬菜中。由空肠吸收。叶酸主要存在于肝中，存储量可供3个月。
缺乏	巨幼细胞贫血、过度分叶的多形核白细胞、舌炎。没有神经系统症状（与维生素B_{12}缺乏相反）。 实验室检查：同型半胱氨酸↑，甲基丙二酸水平正常。见于酗酒和孕期。	缺乏可由药物导致，例如：苯妥英、磺胺、甲氨蝶呤。 在孕前至少1个月和妊娠早期补充叶酸，以降低胎儿患神经管畸形的风险。 记忆法：在怀孕的9个月给予维生素B_9。

维生素B₁₂ 又称钴胺素。

功能	甲硫氨酸合成酶（以甲基钴胺素的形式转移CH₃基团）和甲基丙二酰辅酶A变位酶的辅因子。在DNA合成中有重要作用。	主要存在于动物食品中。 人体内仅由微生物合成。肝是B₁₂非常大的储备库（可供应若干年）。维生素B₁₂缺乏是由吸收不良（例如：口炎性腹泻、肠炎、阔节裂头绦虫、胃酸缺乏、细菌过度生长、饮酒过量）、缺乏内因子（例如：恶性贫血、胃旁路手术）、回肠末端手术切除（例如：克罗恩病）、药物（例如：二甲双胍）或摄入不足（例如：素食主义者）引起。
缺乏	巨幼细胞贫血、过度分叶的多形核白细胞（PMNs）、髓鞘异常引起感觉异常和亚急性联合变性（脊髓背索、外侧皮质脊髓束和脊髓小脑束的变性）。还可有血清同型半胱氨酸和甲基丙二酸↑，以及继发性叶酸缺乏。长期缺乏→不可逆的神经损伤。	存在抗内因子抗体可诊断恶性贫血。 补充叶酸可以掩盖B₁₂缺乏症的血液系统症状，但不能掩盖神经系统症状。

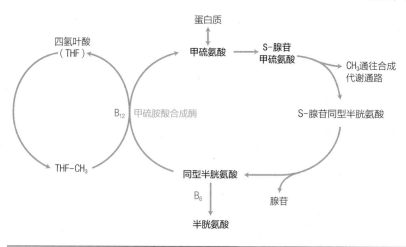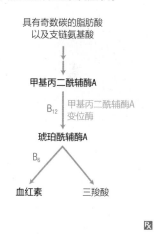

维生素C 又称抗坏血酸。

功能	抗氧化剂；通过将Fe^{3+}还原为Fe^{2+}，促进铁的吸收。胶原合成中，脯氨酸和赖氨酸的羟基化需要维生素C。多巴胺β-羟化酶也需要维生素C，才能把多巴胺转化为NE。	存在于水果和蔬菜中。 可将Fe^{3+}还原为Fe^{2+}来辅助治疗高铁血红蛋白血症。
缺乏	**坏血病**——牙龈肿胀，易有青紫和瘀斑、关节积血、贫血、伤口愈合不良、毛囊周围和骨膜下出血、螺旋卷曲的毛发。免疫功能受损。	
过量	恶心、呕吐、腹泻、乏力、草酸钙肾结石。在易感个体中，由于维生素C增加膳食中的铁吸收，可致铁毒性↑（即，加重遗传性血色素沉积症，或输血相关的铁过剩）。	

维生素D	D_3（胆钙化醇）由皮肤（基底层）受阳光照射后产生，或来自鱼类、奶类、部分植物的摄入。 D_2（麦角钙化醇）来自部分植物、真菌、酵母菌的摄入。 以上两者均在肝内转化为25-OHD$_3$（储存形态），在肾内转化为活性形态的1,25-$(OH)_2D_3$（骨化三醇）。	
功能	肠道对Ca^{2+}和PO_4^{3-}吸收↑。 骨骼矿化↑（低水平）。 骨骼吸收↑（高水平）。	
调控	PTH↑、Ca^{2+}↓、PO_4^{3-}↓→1,25-$(OH)_2D_3$生成↑。 1,25-$(OH)_2D_3$反馈抑制其自身的产生。 PTH↑→肾内Ca^{2+}重吸收↑以及PO_4^{3-}重吸收↓。	
缺乏 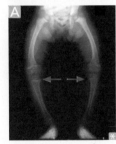	儿童时期导致佝偻病（畸形，例如膝内翻"罗圈腿" A），成人时期导致骨软化（骨痛和肌无力）、低血钙性手足搐搦。 可因吸收障碍、日晒↓、饮食不良、慢性肾脏病、晚期肝病导致。 需要给母乳喂养的婴儿口服维生素D。 肤色较深和早产会加剧维生素D缺乏。	
过量	高钙血症、高钙尿症、食欲不振、昏迷。见于肉芽肿性疾病（上皮样巨噬细胞对维生素D的激活↑）。	

维生素E	包括生育酚和三烯生育酚。	
功能	抗氧化剂（保护红细胞和细胞膜免受自由基损伤）。	
缺乏	溶血性贫血、棘红细胞增多症、肌无力、脊髓后索（位置觉和振动觉↓）以及脊髓小脑束脱髓鞘（共济失调）。	神经系统表现可与维生素B_{12}缺乏相似，但没有巨幼细胞贫血、中性粒细胞过度分叶或血清甲基丙二酸水平↑。
过量	婴儿患小肠结肠炎的风险增加。	大剂量补充可能会改变维生素K的代谢→增强华法林的抗凝作用。

维生素K	包括植物甲萘醌、叶绿醌、植物萘醌、甲基萘醌。	
功能	被环氧化物还原酶活化为还原形式后，作为参与凝血的多种蛋白质的谷氨酸残基γ羧化的辅助因子。维生素K可由肠道菌群合成。	维生素K是凝血因子Ⅱ、Ⅶ、Ⅸ、Ⅹ、蛋白C和蛋白S成熟所必需的。华法林抑制这些维生素K依赖的凝血因子和蛋白质的合成。
缺乏	新生儿出血，伴有PT↑、aPTT↑，但出血时间正常（新生儿肠道无菌，无法合成维生素K）。也可出现在长期使用广谱抗生素后。	母乳中没有维生素K，因此新生儿在出生时需要注射维生素K，以预防新生儿出血性疾病。

锌	
功能	是对100多种酶的活性至关重要的矿物质。在锌指（转录因子基序）的形成中起重要作用。
缺乏 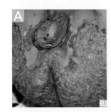	延迟伤口愈合，抑制免疫力，男性性腺功能减退，成人毛发↓（腋窝、面部、会阴部），味觉障碍，嗅觉缺失，可有肠病性肢端皮炎（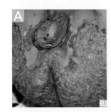，肠道对锌的吸收障碍）。锌缺乏可增加酒精性肝硬化的易感性。

蛋白质–能量营养不良		
夸希奥科（Kwashiorkor）病（恶性营养不良）	蛋白质营养不良导致皮损、血浆胶体渗透压↓引发的水肿、肝功能不全（载脂蛋白合成↓引发血脂异常）。典型病例为腹部膨隆（腹水）的小儿 A。	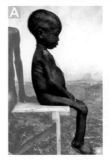 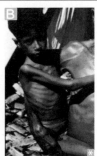
干瘦型营养不良	一般没有显著水肿。饮食摄入热量不足，但营养素成分并未完全缺乏。可导致肌肉萎缩 B。	

乙醇代谢

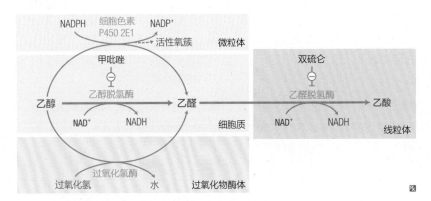

甲吡唑：抑制乙醇脱氢酶活性，可作为甲醇过量或乙二醇过量的解毒药。

双硫仑（戒酒硫）——抑制乙醛脱氢酶活性→乙醛↑→宿醉症状↑→戒酒。

NAD^+是限速反应物。

乙醇脱氢酶遵循零级动力学。

肝的乙醇代谢$NADH/NAD^+$比值↑，导致：

❶ 乳酸酸中毒——丙酮酸↑，转化为乳酸

❷ 空腹低血糖——草酰乙酸↑，转化为苹果酸→糖异生↓

❸ 酮症酸中毒——乙酰辅酶A转入生酮作用，而非三羧酸循环

❹ 脂肪肝——磷酸二羟丙酮转化为甘油-3-磷酸↑（❹A），乙酰辅酶A进入脂肪酸合成反应（❹B）并与甘油-3-磷酸反应生成甘油三酯

$NADH/NAD^+$比例↑，抑制三羧酸循环→乙酰辅酶A转入生酮作用（→酮症酸中毒）和脂肪生成（→脂肪肝）。

▶ 生物化学——代谢

代谢的场所

线粒体	脂肪酸氧化（β–氧化），乙酰辅酶A的生成，三羧酸循环（TCA），氧化磷酸化，生酮作用。
细胞质	糖酵解，磷酸己糖支路（HMP），胆固醇合成（滑面内质网），蛋白质合成（核糖体、粗面内质网），脂肪酸合成，核苷酸合成。
线粒体和细胞质	血红素合成，尿素循环，糖异生。

酶术语	酶的名称通常描述了它的功能。例如，葡糖激酶是一种利用ATP催化葡萄糖磷酸化的酶。以下是几种常见的酶类。
激酶	催化磷酸基团从高能分子（通常是ATP）转移到底物（例如：磷酸果糖激酶）。
磷酸化酶	在不使用ATP的情况下，将无机磷酸添加到底物（例如：糖原磷酸化酶）。
磷酸酶	从底物中去除磷酸基团（例如：果糖-1,6-二磷酸酶）。
脱氢酶	催化氧化–还原反应（例如：丙酮酸脱氢酶）。
羟化酶	在底物上添加羟基（–OH）（例如：酪氨酸羟化酶）。
羧化酶	在辅助因子生物素的帮助下，在底物上添加羧基（例如：丙酮酸羧化酶，利用碳酸氢根使丙酮酸分子添加一个羧基）。
变位酶	改变分子内官能团的位置（例如：维生素B_{12}依赖的甲基丙二酰辅酶A变位酶）。
合酶/合成酶	利用ATP、乙酰辅酶A、核苷酸糖等的能量，将两个分子连接在一起。

代谢过程中的限速酶

过程	酶	调节因子
糖酵解	磷酸果糖激酶-1（PFK-1）	⊕：腺苷一磷酸（AMP）、果糖-2,6-二磷酸 ⊖：腺苷三磷酸（ATP）、柠檬酸
糖异生	果糖-1,6-二磷酸酶	⊕：柠檬酸 ⊖：AMP、果糖-2,6-二磷酸
三羧酸循环	异柠檬酸脱氢酶	⊕：腺苷二磷酸（ADP） ⊖：ATP、NADH
糖原生成	糖原合酶	⊕：葡糖-6-磷酸、胰岛素、皮质醇 ⊖：肾上腺素、胰高血糖素
糖原分解	糖原磷酸化酶	⊕：肾上腺素、胰高血糖素、AMP ⊖：葡糖-6-磷酸、胰岛素、ATP
磷酸己糖（HMP）支路	葡糖-6-磷酸脱氢酶（G6PD）	⊕：$NADP^+$ ⊖：NADPH
嘧啶从头合成途径	氨甲酰磷酸合成酶Ⅱ	⊕：ATP、PRPP ⊖：尿苷三磷酸（UTP）
嘌呤从头合成途径	谷氨酰胺–磷酸核糖基焦磷酸（PRPP）氨基转移酶	⊖：AMP、肌苷一磷酸（IMP）、鸟苷一磷酸（GMP）
尿素循环	氨甲酰磷酸合成酶Ⅰ	⊕：N-乙酰谷氨酸
脂肪酸合成	乙酰辅酶A羧化酶（ACC）	⊕：胰岛素、柠檬酸 ⊖：胰高血糖素、棕榈酰辅酶A
脂肪酸氧化	肉毒碱脂酰转移酶Ⅰ	⊖：丙二酰辅酶A
生酮作用	羟甲戊二酸单酰（HMG）辅酶A合酶	
胆固醇合成	HMG辅酶A还原酶	⊕：胰岛素、甲状腺素、雌激素 ⊖：胰高血糖素、胆固醇

通路概览

❶半乳糖激酶（轻度半乳糖血症）
❷半乳糖-1-磷酸尿苷酰转移酶（重度半乳糖血症）
❸己糖激酶/葡萄糖激酶
❹葡萄糖-6-磷酸酶（糖原贮积症）
❺葡萄糖-6-磷酸脱氢酶
❻转酮酶
❼磷酸果糖激酶-1
❽果糖-1,6-二磷酸酶
❾果糖激酶（原发性果糖尿症）
❿醛缩酶B（果糖不耐受）
⓫醛缩酶B（肝）、A（肌肉）
⓬丙糖磷酸异构酶
⓭丙酮酸激酶
⓮丙酮酸脱氢酶
⓯丙酮酸羧化酶
⓰PEP羧化酶
⓱柠檬酸合酶
⓲异柠檬酸脱氢酶
⓳α-酮戊二酸脱氢酶
⓴氨甲酰磷酸合成酶Ⅰ
㉑鸟氨酸转氨甲酰酶
㉒丙酰辅酶A羧化酶
㉓HMG-辅酶A还原酶

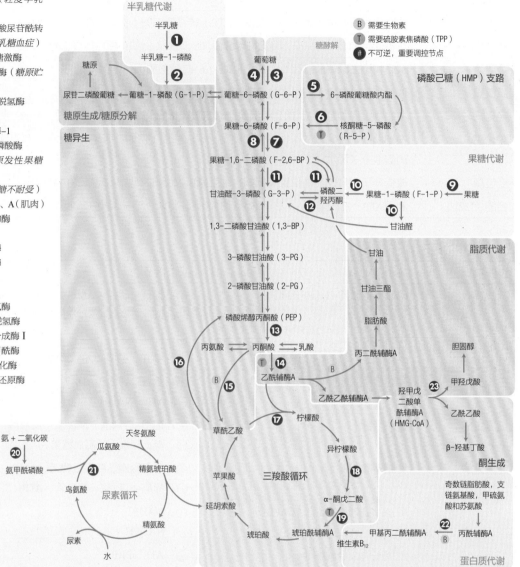

ATP的产生

1个葡萄糖分子有氧代谢，通过苹果酸-天冬氨酸穿梭（心脏和肝）净产生32个ATP，通过甘油-3-磷酸穿梭（肌肉）净产生30个ATP。

1个葡萄糖分子厌氧糖酵解，仅净产生2个ATP分子。

ATP水解反应可以和耗能反应相偶联。

砷化物（砒霜）导致糖酵解ATP净产生为零。

活化载体	载体分子	所载的活化分子（或基团）
	ATP	磷酸基团
	NADH、NADPH、$FADH_2$	电子
	辅酶A、硫辛酰胺	酰基
	生物素	CO_2
	四氢叶酸	一碳单位
	S–腺苷甲硫氨酸（SAM）	甲基（$-CH_3$）
	TPP	醛

通用电子受体	烟酰胺（维生素B_3衍生物NAD^+、$NADP^+$）和黄素核苷酸（维生素B_2衍生物FAD）。NAD^+常在分解代谢中以还原型NADH出现。NADPH在合成代谢（例如：类固醇和脂肪酸合成）中作为还原剂。	NADPH是HMP支路产物。 NADPH常用于： • 合成代谢 • 呼吸爆发 • 细胞色素P–450系统 • 谷胱甘肽还原酶

己糖激酶与葡糖激酶

葡萄糖磷酸化产生葡糖–6–磷酸，此反应由肝的葡糖激酶和其他组织的己糖激酶催化。己糖激酶在组织中将葡萄糖占为己用，即使葡萄糖浓度较低也可以催化。葡萄糖浓度较高时，葡糖激酶有助于在肝中储存葡萄糖。

	己糖激酶	葡糖激酶
位置	除肝和胰岛β细胞外的大多数组织	肝、胰岛β细胞
米氏常数（K_m）	较低（亲和力较高）	较高（亲和力较低）
最大反应速度（V_{max}）	较低（催化能力较低）	较高（催化能力较高）
胰岛素诱导	否	是
是否被葡糖–6–磷酸负反馈抑制	是	否

糖酵解的调节、关键酶	糖酵解（细胞质内）总反应式： 葡萄糖 + 2Pi + 2ADP + 2NAD+→2丙酮酸 + 2ATP + 2NADH + 2H+ + 2H2O 此方程式并未化学平衡，准确的化学平衡方程式取决于反应物和产物的电离状态。

| 消耗ATP | 葡萄糖 ──→ 葡糖-6-磷酸
己糖激酶/葡糖激酶[1]

果糖-6-磷酸 ──→ 果糖-1,6-双磷酸
磷酸果糖激酶-1
（限速步骤）

[1]在肝和胰岛β细胞中为葡糖激酶；在其他组织中为己糖激酶 | 葡糖-6-磷酸抑制己糖激酶活性；
果糖-6-磷酸抑制葡糖激酶活性。

⊕：AMP、果糖-2,6-二磷酸
⊖：ATP、柠檬酸 |
| 产生ATP | 1,3-二磷酸甘油酸 ⇌ 3-磷酸甘油酸
磷酸甘油酸激酶

磷酸烯醇丙酮酸 ──→ 丙酮酸
丙酮酸激酶 | ⊕：果糖-1,6-二磷酸
⊖：ATP、丙氨酸 |

果糖-2,6-二磷酸的调控作用	果糖二磷酸酶-2（FBPase-2）和磷酸果糖激酶-2（PFK-2）是同一种双功能酶，其功能因蛋白激酶A磷酸化而逆转。

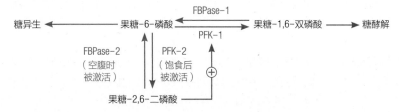

空腹状态：胰高血糖素↑→cAMP↑→蛋白激酶A↑→FBPase-2↑、PFK-2↓→糖酵解减少，糖异生增多。

饱食状态：胰岛素↑→cAMP↓→蛋白激酶A↓→FBPase-2↓、PFK-2↑→糖酵解增多，糖异生减少。

丙酮酸脱氢酶复合物	线粒体丙酮酸脱氢酶复合物连接糖酵解和三羧酸循环，在空腹状态（激活）和饱食状态（失活）下受到不同调控。 反应：丙酮酸 + NAD+ + CoA→乙酰CoA + CO2 + NADH。 含有3种酶和5种辅助因子： 1. TPP（维生素B1） 2. 硫辛酸 3. CoA（维生素B5，泛酸） 4. FAD（维生素B2，核黄素） 5. NAD+（维生素B3，烟酸） 激活的因素：NAD+/NADH比值↑，ADP↑，Ca2+↑。	此复合物与α-酮戊二酸脱氢酶复合物相似（辅酶因子相同，底物和作用类似）。α-酮戊二酸脱氢酶将α-酮戊二酸转化为琥珀酰-CoA（TCA循环）。 砷（砒霜）抑制硫辛酸活性。砷中毒的临床表现：皮肤色素沉着，皮肤癌，呕吐，腹泻，心律不齐（QT延长），呼吸有大蒜味。

丙酮酸脱氢酶复合物缺乏症	导致丙酮酸堆积，进而转化为乳酸［通过乳酸脱氢酶（LDH）］和丙氨酸［通过谷丙转氨酶（ALT）］。X染色体遗传病。
临床表现	神经缺陷，乳酸酸中毒，婴儿期开始血清丙氨酸↑。
治疗	增加生酮营养物的摄入（例如：高脂肪含量，或富含赖氨酸和亮氨酸的食物）。

丙酮酸代谢

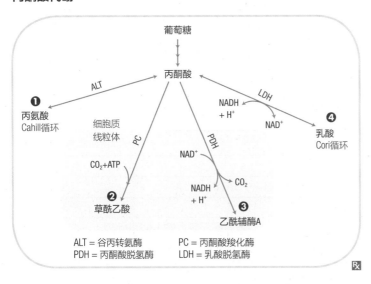

ALT = 谷丙转氨酶 PC = 丙酮酸羧化酶
PDH = 丙酮酸脱氢酶 LDH = 乳酸脱氢酶

丙酮酸代谢途径及其相关辅助因子：

❶ 谷丙转氨酶（维生素B_6）：丙氨酸携带氨基，并由肌肉转运至肝。

❷ 丙酮酸羧化酶（生物素）：草酰乙酸可以补充三羧酸循环或用于糖异生。

❸ 丙酮酸脱氢酶（维生素B_1、B_2、B_3、B_5，硫辛酸）：从糖酵解过渡到三羧酸循环。

❹ 乳酸脱氢酶（维生素B_3）：无氧糖酵解终止（红细胞、白细胞、肾髓质、晶状体、睾丸和角膜中的主要途径）。

三羧酸（TCA）循环

又称克雷布斯（Krebs）循环。1个丙酮酸分子→1个乙酰辅酶A可产生1个NADH和1个CO_2。

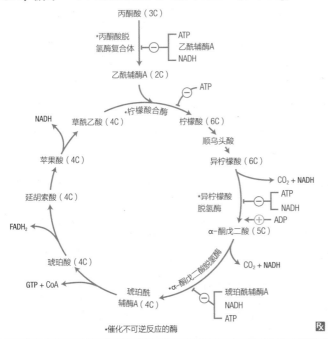

*催化不可逆反应的酶

1个乙酰辅酶A分子参加三羧酸循环产生3个NADH、1个$FADH_2$、2个CO_2和1个GTP，相当于1个乙酰辅酶A产生10个ATP（1个葡萄糖产生两倍的上述物质）。三羧酸循环反应在线粒体中进行。

α–酮戊二酸脱氢酶复合物与丙酮酸脱氢酶复合物需要相同的辅助因子（维生素B_1、B_2、B_3、B_5，硫辛酸）。

记忆法：草酰乙酰成柠檬，柠檬异成α酮，琥酰琥酸延胡索，苹果落在草丛中。

电子传递链和氧化磷酸化

NADH中的电子来自糖酵解，通过苹果酸–天冬氨酸穿梭途径或甘油–3–磷酸穿梭途径进入线粒体。$FADH_2$中的电子传递给复合物Ⅱ（比NADH能量水平更低）。电子的传递导致质子浓度梯度的建立，质子浓度梯度与氧化磷酸化偶联，驱动ATP的合成。

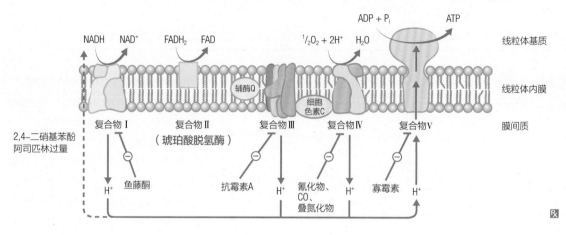

ATP合酶合成ATP		
$1NADH\rightarrow2.5ATP$，$1FADH_2\rightarrow1.5ATP$。		

氧化磷酸化毒物		
电子传递链抑制剂	直接抑制电子传递，导致质子浓度梯度↓并阻断ATP合成。	鱼藤酮：复合物Ⅰ抑制剂。 抗霉素A：复合物Ⅲ抑制剂。 氰化物、CO、叠氮化物：复合物Ⅳ抑制剂。
ATP合酶抑制剂	直接抑制线粒体ATP合酶，导致质子浓度梯度↑。因电子传递停止而不能合成ATP。	寡霉素。
解偶联剂	膜通透性↑，导致质子浓度梯度↓，O_2消耗增加。ATP合成停止但电子传递继续。产热。	2,4–二硝基苯酚（被不正当地用于减肥），阿司匹林（过量服用常导致发热），棕色脂肪中的产热蛋白（棕色脂肪比白色脂肪含有更多的线粒体）。

糖异生，不可逆反应的酶

丙酮酸羧化酶	在线粒体中。丙酮酸→草酰乙酸。	需要生物素和ATP。被乙酰辅酶A活化。
磷酸烯醇丙酮酸羧化激酶	在细胞质中。草酰乙酸→磷酸烯醇丙酮酸。	需要GTP。
果糖–1,6–二磷酸酶	在细胞质中。果糖–1,6–二磷酸→果糖–6–磷酸。	正调节因子：柠檬酸。 负调节因子：AMP、果糖–2,6–二磷酸。
葡糖–6–磷酸酶	在内质网中。葡糖–6–磷酸→葡萄糖。	

主要发生在肝中，在禁食状态下维持血糖正常。参与糖异生的酶也存在于肾和肠道上皮中。糖异生关键酶缺陷会导致低血糖（肌肉不能参与糖异生，因为肌肉中缺少葡糖–6–磷酸酶）。

奇数碳原子脂肪酸在代谢中产生1分子丙酰辅酶A，它可以进入三羧酸循环（转为琥珀酰辅酶A）再进行糖异生，成为葡萄糖的来源。偶数碳原子脂肪酸不能产生新的葡萄糖，因为它们只能产生相当于乙酰辅酶A的产物。

戊糖磷酸途径	又称己糖磷酸支路（HMP shunt）。利用大量已有的葡糖-6-磷酸提供NADPH（还原反应需要NADPH，例如：红细胞中谷胱甘肽的还原，以及脂肪酸和胆固醇的生物合成）。另外，这条途径产生的核糖可用于核苷酸的合成。这条途径分为两个特定阶段（氧化和非氧化），都在细胞质中进行，不消耗或产生ATP。 部位：哺乳期乳腺、肝、肾上腺皮质（脂肪酸或胆固醇合成的部位）、红细胞。

反应	关键酶	产物
氧化（不可逆）		

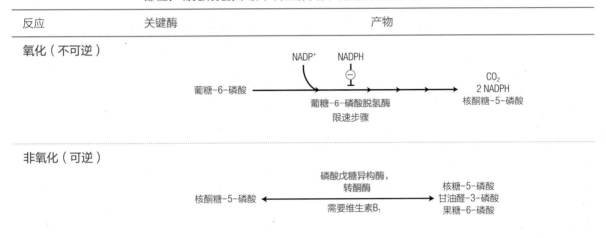

| **非氧化（可逆）** | | |

葡糖-6-磷酸脱氢酶（G6PD）缺乏症	NADPH对于保持谷胱甘肽的还原是必需的。还原型谷胱甘肽可以除去有毒的自由基和过氧化物。红细胞中NADPH↓，会使得红细胞抵抗氧化剂破坏的能力↓，引起溶血性贫血（氧化剂例如：蚕豆、磺胺类药、呋喃妥因、伯氨喹、氯喹和抗结核药等）。感染是引起溶血的最常见原因。炎症反应产生的自由基扩散进入红细胞，导致氧化性损伤。

X连锁隐性遗传病。最常见的人类酶缺陷症。在非裔美国人中较为普遍。可提高对疟疾的抗性。

海因茨小体（Heinz bodies）——由于氧化应激，在红细胞内产生的变性珠蛋白链沉淀。

咬痕细胞——形态异常的红细胞，因海因茨小体被脾的巨噬细胞清除而产生。

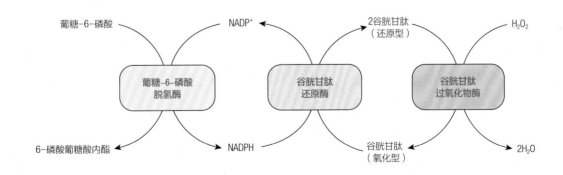

果糖代谢障碍

原发性果糖尿症	**果糖激酶**缺陷。常染色体隐性遗传病。病情温和，无症状，因为果糖不会受困于细胞中。己糖激酶将果糖转化为果糖-6-磷酸，成为果糖代谢的主要途径。 症状：血液和尿液中出现果糖。 果糖代谢障碍引起的症状比类似的半乳糖代谢障碍更轻。
遗传性果糖不耐受症	遗传性**醛缩酶B**缺陷。常染色体隐性遗传病。果糖-1-磷酸积聚，导致可利用的磷酸减少，使糖原分解和糖异生受阻。食用水果、果汁或蜂蜜后出现症状。尿液试纸检测结果阴性（只能用于检测葡萄糖）；尿液可检测出还原性糖（非特异性检测先天性糖类代谢缺陷）。 症状：低血糖、黄疸、肝硬化、呕吐。 治疗：减少葡萄糖和蔗糖（葡萄糖 + 果糖）的摄入。

果糖代谢（肝）

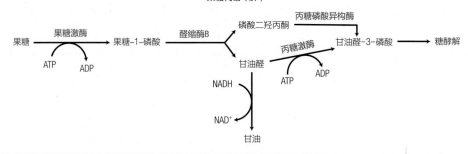

半乳糖代谢障碍

半乳糖激酶缺乏症	遗传性**半乳糖激酶**缺陷。饮食中有半乳糖将引起半乳糖醇积聚，病情相对轻微。常染色体隐性遗传病。 症状：半乳糖出现在血液（半乳糖血症）和尿液（半乳糖尿症）中。婴儿期白内障，表现为眼不能追踪物体或不能出现社会性微笑。半乳糖激酶缺陷症患者的症状温和。
经典型半乳糖血症	缺少**半乳糖-1-磷酸尿苷酰转移酶**。常染色体隐性遗传病。有毒物质积聚导致损伤，包括半乳糖醇在眼晶状体内积聚。 当婴儿开始进食时出现症状（母乳和常规的配方奶粉都含有乳糖），包括生长受限、黄疸、肝大、婴儿期白内障、智力障碍。新生儿易患大肠埃希菌败血症。 治疗：避免饮食中的半乳糖和乳糖（半乳糖 + 葡萄糖）。

半乳糖代谢

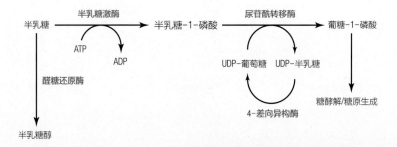

山梨糖醇	一种将葡萄糖限制在细胞内的方法，是通过醛糖还原酶将其转化为它的醇对应物山梨糖醇。有些组织可以利用山梨糖醇脱氢酶将山梨糖醇再转化为果糖。山梨糖醇脱氢酶数量或活性不足的组织有细胞内山梨糖醇积聚的风险，引起渗透性损伤（如见于糖尿病慢性高血糖导致的白内障、视网膜病变和周围神经病变）。
	血浆中高浓度的半乳糖也会经醛糖还原酶转变为有渗透活性的半乳糖醇。
	肝、卵巢和精囊有这两种酶。

$$\text{葡萄糖} \xrightarrow[\text{NADPH}]{\text{醛糖还原酶}} \text{山梨醇} \xrightarrow[\text{NAD}^+]{\text{山梨糖醇脱氢酶}} \text{果糖}$$

晶状体主要含有醛糖还原酶。视网膜、肾和施万细胞只含有醛糖还原酶。

乳糖酶缺乏	缺乏乳糖酶→对饮食中的乳糖不耐受。乳糖酶在小肠刷状缘中发挥作用，将奶和奶制品中的乳糖消化分解为葡萄糖和半乳糖。
	原发性乳糖酶缺乏：儿童期之后随年龄增长而乳糖酶活性下降（缺少乳糖酶持续性等位基因），常见于亚洲、非洲或印第安人血统人群。
	继发性乳糖酶缺乏：胃肠炎（如轮状病毒）、自身免疫病导致的小肠刷状缘缺失。
	先天性乳糖酶缺乏：罕见，由于基因缺陷。
	粪便检查示pH↓，乳糖氢呼气试验示氢气含量↑。小肠活检显示遗传性乳糖不耐受患者的黏膜正常。
临床表现	腹胀、腹部绞痛、胃肠胀气、渗透性腹泻。
治疗	避免摄入乳制品，或加用乳糖酶；食用无乳糖牛奶。

氨基酸	组成蛋白质的单体通常是L-氨基酸。
必需氨基酸	甲硫氨酸、组氨酸、缬氨酸、赖氨酸、异亮氨酸、苯丙氨酸、亮氨酸、色氨酸，苏氨酸。
	记忆法：甲组携（缬）来（赖）一（异）本（苯）亮色书（苏）。
	生糖氨基酸：甲硫氨酸、组氨酸、缬氨酸。记忆法：甲组携（缬）糖。
	生糖/生酮氨基酸：异亮氨酸、苯丙氨酸、色氨酸、苏氨酸。记忆法：四世同（酮）堂（糖）共读一（异）本（苯）彩色书（苏）。
	生酮氨基酸：亮氨酸，赖氨酸。记忆法：来（赖）两（亮）桶（酮）。
酸性氨基酸	天冬氨酸、谷氨酸。
	体内pH条件下带负电。
	记忆法：冬天谷子酸。
碱性氨基酸	精氨酸、组氨酸、赖氨酸。
	精氨酸的碱性最强。组氨酸在体内pH条件下不带电荷。
	生长阶段需要精氨酸和组氨酸。
	组蛋白中，精氨酸和赖氨酸含量高，和带负电的DNA结合。
	记忆法：捡（碱）来（赖）租（组）金（精）。

尿素循环

氨基酸分解代谢产生丙酮酸和乙酰辅酶A等常见代谢物，这些代谢物可作为代谢燃料。产生的过量的氮被转化为尿素，经肾排出。

记忆法：鸟与氨甲酰，反应先生瓜，冬瓜成精琥，琥裂精延胡，精分尿鸟氨。

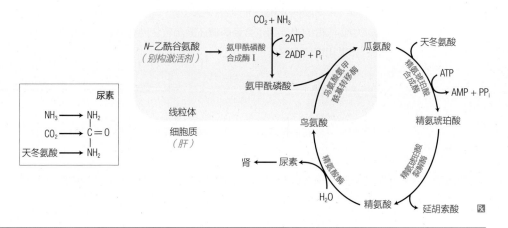

丙氨酸对氨的转运

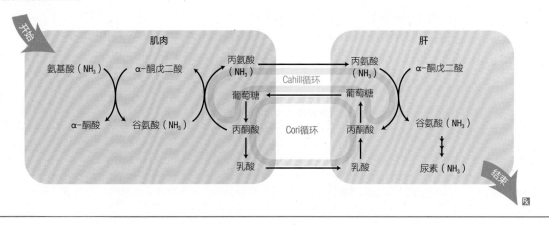

高氨血症

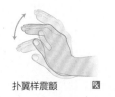

扑翼样震颤

获得性（如肝病）或遗传性（如尿素循环酶缺乏）。

临床表现：扑翼样震颤、说话断续不清、嗜睡、呕吐、脑水肿、视物模糊。

血氨↑，大量消耗中枢神经系统的谷氨酸，抑制三羧酸循环（α-酮戊二酸减少）。

治疗：限制饮食中的蛋白质。

降低血氨：

- 乳果糖：酸化胃肠道，可使NH_4^+留存在胃肠道并排出体外。
- 抗生素（如利福昔明、新霉素）：可使体内产氨的细菌↓。
- 苯甲酸盐、苯乙酸盐或苯丁酸盐：与甘氨酸或谷氨酰胺反应，形成的产物经肾排出。

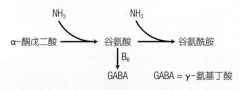

鸟氨酸氨甲酰基转移酶缺乏症	最常见的尿素循环障碍。X连锁隐性遗传（不同于其他尿素循环酶缺陷，后者是常染色体隐性遗传）。干扰身体清除氨的能力，症状通常在出生几天就很明显，也可以在之后出现。过量的氨甲酰磷酸可转化为乳清酸（嘧啶核苷酸合成途径中的一员）。临床表现：血和尿的乳清酸↑、血尿素氮（BUN）↓、高氨血症症状。没有巨幼细胞贫血症状（区别于乳清酸尿症）。

氨基酸衍生物

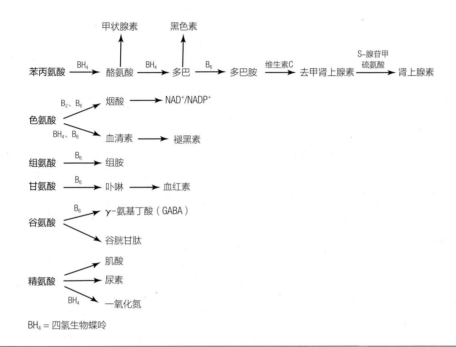

BH₄ = 四氢生物蝶呤

儿茶酚胺合成/酪氨酸分解代谢

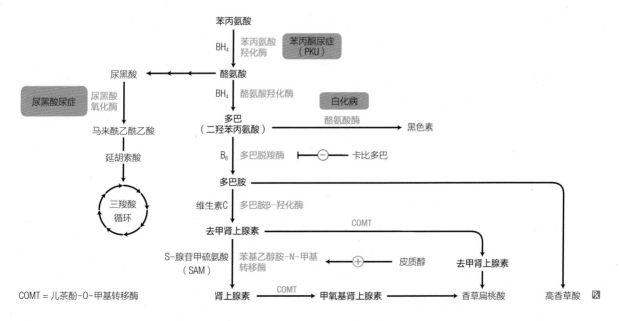

COMT = 儿茶酚-O-甲基转移酶

苯丙酮尿症（PKU）

由苯丙氨酸羟化酶↓或四氢生物蝶呤（BH_4）辅因子↓（恶性PKU）导致。苯丙氨酸不能转变为酪氨酸，因而酪氨酸成为必需氨基酸。苯丙氨酸↑→尿中苯乙酸、苯乳酸、苯丙酮酸↑。

临床表现：智力障碍、生长迟缓、癫痫、皮肤白皙、湿疹、鼠尿味。

治疗：饮食中减少苯丙氨酸并增加酪氨酸，补充四氢生物蝶呤。

母源性苯丙酮尿症——妊娠期间缺乏适当的饮食治疗。婴儿表现为小头畸形、智力障碍、生长迟缓、先天性心脏病。

常染色体隐性遗传病。发病率＝1∶10 000。

出生后2~3日内筛查（出生时正常，因为胎儿期体内含有母体的酶）。

芳香氨基酸代谢紊乱→鼠尿味。

苯丙酮尿症患者必须避免摄入人工甜味剂阿斯巴甜，因其含有苯丙氨酸。

枫糖尿症

由于支链α-酮酸脱氢酶（维生素B_1作为辅酶）↓，支链氨基酸（异亮氨酸、亮氨酸、缬氨酸）降解受阻，导致血α-酮酸↑，尤其是亮氨酸对应的α-酮酸↑。

治疗：限制饮食中的异亮氨酸、亮氨酸和缬氨酸，并补充硫胺素。

常染色体隐性遗传病。

临床表现：呕吐，喂养不良，尿液闻起来像枫糖浆/烧焦的糖。造成严重的中枢神经系统缺陷、智力障碍、死亡。

尿黑酸症

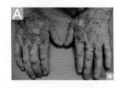

尿黑酸氧化酶催化酪氨酸降解为富马酸。先天性缺乏尿黑酸氧化酶→尿黑酸在组织中积聚，自动氧化成黑色 Ａ。常染色体隐性遗传病。通常是良性的。

临床表现：青黑色的结缔组织、耳软骨和巩膜（因此也称为褐黄病）；尿液长时间暴露在空气中会变黑。可导致退行性关节炎（尿黑酸有软骨毒性）。

同型胱氨酸尿症

常染色体隐性遗传病，有以下类型：

- 胱硫醚合酶缺乏（治疗：减少饮食中的甲硫氨酸，增加半胱氨酸、B_6、B_{12}和叶酸）
- 胱硫醚合酶对磷酸吡哆醛的亲和力↓（治疗：增加饮食中的B_6和半胱氨酸）
- 甲硫氨酸合成酶（同型半胱氨酸甲基转移酶）缺乏（治疗：增加饮食中的甲硫氨酸）
- 亚甲基四氢叶酸还原酶（MTHFR）缺乏（治疗：增加饮食中的叶酸）

所有分型都会导致过量的同型半胱氨酸。

临床表现：尿中同型半胱氨酸，骨质疏松，Marfan综合征样外观，晶状体向下和向内半脱位，心血管症状（血栓形成和动脉粥样硬化→卒中和心梗），脊柱后凸，智力障碍，肤色白皙。同型胱氨酸尿症的晶状体半脱位的方向是向下向内（不同于Marfan综合征，晶状体向上向外）。

甲硫氨酸 $\xleftarrow[\text{B}_{12}]{\substack{\text{甲硫氨酸}\\\text{合成酶}}}$ 同型半胱氨酸 $\xrightarrow[\text{B}_6，丝氨酸]{\substack{\text{胱硫醚}\\\text{合酶}}}$ 胱硫醚 $\longrightarrow$ 半胱氨酸

胱氨酸尿症

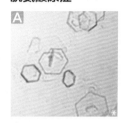

肾近曲小管和肠道氨基酸转运体的遗传性缺陷，阻止胱氨酸、鸟氨酸、赖氨酸和精氨酸的再吸收。尿中胱氨酸过量，导致反复出现的六边形胱氨酸结石 A。

治疗：碱化尿液（如枸橼酸钾、乙酰唑胺）和螯合剂（如青霉胺），使胱氨酸结石的溶解度↑，充分水化。

常染色体隐性遗传病，常见（1∶7 000）。

诊断：尿硝普盐氰化物试验。

胱氨酸由两个半胱氨酸通过二硫键连接而成。

丙酸血症

常染色体隐性遗传病。丙酰辅酶A羧化酶缺乏→丙酰辅酶A↑，甲基丙二酸↓。

临床表现：喂养困难，呕吐，肌张力低，阴离子间隙增高型代谢性酸中毒，肝大，癫痫。

治疗：低蛋白饮食（不包括异亮氨酸、甲硫氨酸、苏氨酸、缬氨酸）。

胰岛素、胰高血糖素/肾上腺素对糖原代谢的调控

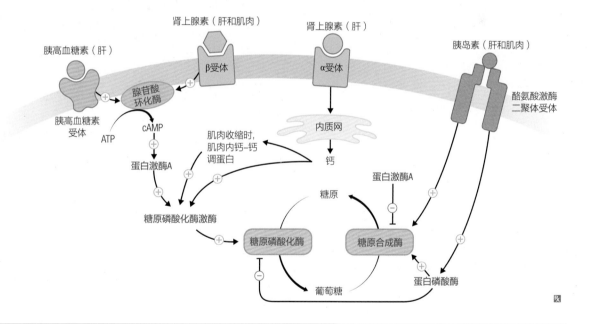

糖原	直链部分通过α-1,4-糖苷键将葡萄糖残基连接起来，支链部分通过α-1,6-糖苷键形成分支。
骨骼肌	糖原分解→葡糖-1-磷酸→葡糖-6-磷酸，在运动时迅速代谢。
肝细胞	储存糖原，需要时分解糖原以维持血糖在适当水平。糖原磷酸化酶❹将葡糖-1-磷酸残基从支链糖原中释放出来，直到支链上只剩4个葡萄糖单位。之后4-α-D-葡聚糖转移酶（脱支酶❺）将4个葡萄糖单位中的3个由支链转移到直链上。之后α-1,6-葡糖苷酶（脱支酶❻）切断剩余的支链残基，释放葡萄糖。 "极限糊精"：是指糖原被分解到支链还剩下2~4个葡萄糖单位的物质。

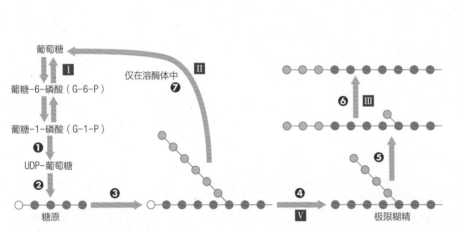

糖原贮积症分型

- **Ⅰ** 糖原贮积症Ⅰ型
- **Ⅱ** 糖原贮积症Ⅱ型
- **Ⅲ** 糖原贮积症Ⅲ型
- **Ⅴ** 糖原贮积症Ⅴ型

糖原酶

- ❶ UDP-葡糖焦磷酸化酶
- ❷ 糖原合成酶
- ❸ 分支酶
- ❹ 糖原磷酸化酶
- ❺ 脱支酶（4-α-D-葡聚糖转移酶）
- ❻ 脱支酶（α-1,6-葡糖苷酶）
- ❼ α-1,4-葡糖苷酶

注：少量的糖原在溶酶体中由❼α-1,4-葡糖苷酶（酸性麦芽糖酶）分解

糖原贮积症	至少发现有15种糖原贮积症，均导致糖原代谢异常和糖原在细胞内积聚。过碘酸希夫（PAS）染色可以检测组织中的糖原，常用于鉴别糖原贮积症的类型。		第Ⅰ、Ⅱ、Ⅲ、Ⅴ型是常染色体隐性遗传病。
分型	临床表现	缺陷的酶	注释
Ⅰ型	严重的空腹低血糖，糖原大量积聚在肝和肾，血乳酸↑，甘油三酯↑，尿酸↑（痛风），肝大，肾大。肝不能调节血糖。	葡糖-6-磷酸酶。	治疗：频繁口服葡萄糖/玉米淀粉，避免摄入果糖和半乳糖。糖异生和糖原分解障碍。
Ⅱ型	心脏肥大，肥厚型心肌病，肌张力低，运动障碍，系统性受累导致早亡。	溶酶体α-1,4-葡糖苷酶（酸性麦芽糖酶），此酶具有α-1,6-葡糖苷酶活性。	
Ⅲ型	与Ⅰ型相似，但症状较轻。血乳酸水平正常。胞质内积聚极限糊精样物质。	脱支酶（α-1,6-葡糖苷酶）。	糖异生正常。
Ⅴ型	肌糖原↑，但肌细胞无法分解糖原，肌肉痛性痉挛，剧烈运动诱发肌红蛋白尿，电解质异常致心律失常。再振作现象（继减现象）是本病的特征性症状，表现为开始运动时肌肉疲劳，但经过短暂停顿后症状消失，运动能力明显改善，因肌肉血流↑导致该现象。	骨骼肌糖原磷酸化酶运动后血中乳酸无明显升高，而血氨明显升高。	血糖水平通常不受影响。

溶酶体贮积症

是一组疾病，均由某种溶酶体酶缺陷所致，造成异常代谢产物的积聚。

疾病	临床症状	缺陷的酶	积聚的物质	遗传
神经鞘脂贮积症				
泰-萨克斯（Tay-Sachs）病	进行性神经退行性变，发育滞后，反射亢进，听觉过敏，眼底黄斑"樱桃红"斑点 ，无肝脾大（不同于尼曼-皮克病）。	❶氨基己糖苷酶A	GM$_2$神经节苷脂	常隐
法布里（Fabry）病	早期：三联征——阵发性周围神经病、血管角化瘤 、少汗症。 晚期：进行性肾衰竭，心血管疾病。	❷α-半乳糖苷酶A	神经酰胺三己糖苷（球形三酰神经酰胺）	X隐
异染性脑白质营养不良	中枢和外周脱髓鞘，共济失调，痴呆。	❸芳基硫酸酯酶A	硫酸脑苷脂	常隐
克拉伯（Krabbe）病	周围神经病变，少突胶质细胞破坏，发育迟缓，视神经萎缩，受累白质中有大量球形细胞。	❹半乳糖脑苷脂酶（半乳糖神经酰胺酶）	半乳糖脑苷脂、鞘氨醇半乳糖苷	常隐
戈谢（Gaucher）病	最常见。 肝脾大，全血细胞减少，骨质疏松，股骨缺血性坏死，骨坏死，戈谢细胞（富含脂质的巨噬细胞，像褶皱的薄纸 ）。	❺葡糖脑苷脂酶（β-葡糖苷酶）；用重组葡糖脑苷脂酶疗	葡糖脑苷脂	常隐
尼曼-皮克（Niemann-Pick）病	进行性神经退行性变，肝脾大，泡沫细胞（富含脂质的巨噬细胞），黄斑"樱桃红"斑点 。	❻神经鞘磷脂酶	神经鞘磷脂	常隐
黏多糖贮积症				
I型（Hurler综合征）	发育迟缓，面容丑陋（有如古代建筑上的狮身面相），气道梗阻，角膜混浊，肝脾大。	α-L-艾杜糖醛酸酶	硫酸乙酰肝素、硫酸皮肤素	常隐
II型（Hunter综合征）	轻度Hurler综合征 + 攻击行为，无角膜混浊。	艾杜糖醛酸-2-硫酸酯酶	硫酸乙酰肝素、硫酸皮肤素	X隐

德系犹太人中，泰-萨克斯病、尼曼-皮克病和戈谢病发病率↑。

GM$_2$ 神经酰胺三己糖苷
  ❶   ❷
GM$_3$

硫苷脂

❸

半乳糖脑苷脂 ——❹——→ 神经酰胺 ←——❻—— 鞘磷脂 ℞

葡糖脑苷脂 ——❺——↑

脂肪酸代谢

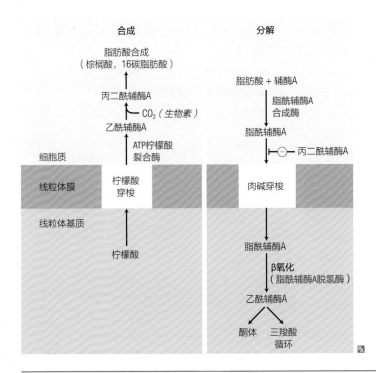

脂肪酸的合成，需要将柠檬酸由线粒体转运至细胞质。这一过程主要发生在肝、哺乳期乳腺和脂肪组织中。

长链脂肪酸（LCFA）的分解需要依赖肉碱转运到线粒体基质中。

记忆法：肉碱＝肉"减"——脂肪酸分解（减少）。

原发性/系统性肉碱缺乏症——LCFA转运进入线粒体的遗传性缺陷→毒性积累。导致乏力、肌张力低和低酮性低血糖症。

中链脂酰辅酶A脱氢酶缺乏症——将脂肪酸分解为乙酰辅酶A的能力↓→脂酰肉碱在血中积累，引起低酮性低血糖症。导致呕吐、嗜睡、癫痫、昏迷、肝功能障碍和高氨血症。可致婴幼儿猝死。治疗：避免空腹。

酮体

脂肪酸和氨基酸在肝中代谢为乙酰乙酸和β-羟基丁酸（在骨骼肌和脑中被利用）。

在长时间饥饿和糖尿病酮症酸中毒的情况下，糖异生所需的草酰乙酸被耗尽。酒精中毒时，过量的NADH将草酰乙酸转变为苹果酸。以上过程均会导致乙酰辅酶A的积累，过多的乙酰辅酶A生成酮体。

酮体：丙酮、乙酰乙酸、β-羟基丁酸。

呼气有丙酮气味（水果味）。

尿酮体检查可检测乙酰乙酸，但测不出β-羟基丁酸。

红细胞不能利用酮体，只能用葡萄糖。

HMG辅酶A裂合酶参与酮体生成。

HMG辅酶A还原酶参与胆固醇合成。

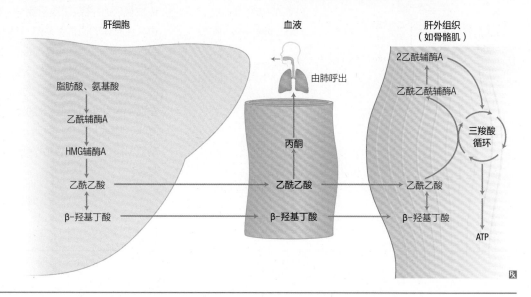

能量代谢

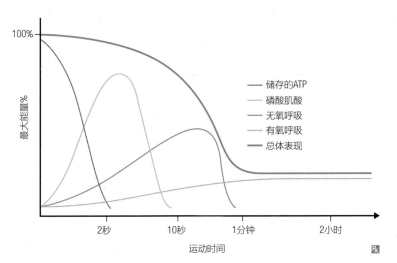

1g碳水化合物/蛋白质（如乳清）= 4kcal

1g乙醇 = 7kcal

1g脂肪酸 = 9kcal

空腹与饥饿	优先保证脑和红细胞的葡萄糖供应，并保存蛋白质。	
餐后	糖酵解和有氧呼吸。	胰岛素促进脂肪、蛋白质和糖原的储存。
空腹（两餐之间）	肝糖原分解（主要），肝糖异生、脂肪释放游离脂肪酸（次要）。	胰高血糖素和肾上腺素促进储备"燃料"的使用。
饥饿1~3天	维持血糖水平借助于： • 肝糖原分解 • 脂肪释放游离脂肪酸 • 肌肉和肝从利用葡萄糖，转变为利用游离脂肪酸 • 肝糖异生，利用来自外周组织的乳酸和丙氨酸、脂肪的甘油和丙酰辅酶A（来自奇数脂肪酸——甘油三酯中唯一可用于糖异生的组分）	糖原储备在第1天后耗尽。 红细胞没有线粒体，不能利用酮体。
饥饿超过3天	使用储备的脂肪（酮体成为脑的主要能量来源）。当脂肪耗尽，重要蛋白质的降解加速，导致器官衰竭和死亡。 脂肪的储备量决定生存时间。	

脂质运输

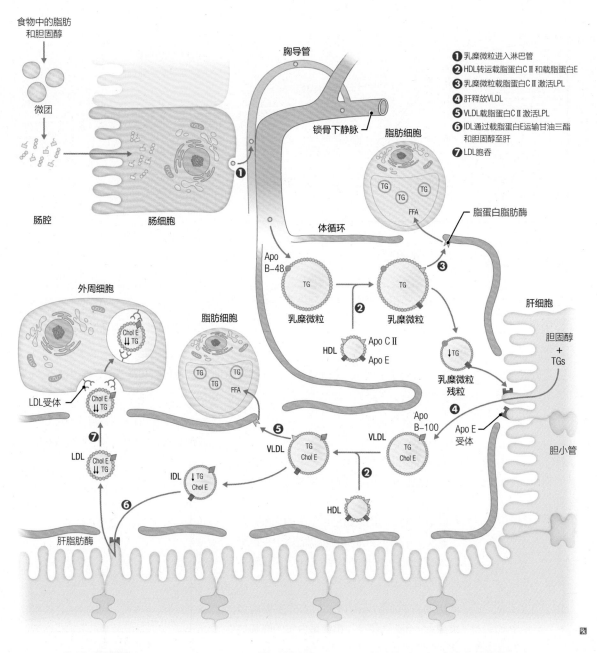

食物中的脂肪和胆固醇

微团

肠腔

肠细胞

胸导管

锁骨下静脉

① 乳糜微粒进入淋巴管
② HDL转运载脂蛋白CⅡ和载脂蛋白E
③ 乳糜微粒载脂蛋白CⅡ激活LPL
④ 肝释放VLDL
⑤ VLDL载脂蛋白CⅡ激活LPL
⑥ IDL通过载脂蛋白E运输甘油三酯和胆固醇至肝
⑦ LDL胞吞

脂肪细胞

脂蛋白脂肪酶

体循环

Apo B-48

乳糜微粒

乳糜微粒

HDL　Apo CⅡ　Apo E

↓TG

乳糜微粒残粒

肝细胞

胆固醇 + TGs

外周细胞

脂肪细胞

LDL受体

LDL

VLDL

VLDL

Apo B-100

Apo E 受体

胆小管

IDL

HDL

肝脂肪酶

Chol E：胆固醇酯	TG：甘油三酯	Apo：载脂蛋白
FFA：游离脂肪酸	VLDL：极低密度脂蛋白	LDL：低密度脂蛋白
IDL：中密度脂蛋白	HDL：高密度脂蛋白	LPL：脂蛋白脂酶

脂质运输的关键酶

胆固醇酯转移蛋白（CETP）	介导胆固醇酯向其他脂蛋白颗粒的转移。
肝脂肪酶	降解遗留在中密度脂蛋白中的甘油三酯。
激素敏感脂肪酶	降解储存在脂肪细胞中的甘油三酯。
卵磷脂-胆固醇酰基转移酶（LCAT）	催化2/3血浆胆固醇的酯化。
脂蛋白脂肪酶	降解血液循环中乳糜微粒的甘油三酯。
胰脂肪酶	在小肠降解饮食中的甘油三酯。
PCSK9	降解LDL受体→血清LDL↑。抑制→LDL受体回收↑→血清LDL↓。

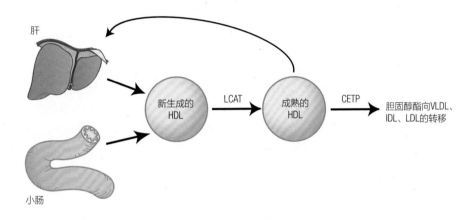

主要载脂蛋白

载脂蛋白	功能	乳糜微粒	乳糜微粒残粒	VLDL	IDL	LDL	HDL
E	介导残粒的吸收。	√	√	√	√		√
A-Ⅰ	激活LCAT。						√
C-Ⅱ	脂蛋白脂肪酶辅因子，催化切割。	√		√			√
B-48	介导乳糜微粒分泌进入淋巴管。由小肠合成，参与乳糜微粒的组装。	√	√				
B-100	结合LDL受体。由肝合成，参与脂质颗粒的组装。			√	√	√	

脂蛋白功能	脂蛋白由不同比例的胆固醇、甘油三酯和磷脂构成。LDL和HDL携带大部分胆固醇。 胆固醇是维持细胞膜的完整，以及合成胆汁酸、类固醇和维生素D所必需的。
乳糜微粒	将饮食中的甘油三酯运输到外周组织。甘油三酯基本耗尽后，以乳糜微粒残粒的形式将胆固醇运输到肝。由肠上皮细胞分泌。
极低密度脂蛋白（VLDL）	将肝的甘油三酯运输到外周组织。由肝分泌。
中密度脂蛋白（IDL）	运输甘油三酯和胆固醇至肝。由VLDL降解形成。
低密度脂蛋白（LDL）	将肝的胆固醇运输到外周组织。在肝和外周组织中由肝脂肪酶修饰IDL形成。靶细胞通过受体介导的胞吞作用摄取LDL。记忆法：LDL＝"烂"。
高密度脂蛋白（HDL）	介导胆固醇由外周组织向肝的反向运输。作为载脂蛋白C和E的存储库（两者为乳糜微粒和VLDL代谢所必需）。由肝和肠分泌。酒精刺激HDL合成。记忆法：HDL＝"好"。

无β脂蛋白血症	常染色体隐性遗传病。微粒体转运蛋白（MTP）编码基因突变，导致乳糜微粒、VLDL和LDL缺失，以及载脂蛋白B-48和B-100缺陷。患病婴儿表现出严重的脂肪吸收不良、脂肪泻和生长迟缓。晚期症状有视网膜色素变性、维生素E缺陷导致的脊髓小脑变性、进行性共济失调和棘红细胞增多症。肠道活检显示肠上皮细胞富含脂质。 治疗：限制摄入长链脂肪酸，口服大剂量维生素E。

家族性血脂异常

类型	遗传性	发病机制	血液中含量↑	临床表现
Ⅰ——高乳糜微粒血症	常隐	脂蛋白脂肪酶或载脂蛋白C-Ⅱ缺陷。	乳糜微粒、甘油三酯、胆固醇	胰腺炎、肝脾大、爆发性/瘙痒性黄色瘤（不增加动脉粥样硬化风险）。上清液出现乳脂层。
Ⅱ——家族性高胆固醇血症	常显	LDL受体缺失或缺陷，或载脂蛋白B-100缺陷。	Ⅱa：LDL、胆固醇 Ⅱb：LDL、胆固醇、VLDL	杂合子（1∶500）胆固醇水平约300mg/dL（7.8mmol/L），纯合子（罕见）胆固醇水平高于700mg/dL（18.2mmol/L）。 加速动脉粥样硬化（20岁前可患心肌梗死）、肌腱（跟腱）黄色瘤以及角膜弓。
Ⅲ——异常β脂蛋白血症	常隐	载脂蛋白E缺陷。	乳糜微粒、VLDL	过早动脉粥样硬化、结节疹性黄色瘤和掌黄色瘤。
Ⅳ——高甘油三酯血症	常显	肝过度产生VLDL。	VLDL、甘油三酯	高甘油三酯血症[＞1000mg/dL（26mmol/L）]可导致急性胰腺炎。与胰岛素抵抗有关。

翻译：武哲宇、程曦、龙飘飘、姜子铭、何鑫、甄一宁、张健刚、郑雪晴、闫夏晓、董昱诚、李安安
审校：杨克恭、刘雅萍、李冀、李融融

第二章

免疫学

"I hate to disappoint you, but my rubber lips are immune to your charms."

— *Batman & Robin*

"The fully engaged heart is the antibody for the infection of violence."

— Mark Nepo

▶ 免疫学——淋巴结构

淋巴器官	初级淋巴器官: • 骨髓——免疫细胞产生，B细胞成熟 • 胸腺——T细胞成熟 次级淋巴器官: • 脾、淋巴结、扁桃体、集合淋巴小结 • 免疫细胞和抗原发生相互作用的场所
淋巴结	一种次级淋巴器官，含有许多输入淋巴管，一条或者多条输出淋巴管。有被膜且含小梁结构。其功能为: 巨噬细胞主导的非特异性的滤过作用; B细胞和T细胞的储存; 免疫反应的激活。

淋巴小结	B细胞定位区和增生区。位于浅层皮质。初级淋巴小结不含生发中心，结构较致密。次级淋巴小结有浅染的生发中心并有活跃的细胞增生。
髓质	由髓索（密集分布的淋巴细胞和浆细胞）和髓窦组成。髓窦和输出淋巴管连通，富含网状细胞和巨噬细胞。
副皮质	T细胞富集区。是髓质和淋巴小结之间的区域。含有高内皮微静脉，T细胞和B细胞可借此穿出血管进入副皮质区。先天性胸腺发育不全综合征（DiGeorge syndrome）患者此区发育不良。副皮质在极度的细胞免疫反应中会增生变大（如疱疹病毒等病毒感染→副皮质增生→淋巴结肿大）。

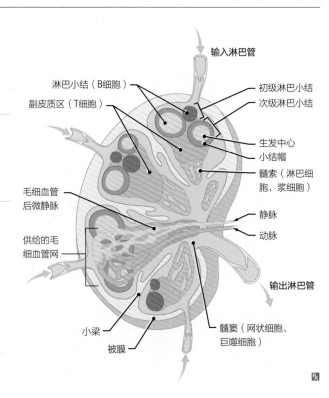

淋巴引流

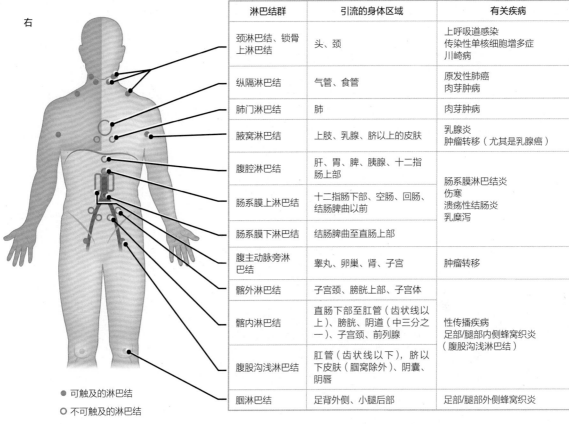

右

淋巴结群	引流的身体区域	有关疾病
颈淋巴结、锁骨上淋巴结	头、颈	上呼吸道感染 传染性单核细胞增多症 川崎病
纵隔淋巴结	气管、食管	原发性肺癌 肉芽肿病
肺门淋巴结	肺	肉芽肿病
腋窝淋巴结	上肢、乳腺、脐以上的皮肤	乳腺炎 肿瘤转移（尤其是乳腺癌）
腹腔淋巴结	肝、胃、脾、胰腺、十二指肠上部	肠系膜淋巴结炎 伤寒 溃疡性结肠炎 乳糜泻
肠系膜上淋巴结	十二指肠下部、空肠、回肠、结肠脾曲以前	
肠系膜下淋巴结	结肠脾曲至直肠上部	
腹主动脉旁淋巴结	睾丸、卵巢、肾、子宫	肿瘤转移
髂外淋巴结	子宫颈、膀胱上部、子宫体	性传播疾病 足部/腿部内侧蜂窝织炎（腹股沟浅淋巴结）
髂内淋巴结	直肠下部至肛管（齿状线以上）、膀胱、阴道（中三分之一）、子宫颈、前列腺	
腹股沟浅淋巴结	肛管（齿状线以下），脐以下皮肤（腘窝除外）、阴囊、阴唇	
腘淋巴结	足背外侧、小腿后部	足部/腿部外侧蜂窝织炎

● 可触及的淋巴结
○ 不可触及的淋巴结

■ 右淋巴导管将身体右侧膈以上的淋巴引流至右锁骨下静脉和颈内静脉的交界处，即右静脉角。

■ 胸导管将膈以下的所有身体部分，以及左侧胸腔和左侧上肢的淋巴引流到左锁骨下静脉和颈内静脉的交界处，即左静脉角（胸导管破裂可导致乳糜胸）。

脾

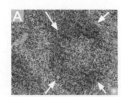

位于腹腔左上四分之一，左肾前外侧，被第9~11肋保护。

脾血窦是红髓里长的血管通道（图 A 红箭头示），其基膜不完整，并有网状纤维环绕形成栅栏状结构。

- T细胞位于白髓中的动脉周围淋巴鞘中（图 A 白箭头示）。
- B细胞位于白髓中的淋巴小结中。
- 在红髓和白髓之间的边缘区，含较多的巨噬细胞和分化的B细胞，也是抗原呈递细胞捕获血源性抗原以供淋巴细胞识别的场所。

脾巨噬细胞可清除有荚膜包被的细菌。

脾功能障碍（如脾切除、镰状细胞病）：IgM↓→补体激活↓→C3b调理素作用↓→对荚膜包被的微生物的敏感性↑。

脾切除术后的血液中可发现：

- 染色质小体（核残余物）
- 靶形红细胞
- 血小板增多（失去脾的隔离作用和清除功能）
- 淋巴细胞增多（失去脾的隔离作用）

经历脾切除术的患者需接种疫苗以抵抗有荚膜微生物的感染（肺炎链球菌、流感嗜血杆菌、脑膜炎球菌。记忆法：肺流脑）。

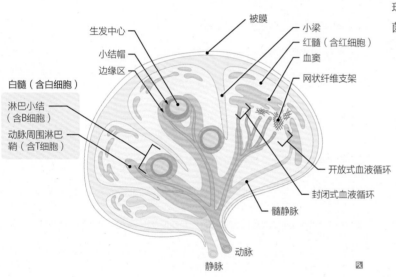

生发中心
被膜
小结帽
边缘区
小梁
红髓（含红细胞）
血窦
网状纤维支架
白髓（含白细胞）
淋巴小结（含B细胞）
动脉周围淋巴鞘（含T细胞）
开放式血液循环
封闭式血液循环
髓静脉
动脉
静脉

胸腺

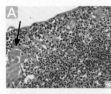

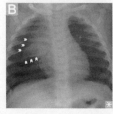

位于纵隔的前上部。T细胞分化和成熟的场所。胸腺上皮来源于第三对咽囊（内胚层，记忆法Thymus~Third），但胸腺淋巴细胞是中胚层来源。胸腺皮质致密，内含未成熟的T细胞；髓质颜色浅淡，内含成熟的T细胞和胸腺小体（图 A 黑箭头示，内含胸腺上皮网状细胞）。

正常的新生儿胸腺在胸部X线片检查（图 B）中呈"帆形"，随着年龄增长而逐渐退化。

记忆法：

T细胞 = 胸腺（Thymus）

B细胞 = 骨髓（Bone marrow）

在一些免疫缺陷（如严重联合免疫缺陷病，先天性胸腺发育不全综合征）中出现胸腺阴影缺失或胸腺发育不全。

胸腺瘤：可伴有重症肌无力，上腔静脉综合征，纯红细胞再生障碍，Good综合征（胸腺瘤伴有T细胞、B细胞联合免疫缺陷）。

▶ 免疫学——细胞组分

固有免疫与适应性免疫

	固有免疫	适应性免疫
组分	中性粒细胞、巨噬细胞、单核细胞、树突状细胞、自然杀伤细胞（即NK细胞，淋巴细胞起源）、补体、上皮物理屏障、分泌酶。	T细胞、B细胞、循环抗体。
机制	种系编码。	淋巴细胞发育过程中V（D）J重组产生变异。
抗性	抵抗力代代相传。在单个生物体的一生中不会发生变化。	微生物抗性不被遗传。
对病原体的反应	非特异性。 迅速发生（几分钟到几小时）。 无记忆反应。	高度特异性，随时间逐步完善。 长期发展，记忆反应更快更强。
分泌蛋白	溶菌酶、补体、C反应蛋白（CRP）、防御素。	免疫球蛋白。
病原体识别的关键特点	Toll样受体（TLRs）：是模式识别受体，能够识别病原体相关分子模式（PAMPs），并导致NF-κB活化。LPS（革兰阴性菌）、鞭毛蛋白（细菌）及核酸（病毒）均属PAMPs。	记忆细胞：活化的B细胞和T细胞。 暴露于先前遇到的抗原会引起更强、更快的免疫反应。

主要组织相容性复合物Ⅰ和Ⅱ　MHC由HLA基因编码，能够将抗原片段呈递给T细胞并与T细胞受体（TCR）结合。

	MHC Ⅰ	MHC Ⅱ
基因座	HLA-A、HLA-B、HLA-C（MHC Ⅰ的基因座都是1个字母）。	HLA-DP、HLA-DQ、HLA-DR（MHC Ⅱ的基因座都是2个字母）。
结合位点	TCR和CD8。	TCR和CD4。
结构	1条长链，1条短链。	2条等长链（2α、2β）。
表达的细胞	所有有核细胞、抗原呈递细胞（APCs）、血小板（红细胞除外）。	APCs。
功能	向CD8$^+$细胞毒性T细胞呈递内源性抗原（如病毒蛋白或细胞质内的蛋白质）。	向CD4$^+$辅助性T细胞呈递外源性抗原（如细菌蛋白）。
抗原加载	经TAP（抗原加工相关转运体）转运后，抗原肽被加载到粗面内质网中的MHC Ⅰ上。	酸化内体释放恒定链，进行抗原加载。
相关蛋白	β_2-微球蛋白。	恒定链。
结构	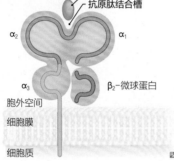	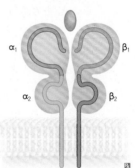

与疾病有关的HLA亚型

HLA亚型	疾病	说明
A3	血色病	
B8	Addison病、重症肌无力、Graves病	
B27	银屑病关节炎、强直性脊柱炎、肠病性关节炎、反应性关节炎	又称血清阴性脊柱关节炎
C	银屑病	
DQ2/DQ8	乳糜泻	
DR2	多发性硬化、枯草热、SLE、Goodpasture综合征	
DR3	1型糖尿病、SLE、Graves病、桥本甲状腺炎、Addison病	DR2、DR3与SLE有关
DR4	类风湿关节炎、1型糖尿病、Addison病	
DR5	桥本甲状腺炎	DR3、DR5与桥本甲状腺炎有关

自然杀伤细胞（NK细胞）	是一种淋巴细胞，属于固有免疫系统。
	分泌穿孔素和颗粒酶，诱导病毒感染的细胞和肿瘤细胞凋亡。
	IL-2、IL-12、IFN-α和IFN-β可增强其活性。
	当暴露于靶细胞表面非特异性激活信号和/或靶细胞表面缺乏MHC I 类分子时诱导杀伤。
	也可通过抗体依赖细胞介导的细胞毒作用（CD16与已结合抗原的IgG的Fc区相结合，从而激活NK细胞）进行杀伤。

B细胞和T细胞的主要作用

B细胞	体液免疫。
	识别抗原——进行体细胞高频突变，以优化抗原特异性。
	产生抗体——分化成浆细胞，分泌特异性免疫球蛋白。
	维持免疫——记忆B细胞持续存在，加速下次的抗原接触反应。
T细胞	细胞介导免疫。
	CD4⁺ T细胞帮助B细胞产生抗体，并产生细胞因子以募集吞噬细胞并激活其他白细胞。
	CD8⁺ T细胞直接杀伤病毒感染的细胞。
	迟发性细胞介导的超敏反应（Ⅳ型）。
	急性和慢性器官排斥反应。
	记忆法：MHC Ⅱ × CD4 = 8；MHC I × CD8 = 8。

T细胞分化	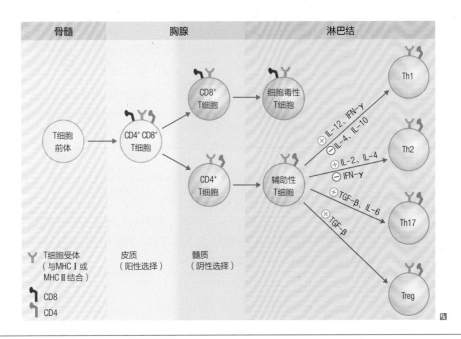

阳性选择	位于胸腺皮质。表达TCR的T细胞能够在皮质上皮细胞上结合自身MHC，从而存活。
阴性选择	位于胸腺髓质。表达对自身抗原高度亲和的TCR的T细胞发生凋亡或成为调节性T细胞。
	由于自身免疫调节因子（AIRE）的作用，组织限制性自身抗原在胸腺中表达；阴性选择缺陷可导致自身免疫性多内分泌腺综合征1型。

T细胞亚型

	Th1细胞	Th2细胞	Th17细胞	Treg细胞
分泌	IFN-γ、IL-2	IL-4、IL-5、IL-6、IL-10、IL-13	IL-17、IL-21、IL-22	TGF-β、IL-10、IL-35
功能	激活巨噬细胞和细胞毒性T细胞，以杀死吞噬的微生物。	激活嗜酸性粒细胞，并促进IgE的产生，以抗寄生虫感染。	诱导中性粒细胞炎症反应，以抗胞外微生物感染。	维持对自身抗原的耐受性，以防止自身免疫。
诱导物	IFN-γ、IL-12	IL-2、IL-4	TGF-β、IL-1、IL-6	TGF-β、IL-2
抑制物	IL-4、IL-10（来自Th2细胞）	IFN-γ（来自Th1细胞）	IFN-γ、IL-4	IL-6
免疫缺陷	孟德尔遗传易感性分枝杆菌病		高IgE综合征	IPEX综合征：免疫功能失调、多内分泌腺病以及肠病的X连锁隐性遗传病

巨噬细胞与淋巴细胞的相互作用	Th1细胞分泌的IFN-γ，能够增强单核细胞和巨噬细胞对吞噬微生物的杀伤力。T细胞CD40配体与巨噬细胞表面的CD40相互作用也增强该能力。
细胞毒性T细胞	通过诱导细胞凋亡，杀死病毒感染细胞、肿瘤细胞及供体移植细胞。能够释放细胞毒性颗粒（如穿孔素、颗粒酶B）。细胞毒性T细胞具有CD8分子，与病毒感染细胞上的MHC Ⅰ分子结合。
调节性T细胞	抑制CD4和CD8 T细胞功能，以维持特异性免疫耐受。表达CD3、CD4、CD25和FOXP3。活化的调节性T细胞（Tregs）产生抗炎细胞因子（如IL-10、TGF-β）。 IPEX综合征——免疫功能失调、多内分泌腺病以及肠病的X连锁隐性遗传病。 FOXP3遗传缺陷→自身免疫病。特征为肠病、内分泌病、甲营养不良、皮炎和/或其他自身免疫性皮肤病。与男性婴儿糖尿病有关。

T细胞及B细胞活化	抗原呈递细胞（APC）：B淋巴细胞、树突状细胞、朗格汉斯细胞、巨噬细胞。T细胞激活、B细胞激活与类别转换，需要两套信号识别系统。

| T细胞激活 | ❶树突状细胞（专职APC）对抗原进行获取和处理，并迁移至引流淋巴结。
❷T细胞活化（信号识别系统1）：抗原呈递于MHCⅡ类分子并被Th（CD4⁺）细胞上的TCR所识别。内源性或交叉呈递抗原通过MHCⅠ类分子向Tc（CD8⁺）细胞呈递。
❸增殖和存活（信号识别系统2）：树突状细胞的B7蛋白（CD80/86）和初始T细胞的CD28相互作用，产生共刺激信号。
❹Th细胞激活并产生细胞因子。激活的Tc细胞能够识别并杀伤病毒感染的细胞。 | 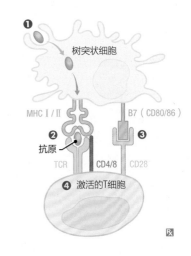 |

| B细胞激活和类别转换 | ❶Th细胞的活化如上所述。
❷B细胞受体介导内吞作用。外源性抗原呈递于MHCⅡ类分子，并被Th细胞的TCR识别。
❸B细胞表面CD40结合Th细胞CD40配体（CD40L）。
❹Th细胞分泌细胞因子，决定B细胞Ig类别的转换。活化的B细胞，经过类别转换与亲和力成熟，开始产生抗体。 | 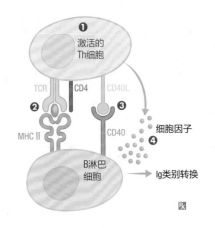 |

▶ **免疫学——免疫反应**

抗体结构与功能

Fab抗原结合片段（含有可变/高变区）由轻（L）和重（H）链组成，可识别抗原。IgM和IgG的Fc区能够结合补体。重链参与构成Fc和Fab区，轻链仅参与构成Fab区。

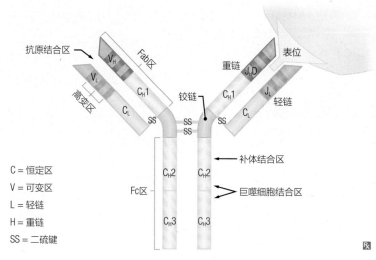

C = 恒定区
V = 可变区
L = 轻链
H = 重链
SS = 二硫键

Fab：

- 抗原结合片段
- 决定抗体的独特型：具有独一无二的抗原结合袋状结构；一个B细胞只表达一种抗原特异性。

Fc：

- 恒定
- 羧基尾部
- 结合补体
- 糖侧链
- 决定抗体的同种型（IgM、IgD等）

抗体多样性的产生（与抗原无关）

1. VJ（轻链）或V（D）J（重链）随机基因重组。

2. 在重组过程中，末端脱氧核苷酸转移酶（TdT）随机向DNA添加核苷酸。

3. 重链与轻链的随机重组。

抗体特异性的产生（与抗原有关）。

4. 体细胞高频突变与亲和力成熟（可变区）。

5. 同型转换（恒定区）。

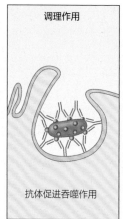

调理作用

抗体促进吞噬作用

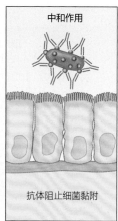

中和作用

抗体阻止细菌黏附

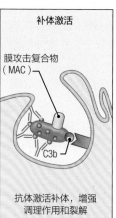

补体激活

膜攻击复合物（MAC）

C3b

抗体激活补体，增强调理作用和裂解

免疫球蛋白同种型		所有同种型都能以单体形式存在。成熟的未活化的B细胞在其表面表达IgM和IgD，它们可以通过同种型转换（细胞因子和CD40配体诱导基因重排）在淋巴结的生发中心分化为分泌IgA、IgE或IgG的浆细胞。
IgG		对抗原再次免疫应答的主要抗体。是血清中最丰富的同种型。可以结合补体、调理细菌、中和细菌毒素和病毒。是唯一能够透过胎盘的同种型（为婴儿提供被动免疫力，于出生后开始减少）。
IgA	 J链	阻止细菌和病毒附着在黏膜上。不能结合补体。可为单体（循环中）或二聚体（分泌时具有J链）。通过胞吞转运穿过上皮细胞。在胃肠道中产生（如Peyer集合淋巴结），阻止肠道感染（如贾第鞭毛虫）。是体内产生最多的抗体，但血清浓度较低。存在于分泌物（泪液、唾液、黏液）和母乳中。受到上皮细胞分泌成分的包裹，从而保护Fc部分免受腔内蛋白酶的分解。
IgM	 J链	对抗原的初次免疫应答。可与补体结合。是B细胞表面抗原受体。在B细胞上为单体型，分泌时为具有J链的五聚体。五聚体能够与抗原紧密结合，同时促进体液免疫反应。
IgD		功能未明。存在于许多B细胞表面和血清中。
IgE		与肥大细胞和嗜碱性粒细胞相结合。在暴露于过敏原时发生交联，释放组胺等炎症介质介导速发型（Ⅰ型）超敏反应。可激活嗜酸性粒细胞以增强对寄生虫的免疫。血清浓度最低。

抗原种类和记忆

非胸腺依赖性抗原	缺乏多肽成分的抗原（如革兰阴性菌的脂多糖），不能被MHC呈递给T细胞。弱免疫原性，疫苗通常需要加强剂和佐剂（如肺炎链球菌PPSV23疫苗的荚膜多糖亚基）。
胸腺依赖性抗原	含有蛋白质成分的抗原（如肺炎链球菌PCV13疫苗、与白喉毒素样蛋白质结合的多糖）。B细胞与Th细胞直接接触，导致类别转换和免疫记忆。

补体	肝合成的血浆蛋白质系统，在固有免疫和炎症中起作用。膜攻击复合物（MAC）可防御革兰阴性菌。
激活途径	经典激活途径——IgG或IgM介导。 旁路激活途径——微生物表面分子。 凝集素激活途径——微生物表面的甘露糖或其他糖类。
功能	C3b——调理作用。 C3a、C4a、C5a——过敏反应。 C5a——中性粒细胞趋化作用。 C5b-9——膜攻击复合物介导细胞溶解。 调理素——C3b和IgG是细菌防御中的初级调理素，具有增强吞噬的作用。C3b还有助于清除免疫复合物。 抑制素——衰变加速因子（DAF，又称CD55）和C1酯酶抑制因子有助于防止针对自身细胞（如RBC）的补体激活。

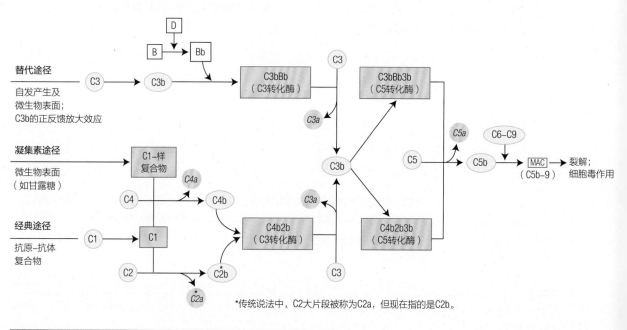

*传统说法中，C2大片段被称为C2a，但现在指的是C2b。

补体异常疾病

补体蛋白缺陷	
早期补体缺陷（C1~C4）	罹患重型复发性化脓性鼻窦炎和呼吸道感染的风险增加。SLE风险增加。
晚期补体缺陷（C5~C9）	对复发性奈瑟菌菌血症的易感性增加。

补体调节蛋白缺陷	
C1酯酶抑制因子缺陷	引起遗传性血管性水肿。机制：激肽释放酶的激活不受调节→缓激肽↑。以C4水平下降为特征。禁用ACE抑制剂（使缓激肽↑）。
阵发性睡眠性血红蛋白尿 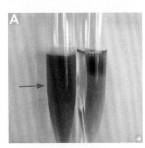	*PIGA*基因缺陷，使细胞不能合成补体抑制因子——糖基磷脂酰肌醇（GPI）锚定物，如衰变加速因子（DAF/CD55）和反应性裂解的膜抑制剂（MIRL/CD59），导致补体介导的血管内溶血→触珠蛋白↓，酱油尿 A 。

重要的细胞因子	急性（IL-1、IL-6、TNF-α），然后募集（IL-8、IL-12）。	
巨噬细胞分泌		
白细胞介素-1	引起发热和急性炎症。激活内皮以表达黏附分子。诱导分泌趋化因子以募集白细胞。又称破骨细胞激活因子。	
白细胞介素-6	引起发热并促进急性期蛋白的产生。	
肿瘤坏死因子-α	激活内皮细胞。募集白细胞，增加血管通透性。	导致恶性肿瘤患者恶病质。维持结核病的肉芽肿。IL-1、IL-6、TNF-α介导发热和脓毒症。
白细胞介素-8	中性粒细胞的主要趋化因子。	
白细胞介素-12	诱导T细胞分化为Th1细胞。激活NK细胞。	
所有T细胞分泌		
白细胞介素-2	刺激辅助性T细胞、细胞毒性T细胞、调节性T细胞和NK细胞的生长。	
白细胞介素-3	支持骨髓干细胞的生长和分化。功能与GM-CSF类似。	
Th1细胞分泌		
干扰素-γ	NK细胞和T细胞在受到巨噬细胞呈递的抗原或IL-12刺激后，分泌IFN-γ。激活巨噬细胞杀死吞噬的病原体。抑制Th2细胞分化。	亦能活化NK细胞杀伤病毒感染细胞。促进所有细胞的MHC分子表达和抗原呈递。
Th2细胞分泌		
白细胞介素-4	诱导T细胞分化为Th2细胞。促进B细胞生长。增强B细胞类别转换为IgE和IgG分泌型。	
白细胞介素-5	促进B细胞的生长和分化，增强B细胞类别转换为IgA分泌型。刺激嗜酸性粒细胞的生长和分化。	
白细胞介素-10	减轻炎症反应。降低MHCⅡ类分子和Th1细胞因子的表达。抑制活化的巨噬细胞和树突状细胞。调节性T细胞也可分泌IL-10。	

呼吸爆发　又称氧爆发。吞噬细胞（如中性粒细胞、单核细胞）中NADPH氧化酶复合物活化，利用O_2作为反应底物，快速释放活性氧，在免疫反应中发挥重要作用。NADPH参与活性氧的产生与中和。髓过氧化物酶中的色素含有血红素，呈蓝绿色，使痰液亦呈蓝绿色。

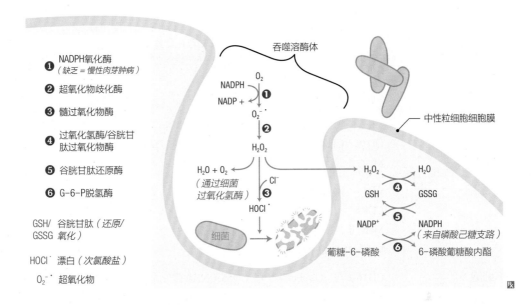

慢性肉芽肿病患者的吞噬细胞可将入侵微生物产生的过氧化氢转化为活性氧。过氧化氢酶⊕的病原体（如金黄色葡萄球菌、曲霉）能够中和其自身的过氧化氢，耗竭吞噬细胞用于对抗感染的活性氧，因此慢性肉芽肿病患者感染此类病原体的风险↑。

铜绿假单胞菌分泌的绿脓菌素能够产生活性氧，可杀死竞争性病原体。呼吸爆发作用还导致K^+内流，释放溶酶体酶。乳铁蛋白存在于分泌液和中性粒细胞中，通过螯合铁抑制微生物生长。

干扰素　IFN-α、IFN-β、IFN-γ

机制	为宿主先天防御的一部分，可干扰RNA和DNA病毒。被病毒感染的细胞合成这些糖蛋白，作用于局部细胞。功能：下调蛋白质合成以抵抗潜在的病毒复制，并上调MHC表达以促进被感染细胞的识别，从而引发机体的病毒防御。此外，在激活抗肿瘤免疫方面也起着重要作用。
临床应用	慢性HBV和HCV感染、卡波西肉瘤、毛细胞白血病、尖锐湿疣、肾细胞癌、恶性黑色素瘤、多发性硬化、慢性肉芽肿病。
不良反应	流感样症状、抑郁、中性粒细胞减少、肌病、干扰素诱导的自身免疫病。

细胞表面蛋白

T细胞	T细胞受体（TCR）（与抗原–MHC复合体结合） CD3（与TCR结合完成信号转导） CD28（与APC上的B7结合）
辅助性T细胞	CD4、CD40L、CXCR4/CCR5（HIV的共受体）
细胞毒性T细胞	CD8
调节性T细胞	CD4、CD25
B细胞	免疫球蛋白（与抗原结合） CD19、CD20、CD21（EB病毒的受体）、CD40 MHC II、B7
巨噬细胞	CD14［PAMPs的受体，如脂多糖（LPS）］，CD40 CCR5 MHC II、B7（CD80/86） Fc和C3b受体（增强吞噬作用）
NK细胞	CD16（与IgG的Fc结合）、CD56（NK细胞的提示性标志物）
造血干细胞	CD34

失能

细胞暴露于其抗原而不被激活的状态。T细胞和B细胞在仅暴露于抗原而没有共刺激信号（信号2）时处于失能状态。是另一种自身耐受机制。

被动免疫vs主动免疫

	被动免疫	主动免疫
获得方式	接受预先制备的抗体。	暴露于外来抗原。
起始	迅速。	缓慢。
持续时间	抗体持续时间短（半衰期＝3周）。	长期保护（记忆性）。
举例	母乳中的IgA、母体通过胎盘的IgG、抗毒素、人源单克隆抗体。	自然感染、疫苗、类毒素。
说明	暴露于破伤风毒素、肉毒杆菌毒素、HBV、水痘、狂犬病病毒或白喉毒素后，未接种疫苗的患者需要接受预先制备的抗体（被动免疫）。	暴露于HBV或狂犬病病毒的患者，可联合应用主动免疫和被动免疫。

疫苗接种	诱导针对特定病原体的主动免疫应答（体液和/或细胞免疫）		
疫苗种类	描述	优点/缺点	举例
减毒活疫苗	微生物失去其致病性，但保留了在接种宿主内短暂生长的能力。诱导**细胞免疫和体液免疫**。对于CD4细胞计数≥200细胞/mm³的HIV阳性患者，即使没有足够的免疫力，也可以接种麻风腮三联疫苗以及水痘疫苗。	优点：诱导强，通常可获得终身免疫。缺点：可能恢复微生物毒性状态。孕妇和免疫缺陷者禁用。	腺病毒（未减毒，用于新兵接种）、伤寒（口服）、脊髓灰质炎（糖丸）、水痘、天花、卡介苗、黄热病、流感（鼻内）、麻风腮（MMR）、轮状病毒。
灭活疫苗	用热或者化学方法灭活病原体。保留表面抗原的表位结构对于诱导免疫应答很重要。主要诱导**体液免疫**。	优点：比活疫苗安全性高。缺点：免疫应答较弱，通常需要加强注射。	狂犬病、流感（注射）、脊髓灰质炎（注射）、甲型肝炎、伤寒（肌内注射）。
亚单位疫苗	仅包含对免疫系统刺激性最强的抗原。	优点：不良反应少。缺点：昂贵，免疫应答较弱。	HBV（抗原为HBsAg）、HPV（6,11,16和18型）、无细胞百日咳、脑膜炎奈瑟菌（各种菌株）、肺炎链球菌、B型流感嗜血杆菌。
类毒素疫苗	具有完整受体结合位点的变性细菌毒素。刺激免疫系统产生抗体但不引起疾病。	优点：保护机体免受细菌毒素损伤。缺点：抗毒素水平随时间下降，可能需要加强注射。	破伤风梭菌、白喉棒状杆菌。

| **超敏反应类型** | 四种类型：过敏和异位型（Ⅰ型）、抗体介导型（Ⅱ型）、免疫复合物型（Ⅲ型）、迟发型（细胞介导，Ⅳ型）。其中Ⅰ型、Ⅱ型、Ⅲ型都是抗体介导的。 |

Ⅰ型超敏反应

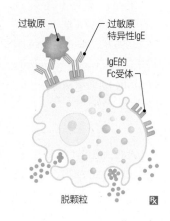

脱颗粒 Ⓡ

过敏和异位型——两个时相：

- 速发相反应（数分钟）：抗原与预先致敏的肥大细胞表面产生的IgE交联→立即脱颗粒→释放组胺（一种血管活性胺）和类胰蛋白酶（肥大细胞活化的标志物）。
- 迟发相反应（数小时）：趋化因子（吸引炎症细胞，如嗜酸性粒细胞）和肥大细胞产生的其他介质（如白三烯）→炎症反应和组织损伤。

检测：过敏原特异性IgE的皮肤试验或血液检测（ELISA）。

举例：

- 过敏反应（如食物、药物或蜂蜇过敏）
- 过敏性哮喘

Ⅱ型超敏反应

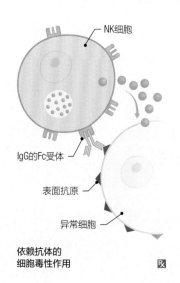

依赖抗体的
细胞毒性作用 Ⓡ

抗体和细胞表面的抗原结合→细胞结构破坏、炎症反应及细胞功能障碍。

直接Coombs试验——检测直接附着于红细胞表面的抗体。
间接Coombs试验——检测血清中未结合的抗体。

细胞结构破坏——细胞被抗体调理（包被），导致：

- 吞噬作用和/或补体系统激活。
- NK细胞杀伤作用（依赖抗体的细胞毒性作用）。

举例：

- 自身免疫性溶血性贫血
- 免疫性血小板减少症
- 输血反应
- 新生儿溶血性疾病

炎症反应——抗体结合于细胞表面→激活补体系统以及Fc受体介导的炎症反应。

举例：

- Goodpasture综合征
- 风湿热
- 超急性移植排斥反应

细胞功能障碍——抗体与细胞表面受体结合→异常封闭或者激活下游过程。

举例：

- 重症肌无力
- Graves病（甲亢）
- 寻常型天疱疮

超敏反应类型（续）

Ⅲ型超敏反应

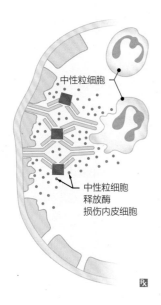

免疫复合物——抗原–抗体（大部分是IgG）复合物激活补体系统，补体趋化中性粒细胞，中性粒细胞释放溶酶体酶。

可伴有血管炎和全身表现。

记忆法：在Ⅲ型超敏反应中，想象由抗原–抗体–补体三者聚合形成的免疫复合物。

举例：
- SLE
- 结节性多动脉炎
- 链球菌感染后肾小球肾炎

血清病——免疫复合物疾病的原型。机体产生针对外来蛋白质的抗体，1~2周后，抗原–抗体复合物形成并沉积在组织中→补体激活→炎症反应和组织损伤。

在暴露于抗原1~2周后出现发热、荨麻疹、关节痛、蛋白尿、淋巴结肿大等症状。血清病样反应与某些药物（可能作为半抗原，如青霉素）和感染（如乙型肝炎）有关。

Arthus反应——局部亚急性免疫复合物介导的超敏反应。将抗原皮内注射到预致敏（具有循环IgG）个体中导致皮肤中形成免疫复合物。表现为水肿、坏死和补体激活。

Ⅳ型超敏反应

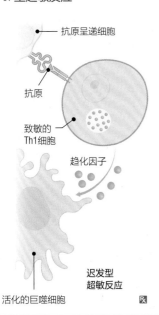

有两种机制，都有T细胞参与：
1. 直接的细胞毒性作用：CD8[+]细胞毒性T细胞杀伤靶细胞。
2. 炎症反应：效应CD4[+] T细胞识别抗原，并释放炎症诱导的细胞因子（如图示）。

没有抗体参与（与Ⅰ型、Ⅱ型和Ⅲ型不同）。

举例：接触性皮炎（如毒葛、镍过敏）和移植物抗宿主病。

检测：结核菌素试验（PPD）、接触性皮炎的斑贴试验、念珠菌皮肤试验（用于检测T细胞免疫功能）。

输血反应

类型	发病机制	临床表现	时间
变态/过敏反应	针对输入血液中血浆蛋白的Ⅰ型超敏反应。IgA缺乏的个体必须使用没有IgA的血液制品。	荨麻疹、瘙痒、喘鸣、低血压、呼吸停止、休克。	数分钟内至2~3小时
急性溶血性输血反应	Ⅱ型超敏反应。血管内溶血（ABO血型不合）或血管外溶血（受体对供体红细胞抗原的抗体反应）。	发热、低血压、呼吸急促、心动过速、侧腹痛、血红蛋白尿（血管内溶血）、黄疸（血管外溶血）。	1小时内
非溶血性发热性输血反应	最有可能是血制品存储过程中产生并积蓄的细胞因子导致；或是由于Ⅱ型超敏反应，受体产生针对供体人类白细胞抗原（HLA）和白细胞的抗体。	发热、头痛、寒战，面部潮红。通过减少血液制品的白细胞防止发生此反应。	1~6小时内
输血相关性急性肺损伤	供体抗白细胞抗体，作用于受体的中性粒细胞和肺上皮细胞。	呼吸窘迫和非心源性肺水肿。	6小时内

自身抗体

自身抗体	有关疾病
抗乙酰胆碱（ACh）受体抗体	重症肌无力
抗突触前膜电压门控钙通道抗体	Lambert-Eaton肌无力综合征
抗β_2糖蛋白 I（β_2GP1）抗体	抗磷脂综合征
抗核抗体（ANA）	非特异性筛查抗体，常与系统性红斑狼疮（SLE）有关
抗心磷脂抗体、狼疮抗凝物	SLE、抗磷脂综合征
抗双链DNA抗体（dsDNA）、抗Smith抗体	SLE
抗组蛋白抗体	药物性狼疮
抗U1核糖核蛋白（U1 RNP）抗体	混合性结缔组织病
类风湿因子（抗IgG Fc段的IgM抗体）、抗环瓜氨酸肽抗体（CCP）（更加特异性）	类风湿关节炎
抗Ro/SSA抗体、抗La/SSB抗体	干燥综合征（Sjögren syndrome）
抗Scl-70抗体（抗DNA拓扑异构酶 I）	硬皮病（弥漫性）
抗着丝粒抗体（ACA）	局限性硬皮病（CREST综合征）
抗合成酶抗体（如抗Jo-1抗体）、抗SRP抗体、抗解旋酶抗体（抗Mi-2抗体）	多发性肌炎、皮肌炎
抗线粒体抗体（AMA）	原发性胆汁性胆管炎
抗平滑肌抗体（SMA）	I 型自身免疫性肝炎
髓过氧化物酶-抗中性粒细胞胞质抗体/抗中性粒细胞核周抗体（MPO-ANCA/p-ANCA）	显微镜下多血管炎、嗜酸性肉芽肿性多血管炎（Churg Strauss综合征）、溃疡性结肠炎
蛋白酶3-抗中性粒细胞胞质抗体（PR3-ANCA/c-ANCA）	肉芽肿性多血管炎（Wegener肉芽肿）
抗磷脂酶A_2受体（PLA_2R）抗体	原发性膜性肾病
抗半桥粒抗体	大疱性类天疱疮
抗桥粒黏蛋白抗体	寻常型天疱疮
抗微粒体抗体、抗甲状腺球蛋白抗体（TGAb）、抗甲状腺过氧化物酶抗体（TPOAb）	桥本甲状腺炎
抗促甲状腺激素（TSH）受体抗体（TRAb）	Graves病
抗肌内膜抗体（EMA，IgA型）、抗组织型转谷氨酰胺酶抗体（TG，IgA型）、脱酰胺基麦胶蛋白抗体（DGP，IgA和IgG型）	乳糜泻（麦胶性肠病）
抗谷氨酸脱羧酶（GAD）抗体、胰岛细胞胞质抗体（ICA）	1型糖尿病
抗壁细胞抗体、抗内因子抗体	恶性贫血
抗肾小球基底膜（GBM）抗体	Goodpasture综合征

免疫缺陷

疾病	缺陷	临床表现	检查
B细胞疾病			
X连锁的（Bruton）无丙种球蛋白血症	*BTK*缺乏（一种酪氨酸激酶基因）→无B细胞成熟。X连锁隐性遗传。	出生6个月后反复的细菌和肠道病毒感染（母体IgG↓）。	外周血B细胞缺乏，所有类型的免疫球蛋白↓。缺乏/稀少的淋巴结和扁桃体（缺乏初级滤泡和生发中心）。禁忌接种活疫苗。
选择性IgA缺乏症	病因不明。是最常见的原发性免疫缺陷病。	大部分无症状。可有气道和消化道感染、自身免疫病、特应性、对含有IgA的制品过敏。	IgA↓，IgG、IgM数量正常。对于贾第虫病的易感性增加。
普通变异型免疫缺陷病	B细胞分化缺陷。大部分病因不明。	通常在两岁后发病，也可能会延迟。患自身免疫病、支气管扩张、淋巴瘤、鼻窦及肺部感染的风险↑。	浆细胞↓，免疫球蛋白↓。
T细胞疾病			
胸腺发育不全	22q11染色体微缺失。第3、4对咽囊未能发育→胸腺和甲状旁腺缺如。DiGeorge综合征——胸腺、甲状旁腺、心脏缺陷。腭心面综合征——腭、面部、心脏缺陷。	心脏缺陷［圆锥动脉干异常（如法洛四联症、动脉干永存）］、面部异常、胸腺发育不全→T细胞缺乏（反复病毒/真菌感染）、腭裂、继发于甲状旁腺发育不全的低钙血症→手足搐搦症。	T细胞↓、甲状旁腺激素↓、Ca^{2+}↓。胸部X线未见胸腺阴影。
IL-12受体缺陷病	Th1应答↓。常染色体隐性遗传。	播散性分枝杆菌和真菌感染，可在注射卡介苗后出现。	IFN-γ↓。
常染色体显性遗传高IgE综合征（Job综合征）	*STAT3*基因突变导致Th17细胞缺陷→将中性粒细胞募集到感染部位的能力受损。	乳牙不脱落、面容粗糙、湿疹、多次骨折、葡萄球菌冷（非红肿的）脓肿。	IgE↑，嗜酸性粒细胞↑。
慢性黏膜皮肤念珠菌病	T细胞功能障碍。免疫功能缺陷的一组疾病，对念珠菌的细胞免疫下降。自身免疫调节因子（AIRE）缺陷的经典形式。	非侵袭性白色念珠菌感染，累及皮肤、黏膜。	体外用念珠菌抗原刺激时，T细胞不增殖。缺乏对念珠菌抗原的皮肤反应。

免疫缺陷（续）

疾病	缺陷	临床表现	检查
B细胞和T细胞疾病			
重症联合免疫缺陷	有几种类型，包括：IL-2R的γ链缺陷（最常见，X连锁隐性遗传）、腺苷脱氨酶缺乏症（常染色体隐性遗传）。	生长障碍、慢性腹泻、鹅口疮。复发性病毒、细菌、真菌和原虫感染。 治疗：避免接种活疫苗，预防性抗微生物治疗和静脉注射免疫球蛋白（IVIG），骨髓移植可治愈（无免疫排斥的顾虑）。	T细胞受体删除环（TRECs）↓。 X线未见胸腺阴影，淋巴结活检示生发中心缺乏，流式细胞仪检测示T细胞缺乏。
共济失调-毛细血管扩张症 	*ATM*基因缺陷→不能检测DNA损伤→不能终止细胞周期循环→突变积累。常染色体隐性遗传。	三联征：小脑病变（共济失调）、蜘蛛痣样血管瘤（毛细血管扩张症 A）、IgA缺乏。对辐射的敏感性↑↑（限制X射线暴露）。	甲胎蛋白↑。 IgA、IgG和IgE↓。 淋巴细胞减少，小脑萎缩。 患淋巴瘤和白血病的风险↑。
高IgM综合征	最常见的原因是Th细胞上的CD40L缺陷→类型转换障碍。X连锁隐性遗传。	幼年即出现严重的化脓性感染。肺孢子菌、隐孢子虫和巨细胞病毒等机会性感染。	IgM正常或↑。 IgG、IgA和IgE↓↓。 不能形成生发中心。
Wiskott-Aldrich综合征	*WAS*基因突变。白细胞和血小板不能重组肌动蛋白细胞骨架→抗原呈递障碍。X连锁隐性遗传。	湿疹、复发性（化脓性）感染。 患自身免疫病和恶性肿瘤的风险↑。	IgG和IgM正常或↓。 IgE、IgA↑。 血小板数量少，体积小。
吞噬细胞功能障碍			
白细胞黏附缺陷症（Ⅰ型）	吞噬细胞的淋巴细胞相关功能抗原1（LFA-1）整合素（CD18）蛋白缺陷，导致吞噬细胞的迁移和趋化受损。常染色体隐性遗传。	复发性皮肤和黏膜细菌感染，无脓液，伤口愈合受损，脐带脱落延迟（>30天）。	血液中的中性粒细胞↑。 感染部位缺乏中性粒细胞。
Chédiak-Higashi综合征 	溶酶体转运调节基因（*LYST*）缺陷。吞噬体-溶酶体融合过程中微管功能障碍。常染色体隐性遗传。	反复化脓性感染、淋巴组织细胞增生症、白化病（局部）、进行性神经元变性、周围神经病。	粒细胞和血小板中可见巨大颗粒（B中箭头）。 全血细胞减少。 轻度凝血障碍。
慢性肉芽肿病	NADPH氧化酶缺陷→活性氧（如超氧化物）↓，中性粒细胞呼吸爆发减少。X连锁最为常见。	对过氧化氢酶⊕病原体的易感性↑。	流式细胞仪检测：二氢罗丹明试验结果异常，绿色荧光↓。

免疫缺陷患者的感染

病原	T细胞缺乏	B细胞缺乏	粒细胞缺乏	补体缺乏
细菌	脓毒症	有荚膜的细菌： 铜绿假单胞菌、 肺炎链球菌、 b型流感嗜血杆菌、 脑膜炎奈瑟菌、 大肠埃希菌、 沙门菌、 肺炎克雷伯菌、 B族链球菌	葡萄球菌、洋葱伯克霍尔德菌、铜绿假单胞菌、诺卡菌、沙雷菌	早期补体缺陷患者容易感染有荚膜的细菌，而晚期补体缺陷患者（C5~C9）容易感染奈瑟菌。
病毒	巨细胞病毒、EB病毒、JC病毒、水痘-带状疱疹病毒（VZV）以及呼吸道/胃肠道慢性病毒感染	肠病毒性脑炎、脊髓灰质炎病毒（禁止注射活疫苗）	无	无
真菌/寄生虫	念珠菌（局部）、肺孢子菌肺炎（PCP）、隐球菌	胃肠道贾第虫病（无IgA）	念珠菌（全身）、曲霉菌、毛霉菌	无

注：B细胞缺陷易有复发性细菌（bacteria）感染，而T细胞缺陷更易发生真菌和病毒感染。

移植排斥

排斥类型	发病时间	发病机制	特点
超急性 	数分钟内	已有的受体抗体与供体抗原发生反应（Ⅱ型超敏反应），激活补体。	移植物血管中有广泛的血栓形成（肾小球内的箭头 A）→缺血/坏死。 移植物必须被摘除。
急性 	数周至数月	细胞免疫：供体的MHC激活受体的CD8⁺ T细胞和/或CD4⁺ T细胞（Ⅳ型超敏反应）。 体液免疫：与超急性排斥反应相似，但抗体形成于移植后。	移植物血管发生血管炎，可见大量间质淋巴细胞浸润 B。用免疫抑制药预防/逆转。
慢性 	数月至数年	受体APC呈递供体抗原肽，包括同种异体的MHC，CD4⁺ T细胞产生应答。 同时有细胞免疫和体液免疫（Ⅱ型和Ⅳ型超敏反应）。	受体T细胞反应并分泌细胞因子→血管平滑肌增生，实质萎缩，间质纤维化。动脉硬化为主的病变 C。 器官特异性病变： • 闭塞性细支气管炎（肺） • 加速动脉粥样硬化（心脏） • 慢性移植物肾病（肾） • 胆管消失综合征（肝）
移植物抗宿主病（GVHD）	不定	移植物的免疫活性T细胞在免疫功能低下的宿主中增殖，并用"外来"蛋白质排斥宿主细胞→严重的器官功能障碍。Ⅳ型超敏反应。	斑丘疹、黄疸、腹泻、肝脾大。常见于骨髓移植和肝移植（富含淋巴细胞）。 可能对骨髓移植治疗白血病有益（移植物抗肿瘤效应）。 对于免疫功能低下的患者，在输血前进行血液制品辐照，可预防移植物抗宿主病。

▶ 免疫学——免疫抑制剂

免疫抑制剂 抑制淋巴细胞活化和增殖的药物。通过抑制细胞免疫减少急性移植排斥反应（作为预防）。经常通过联合使用来提高药效并减小不良反应。长期使用有增加感染和恶性肿瘤的风险。

药物	机制	适应证	不良反应	说明
环孢素	钙调磷酸酶抑制剂；结合亲环蛋白。阻断T细胞IL-2基因转录，从而抑制T细胞的活化。	银屑病、类风湿关节炎。	**肾毒性**、高血压、高脂血症、神经毒性、牙龈增生、多毛症。	两种钙调磷酸酶都具有较高的肾毒性，尤其是较大剂量或者在肾功能受损的患者中使用时。
他克莫司（FK506）	钙调磷酸酶抑制剂；与FK506结合蛋白（FKBP）结合。阻断T细胞IL-2基因转录，从而抑制T细胞的活化。		与环孢素相似，增加糖尿病和神经毒性的风险；无牙龈增生或多毛症等不良反应。	
西罗莫司（雷帕霉素）	哺乳动物雷帕霉素靶蛋白（mTOR）抑制剂；结合FKBP。阻断对IL-2的反应，从而抑制T细胞的活化和B细胞的分化。	用于预防肾移植免疫排斥反应。	全血细胞减少，胰岛素抵抗，高脂血症。**没有肾毒性**。	与环孢素有协同作用。也用于药物洗脱支架。
巴利昔单抗	单克隆抗体；阻断IL-2受体。		水肿、高血压、震颤。	
硫唑嘌呤	代谢拮抗物6-巯基嘌呤（6-MP）的前体物质。阻断核苷酸的合成，从而抑制淋巴细胞增殖。	类风湿关节炎、克罗恩病、肾小球肾炎、其他自身免疫病。	全血细胞减少。	6-MP被黄嘌呤氧化酶降解；与别嘌醇合用会增加其毒性作用。
霉酚酸酯	可逆性抑制次黄嘌呤核苷酸脱氢酶，阻止B细胞和T细胞嘌呤的合成。	狼疮肾炎。	胃肠道不适、全血细胞减少、高血压、高血糖。较小的肾毒性和神经毒性。	增加巨细胞病毒感染的风险。
糖皮质激素	抑制NF-κB。下调多种细胞因子的转录，从而抑制B细胞和T细胞的功能。诱导T细胞的凋亡。	多种自身免疫病和炎症紊乱、肾上腺功能不全、哮喘、慢性淋巴细胞白血病（CLL）、非霍奇金淋巴瘤。	库欣综合征、骨质疏松、高血糖、糖尿病、闭经、肾上腺皮质萎缩、消化性溃疡、精神异常、白内障、缺血性坏死（股骨头）。	抑制白细胞的边集反应，造成人为的白细胞增多症。长期用药突然停药可导致肾上腺皮质功能不全。

免疫抑制靶点

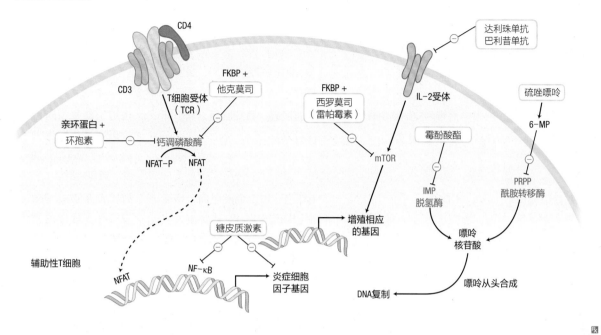

FKBP：FK506结合蛋白；
NF：核因子；
NFAT：活化T细胞核因子；
mTOR：哺乳动物雷帕霉素靶蛋白；

IMP：次黄嘌呤核苷酸；
6-MP：6-巯基嘌呤；
PRPP：5-磷酸核糖-1-焦磷酸

重组细胞因子及其临床应用

细胞因子	药物	临床应用
刺激骨髓		
促红细胞生成素（EPO）	促红素α（EPO类似物）	贫血（尤其是肾衰竭贫血）
集落刺激因子（CSF）	非格司亭（G-CSF）、沙格司亭（GM-CSF）	白细胞减少症；粒细胞和单核细胞的数量恢复
血小板生成素（TPO）	罗米司亭（TPO类似物）、艾曲泊帕（TPO受体激动剂）	自身免疫性血小板减少症
免疫疗法		
白细胞介素-2	阿地白介素	肾细胞癌、转移性黑色素瘤
干扰素	IFN-α	慢性丙型肝炎（不推荐）、慢性乙型肝炎、肾细胞癌
	IFN-β	多发性硬化
	IFN-γ	慢性肉芽肿病

治疗性抗体

药物	靶点	临床应用	说明
癌症治疗			
阿伦珠单抗	CD52	慢性淋巴细胞白血病、多发性硬化	
贝伐珠单抗	血管内皮细胞生长因子（VEGF）	结直肠癌、肾细胞癌、非小细胞肺癌	也用于新生血管型黄斑变性、增生型糖尿病视网膜病变、黄斑水肿。
利妥昔单抗	CD20	B细胞非霍奇金淋巴瘤、慢性淋巴细胞白血病、类风湿关节炎、特发性血小板减少性紫癜（ITP）、多发性硬化	有JC病毒感染导致进行性多灶性白质脑病（PML）风险。
曲妥珠单抗	人表皮生长因子受体（HER）2	乳腺癌、胃癌	
自身免疫病治疗			
阿达木单抗、英夫利昔单抗	可溶性TNF-α	炎性肠病、类风湿关节炎、强直性脊柱炎、银屑病	伊那西普是TNF-α的诱饵受体，并不是一种单克隆抗体。
依库珠单抗	补体蛋白5（C5）	阵发性睡眠性血红蛋白尿症	
那他珠单抗	α4-整合素	多发性硬化、克罗恩病	α-4整合素：白细胞黏附。有JC病毒感染导致进行性多灶性白质脑病（PML）风险。
乌司奴单抗	IL-12/IL-23	银屑病、银屑病关节炎	
其他应用			
阿昔单抗	血小板糖蛋白Ⅱb/Ⅲa	抗血小板药，预防接受经皮冠脉介入术的患者发生缺血并发症。	
地诺单抗	NF-κB受体激活蛋白配体（RANKL）	骨质疏松；抑制破骨细胞成熟（模拟护骨因子）。	
奥马珠单抗	IgE	难治性过敏性哮喘；阻断IgE与FcεRⅠ的结合。	
帕利珠单抗	呼吸道合胞病毒F蛋白	高危婴儿预防呼吸道合胞病毒感染。	

翻译：何鑫、周家伟、纪若愚、孟丽慧
审校：陈咏梅、刘伟、王迁、黄晓明

第三章

微生物学

"Support bacteria. They're the only culture some people have."

— Steven Wright

"What lies behind us and what lies ahead of us are tiny matters compared to what lies within us."

— Henry S. Haskins

"Infectious disease is merely a disagreeable instance of a widely prevalent tendency of all living creatures to save themselves the bother of building, by their own efforts, the things they require."

— Hans Zinsser

▶ **微生物学——细菌学基础**

细菌结构

结构	化学组成	功能
附属器		
鞭毛	蛋白质	运动
菌毛	糖蛋白	介导细菌黏附到细胞表面；接合过程中形成性菌毛。
特化的结构		
芽孢	被覆角蛋白样物质；吡啶二羧酸；肽聚糖、DNA。	仅革兰氏阳性菌有。 存活：抵抗脱水、高温、化学物质。
细胞被膜		
荚膜	细菌合成的、分散的多聚糖层（炭疽杆菌除外，为多聚-D-谷氨酸盐）。	保护细菌不被吞噬。
黏液层	多糖组成的疏松网状结构。	介导细菌对细胞表面的黏附，尤其是外源性表面（如留置的导尿管）。
外膜	外层：含有内毒素（脂多糖LPS/脂寡糖LOS）。 嵌合蛋白：孔蛋白和其他外膜蛋白（OMP）。 内层：磷脂。	仅革兰氏阴性菌有。 内毒素：脂质A诱导肿瘤坏死因子（TNF）和白细胞介素（IL）–1；O抗原多糖成分。 大多数外膜蛋白具有抗原性。 孔蛋白：转运物质通过外膜。
周质间隙	革兰氏阴性菌中细胞膜与外膜之间的空隙（肽聚糖位于中间）。	聚集许多要排出菌体的成分，包括水解酶（如β–内酰胺酶）。
细胞壁	肽聚糖，为多糖骨架，具有转肽酶交联形成的肽侧链。	网状结构，赋予支撑力，保护细胞不受渗透压的破坏。
细胞膜	磷脂双层囊及镶嵌的蛋白质［如青霉素结合蛋白（PBP）］和其他酶类。 脂磷壁酸（革兰氏阳性菌）仅从膜向外延伸。	氧化酶和转运酶的位点；PBP参与细胞壁的合成。 脂磷壁酸诱导TNF–α和IL–1。

细胞被膜

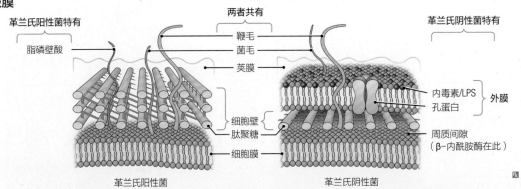

革兰氏阳性菌特有 ── 脂磷壁酸

两者共有 ── 鞭毛、菌毛、荚膜

革兰氏阴性菌特有

内毒素/LPS、孔蛋白 ── 外膜

细胞壁、肽聚糖、细胞膜

周质间隙（β–内酰胺酶在此）

革兰氏阳性菌　　革兰氏阴性菌

多形性细菌	没有坚固的细胞壁。
	例如无形体、埃立克体、衣原体、立克次体、支原体、解脲支原体。

染色方法

革兰氏染色	实验室细菌鉴定的第一步。具有较厚肽聚糖层的细菌（革兰氏阳性菌）保留结晶紫；肽聚糖层较薄的细菌（革兰氏阴性菌）在复染时变为红色或粉色。以下微生物革兰氏染色效果欠佳：	
	• 密螺旋体，钩端螺旋体	细胞壁太薄而无法被看到。
	• 分枝杆菌	细胞壁脂质含量高。
	• 支原体，解脲支原体	没有细胞壁。
	• 军团菌，立克次体，衣原体，巴尔通体，无形体，埃立克体	主要为胞内菌；衣原体由于胞壁酸的缺少，没有经典的肽聚糖结构。
吉姆萨染色	立克次体，衣原体，锥虫 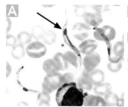，疟原虫，包柔螺旋体，幽门螺杆菌。	
过碘酸希夫（PAS）染色	使得多糖、黏多糖着色；用于诊断 Whipple病（惠普尔养障体 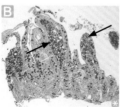）。	记忆法：PASs the sugar。
齐-内染色（碳酸品红）	抗酸杆菌（如分枝杆菌 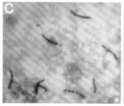、诺卡菌，使细胞壁上的分枝菌酸着色）；原虫（如隐孢子虫卵囊）。	金胺–罗丹明染色常用于筛查（便宜且较灵敏）。
墨汁染色	新型隐球菌 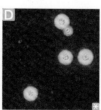；黏液洋红可以将厚荚膜多糖染成红色。	
银染色	真菌（如球孢子菌 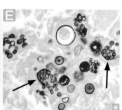、耶氏肺孢子菌），军团菌，幽门螺杆菌。	
荧光抗体染色	用于鉴定多种细菌、病毒、耶氏肺孢子菌、贾第虫、隐孢子虫。	例如：荧光密螺旋体抗体吸收试验（FTA-ABS）对梅毒染色。

培养基的特点

同类型的培养基可以同时具有或者不具有以下特点：

选择性培养基	有利于某种特定微生物的生长而抑制其他微生物的生长。如Thayer-Martin琼脂培养基含有抗生素，只允许奈瑟菌生长，而抑制其他敏感细菌生长。
鉴定培养基	某种特定的微生物代谢后会使得培养基发生颜色改变，例如：麦康凯琼脂培养基含有pH指示剂；能够进行乳糖发酵的细菌（如大肠埃希菌）可以将乳糖转化为酸性代谢产物，从而使得培养基颜色发生改变。

特殊的培养条件

微生物	分离所用的培养基	培养基成分/其他
流感嗜血杆菌	巧克力琼脂	V因子［辅酶Ⅰ（NAD$^+$）］和X因子（血色素）。
淋病奈瑟菌，脑膜炎奈瑟菌	Thayer-Martin琼脂	选择性地有利于奈瑟菌的生长，利用万古霉素抑制革兰氏阳性菌生长，利用甲氧苄啶和多黏菌素抑制除奈瑟菌外的革兰氏阴性菌，制霉菌素抑制真菌的生长。
百日咳鲍特菌	博-让琼脂培养基 百日咳专用输送培养基	马铃薯提取物。 炭、血液及抗生素。
白喉棒状杆菌	亚碲酸盐琼脂、吕弗勒培养基	
结核分枝杆菌	改良罗氏培养基	
肺炎支原体	伊顿琼脂	需要胆固醇。
乳糖发酵肠道菌	麦康凯琼脂	乳糖发酵产生酸性代谢产物，使得菌落变为粉色。
大肠埃希菌	伊红-亚甲蓝（EMB）琼脂	带有绿色金属光泽的菌落。
军团菌	半胱氨酸和铁缓冲的炭酵母提取物琼脂	军团菌、布鲁菌、弗朗西丝菌、巴斯德菌等，均需要富含半胱氨酸的培养基。
真菌	萨布罗琼脂	

需氧菌	利用氧气依赖的系统产生ATP。 例如：诺卡菌、铜绿假单胞菌、结核分枝杆菌以及百日咳鲍特菌。 结核分枝杆菌的再次活化（如免疫功能受损或使用TNF-α抑制剂之后）常出现在肺尖。

厌氧菌	例如梭状芽孢杆菌、拟杆菌、梭杆菌、以色列放线菌。它们缺少过氧化氢酶和/或超氧化物歧化酶，因此易于受到氧化损伤。通常具有酸臭气味（短链脂肪酸），很难培养，在组织中产生气体（CO_2和H_2）。	厌氧菌是胃肠道中正常菌群，在其他部位则通常为致病菌。氨基糖苷类抗生素对厌氧菌无效，因为此类抗生素需要氧气才能进入细胞。
兼性厌氧菌	可以利用O_2作为终末电子受体来产生ATP，但也可以利用发酵或者其他不需要O_2的通路。	链球菌、金黄色葡萄球菌、肠道革兰氏阴性菌。

细胞内的细菌		
专性胞内寄生菌	立克次体、衣原体、柯克斯体。依赖于宿主的ATP。	
兼性胞内寄生菌	沙门菌、奈瑟菌、布鲁菌、分枝杆菌、李斯特菌、弗朗西丝菌、军团菌、鼠疫耶尔森菌。	

荚膜细菌 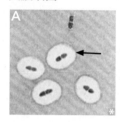	包括铜绿假单胞菌、肺炎链球菌 **A**、b型流感嗜血杆菌、脑膜炎奈瑟菌、大肠埃希菌、沙门菌、肺炎克雷伯菌、B族链球菌。荚膜作为抵御吞噬的毒力因子。 荚膜多糖与蛋白质结合作为疫苗的抗原。	调理作用后，被脾清除。 无脾者调理能力下降，因而增加了严重感染的风险；需要疫苗来预防脑膜炎奈瑟菌、肺炎链球菌和流感嗜血杆菌（记忆法：肺流脑）。
荚膜细菌的疫苗	一些含有多糖荚膜抗原的疫苗是耦合在载体蛋白上的，通过促进T细胞的活化和后续的类别转换而增强免疫原性。仅具有多糖的抗原不能被呈递给T细胞。	肺炎链球菌疫苗：PCV13（肺炎链球菌结合疫苗）、PPSV23（不含结合蛋白的肺炎链球菌多肽疫苗）。 b型流感嗜血杆菌（结合疫苗）。 脑膜炎球菌疫苗（结合疫苗）。
尿素酶阳性菌	变形杆菌、隐球菌、幽门螺杆菌、解脲支原体、诺卡菌、克雷伯菌、表皮葡萄球菌、腐生葡萄球菌。尿素酶水解尿素，释放氨和$CO_2 \rightarrow pH\uparrow$。易发鸟粪石（磷酸铵镁结石），尤其是变形杆菌。	

过氧化氢酶阳性菌

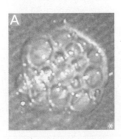

过氧化氢酶将过氧化氢分解为水和氧气 Ⓐ，避免使其在髓过氧化物酶的作用下转化为杀菌的物质。患有慢性肉芽肿病的患者（NADPH氧化酶缺乏）会反复感染某些过氧化氢酶阳性菌。

例如：诺卡菌、假单胞菌、李斯特菌、曲霉、念珠菌、大肠埃希菌、葡萄球菌、沙雷菌、洋葱伯克霍尔德菌、幽门螺杆菌。

产生色素的细菌

以色列放线菌——黄色"硫"颗粒，由细菌的菌丝组成。

金黄色葡萄球菌——黄色色素。

铜绿假单胞菌——蓝-绿色色素（绿脓菌素和脓素）。

黏质沙雷菌——红色色素。

在体内产生生物膜的细菌

表皮葡萄球菌	导管、假体感染
草绿色链球菌（变形链球菌、血链球菌）	牙菌斑、感染性心内膜炎
铜绿假单胞菌	定植在呼吸道（囊性纤维化、呼吸机相关肺炎患者） 接触镜相关性角膜炎
不可分型流感嗜血杆菌（无荚膜）	中耳炎

形成芽孢的细菌

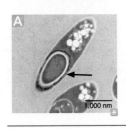

一些革兰氏阳性菌在营养缺乏时可以形成芽孢 Ⓐ。

芽孢没有代谢活动。

芽孢对热和化学物质具有高度耐受性。核心包含吡啶二羧酸。

需用高压灭菌才可以杀死芽孢（如外科手术器械），121℃蒸汽加热15分钟。

炭疽杆菌	炭疽病
蜡样芽孢杆菌	食物中毒
肉毒梭菌	肉毒中毒
艰难梭菌	假膜性结肠炎
产气荚膜梭菌	气性坏疽
破伤风梭菌	破伤风

细菌毒力因子	有助于逃避宿主免疫反应。
蛋白质A	结合IgG的Fc区域。抵御调理作用和吞噬。金黄色葡萄球菌表达该蛋白。
IgA蛋白酶	切割IgA蛋白的酶，允许细菌黏附和定植在黏膜上。由肺炎链球菌、b型流感嗜血杆菌和奈瑟菌分泌。记忆法：肺流脑（"脑"为脑膜炎奈瑟菌）。
M蛋白	抵御吞噬。由A族链球菌分泌。与人类细胞蛋白质有相似的抗原表位（分子模拟）；可能是急性风湿热中自身免疫反应的机制。

Ⅲ型分泌系统	也被称为"注射体"。某些革兰氏阴性菌具有的针尖样蛋白附属物，促进毒素直接从菌体进入真核宿主细胞（如假单胞菌、沙门菌、志贺菌、大肠埃希菌）。

细菌遗传学

转化

感受态细菌可以结合并从外部环境中吸收裸露的染色体DNA短片段（来自菌体裂解）。新转移基因的转移和表达，被称为转化。这是许多细菌的特征，尤其是肺炎链球菌、b型流感嗜血杆菌以及奈瑟菌。记忆法：肺流脑（"脑"为脑膜炎奈瑟菌）。

加入脱氧核糖核酸酶可降解裸露DNA，防止转化的发生。

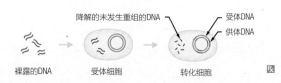

接合

供体菌（F⁺）×受体菌（F⁻）

F⁺质粒含有性菌毛和接合所需的基因。不含此种质粒的细菌称为F⁻菌株。F⁺菌株的性菌毛接触F⁻菌株。质粒DNA的一条单链通过接合桥（"交配桥"）进行转移。染色体DNA不进行转移。

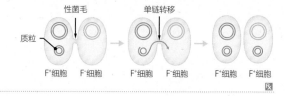

高频重组株（Hfr）×受体菌（F⁻）

F⁺质粒可以整合入细菌染色体DNA，称为高频重组（Hfr）细胞。是部分前序质粒和一些染色体侧翼基因的转移。高频重组可能整合一些细菌基因。受体细胞仍为F⁻，但是可能会含有新的细菌基因。

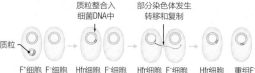

转导

普遍性转导

包装"错误"。裂解性噬菌体感染细菌，裂解细菌DNA。部分细菌染色体DNA被包装入噬菌体衣壳中。噬菌体感染其他细菌，转移这些基因。

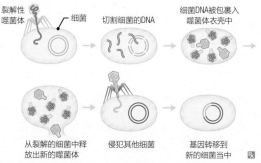

特定性转导

一次"切离"事件。溶原性噬菌体感染细菌；病毒DNA整合进入细菌染色体中。当噬菌体DNA被切除，侧翼细菌基因也可能被同时切除。它们一同被包裹入噬菌体衣壳中，再次感染其他细菌。以下5种细菌毒素的编码基因位于溶原性噬菌体：A组链球菌红斑毒素、肉毒毒素、霍乱毒素、白喉毒素、志贺毒素。

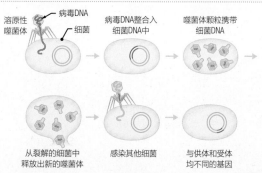

细菌遗传学（续）

转座	转座子（DNA的特殊片段）的"跳跃"过程，可以自身复制并剪切，然后插入到同一个或无关的DNA分子中（如质粒或染色体）。在产生多重耐药质粒和种系之间基因转移中具有关键作用（如含抗万古霉素基因 *vanA* 的Tn1546转座子从肠球菌到金黄色葡萄球菌的转移）。

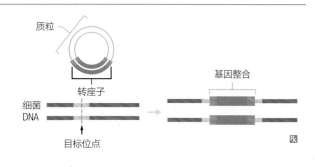

外毒素和内毒素的主要特征

	外毒素	内毒素
来源	特定的革兰氏阳性菌和革兰氏阴性菌	大多数革兰氏阴性菌的细胞外膜
细胞分泌	是	否
化学成分	多肽	脂多糖（LPS）的脂质A成分（细菌的结构组成部分，当菌体裂解时释放出来）
基因的位置	质粒或者噬菌体	细菌染色体
有害作用	强（致死剂量：1μg量级）	弱（致死剂量：百毫克量级）
临床效应	多种效应（见后页）	发热、休克（低血压）、弥散性血管性凝血（DIC）
作用机制	多种机制（见后页）	诱导肿瘤坏死因子（TNF）、IL-1、IL-6
抗原性	诱导高效价抗体，称为抗毒素	抗原性弱
疫苗	类毒素作为疫苗	无类毒素，无疫苗
热稳定性	在60℃下很快被破坏（葡萄球菌肠毒素和大肠埃希菌热稳定毒素除外）	在100℃，1h内可以保持稳定结构
典型疾病	破伤风、肉毒杆菌中毒、白喉	脑膜炎球菌败血症、革兰氏阴性杆菌脓毒症

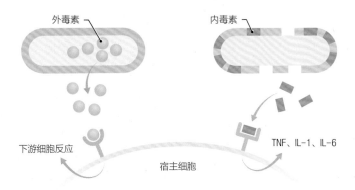

产生外毒素的细菌

细菌	毒素	机制	表现
抑制蛋白质合成			
白喉棒状杆菌	白喉毒素[1]	失活延伸因子（EF-2）	咽部假膜咽炎以及严重淋巴结肿大（公牛颈）
铜绿假单胞菌	外毒素A[1]		宿主细胞死亡
志贺菌	志贺毒素（ST）[1]	通过从rRNA上移除腺苷，使核糖体60S亚基失活	胃肠道黏膜损坏→痢疾；志贺毒素也促进细胞因子的释放，造成溶血性尿毒症综合征（HUS）
肠出血性大肠埃希菌（EHEC）	志贺样毒素（SLT）[1]		志贺样毒素促进细胞因子的释放，造成HUS（典型者如EHEC血清型O157：H7）。与志贺菌不同，EHEC不侵犯宿主细胞
增加液体分泌			
肠产毒性大肠埃希菌（ETEC）	热不稳定性毒素（LT）[1]	过度活化腺苷酸环化酶（cAMP↑）→肠道Cl⁻的分泌和水的排出↑	水样腹泻
	热稳定性毒素（ST）	过度活化鸟苷酸环化酶（cGMP↑）→肠道中NaCl和水的重吸收↓	
炭疽杆菌	水肿因子[1]	模拟腺苷酸环化酶（cAMP↑）	可能造成皮肤炭疽黑色焦痂的特征性水肿边界
霍乱弧菌	霍乱毒素[1]	通过永久性地活化Gs亚基过度活化腺苷酸环化酶（cAMP↑）→肠道Cl⁻的分泌和水的外排↑	大量"米泔水样"腹泻
抑制吞噬作用			
百日咳鲍特菌	百日咳毒素[1]	抑制抑制性亚基（Gi）→活化腺苷酸环化酶→cAMP↑	百日咳——儿童呼气时咳嗽，吸气时发出"唉"声（毒素可能不是引起咳嗽的原因；可以在成人中造成百日咳）
抑制神经递质的释放			
破伤风梭菌	破伤风痉挛毒素[1]	两种毒素都是蛋白酶，切割SNARE（可溶性NSF耦联蛋白质受体），SNARE是参与囊泡融合释放神经递质所必需的一组蛋白质	毒素阻止脊髓中闰绍细胞抑制性递质的释放（GABA和甘氨酸）→痉挛性瘫痪，苦笑面容，牙关紧闭
肉毒梭菌	肉毒毒素[1]		毒素阻止神经肌肉接头处兴奋性信号的释放（ACh）→弛缓性瘫痪（松软儿）

[1] AB毒素［又称两组分毒素（炭疽是三组分）］，其中B促进结合和摄取（内吞），A为活性成分。A通常是ADP核糖转移酶；其他含有酶活性的物质如表中所列。

产生外毒素的细菌（续）

细菌	毒素	机制	表现
裂解细胞膜			
产气荚膜梭菌	α毒素	磷脂酶（卵磷脂酶）降解组织和细胞膜	降解磷脂→肌坏死（"气性坏疽"）和溶血作用（血琼脂培养基溶血后形成"双区间"）
化脓性链球菌	链球菌溶血素O	分解细胞膜的蛋白质	裂解红细胞，导致β-溶血；宿主产生的抵抗毒素的抗体（ASO）用来诊断风湿热（勿与链球菌感染后肾小球肾炎形成的免疫复合物混淆）
超抗原导致休克			
金黄色葡萄球菌	中毒休克综合征毒素（TSST-1）	将T细胞受体β区域与抗原呈递细胞上抗原接合位点外面的Ⅱ类主要组织相容性复合体（MHCⅡ）交联→大量释放IL-1、IL-2、干扰素（INF）-γ和TNF-α→休克	中毒休克综合征：发热、皮疹、休克；其他毒素引起烫伤样皮肤综合征（剥脱性毒素）和食物中毒（热稳定性肠毒素）
化脓性链球菌	红细胞外毒素A		中毒休克样综合征：发热、皮疹、休克；猩红热

内毒素

革兰氏阴性菌外膜上的脂多糖（LPS）（球菌和杆菌都具有）。由O抗原＋核心多糖＋脂质A（毒性成分）组成。

细胞裂解时释放或由活细胞外表面囊泡脱落释放（与外毒素主动分泌不同）。

三个主要作用：巨噬细胞的活化（TLR4/CD14）、补体活化、组织因子活化。

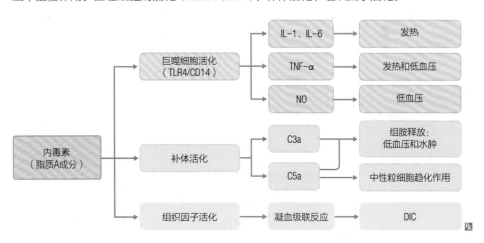

TLR：Toll样受体；IL：白细胞介素；TNF：肿瘤坏死因子；NO：一氧化氮；
C：补体；DIC：弥散性血管内凝血

▶ 微生物学——临床细菌学

革兰氏阳性菌的实验室检测路径

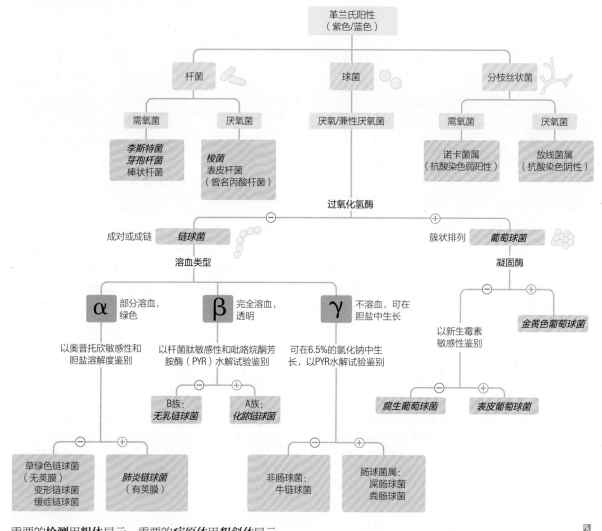

重要的**检测**用粗体显示。重要的*病原体*用**粗斜体**显示。

革兰氏阳性球菌的抗生素检测

葡萄球菌	新生霉素——腐生葡萄球菌耐药，表皮葡萄球菌敏感。
链球菌	奥普托欣——草绿色链球菌耐药，肺炎链球菌敏感。
	杆菌肽——B族链球菌耐药，A族链球菌敏感。

甲型溶血 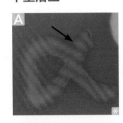	革兰氏阳性球菌。部分还原血红蛋白，使血培养基上呈现棕绿色，周围没有透明区 **A**。 甲型溶血菌包括： • 肺炎链球菌（过氧化氢酶阴性，奥普托欣敏感） • 草绿色链球菌（过氧化氢酶阴性，奥普托欣耐药）
乙型溶血 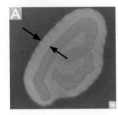	革兰氏阳性球菌。可以完全裂解红细胞，使血培养基上菌落周围呈现苍白色/透明区 **A**。 乙型溶血菌包括： • 金黄色葡萄球菌（过氧化氢酶阳性，凝固酶阳性） • 化脓性链球菌——A族链球菌（过氧化氢酶阴性，杆菌肽敏感） • 无乳链球菌——B族链球菌（过氧化氢酶阴性，杆菌肽耐药）

金黄色葡萄球菌

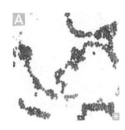

革兰氏阳性、乙型溶血、过氧化氢酶阳性、凝固酶阳性的成簇球菌 **A**。

其蛋白A（毒力因子）结合IgG的Fc片段，从而抑制补体激活和吞噬作用。通常定植于鼻孔、耳、腋窝和腹股沟。

引发疾病：

• 炎症性疾病：皮肤感染、器官脓肿、肺炎（常见于流感病毒感染后）、心内膜炎、化脓性关节炎及骨髓炎。

• 外毒素相关疾病：中毒休克综合征（TSST-1）、皮肤剥脱综合征（剥脱性毒素）、急性食物中毒（肠毒素）。

MRSA（耐甲氧西林金黄色葡萄球菌）——严重医院内感染和社区获得性感染的重要原因。由于青霉素结合蛋白（PBP）突变而获得抗性，葡萄球菌染色体上的*mecA*基因与青霉素抗性有关。

TSST-1是可以结合MHC Ⅱ和T细胞受体的超抗原，可引起多克隆性T细胞活化。

葡萄球菌中毒休克综合征（TSS）——发热、呕吐、皮疹、皮肤脱屑、休克、终末期器官衰竭。TSS导致谷草转氨酶（AST）、谷丙转氨酶（ALT）、胆红素升高。与长期使用阴道卫生棉条或鼻塞物有关。

注意与化脓链球菌TSS的对比（后者是一种中毒性休克样综合征，与痛性皮肤感染有关）。

由于食入已合成毒素导致金黄色葡萄球菌性食物中毒→短潜伏期2~6小时，随后出现非血性腹泻与呕吐。肠毒素耐热→烹饪加热不能清除肠毒素。

金黄色葡萄球菌合成凝固酶和毒素，故可在菌体周围形成纤维蛋白性凝血块，导致脓肿。

表皮葡萄球菌

革兰氏阳性、过氧化氢酶阳性、凝固酶阴性、尿素酶阳性、簇状排列球菌。新生霉素敏感。不能发酵甘露醇（对比金黄色葡萄球菌）。

皮肤的正常菌群，易对血培养造成污染。

可以形成有良好黏附性的生物膜，故易感染假体（如髋关节植入物与人工瓣膜）和静脉导管。

腐生葡萄球菌	革兰氏阳性、过氧化氢酶阳性、凝固酶阴性、尿素酶阳性、簇状排列球菌。对新生霉素耐药。女性生殖道和外阴的正常菌群。 年轻女性单纯尿路感染（UTI）的第二常见原因（第一常见原因是大肠埃希菌）。	
肺炎链球菌 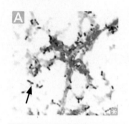	革兰氏阳性、甲型溶血的肾形双球菌 Ａ。有荚膜。表达IgA蛋白酶。奥普托欣敏感。常引起： ● 脑膜炎 ● 中耳炎（尤其见于儿童） ● 肺炎 ● 鼻窦炎	肺炎链球菌常引起铁锈色痰，在镰状细胞贫血患者及无脾患者中可引发败血症。 无荚膜则无毒性。
草绿色链球菌	革兰氏阳性、甲型溶血球菌。奥普托欣耐药（可与甲型溶血但奥普托欣敏感的肺炎链球菌鉴别）。是人口咽部的正常菌群。 变异链球菌和缓症链球菌导致龋齿。 血链球菌合成葡聚糖，可在受损心瓣膜上结合纤维蛋白–血小板聚合物，导致亚急性细菌性心内膜炎。	
化脓性链球菌 **（A族链球菌）** 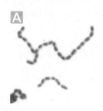	革兰氏阳性、链状排列球菌 Ａ。A族链球菌可导致： ● 化脓——咽炎、蜂窝织炎、脓疱病（蜜黄色痂）、丹毒 ● 毒素作用——猩红热、中毒休克样综合征、坏死性筋膜炎 ● 免疫反应——风湿热、肾小球肾炎 杆菌肽敏感，乙型溶血，吡咯烷酮芳胺酶（PYR）阳性。有透明质酸荚膜和M蛋白，可以抑制吞噬作用。抗M蛋白抗体可提高宿主对该细菌的抵抗力，但也可引起风湿热。ASO滴度或抗DNaseB抗体阳性可反映近期化脓性链球菌感染。	能引起脓疱的菌种可诱发肾小球肾炎。 猩红热——充血性、砂纸样弥漫性红疹，草莓舌，A族链球菌感染性咽炎时常伴有口周苍白圈（红斑毒素阳性）。

无乳链球菌（B族链球菌）	革兰氏阳性球菌，杆菌肽耐药，β溶血，定植于阴道。可导致肺炎、脑膜炎、败血症，常见于幼儿。 产生CAMP因子，能促进金黄色葡萄球菌的β溶血（注：CAMP为该试验的发明者名，而非环腺苷酸）。马尿酸盐水解试验阳性，PYR阴性。 妊娠35~37周的孕妇应通过直肠和阴道拭子筛查无乳链球菌。培养阳性的孕妇应在产时预防性使用青霉素。	记忆法：B族与宝宝（bao）有关。
牛链球菌	革兰氏阳性球菌，定植于肠道。解没食子酸链球菌（生物Ⅰ型牛链球菌）可引起菌血症和亚急性心内膜炎，且与结肠癌相关。	
肠球菌	革兰氏阳性球菌。肠球菌（粪肠球菌、屎肠球菌）是结肠的正常菌群，对青霉素G耐药，可以导致尿路感染、胆道感染和亚急性心内膜炎（多见于消化道、泌尿生殖道操作之后）。过氧化氢酶阴性，PYR阳性，有多种溶血类型。 耐万古霉素的肠球菌（VRE）是医院内感染的一类重要原因。	肠球菌比链球菌耐受性好，可以在6.5%的氯化钠及胆汁中生长（实验室测试）。
炭疽芽孢杆菌	革兰氏阳性、芽孢杆菌属。可产生炭疽毒素（由保护性抗原、致死因子、水肿因子三种蛋白质组成的外毒素）。有多肽荚膜（由多聚D-谷氨酸多肽构成）。菌落有突起的晕圈，称为"水母头"外观。	
皮肤炭疽 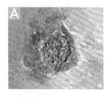	由小水泡包绕的无痛丘疹→具有黑色焦痂的溃疡 Ａ（无痛，坏死性）→少数情况下引起菌血症和死亡。	
肺炭疽	吸入炭疽芽孢杆菌的芽孢所致，最常源于受污染的动物或动物制品，也可能源于生物武器→病初呈流感样症状，随后快速发展为发热、肺出血、纵隔炎和休克。也称"羊毛分拣工病（woolsorter's disease）"。胸片可见纵隔增宽。	

蜡样芽孢杆菌	革兰氏阳性杆菌。可引起食物中毒。孢子可在煮熟的米饭中存活（隔夜米饭综合征）。米饭保温可使其中的孢子出芽，合成肠毒素。 呕吐型：常见于食用被污染的米饭和意大利面，1~5h内出现恶心、呕吐。由合成的致吐毒素所致。 腹泻型：表现为食用被污染的食物8~18h内出现水样泻和腹痛。	
梭菌	革兰氏阳性，芽孢杆菌属，严格厌氧。破伤风毒素和肉毒毒素可以裂解SNARE蛋白的蛋白酶，后者参与神经突触传递。	
破伤风梭菌	可合成破伤风痉挛毒素，一类可导致破伤风的外毒素。破伤风痉挛毒素阻断脊髓闰绍细胞释放γ-氨基丁酸（GABA）和甘氨酸。 可引起痉挛性麻痹、牙关紧闭、苦笑貌（眉毛上提、露齿笑）和角弓反张（脊髓伸肌痉挛）。 预防破伤风可使用破伤风疫苗，治疗可使用抗毒素和/或加强性破伤风疫苗、抗生素和地西泮（缓解肌肉痉挛），并进行伤口清创。	
肉毒梭菌	具有热稳定性的肉毒毒素可抑制神经肌肉接头处的乙酰胆碱释放，导致肉毒中毒。成人多由于食入已形成的毒素致病，婴幼儿多由于食入肉毒梭菌孢子（如蜂蜜）导致疾病（松软儿综合征）。可使用人肉毒毒素免疫球蛋白治疗。	记忆法：肉毒中毒源于腐烂的食物、果汁和蜂蜜（造成下行性软瘫）。 局部注射肉毒毒素可治疗面部肌张力失调、贲门失弛缓症和肌肉痉挛。也在美容业用于减少面部皱纹。
产气荚膜梭菌 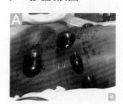	可合成α毒素（磷脂酰胆碱酶，一种磷脂酶），该毒素可以导致肌肉坏死（即气性坏疽 A，可有软组织捻发音）和溶血。 若烹调了被产气荚膜梭菌孢子严重污染的食物，且在60℃以下放置过长时间，孢子出芽→形成繁殖体→合成具有热稳定性的肠毒素→摄入10~12小时内引起食物中毒，24小时后缓解。	
艰难梭菌 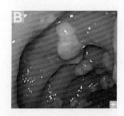	可合成毒素A及毒素B，破坏肠细胞。2种毒素均可导致腹泻→引起假膜性结肠炎 B。 常继发于抗生素使用之后，尤其是克林霉素或氨苄西林；与质子泵抑制剂（PPIs）使用相关。 诊断：PCR或检测粪便中任一种毒素抗原。 并发症：中毒性巨结肠。	记忆法：艰难梭菌让肠道艰难（即腹泻）。 治疗：口服万古霉素、甲硝唑或非达霉素。对于复发病例，可考虑重复之前的治疗方案，或进行粪菌移植。

白喉棒状杆菌

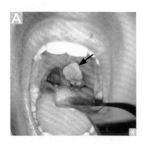

革兰氏阳性杆菌，成角度排列。飞沫传播。通过β-棒状杆菌前噬菌体编码的外毒素引起白喉。该强力外毒素通过延伸因子2（EF-2）的ADP-核糖基化，抑制蛋白合成，引起咽部、心脏和中枢神经系统组织坏死。

白喉的症状包括假膜性咽炎（灰白色膜状物 Ⓐ）、淋巴结病、心肌炎和心律失常。

实验室诊断：含异染颗粒（蓝色与红色）的革兰氏阳性杆菌，Elek毒素检测阳性。

接种白喉类毒素疫苗可预防白喉。

在亚碲酸钾血琼脂平板上呈黑色菌落。

单核细胞性李斯特菌

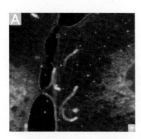

革兰氏阳性，兼性胞内寄生杆菌。通过食入未经巴氏消毒的乳制品和熟肉制品感染，还可经胎盘和产道感染。在冰箱的温度（4~10℃）中可正常生存（"冷增菌"）。

细菌可通过聚合肌动蛋白在宿主细胞内运动并在宿主细胞之间跨膜转移，呈"火箭尾"状排列（图中红色 Ⓐ），从而避免接触宿主抗体。在肉汤培养基中呈特征性翻滚运动。

在妊娠期妇女中可引起羊膜炎、败血症和自然流产；可引起婴儿脓毒性肉芽肿、新生儿脑膜炎；在免疫缺陷患者中可引起脑膜炎；在健康人中引起轻微的自限性肠胃炎。

治疗：氨苄西林。

诺卡菌属与放线菌属

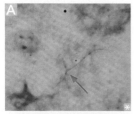

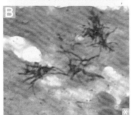

均为革兰氏阳性菌，菌丝呈分支状生长，形态类似真菌。

诺卡菌属	放线菌属
专性需氧	厌氧
弱抗酸性 Ⓐ	无抗酸性 Ⓑ
存在于土壤	正常口腔、生殖道、胃肠道菌群
在免疫缺陷患者中引起肺部感染［与结核的表现类似，但纯蛋白衍生物（PPD）试验阴性］；在免疫功能健全人群中引起外伤后的皮肤感染；可向中枢神经系统扩散。	引起口腔、面部脓肿，并形成窦道外流；患者多有龋齿、拔牙史或其他下颌面部外伤。形成黄色的"硫磺样颗粒"。可污染宫内避孕器（IUD）引起盆腔炎（PID）。
治疗：磺胺类（复方磺胺甲噁唑）	治疗：青霉素

分枝杆菌

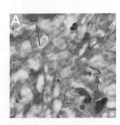

抗酸染色阳性杆菌。

包括：

- 结核分枝杆菌（TB，常对多药耐药）。
- 鸟-胞内分枝杆菌复合群（在艾滋病患者中引起弥漫性非结核类疾病；常对多药耐药）。CD4$^+$细胞计数<50个/mm^{3}时应预防性使用阿奇霉素。
- 瘰疬分枝杆菌（在儿童中引起颈淋巴结炎）。
- 海洋分枝杆菌（见于水产业工作者的手部感染）。

所有分枝杆菌均为抗酸染色阳性（如左图箭头所示的粉色杆菌 A）。

结核的症状有：发热、夜间盗汗、体重减轻、咳嗽（干咳或咳痰）与咯血。

索状因子使毒力结核菌株相互粘连成绳索状；索状因子可激活巨噬细胞（促进肉芽肿的形成）并诱导TNF-α的释放。

硫苷脂（存在于细胞壁的糖脂）抑制吞噬溶酶体的融合。

结核病

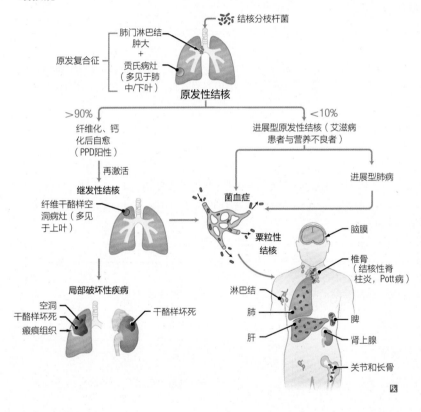

PPD（+）：活动性感染或既往感染。

PPD（-）：无感染，或结节病患者或HIV感染者（尤其是CD4$^+$细胞较低者）。

γ干扰素释放试验（IGRA）不受卡介苗影响，假阳性率低。

含中心性坏死和朗汉斯巨细胞的干酪样肉芽肿 A，是继发性结核的特征性表现。

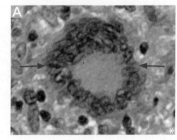

麻风

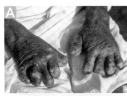

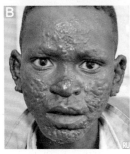

麻风也叫Hansen病，由麻风分枝杆菌感染引起。抗酸染色阳性，喜低温生长（故常感染皮肤与较浅的周围神经，表现为手套和袜套样感觉丧失 A），不能体外培养。通过皮肤活检或PCR诊断。犰狳可以是麻风分枝杆菌的储存宿主。

麻风分为2型（很多病例处于两型之间）：

- 瘤型麻风：全身弥漫性皮肤感染，患者常呈"狮面"状 B，具有传染性（含菌量高）。细胞免疫应答较低，以Th2介导的体液免疫为主。可致命。
- 结核样型麻风：病变局限于少数几处感觉减退的、无毛发的皮肤斑块。此型麻风患者细胞免疫较强，多为Th1细胞介导的免疫应答，菌量负荷低。

治疗：结核样型麻风使用氨苯砜和利福平，瘤型麻风应再联用氯法齐明。

革兰氏阴性菌的实验室检测路径

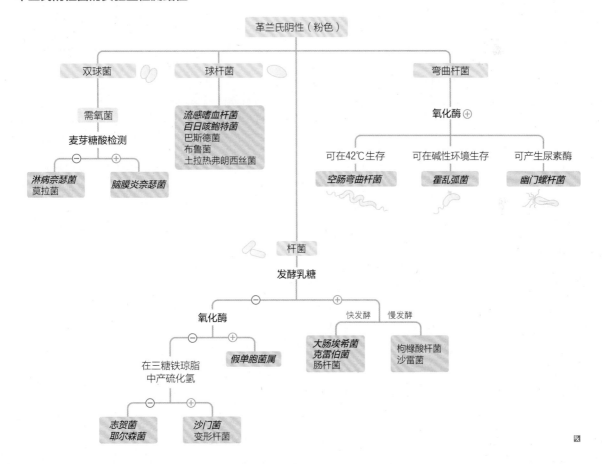

重要的**检测**用**粗体**显示。重要的**病原体**用**粗斜体**显示

奈瑟菌属

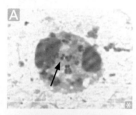

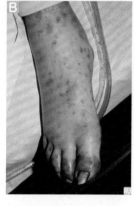

革兰氏阴性双球菌。可代谢葡萄糖，并产生IgA蛋白酶。含具有强内毒素活性的脂寡糖（LOS）。淋病奈瑟菌多为胞内寄生（在中性粒细胞内 A）。

淋球菌	脑膜炎球菌
无多糖荚膜	有多糖荚膜
不能发酵麦芽糖产酸	可以发酵麦芽糖产酸
由于菌毛蛋白抗原容易变异，故无疫苗	有疫苗（B群疫苗可用于高危人群的预防）
性传播、母婴传播	飞沫、唾液传播
导致淋病、化脓性关节炎、新生儿结膜炎（出生2~5天后出现）、盆腔炎（PID）和肝周围炎（Fitz–Hugh–Curtis综合征）。通过核酸扩增检测（NAT）诊断。	导致脑膜炎球菌血症，并出现紫癜和脚趾坏疽 B、脑膜炎、华-弗氏综合征（肾上腺皮质功能不足、发热、弥漫性血管内凝血、休克）。通过培养或多聚酶链式反应（PCR）诊断。
使用避孕套可降低性传播风险，红霉素眼膏可预防新生儿眼盲。	利福平、环丙沙星或头孢曲松可用于密切接触者预防。
治疗：头孢曲松（若考虑同时合并衣原体感染，联用阿奇霉素或多西环素）。	治疗：头孢曲松或青霉素G。

流感嗜血杆菌

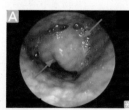

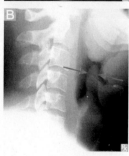

革兰氏阴性小杆菌（球杆菌）。气溶胶颗粒传播。由于抗b型荚膜型疫苗的应用，不可分型（无荚膜）的流感嗜血杆菌菌株是目前黏膜感染（中耳炎、结膜炎、支气管炎）和深部感染的最常见原因。可产生IgA蛋白酶。

可在含有V因子（烟酰胺腺嘌呤二核苷酸，即NAD^+）和X因子（高铁血红素）的巧克力培养基中培养；也可与金黄色葡萄球菌一同培养，因为后者可裂解红细胞产生V因子。

可导致会厌炎（内镜表现 A，儿童中可见"樱桃红"；颈部矢状位X线可见"拇指征" B）、脑膜炎、中耳炎和肺炎。

治疗：黏膜感染用阿莫西林 +/-克拉维酸；脑膜炎用头孢曲松；密接者预防：利福平。

流感嗜血杆菌疫苗为b型荚膜多糖抗原结合白喉类毒素或其他蛋白。一般于2~18月龄接种。

不引起流行性感冒（流行性感冒由流感病毒引起）。

百日咳鲍特菌	革兰氏阴性、需氧球杆菌。毒力因子包括百日咳毒素（破坏G_i蛋白）、腺苷酸环化酶毒素（cAMP↑）和气道细胞毒素。临床病程分为3期：

* 卡他期——低热、鼻炎
* 痉咳期——阵发性激烈咳嗽，伴吸气吼声（鸡鸣样吼声），咳嗽后常有呕吐
* 恢复期——慢性咳嗽逐渐恢复

可用联合疫苗（百白破）预防。机体免疫应答以淋巴细胞浸润为主，可能被误判为病毒感染。

治疗：大环内酯类。如过敏可换用复方磺胺甲噁唑（TMP–SMX）。

布鲁菌

革兰氏阴性、需氧球杆菌。人通过食入被污染的动物制品（如未经巴氏消毒的牛奶）被感染。该菌可在网状内皮系统的巨噬细胞里存活，形成非干酪样肉芽肿。典型临床表现为波状热、盗汗和关节痛。

治疗：多西环素 + 利福平或链霉素。

嗜肺军团菌

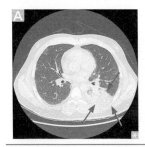

革兰氏阴性杆菌，革兰氏染色时不易着色，可进行镀银染色。在含铁和半胱氨酸的活性炭–酵母浸出液琼脂培养基中生长。通过测定尿液中的抗原来检测。感染后可能出现低钠血症。

经环境水源的气溶胶颗粒传播（如空调系统、热水池等）。无直接人际传播。

治疗：大环内酯类或喹诺酮。

记忆法：想象一个法国军团的士兵，带着银色头盔，坐在炭火旁，半光着身子，握着铁匕首。

军团菌病——重度肺炎（通常为单侧肺叶 Ⓐ）、发热、消化道和中枢神经系统症状。常见于吸烟者和慢性肺病患者。

庞蒂亚克热——轻度流感样症状。

铜绿假单胞菌

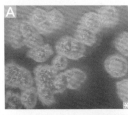

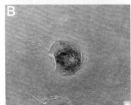

需氧菌，可自主运动，过氧化氢酶阳性，革兰氏阴性杆菌。不可发酵乳糖。氧化酶阳性。在水中常见。有葡萄般气味。

可引起：肺炎、败血症、坏疽性深脓疱、尿路感染、骨髓炎、中耳炎（"游泳者耳"）、皮肤感染（如热水浴相关毛囊炎、烧伤患者的创面感染）。

易感人群：有导管或设备（医院内感染）、烧伤患者、糖尿病、吸毒者。

黏多糖荚膜有助于生物膜的形成，可导致囊性纤维化患者的慢性肺炎。

可分泌：磷脂酶C（可降解宿主细胞膜）、内毒素（引起发热、休克）、外毒素A（使延伸因子2失活）、色素（铁离子螯合剂和绿脓素，呈蓝绿色 Ⓐ）、活性氧物质。

角膜溃疡/角膜接触镜佩戴者角膜炎/轻度眼外伤。

坏疽性深脓疱——迅速进展，表现为坏死性皮肤病变 Ⓑ，由假单胞菌菌血症引起。常见于免疫缺陷者。

治疗：

* 碳青霉烯类
* 氨基糖苷类
* 氟喹诺酮类（如环丙沙星、左氧氟沙星）
* 单环类
* 三代或四代头孢（如头孢他啶、头孢吡肟）
* 多黏菌素类（如多黏菌素B、黏菌素）
* 广谱青霉素（如哌拉西林、替卡西林）

记忆法：炭（碳）烧咖啡加砂（沙）糖，单块不够，加三、四块。热卡太多，派（哌）别人吧。

沙门菌vs志贺菌　沙门菌和志贺菌都是革兰氏阴性杆菌，不发酵乳糖，氧化酶阴性，通过派尔集合淋巴结（Peyer's patches）的M细胞侵入消化道。

	伤寒沙门菌	沙门菌（除外伤寒沙门菌）	志贺菌
宿主	仅人类	人及动物	仅人类
扩散方式	可血行扩散	可血行扩散	细胞间扩散，无血行扩散
产H_2S	是	是	否
鞭毛	有	有	无
毒力因子	内毒素，Vi荚膜	内毒素	内毒素，志贺毒素（肠毒素）
感染剂量（ID_{50}）	高：需要大量摄入才能引起感染；不耐酸（被胃酸杀灭）	高	低：少量摄入即可引起感染；耐酸（能抵抗胃酸）
抗生素对粪便病原阳性的影响	延长阳性时间	延长阳性时间	缩短阳性时间
免疫应答	单核细胞为主	全身疾病中以中性粒细胞为主	中性粒细胞为主
消化道症状	先便秘，后腹泻	腹泻（可能出现血便）	发热、腹部绞痛→里急后重、黏血便（细菌性痢疾）
疫苗	口服疫苗为伤寒沙门菌减毒活疫苗。肌内注射疫苗为Vi荚膜多糖抗原	无疫苗	无疫苗
特性	• 引起伤寒（腹部玫瑰疹、便秘、腹痛、发热，后期出现消化道溃疡和出血）；用头孢曲松或氟喹诺酮治疗 • 携带者病原常定植于胆囊	• 家禽、鸡蛋、宠物、乌龟是常见感染源 • 不使用抗生素治疗 • 胃肠炎一般由非伤寒型沙门菌引起	• 疾病严重度由高到低（产生的毒素由多到少）：痢疾志贺菌、福氏志贺菌、鲍氏志贺菌、宋内志贺菌 • 致病的关键在于侵入M细胞：因此即使产生少量毒素也能引起疾病

小肠结肠炎耶尔森菌　革兰氏阴性杆菌。通常经动物粪便（如宠物犬）、被污染的牛奶或猪肉传播。可引起急性腹泻或假性阑尾炎（由肠系膜淋巴结炎和/或回肠远端炎症引起的右下腹痛）。

能发酵乳糖的肠道细菌　乳糖发酵→麦康凯琼脂培养基上的粉色菌落。包括：枸橼酸菌属（弱发酵菌）、克雷伯菌、大肠埃希菌、肠杆菌、沙雷菌（弱发酵菌）。大肠埃希菌可合成β-半乳糖苷酶，能降解乳糖为葡萄糖和半乳糖。　在伊红-亚甲蓝（EMB）琼脂培养基上，能发酵乳糖的菌落呈紫黑色，大肠埃希菌菌落呈有金属光泽的绿色。

大肠埃希菌	革兰氏阴性杆菌，产吲哚。毒力因子包括：菌毛——引起膀胱炎和肾盂肾炎（P菌毛）；K荚膜抗原——引起肺炎、新生儿脑膜炎；脂多糖（LPS）内毒素——引起感染性休克。	
菌株	毒素与致病机制	临床表现及记忆法
肠侵袭性大肠埃希菌（EIEC）	病原侵袭小肠黏膜，引起肠黏膜坏死和炎症。	EIEC——Invasive。 痢疾，临床表现类似志贺菌感染。
肠产毒性大肠埃希菌（ETEC）	产生不耐热和耐热的两种肠毒素。不侵袭黏膜，不引起炎症。	ETEC——Traveler。 旅行者腹泻（水样泻）。
肠致病性大肠埃细菌（EPEC）	不产生毒素，但黏附于小肠黏膜微绒毛，引起微绒毛萎缩变平，影响吸收功能。	EPEC——Pediatrics。 腹泻，常见于儿童。
肠出血性大肠埃希菌（EHEC）	O157：H7 血清型是常见的血清型。常经未烹熟的肉制品或生蔬菜传播。 EHEC表达志贺样毒素，引起溶血性尿毒症综合征（HUS）：内皮细胞受损、微血栓形成→机械性溶血（外周血涂片可见破碎红细胞）、血小板消耗、肾血流量↓。表现为贫血、血小板减少、急性肾衰竭三联征。	EHEC——Hemorrhage——HUS。 痢疾（单独摄入志贺样毒素可引起炎症和坏死）。 不能发酵山梨醇（其他型大肠埃希菌可以）。

克雷伯菌

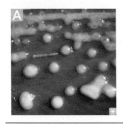

革兰氏阴性杆菌。属于人肠道正常菌群，吸入时可在酗酒者和糖尿病患者中引起大叶性肺炎。由于有较厚的多糖荚膜，故呈黏液型菌落 A。产生砖红色、"加仑子果冻样"痰（含血或黏液）。

也可引起医院内尿路感染。可演化为多药耐药性（MDR）。

空肠弯曲菌

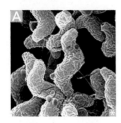

革兰氏阴性，呈逗号状或S形（有极鞭毛 A），氧化酶阳性，可在42℃生长。

血性腹泻的主要原因，尤见于儿童。人与人之间可经粪口途径传播，或经食入未充分煮熟的不洁禽/肉制品、未经巴氏消毒的牛奶传播。与受感染的动物（如狗、猫、猪）接触也是危险因素。

吉兰–巴雷综合征（Guillain–Barré syndrome）和反应性关节炎的常见诱因。

霍乱弧菌

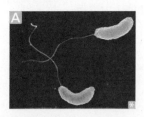

革兰氏阴性菌，有鞭毛，形似逗号 ，氧化酶阳性，在碱性环境中生长，发展中国家常见。通过产生肠毒素，持续激活 G_s，增加 cAMP，引起大量的米泔水样腹泻。对于胃酸敏感（酸性不稳定），需要大量摄入引起感染（感染剂量高），宿主胃酸分泌减少时除外。通过食用污染的水或者未煮熟的食物（生食贝类）感染。及时使用口服补液盐治疗。

幽门螺杆菌

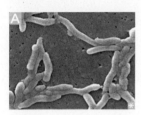

弯曲的，有鞭毛（可活动），革兰氏阴性杆菌 ，三重阳性：过氧化氢酶阳性、氧化酶阳性、尿素酶阳性（可以利用尿素呼气试验或粪便抗原测试进行诊断）。尿素酶产生氨，产生碱性环境，帮助其在酸性黏膜中生存。主要在胃窦处进行繁殖，造成胃炎和消化性溃疡（尤其是在十二指肠）。是消化性溃疡、胃腺癌以及黏膜相关淋巴组织（MALT）淋巴瘤的危险因素。

最常见的初治为三联疗法：阿莫西林（若青霉素过敏可使用甲硝唑）+ 克拉霉素 + 质子泵抑制剂。如担心大环内酯类耐药，可增加铋剂，为四联治疗方案。

螺旋体

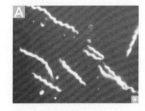

含有轴向鞭毛的螺旋状细菌 ，包括：疏螺旋体（较大）、钩端螺旋体、密螺旋体。因其大小，仅疏螺旋体可以用苯胺染液（瑞氏染色或吉姆萨染色）在光镜下见到。密螺旋体可以在暗视野显微镜或直接荧光抗体显微镜下观察。

莱姆病

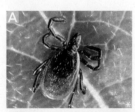

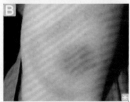

由伯氏疏螺旋体导致，由硬蜱 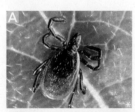（同时也是无形体和巴贝斯原虫的宿主）传播。自然宿主是鼠（对于蜱的自然生命周期重要）

美国东北部常见

第一阶段：早期局限。移行性红斑（典型的"牛眼"状 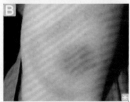 是特异性症状，但并不一定出现），流感样症状。

第二阶段：早期播散。继发损害，心肌炎，房室传导阻滞，面神经麻痹（典型为双侧），移行性肌痛，一过性关节炎。

第三阶段：晚期播散。脑病，慢性关节炎。

治疗：多西环素（一线）；阿莫西林。如果严重感染，有中枢神经系统症状或心脏传导阻滞，使用头孢曲松。

问号钩端螺旋体	带有钩形末端的螺旋体，见于动物尿液污染的水。
	钩端螺旋体病——似流感症状，肌痛（主要是小腿），黄疸，畏光及结膜充血（无分泌物）。在冲浪者及热带地区常见（如夏威夷）。
	Weil病（黄疸出血性钩端螺旋体病）——更严重的疾病形式，由于肝肾功能异常造成黄疸、氮质血症、发热、出血和贫血。

梅毒	由苍白密螺旋体引起。治疗：青霉素G。
一期梅毒	局限性疾病，**无痛**下疳 **A**。用荧光或者暗视野显微镜来观察下疳分泌物中的螺旋体 **B**。约80% VDRL（性病研究实验室）试验呈阳性。
二期梅毒	播散性疾病，包含特定症状：斑丘疹 **C**（包括手掌 **D** 和足底），扁平湿疣 **E**（光滑、无痛、生殖器上的白色疣状物），淋巴结肿大，斑秃，也可以通过暗视野显微镜确认。
	血清学检查：VDRL/快速血浆反应素（RPR）试验（非特异性），特异性检查确诊（如FTA-ABS）。
	可导致后续的隐性梅毒（血清检测阳性，无症状）。
三期梅毒	梅毒树胶肿 **F**（慢性肉芽肿），主动脉炎（滋养血管破坏），神经梅毒（脊髓痨，轻度瘫痪），阿-罗瞳孔（瞳孔缩小，光反射消失）。
	体征：广泛性共济失调，Romberg征（+），沙尔科关节，无高血压的脑卒中。
	神经梅毒：用VDRL、FTA-ABS和PCR检测脊髓液。
先天性梅毒	面部畸形，如鞍裂疮（嘴角线性瘢痕，**G** 中黑色箭头），鼻塞（流涕，**G** 中红色箭头），鞍鼻、缺口状牙齿 **H**，桑椹状磨牙，短上颌，军刀状胫，听神经性聋。
	预防：应尽早治疗妊娠期妇女，因为经胎盘传播通常发生在孕期的前3个月。

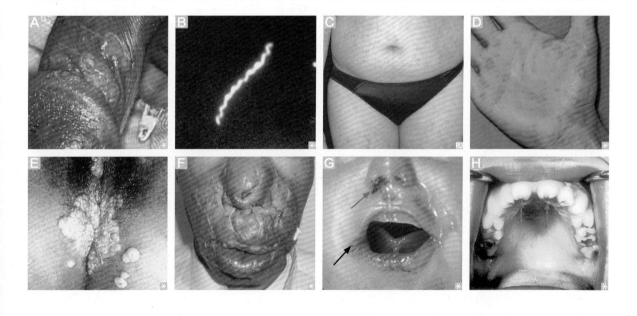

VDRL（性病研究实验室）试验假阳性	VDRL检测与小牛心磷脂反应的非特异性抗体；定量，价廉，广泛用于梅毒检测（敏感但不特异）。	VDRL假阳性见于： • 妊娠 • 病毒感染（肝炎，EB病毒） • 麻风 • 药物 • 风湿热 • 狼疮
雅-赫（Jarisch-Herxheimer）反应	抗生素治疗后出现流感样症状（发热、寒战、头痛、肌痛），原因是杀死的细菌（通常为螺旋体）释放了毒素。	
阴道加德纳菌 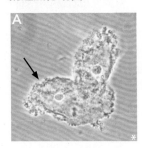	引起细菌性阴道病的多形性杆菌，革兰氏染色结果不定。呈灰色阴道分泌物，有鱼腥味；无痛（与阴道炎相比）。与性活动有关，但不通过性传播。细菌性阴道病的另一特点是阴道内某些厌氧菌过度生长。线索细胞（被加德纳菌覆盖的阴道上皮细胞）沿着细胞边缘点状排列（ A 中的箭头）。 治疗方法：甲硝唑或克林霉素。	胺臭味试验——分泌物与10%氢氧化钾混合能够增强鱼腥味。
衣原体 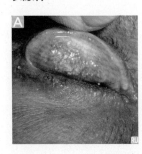	衣原体不能自己产生ATP，专性胞内寄生，造成黏膜感染。两种形式： • 初级小体（小而致密）：有感染性，通过胞吞进入细胞，转变为网状小体。 • 网状小体：在细胞中分裂复制，重新组装成为初级小体 沙眼衣原体：造成新生儿和滤泡性成人结膜炎 A 、非淋菌性尿道炎、盆腔炎、以及反应性关节炎。 肺炎衣原体及鹦鹉热衣原体：造成非典型肺炎，通过气溶胶传播。 治疗：阿奇霉素（因单剂治疗而更受欢迎）或多西环素。如可能同时伴有淋病，联合头孢曲松治疗。	记忆法：衣原体依存在细胞内。 实验室诊断：PCR，核酸扩增试验。吉姆萨或荧光抗体染色涂片上可见细胞质包涵体（网状体）。 衣原体细胞壁缺乏典型的肽聚糖（壁酸减少），使β-内酰胺类抗生素无效。

沙眼衣原体血清型

A、B和C型	慢性感染，在非洲地区因淋巴结膜炎导致失明。	记忆法：ABC＝非洲（Africa），失明（Blindness），慢性（Chronic）感染。
D-K型	尿道炎/盆腔炎、异位妊娠、新生儿肺炎（断续的咳嗽）伴嗜酸性粒细胞增多、新生儿结膜炎（出生后1~2周）。	新生儿可以经感染的产道而致病。
L1、L2和L3型	性病淋巴肉芽肿——小而无痛的生殖器溃疡→肿胀的腹股沟痛性淋巴结，会形成溃疡。用多西环素治疗。	

动物源性细菌

动物源性：在人和动物之间进行传播的疾病。

类别	疾病	传播和来源
无形体属	无形体病	硬蜱（鹿和小鼠携带）
巴尔通体属	猫抓病、杆菌性血管瘤病	猫抓
伯氏疏螺旋体	莱姆病	硬蜱（鹿和小鼠携带）
回归热螺旋体	回归热	虱（因表面抗原变化而复发）
布鲁菌属	布鲁菌病/波状热	未经巴氏消毒的乳制品
弯曲杆菌属	血性腹泻	受感染宠物/动物的粪便；受污染的肉/食物/手
鹦鹉热衣原体	鹦鹉热	鹦鹉、其他鸟类
贝纳柯克斯体	Q热	牛/羊的羊水气溶胶
查菲埃立克体	埃立克病	钝眼蜱（单星蜱）
土拉热弗朗西丝菌	兔热病	蜱、兔、鹿蝇
钩端螺旋体	钩端螺旋体病	受动物尿污染的水，再生用水
麻风分枝杆菌	麻风	麻风患者；犰狳（罕见）
多杀巴斯德菌	蜂窝织炎、骨髓炎	动物咬伤，猫、狗
普氏立克次体	流行性斑疹伤寒	人间传播通过体虱
立氏立克次体	落基山斑点热	森林革蜱（狗虱）
伤寒立克次体	地方性斑疹伤寒	蚤
恙虫病东方体	恙虫病	恙螨
沙门菌属（伤寒沙门菌除外）	腹泻（可能是血性）、呕吐、发热、腹部绞痛	爬行动物和家禽
鼠疫耶尔森菌	鼠疫	蚤（鼠和草原犬为储存宿主）

立克次体病和虫媒性疾病	治疗：多西环素（妊娠期需注意，替代药物为氯霉素）。	
常见皮疹		
落基山斑点热	立氏立克次体，传播媒介为蜱。疾病主要发生在美国南大西洋各州，特别是北卡罗来纳州。皮疹通常始于手腕 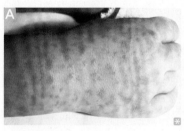 和足踝，然后蔓延到躯干、手掌和足底。	典型三联征——头痛、发热、皮疹（脉管炎）。手心、足心皮疹见于柯萨奇病毒A型感染（手足口病）、落基山斑点热和二期梅毒。
斑疹伤寒	地方性（蚤）——斑疹伤寒立克次体。流行性（人体虱）——普氏立克次体。皮疹从中心开始向外周扩散，手掌和足底无。	
罕见皮疹		
埃立克病	埃立克体，蜱传播。单核细胞胞质中含有桑椹体 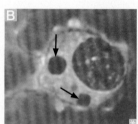（桑椹状包涵体）。	
无形体病	无形体，蜱传播。粒细胞胞质中含有桑椹体 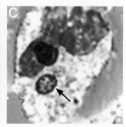。	
Q热	贝氏柯克斯体，没有节肢动物作为传播媒介。从牛/羊的羊水中以气溶胶形式吸入孢子。出现头痛、咳嗽、流感样症状、肺炎，可能伴有肝炎。是血培养阴性心内膜炎的常见原因。	Q热是奇（Qi）怪的，因为它没有皮疹或载体，它的病原微生物能以内孢子形式独立存活。不是立克次体属，是其近缘。

肺炎支原体	非典型"游走性肺炎"的典型原因（隐匿性发作、头痛、干咳、斑片状或弥漫性间质浸润）。经常发生在30岁以下的患者身上；常在新兵和监狱中暴发。影像重于临床表现。产生高效价冷凝集素（IgM），可凝集红细胞。可在伊顿琼脂上生长。治疗：大环内酯类、多西环素或氟喹诺酮（青霉素无效，因为支原体没有细胞壁）。	没有细胞壁。革兰氏染色不可见。多形性 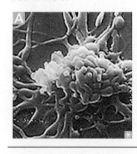。细菌膜含有甾醇以保持稳定性。可导致不典型的Stevens-Johnson综合征，主要发生于儿童和青少年。

▶**微生物学——真菌学**

系统性真菌病

以下真菌均可导致肺炎并形成播散性感染。

均由双相性真菌致病：冷（20℃）= 霉菌；热（37℃）= 酵母菌。唯一例外是球孢子菌，在组织中是小球体而不是酵母菌。

系统性真菌病可形成肉芽肿（与结核病类似）；不能在人与人之间传播（与结核菌不同）。

治疗：氟康唑或伊曲康唑用于局部感染；两性霉素B用于全身感染。

疾病	流行区域	病理学特征	特有临床体征/症状	注释
组织胞浆菌病	美国密西西比和俄亥俄河谷，中国长江流域	巨噬细胞内充满组织胞浆菌（比红细胞小）	腭/舌溃疡、脾大、全血细胞减少	隐藏于巨噬细胞内 存在于鸟（如椋鸟）或蝙蝠的粪便 可通过尿/血清抗原诊断
皮炎芽生菌病	美国中部和东部、五大湖，中国散发	皮炎芽生菌宽基底芽殖（体积与红细胞类似）	肺部炎症性疾病，可播散至皮肤/骨骼 疣状皮肤病变，与鳞癌类似 形成肉芽肿结节	
球孢子菌病	美国西南部、加利福尼亚州，中国散发	球状体（比红细胞大得多）内充满球孢子菌的孢子	可播散至皮肤/骨骼 结节性红斑（沙漠肿块）或多形性 关节痛（沙漠风湿病） 可引起脑膜炎	与流行地区的粉尘接触有关（如考古发掘、地震）
副球孢子菌病	拉丁美洲，中国迄今未见报道	副球孢子菌出芽形态类似于"船长的舵轮"（远大于红细胞）	与皮炎芽生菌类似，男性多于女性	

皮肤真菌病

癣（皮肤癣菌）	临床上指皮肤真菌感染，包括小孢子菌属、毛癣菌属和表皮癣菌属。KOH制备的蓝色真菌染色可见有分枝的有隔菌丝 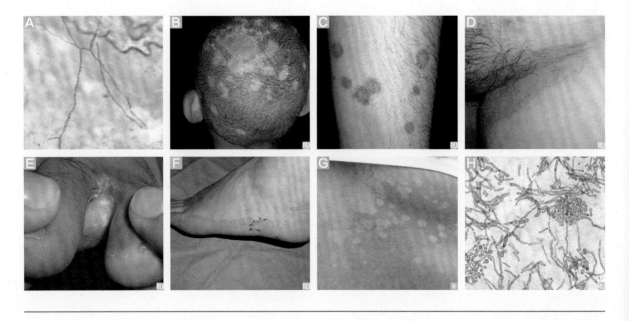 A。伴有瘙痒。
头癣	发生于头部、头皮。伴有淋巴结肿大、秃发、脱屑 B。
体癣	发生于躯体（通常是躯干）。特点是不断增大的红色脱屑环状皮疹，中央常不受累 C。可通过接触感染的宠物或农场动物获得。
股癣	发生于腹股沟区 D。一般无体癣中常见的中央正常区域。
足癣	三种常见类型： • 趾间型 E，最常见 • 鞋底样分布 F • 水疱型
甲癣	甲真菌病，发生于指（趾）甲。
花斑癣（花斑糠疹）	致病菌是马拉色菌属。马拉色菌是一种酵母样真菌（尽管被称为癣，但它不是皮肤癣菌）。脂质降解产生的酸抑制酪氨酸酶（参与黑色素合成）→色素脱失 G；炎症反应也可导致色素沉着和/或粉色斑。相比皮肤癣菌感染，瘙痒不明显。 可发生于一年中的任何时间，但更常见于夏季（炎热、潮湿天气）。镜下表现为"意大利面和肉丸" H。 治疗：硫化硒，局部和/或口服抗真菌药。

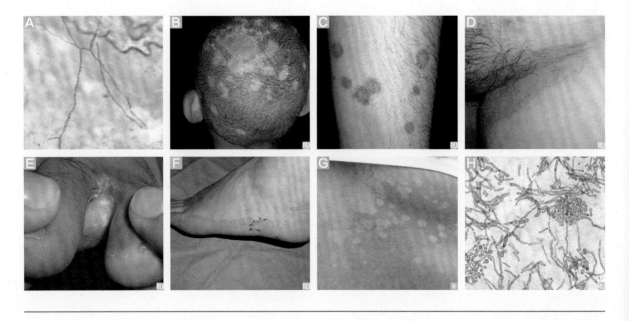

机会性真菌感染

白念珠菌	双相：20℃时形成假菌丝和出芽酵母 **A**，37℃时形成芽管 **B**。

白念珠菌

双相：20℃时形成假菌丝和出芽酵母 **A**，37℃时形成芽管 **B**。

全身或皮肤真菌感染。在免疫功能低下者（新生儿、使用激素、糖尿病、艾滋病）中引起口腔 **C** 和食管白斑、外阴阴道炎（糖尿病、使用抗生素）、尿布疹、心内膜炎（静脉吸毒者）、播散性念珠菌病（特别是中性粒细胞缺乏患者）、慢性黏膜皮肤念珠菌病。

治疗：口服氟康唑/外用唑类药物局部用于阴道炎；制霉菌素、氟康唑或（极少数情况下）棘白菌素类用于口腔念珠菌病；氟康唑、棘白菌素类或两性霉素B用于食管真菌病或全身感染。

烟曲霉属

有隔菌丝以45° 锐角分出 **D** **E**（记忆法：弯曲～锐角）。

可导致免疫缺陷患者侵袭性曲霉菌病，中性粒细胞功能障碍（如慢性肉芽肿病）。

可在已有的肺空洞中形成曲菌球 **F**，尤其是结核感染后。

有些亚种会产生黄曲霉素（与肝细胞癌有关）。

治疗：伏立康唑或棘白菌素类（二线用药）。

变应性支气管肺曲菌病（ABPA）——对肺黏液曲霉菌的超敏反应。与哮喘和囊性纤维化相关；可能导致支气管扩张和嗜酸性粒细胞增多症。

新型隐球菌

5~10μm，伴有出芽，芽孢形态较窄。包膜较厚的酵母菌，不具备双相性。

可见于土壤、鸽粪便中。经吸入后血行播散至脑脊膜。可以用印度墨水（可见透明晕 **G**）和黏蛋白胭脂红（可见红色内囊 **H**）染色观察。

乳胶凝集试验检测多糖包膜抗原，具有更高的灵敏度和特异性。

可造成隐球菌病、隐球菌性脑膜炎、隐球菌性脑炎（脑"肥皂泡样"病变），主要感染免疫功能低下人群。

治疗：两性霉素B＋氟胞嘧啶序贯氟康唑治疗隐球菌性脑膜炎。

毛霉属与根霉属

不规则的宽大无隔菌丝，以钝角分枝 **I**。

可引起毛霉菌病，主要发生于酮症酸中毒的糖尿病患者和/或中性粒细胞缺乏症患者（如白血病）中。

吸入真菌孢子→真菌在血管壁中增殖，穿透筛板，进入大脑。鼻脑部、额叶脓肿，海绵窦血栓形成。头痛，面部疼痛，面部黑色坏死痂，可有脑神经受累。

治疗：手术清创，两性霉素B或艾莎康唑。

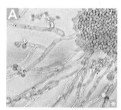
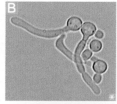
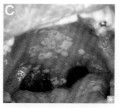
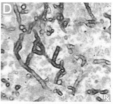
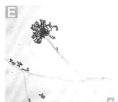
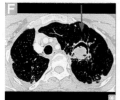
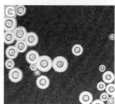
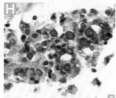
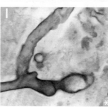

耶氏肺孢子菌

引起肺孢子菌肺炎（PCP），一种弥漫性间质性肺炎 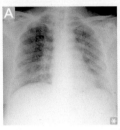。酵母样真菌（最初分类为原虫）。大多数感染是无症状的。免疫低下（如艾滋病）者易于发病。胸片表现为弥漫性双侧磨玻璃影，伴有肺大泡 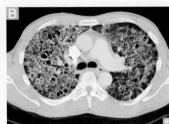。通过支气管灌洗或肺活检确诊。肺组织六胺银或荧光抗体染色可见盘状酵母菌 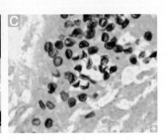。

治疗/预防：甲氧苄啶–磺胺甲噁唑（TMP–SMX）、喷他脒、氨苯砜（单药预防或联合TMP治疗）、阿托伐醌。HIV患者在CD4$^+$细胞<200细胞/mm^{3}时开始预防性用药。

申克孢子丝菌

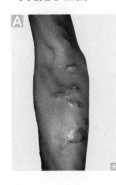

孢子丝菌病。具有双相性，雪茄状的出芽酵母，生长时可见玫瑰花团样的分枝菌丝；生长于植被中。当孢子通过创口（通常是植物的刺）进入皮肤（玫瑰园丁病）时，会引起局部脓疱或溃疡，以及沿引流淋巴管的小结节（上升性淋巴管炎 ）。在免疫功能低下的宿主中可能导致播散性疾病。

治疗：伊曲康唑或碘化钾（仅用于皮肤性/淋巴皮肤性）。

▶微生物学——寄生虫学

原虫——消化道感染

寄生虫	疾病	传播	诊断	治疗
蓝氏贾第鞭毛虫	贾第虫病——腹胀、胃肠胀气、便恶臭、脂肪泻（常见于旅行者或露营者）。	包裹；经水或食物	粪便中的滋养体 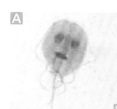 A 或包囊 B；抗原检测。	甲硝唑
溶组织内阿米巴	阿米巴病——血性腹泻"暗红色果酱样"（阿米巴痢疾）、肝脓肿（鱼酱样渗出）、右上腹疼痛，结肠活检可见烧瓶样溃疡。	包裹；经水或食物	血清学检测、抗原检测和/或查滋养体（胞质内可见吞噬的红细胞 C），或粪检查包囊（不超过4个核）D。 记忆法：内阿米巴内吞红细胞。	甲硝唑；无症状排包囊者可使用巴龙霉素或双碘喹啉。
隐孢子虫	造成艾滋病患者严重腹泻。 在免疫功能正常的宿主中症状轻微（水样泻）。	卵囊；经水或食物	抗酸染色可见卵囊 E；抗原检测。	预防（过滤城市供水）；对免疫功能完整的宿主可使用硝唑尼特。

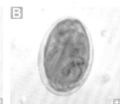
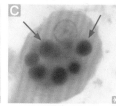
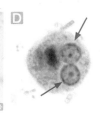
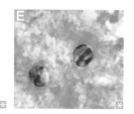

原虫——中枢神经系统感染

寄生虫	疾病	传播	诊断	治疗
刚地弓形虫	免疫正常人群：单核细胞增多症状样症状，嗜异性抗体试验检测阴性。 艾滋病患者：弓形虫再激活→脑脓肿，MRI通常表现为脑内多发环形增强病变 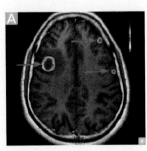。 先天性弓形虫病：经典三联征——脉络膜视网膜炎、脑积水和颅内钙化。	肉类中的弓形虫包囊（最常见）；猫粪中的卵囊；经胎盘传播（孕妇应该避免接触猫）。	血清学检测，组织活检（检测速殖子）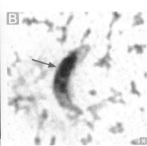。	磺胺嘧啶+乙胺嘧啶。
福氏耐格里阿米巴	进展迅速的致死性脑膜脑炎。	人们在温暖的淡水中游泳时，虫体通过筛状板侵入人体。	脑脊液中发现阿米巴原虫 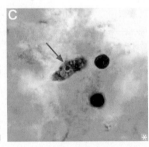。	在少数福氏耐格里阿米巴感染幸存者中，两性霉素B有效。
布氏锥虫	非洲昏睡病——淋巴结肿大、反复发热（由于抗原变异）、嗜睡、昏迷。	舌蝇，痛性叮咬。	血液涂片中发现锥鞭毛体 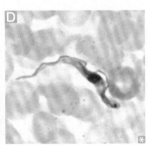。	舒拉明对血液期的锥虫病疗效好，美拉胂醇用于中枢神经系统受累者。 记忆法：舒拉明同志睡前做了美丽的拉伸唇（胂醇）运动。

原虫——血液系统感染

寄生虫	疾病	传播	诊断	治疗
疟原虫 　间日/卵形疟原虫 　恶性疟原虫 　三日疟原虫 	疟疾——发热、头痛、贫血、脾大。 间日/卵形疟原虫——48小时周期（隔日发作：第一天和第三天发热，因此发热实际上相隔48小时）；肝中以休眠形式存在（休眠体）。 恶性疟原虫——严重，热型无规律，寄生于红细胞，可引起脑（脑型疟）、肾、肺中的毛细血管阻塞。 三日疟原虫——72小时周期（四日热，逢四日发作）。	按蚊	血涂片：红细胞内含环形滋养体 A，含有裂殖子的裂殖体；间日/卵形疟感染的红细胞胞质中可见红色颗粒（薛氏点）B。	氯喹（针对敏感虫株）；若耐药可使用甲氟喹或阿托伐醌/氯胍。若有生命危险，需静脉注射奎尼丁或青蒿琥酯（需检测是否有G6PD缺乏症）。针对间日/卵形疟原虫，需增加对抗休眠体的伯胺喹（需检测是否有G6PD缺乏症）。
巴贝虫 	巴贝虫病——发热和溶血性贫血；主要发生于美国东北部；脾切除者感染后罹患严重疾病风险↑。	硬蜱（传播媒介与导致莱姆病的伯氏疏螺旋体相同，两者经常共同感染人体）	血涂片：环状体 C1，"马耳他十字"形 C2；PCR。	阿托伐醌＋阿奇霉素

原虫——其他

寄生虫	疾病	传播	诊断	治疗
体液传播				
枯氏锥虫	恰加斯病（美洲锥虫病）——伴心尖萎缩的扩张型心肌病、巨结肠、巨食管，主要流行于南美。急性期的特征为单侧眶周水肿（罗曼尼亚征）。	锥蝽（接吻虫）在口或眼附近叮咬和排便，锥鞭毛体随锥蝽粪便排出，经叮咬处伤口或黏膜进入人体。	血涂片中见锥鞭毛体 A。	苄硝唑或硝呋替莫；记忆法：边（苄）哭（枯）边笑（硝）。
利什曼原虫	内脏利什曼病（黑热病）——高热、肝脾大、全血细胞减少。皮肤利什曼病——皮肤溃疡 C。	白蛉	巨噬细胞内含无鞭毛体 B。	两性霉素B、葡萄糖酸锑钠
性传播				
阴道毛滴虫	阴道炎——恶臭、绿色分泌物，外阴瘙痒、灼烧感，不要与阴道加德纳菌混淆（一种与细菌性阴道病有关的革兰氏染色不定菌）。	性传播	分泌物涂片可见滋养体（活动的）D，"草莓样宫颈"。	患者和其伴侣均应使用甲硝唑（预防，并筛查其他性传播疾病）。

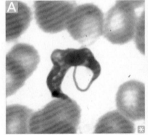 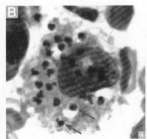 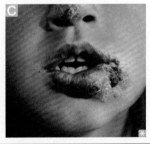 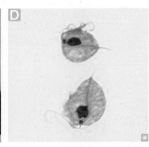

| **线虫的感染方式** | 经口——蛲虫、蛔虫、弓蛔虫、旋毛虫、鞭虫。经皮肤——类圆线虫、钩口线虫、板口线虫。经节肢动物叮咬——罗阿丝虫、盘尾丝虫、班氏吴策线虫。 | | 记忆法：旋转鞭子容易来回（蛔）绕（蛲）。圆板上的钩子会弄破皮肤。参加野外探险班要带罗盘，注意防范蚊虫叮咬。 | |

线虫

寄生虫	疾病	传播	诊断
肠道内寄生			
蠕形住肠线虫（蛲虫）	导致肛周瘙痒（透明胶纸法查到蛲虫卵 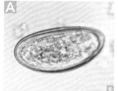 可确诊）。	粪–口	双羟萘酸噻嘧啶或苯达唑类
似蚓蛔线虫（蛔虫）	可造成回盲瓣梗阻、胆道梗阻、小肠穿孔、鼻/口游走。	粪–口；镜检粪便样本发现表面凹凸不平的卵圆形虫卵 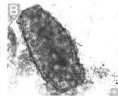	苯达唑类
粪类圆线虫	自体感染：罕见，有些幼虫可穿透肠壁进入血液循环而不离开人体。	土壤中的幼虫穿透皮肤；镜检粪便可见虫卵	伊维菌素或苯达唑类
钩口线虫属（钩虫）	中国常见的有美洲板口线虫和十二指肠钩口线虫。 吸附在肠壁上摄取血液，导致小细胞低色素性贫血。 钩蚴性皮炎——赤脚接触污染的土壤导致瘙痒的丘疹。 皮肤幼虫移行症——赤脚接触污染的沙滩导致瘙痒的匐行疹 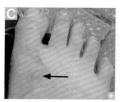（人是非正常宿主）。	丝状蚴穿透皮肤	苯达唑类或双羟萘酸噻嘧啶
旋毛形线虫	幼虫进入血循环，在横纹肌中形成囊包幼虫 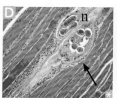 →肌炎。 旋毛虫病——发热、恶心、呕吐、眶周水肿、肌痛。	未煮熟的肉（特别是猪肉），粪–口（少见）	苯达唑类
毛首鞭形线虫（鞭虫）	通常无症状，稀便、贫血、儿童直肠脱垂（严重感染）。	粪–口	苯达唑类
组织中寄生			
犬弓蛔虫	内脏幼虫移行症——线虫穿过肠壁进入血循环→炎症及组织破坏。多数患者无症状。可累及肺、肝和眼。	粪–口	苯达唑类
盘尾丝虫	皮肤改变、弹性纤维丢失及河盲症（黑蝇、黑皮肤结节、"视野全黑"），可能出现对微丝蚴的过敏反应。	雌蚋（黑蝇）	伊维菌素 记忆法：伊维谐音"river"联想到河盲（黑×3）。
罗阿丝虫	皮肤水肿，侵犯结膜。主要流行于非洲地区。	斑虻	乙胺嗪
班氏吴策线虫（班氏丝虫）	淋巴丝虫病（象皮肿）——虫体侵入淋巴结→炎症反应→淋巴水肿 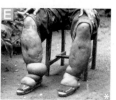；感染9个月~1年后出现症状。	雌蚊	乙胺嗪

绦虫（带虫）

寄生虫	疾病	传播	治疗
链状带绦虫（猪带绦虫）A	肠道内绦虫	食入含囊尾蚴的未煮熟的猪肉	吡喹酮
	囊虫病，脑囊虫病（囊性中枢神经系统损伤，引发癫痫）B	食物被含虫卵的人粪便污染	吡喹酮；阿苯达唑用于脑囊虫病
阔节裂头绦虫（鱼绦虫）	维生素B$_{12}$缺乏（在肠道内绦虫竞争吸收维生素B$_{12}$）→巨幼细胞贫血	食入含幼虫的生的淡水鱼	吡喹酮
细粒棘球绦虫 犬绦虫 C	棘球蚴 D（蛋壳样钙化）寄生于肝中 E，棘球蚴破裂导致超敏反应	误食虫卵（食物被含虫卵的犬粪便污染）。羊是中间宿主	阿苯达唑

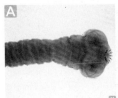
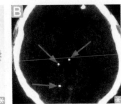
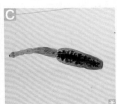
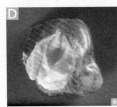
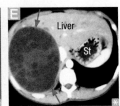

吸虫

寄生虫	疾病	传播	治疗
裂体吸虫（血吸虫）A B	肝和脾增大（曼氏血吸虫，卵有侧棘 A）、纤维化、炎症、门静脉高压。埃及血吸虫（卵的末端有棘 B）的慢性感染可导致膀胱鳞状细胞癌（无痛性血尿）和肺动脉高压。	螺是中间宿主，当人体接触疫水时（如游泳或洗澡），尾蚴可侵入人体皮肤。	吡喹酮
华支睾吸虫	胆道炎症→并发胆色素结石。与胆管癌有关。	未煮熟的鱼或虾	吡喹酮

体表寄生虫

疥螨		
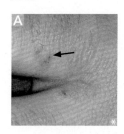	螨虫钻入皮肤角质层导致疥疮——瘙痒（夜晚加重）和蜿蜒隧道（线形），常见于手指和脚趾间 **A**。	常见于儿童、密集人群（监狱、疗养院），通过皮肤–皮肤接触（最常见）或接触污染物传播。 治疗：扑灭司林乳膏，清洗/干燥所有衣物/床品，治疗密切接触者。
人虱/耻阴虱		
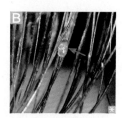	吸血，可导致奇痒和脱皮，通常寄生于头皮和颈部（头虱）、腰部和腋窝（体虱）或阴部和肛周部位（耻阴虱）。	体虱可传播普氏立克次体（流行性斑疹伤寒）、回归热疏螺旋体（回归热）、五日热巴尔通体（战壕热）。 治疗：拟除虫菊酯、马拉硫磷或伊维菌素洗剂，以及梳头时用篦子除掉虮子（虱卵）**B**。有头虱的孩子可以在家中接受治疗且不耽误上学。

寄生虫的诊断线索

关联点	寄生虫
胆道疾病、胆管癌	华支睾吸虫
脑囊肿、癫痫发作	猪带绦虫（脑囊虫病）
血尿、膀胱鳞状细胞癌	埃及血吸虫
肝（棘球蚴）包虫病	细粒棘球绦虫
小细胞性贫血	钩口线虫、板口线虫
肌痛、眶周水肿	旋毛形线虫（旋毛虫）
肛周瘙痒	蛲虫
门静脉高压	曼氏血吸虫、日本血吸虫
维生素B_{12}缺乏	阔节裂头绦虫（鱼绦虫）

▶ 微生物学——病毒学

病毒结构—— 一般特征

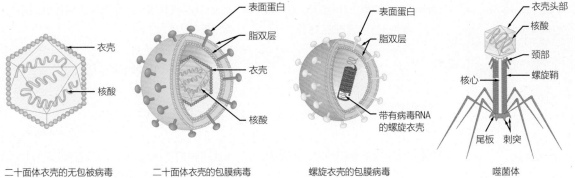

二十面体衣壳的无包被病毒　　二十面体衣壳的包膜病毒　　螺旋衣壳的包膜病毒　　噬菌体

二十面体衣壳的无包被病毒： 衣壳、核酸

二十面体衣壳的包膜病毒： 表面蛋白、脂双层、衣壳、核酸

螺旋衣壳的包膜病毒： 表面蛋白、脂双层、带有病毒RNA的螺旋衣壳

噬菌体： 衣壳头部、核酸、颈部、螺旋鞘、核心、尾板、刺突

病毒遗传学

重组	通过在碱基序列显著同源的区域内交叉，在两条染色体之间交换基因。	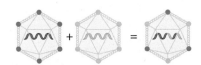
重配	带有节段性基因组的病毒（如流感病毒）交换遗传物质时出现该现象。例如，2009年新型H1N1甲型流感大流行是通过人、猪和禽流感病毒的复杂病毒基因重配而出现的。可能引起抗原转移。	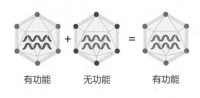
互补	当感染细胞的两种病毒中有一种突变导致产生无功能蛋白时，非突变病毒通过制造一种同时作用于两种病毒的功能蛋白来"补充"突变病毒。例如，丁型肝炎病毒需要乙型肝炎病毒的复制来提供HBsAg，即HDV的包膜蛋白。	有功能　　无功能　＝　有功能
表型混合	发生于同时感染两个病毒的细胞。对于子代1，病毒A的基因组可以部分或完全被病毒B的表面蛋白包覆（形成假病毒粒子）。B型蛋白外壳决定了杂合病毒的噬性（感染性）。由子代1感染细胞后产生的子代将拥有A型遗传物质编码的A型外壳。	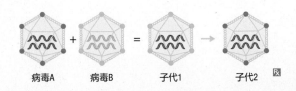 病毒A　　病毒B　＝　子代1　→　子代2

DNA病毒基因组	除细小病毒科为单链DNA（ssDNA）外，所有DNA病毒都有双链DNA（dsDNA）基因组。 除了乳头瘤、多瘤和嗜肝病毒为环形外，其余均为线形。	均为dsDNA，除了细小病毒是ssDNA。
RNA病毒基因组	除呼肠孤病毒为双链RNA（dsRNA）外，所有RNA病毒都为单链RNA（ssRNA）基因组。 正链RNA病毒：你（逆转录病毒）披（披膜病毒）皇（黄病毒）冠（冠状病毒）干（戊肝病毒属）杯（杯状病毒）笑（微小RNA病毒）。	均为ssRNA，除了呼肠孤病毒是dsRNA。
裸露病毒基因组的感染性	大多数dsDNA病毒（痘病毒和HBV除外）和正链RNA（≈mRNA）病毒，纯化后的核酸具有感染性。负链ssRNA及dsRNA病毒的裸露核酸没有传染性。它们需要完整病毒粒子中的聚合酶。	
病毒包膜	通常情况下，包膜病毒在离开细胞时从质膜获得包膜。疱疹病毒例外，它从核膜获得包膜。 裸露的（无包膜）病毒包括：乳头瘤病毒、腺病毒、细小病毒、多瘤病毒、杯状病毒、微小RNA病毒、呼肠孤病毒和戊型肝炎病毒。	DNA = 乳腺多细，RNA = 小杯怡情，呼朋引伴，多喝伤肝。

DNA病毒特征

所有DNA病毒的一般规律：

通常特征	注释
嗜肝DNA病毒、疱疹病毒、腺病毒、痘病毒、细小病毒、乳头瘤病毒、多瘤病毒	记忆法：现（腺）做的豆（痘）乳，泡（疱）沫又细又多，一下子就喝干（肝）了。
双链	细小病毒例外，是单链。
线性基因组	例外：乳头瘤病毒和多瘤病毒（环状，超螺旋）、嗜肝DNA病毒（环状，不完整）。
二十面体	除外痘病毒（形态复杂）。
核中复制	痘病毒例外（自带DNA依赖的RNA聚合酶）。

DNA病毒

所有都在细胞核内复制（痘病毒例外）。记忆法：痘长在（核）外面。

病毒科别	包膜	DNA结构	临床意义
疱疹病毒	有	双链，线性	见下文"疱疹病毒"。
痘病毒	有	双链，线性（最大的DNA病毒）	通过减毒活疫苗消灭了天花。 牛痘（"挤奶女工水疱"）。 传染性软疣——肉色的丘疹，中央有脐凹。
嗜肝DNA病毒	有	部分为双链和环状	HBV： • 急性/慢性肝炎 • 非逆转录病毒，但具有逆转录酶
腺病毒	无	双链，线性	发热性咽炎 A ——咽痛 急性出血性膀胱炎 肺炎 结膜炎——"红眼" 胃肠炎 心肌炎
乳头瘤病毒	无	双链，环状	HPV——疣（亚型1、2、6、11）、宫颈上皮内瘤变（CIN）、宫颈癌（最常见16、18）。
多瘤病毒	无	双链，环状	JC病毒——HIV患者出现进行性多灶性白质脑病。 BK病毒——移植患者，通常以肾为靶器官。 记忆法：JC病毒——脑（Cerebrum），BK病毒——肾（Kidney）。
细小病毒	无	单链，线性（最小的DNA病毒）	B19病毒——镰状细胞疾病中出现再生障碍危象，儿童中出现"巴掌脸"样皮疹（传染性红斑，又称第五病），感染前体红细胞和内皮细胞。 胎儿的红细胞破坏会引起胎儿水肿病及夭折，成人中会引起纯红细胞再生障碍和类风湿关节炎样症状。

疱疹病毒

有包膜，双链，线性

病毒	传播途径	临床意义	注释
单纯疱疹病毒-1（HSV-1）	呼吸道分泌物，唾液	牙周炎、角膜结膜炎 A、唇疱疹 B、疱疹性指炎、颞叶脑炎、食管炎、多形性红斑	最常潜伏于三叉神经神经节。 散发性脑炎最常见的原因，可表现为精神状态的改变、癫痫发作和/或失语。
单纯疱疹病毒-2（HSV-2）	性接触，围产期	生殖器疱疹 C、新生儿疱疹	最常潜伏于骶部神经节。HSV-2感染引起病毒性脑膜炎比HSV-1更常见。

疱疹病毒（续）

病毒	传播途径	临床意义	注释
水痘带状疱疹病毒（VZV）（HHV-3）	呼吸道分泌物、接触疱疹内疱液	水痘带状疱疹（水痘 D、带状疱疹 E）、脑炎、肺炎。带状疱疹最常见的并发症是疱疹后遗神经痛。	潜伏于脊神经背根或三叉神经节，颅神经V_1分支受累可引起眼部带状疱疹。
EB病毒（HHV-4）	呼吸道分泌物、唾液，又名"接吻病"（常见于青少年、年轻人）	单核细胞增多症——发热、肝脾大 F、咽炎和淋巴结病（尤其是颈后淋巴结）。为减小脾破裂的风险，应避免身体对抗性运动。与淋巴瘤（如地方性Burkitt淋巴瘤）、鼻咽癌（尤其是亚洲成人）、移植患者的淋巴增殖性疾病有关。	通过CD21感染B细胞。外周血涂片上的异形淋巴细胞 G——并非被感染的B细胞，而是反应性细胞毒性T细胞。单滴试验（+）——通过绵羊或马红细胞凝集检测到嗜异性抗体。在单核细胞增多症中使用阿莫西林可引起特征性的斑丘疹。
巨细胞病毒（CMV）（HHV-5）	先天性、输血、性接触、唾液、尿、移植	免疫功能正常患者中引起单核细胞增多症［单滴试验（−）］，免疫功能低下患者（尤其是移植患者）中引起肺炎、食管炎，艾滋病视网膜炎：出血、棉絮状渗出物，视力丧失。先天性巨细胞病毒病。	受感染细胞具有典型的"猫头鹰眼"核内包涵体 H。潜伏在单核细胞中。
人类疱疹病毒6、7（HHV-6、HHV-7）	唾液	婴儿玫瑰疹（幼儿急疹）：连续数天高热，可导致惊厥，随后出现弥漫性斑疹（始于躯干，然后蔓延至四肢）I。	幼儿急疹："热退疹出"。先发热，后出疹。HHV-7：幼儿急疹病因之一，不常见。
人类疱疹病毒8（HHV-8）	性接触	卡波西肉瘤（内皮细胞肿瘤）。见于艾滋病和移植患者。血管增生形成的黑色/紫色斑块或结节 J。	还可影响到消化道和肺。

单纯疱疹病毒检测

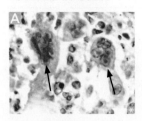

皮肤/生殖器病毒培养。

疱疹性脑炎脑脊液PCR。

赞克（Tzanck）试验——挑破皮肤疱疹后，涂片检测多核巨细胞 。

多核巨细胞通常见于HSV-1、HSV-2和VZV感染。也可进行皮肤损伤部位的PCR检测。

细胞核内的嗜酸性包涵体（Cowdry A包涵体）也见于HSV-1、HSV-2和VZV感染。

病毒受体

病毒	受体
巨细胞病毒	整合素（硫酸乙酰肝素）
EB病毒	CD21
人类免疫缺陷病毒（HIV）	CD4、CXCR4、CCR5
细小病毒B19	红细胞P抗原
狂犬病毒	烟碱能乙酰胆碱受体
鼻病毒	ICAM-1

RNA病毒 全部在细胞质里复制（逆转录病毒和流感病毒例外）

病毒科别	包膜	RNA结构	衣壳对称性	临床意义
呼肠孤病毒	无	双链线性 10~12个片段	正二十面体 （双重）	科罗拉多蜱传热病毒[1] 轮状病毒——儿童致命性腹泻病因
微小RNA病毒	无	单链线性，正链	正二十面体	脊髓灰质炎病毒——脊髓灰质炎灭活疫苗/减毒活疫苗 埃可病毒——无菌性脑膜炎 鼻病毒——普通感冒 柯萨奇病毒——无菌性脑膜炎、疱疹性咽峡炎（口部疱疹、发热）、手足口病、心肌炎、心包炎 甲肝病毒（HAV）——急性病毒性肝炎
戊肝病毒	无	单链线性，正链	正二十面体	戊肝病毒（HEV）
杯状病毒	无	单链线性，正链	正二十面体	诺如病毒——病毒性肠胃炎
黄病毒	有	单链线性，正链	正二十面体	丙肝病毒（HCV） 黄热病[1] 登革热[1] 圣路易斯脑炎[1] 西尼罗河病毒[1]——脑膜脑炎、弛缓性瘫痪 寨卡病毒[1]
披膜病毒	有	单链线性，正链	正二十面体	基孔肯雅病毒[1]——可与登革热病毒合并感染风疹、东部/西部马脑炎
逆转录病毒	有	单链线性，正链，2条相同的二倍体	正二十面体（HTLV），复杂形状和锥形（HIV）	具有逆转录酶 人类T细胞白血病病毒（HTLV）——T细胞白血病 人类免疫缺陷病毒（HIV）——艾滋病
冠状病毒	有	单链线性，正链	螺旋形	"普通感冒"、严重急性呼吸综合征（SARS）、中东呼吸综合征（MERS）
正黏病毒	有	单链线性，负链，8个片段	螺旋形	流感病毒
副黏病毒	有	单链线性，负链，不分段	螺旋形	副流感病毒——格鲁布性喉头炎 呼吸道合胞病毒（RSV）——婴儿支气管炎 麻疹 流行性腮腺炎
弹状病毒	有	单链线性，负链	螺旋形	狂犬病
丝状病毒	有	单链线性，负链	螺旋形	埃博拉/马尔堡出血热——通常致命
沙粒病毒	有	单链环状，正负链，2个片段	螺旋形	淋巴细胞脉络丛脑膜炎病毒 拉沙热脑炎——啮齿类动物传播
布尼亚病毒	有	单链环状，负链，3个片段	螺旋形	加利福尼亚脑炎[1] 白蛉/裂谷热[1] 克里米亚-刚果出血热[1] 汉坦病毒——出血热、肺炎
德尔塔病毒	有	单链环状，负链	不定	丁肝病毒是一种"有缺陷"的病毒。它在乙肝病毒存在时才能复制

[1] = 虫媒病毒，即可由节肢动物（如蚊、虱）传播。

负链病毒	需将负链转录为正链，转录所用的RNA依赖性RNA聚合酶来源于病毒颗粒自身。此类病毒包括丝状病毒、副黏病毒、正黏病毒、弹状病毒、沙粒病毒和布尼亚病毒。	记忆法：丝制纱（沙）布又弹又黏。
分段病毒	全部为RNA病毒，包括沙粒病毒（2个片段）、布尼亚病毒（3个片段）、正黏病毒（流感病毒）（8个片段）和呼肠孤病毒（10~12个片段）。	
微小RNA病毒	包括脊髓灰质炎病毒、埃可病毒、鼻病毒、柯萨奇病毒和甲肝病毒。病毒RNA先转录形成一条长多肽，随后被病毒编码的蛋白酶切割成有功能的病毒蛋白质。可导致无菌性（病毒性）脑膜炎（鼻病毒和甲肝病毒除外）。除鼻病毒和甲肝病毒外，其余病毒均为肠道病毒。	记忆法：可爱（埃可）的小柯基（甲）碰了一鼻子灰。
鼻病毒	一种小RNA病毒。无包膜的RNA病毒。普通感冒病因，有＞100种血清型。酸性环境中不稳定——可被胃酸破坏，因此不感染胃肠道（不同于其他微小RNA病毒）。	记忆法：鼻病毒导致流鼻涕。
黄热病毒	是一种黄病毒，也是一种虫媒病毒，由伊蚊传播。猴或人都可作为宿主。 症状：高热、黑色呕吐物、黄疸。肝活检可见康斯尔曼（Councilman）体（嗜酸性凋亡体）。	记忆法：黄热病有黄疸。
轮状病毒 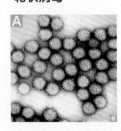	分段双链RNA病毒（一种呼肠孤病毒）A。全球范围内婴儿胃肠炎最重要的病因。秋冬季急性腹泻的主要原因，幼儿园尤甚。微绒毛破坏和萎缩导致Na$^+$吸收↓和K$^+$丢失。	疾控中心推荐对除有肠套叠史和严重联合免疫缺陷外的所有婴儿常规接种轮状病毒疫苗。

流感病毒	正黏病毒。有包膜、负链单链RNA病毒，基因组分8个片段。有血凝素（与唾液酸结合，促进病毒进入细胞）和神经氨酸酶（促进复制后的病毒颗粒释放）抗原。患者容易出现致命性细菌造成的二次感染，最常见的有金黄色葡萄球菌、肺炎链球菌和流感嗜血杆菌。	因流感病毒的基因可迅速变异，所以新配方疫苗（流感疫苗）使用的是流感季节最有可能出现的病毒株。 灭活疫苗最常用。 减毒活疫苗使用的是对温度敏感的突变病毒。它能在鼻腔内复制但不能在肺里复制，鼻腔喷雾接种。
基因/抗原转变	导致大流行。由病毒基因片段重排引起，如人类甲流病毒片段和猪甲流病毒片段重新组合形成新病毒。	记忆法：快速转弯比逐渐漂移要危险得多。
基因/抗原漂移	导致小规模流行。由血凝素或神经氨酸酶基因随机变异引起的较小变异（抗原性漂移）。	

风疹病毒	一种披膜病毒。引起风疹。发热、耳后和其他淋巴结肿大，关节痛和细小的斑丘疹。斑丘疹在面部首先出现，继而离心性蔓延至躯干和四肢 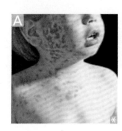。 儿童感染疾病较轻，但可造成严重的先天性疾病［是TORCH（即弓形虫病、其他如梅毒、风疹、巨细胞病毒、单纯疱疹病毒）感染的一种］。风疹病毒感染可引起皮肤组织先天性髓外造血，从而呈现"蓝莓松饼"样表现。

副黏病毒	副黏病毒造成儿童疾病。这类病毒有副流感病毒（引起哮吼）、腮腺炎、麻疹、呼吸道合胞病毒和人偏肺病毒等。它们可引起婴儿呼吸道感染（支气管炎、肺炎）。这些病毒都有表面F（融合）蛋白，从而导致呼吸道上皮细胞融合为多核细胞。在早产儿中，帕利珠单抗（抗F蛋白单抗）可阻止呼吸道合胞病毒感染导致的肺炎。

急性喉气管支气管炎

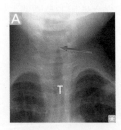

也叫哮吼，由副流感病毒引起。病毒包膜中有血凝素（能与唾液酸结合，促进病毒进入细胞）和神经氨酸酶（促进子代病毒释放）抗原。临床表现为"海豹声样"咳嗽和吸气性喘鸣音。气管上段和声门下狭窄可形成X线下特征性的尖塔征 A。严重的哮吼可造成上气道梗阻，引起奇脉。

麻疹病毒

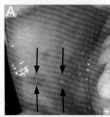

通常的临床表现为前驱期发热、咳嗽、鼻炎和结膜炎，然后出现Koplik斑（颊黏膜亮红色斑点，斑点中心为蓝白色 A）。1~2天后出现头颈部斑丘疹 B，并向下蔓延。

在淋巴结副皮质区增生背景下可出现淋巴结炎和Warthin–Finkeldey巨细胞（淋巴细胞融合形成）。可能的后遗症有：

- SSPE（亚急性硬化性全脑炎，几年后出现）
- 脑炎（1∶2 000）
- 巨细胞肺炎（无免疫抑制的患者中罕见）

补充维生素A能降低麻疹的发病率和病死率，在营养不良儿童中效果更为明显。

儿童最常见的麻疹相关死因是肺炎。

流行性腮腺炎病毒

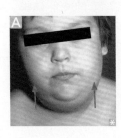

由于麻风腮疫苗的有效应用，已不常见。

症状：腮腺炎 A、睾丸炎、无菌性脑膜炎和胰腺炎。可导致不育（特别是青春期后）。

狂犬病毒

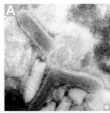

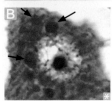

子弹状病毒 。患者小脑浦肯野细胞和海马神经元中可见Negri小体（细胞质内包涵体 ）。狂犬病毒起病前有很长的潜伏期（几周到几个月）。暴露后预防措施为清洗伤口、注射灭活疫苗和狂犬病免疫球蛋白。这是被动-主动免疫的一个实例。

病毒结合在乙酰胆碱受体上后，会通过神经轴突逆行进入中枢神经系统（通过动力蛋白）。

疾病进展过程：发热、乏力→激动、畏光、畏水、多涎→瘫痪、昏迷→死亡。

埃博拉病毒

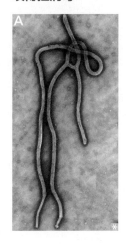

一种丝状病毒 ，可感染内皮细胞、吞噬细胞、肝细胞。潜伏期最长为21天，之后突然出现流感样症状、腹泻/呕吐、高热、肌痛。可进展为弥散性血管内凝血（DIC）、弥漫性出血、休克。

在症状出现后48小时内，可通过RT-PCR诊断。

通过直接接触体液、病毒污染物（包括死尸）、被感染的蝙蝠或灵长类动物（猩猩/猴子）传播，医院内感染发病率高。无针对病因的治疗，以支持治疗为主。严格隔离感染者、做好医务工作者的防护是预防疾病传播的关键措施。

寨卡病毒

一种黄病毒，最常见的传播途径为伊蚊叮咬。20%的患者可出现结膜炎、低热、皮疹伴瘙痒。宫内传播可造成先天性小头畸形或流产。RT-PCR或血清学方法可诊断。

可以性传播和垂直传播。暴发通常发生在热带或亚热带气候地区。无针对病因的治疗，以支持治疗为主。

肝炎病毒　各种病毒性肝炎共同的症状和体征：发热、黄疸、ALT和AST升高。裸病毒（HAV和HEV）缺少病毒包膜，不会在肠道内被破坏。

HBV DNA聚合酶的底物既可以是DNA，也可以是RNA。一经进入细胞核，该聚合酶首先将HBV不完整的双链DNA合成完整，随后借助宿主细胞的RNA聚合酶，以完整的病毒双链DNA为模板，转录出病毒mRNA，进而翻译成病毒蛋白。HBV DNA聚合酶随后将病毒RNA逆转录为病毒DNA，由此生成病毒子代的遗传物质。

HCV缺乏3′–5′核酸外切酶活性→缺乏校对能力→HCV包膜蛋白的抗原变异。因此宿主产生抗HCV抗体的速度远不及HCV新发突变的速度。

病毒	HAV	HBV	HCV	HDV	HEV
科	RNA病毒，微小病毒科	DNA病毒，嗜肝病毒科	RNA病毒，黄病毒科	RNA病毒，沙粒病毒科δ属	RNA病毒，戊型肝炎病毒科
传播途径	粪–口传播（贝类、旅行者、幼儿园）	体液、性、围产期	主要是血液传播（吸毒者、输血后）	体液、性、围产期	粪–口传播，尤其是水源污染
潜伏期	短（数周）	长（数月）	长	二重感染潜伏期短（HDV感染发生于HBV后），合并感染潜伏期长（HDV与HBV同时感染）	短
临床病程	常无症状，或急性起病	病初病毒血症（发热、关节痛、皮疹），可进展为癌	可能进展为肝硬化或肝癌	与HBV相似	孕妇暴发性肝炎
预后	好	成人多完全缓解，新生儿预后差	多进展为慢性肝炎	二重感染预后较差	孕妇病死率高
肝细胞性肝癌风险	无	有	有	有	无
肝活检	肝细胞肿胀，单核细胞浸润，康斯尔曼（Councilman）体	嗜酸性结节，磨玻璃样外观，细胞毒性T细胞介导组织损伤	淋巴细胞浸润聚集，局灶大空泡样脂肪变性	与HBV相似	灶状坏死
注释	无病毒携带状态	病毒携带常见	病毒携带很常见	缺陷病毒，依赖HBV表面抗原（HBsAg）衣壳感染肝细胞	肠道感染，流行性（如亚洲、非洲、中东的部分地区），无病毒携带状态

乙型肝炎、丙型肝炎的肝外表现

	乙型肝炎	丙型肝炎
血液系统	再生障碍性贫血	特发性混合性冷球蛋白血症，B细胞非霍奇金淋巴瘤、ITP、自身免疫性溶血风险↑
肾	膜性肾病＞膜增生性肾小球肾炎	膜增生性肾小球肾炎＞膜性肾病
循环	结节性多动脉炎	白细胞碎裂性脉管炎
皮肤		散发的迟发性皮肤卟啉病、扁平苔癣
内分泌		糖尿病、自身免疫性甲减风险↑

肝炎血清标志物

抗-HAV（IgM）	抗HAV的IgM抗体，是急性甲型肝炎的最佳检测指标
抗-HAV（IgG）	抗HAV的IgG抗体，提示既往感染或疫苗接种，可预防再感染
HBsAg	HBV表面抗原，提示HBV感染
抗-HBs	抗HBsAg的抗体，提示既往感染或疫苗接种而产生对HBV的免疫力
HBcAg	HBV核心抗原
抗-HBc	抗HBcAg的抗体，IgM亚型提示急性或近期感染，IgG提示既往感染或慢性感染。抗-HBc IgM可能是窗口期内唯一阳性的指标
HBeAg	HBV e抗原，由感染HBV的肝细胞分泌到血液中，并非成熟HBV的组分。提示病毒活跃复制，因而传染性高，预后较差
抗-HBe	抗HBeAg的抗体，提示传染性较低

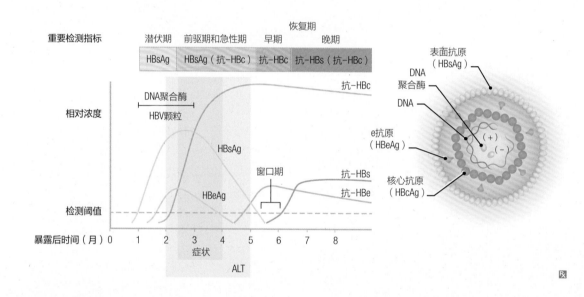

	HBsAg	抗-HBs	HBeAg	抗-HBe	抗-HBc
急性乙肝	√		√		IgM
窗口期				√	IgM
慢性乙肝（传染性强）	√		√		IgG
慢性乙肝（传染性弱）	√			√	IgG
恢复期		√		√	IgG
乙肝免疫接种		√			

HIV

包膜蛋白
通过宿主细胞膜出芽获得

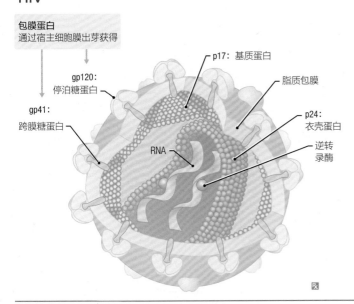

gp41:
跨膜糖蛋白

gp120:
停泊糖蛋白

p17: 基质蛋白

脂质包膜

p24:
衣壳蛋白

RNA

逆转
录酶

二倍体基因组（两分子RNA）。

三个结构基因（编码蛋白质）：

- *env*（gp120和gp41）
  - 衣壳糖蛋白由gp160经过剪切形成
  - gp120：连接宿主CD4$^+$ T细胞
  - gp41：包膜融合和进入细胞
- *gag*：p24——衣壳蛋白，p17——基质蛋白
- *pol*：编码逆转录酶、整合酶、蛋白酶

逆转录酶以基因组RNA为模板合成双链DNA，双链DNA整合进宿主基因组。

HIV病毒结合细胞表面的CD4及一种辅助受体，可以是巨噬细胞表面的CCR5（感染早期），或T细胞表面的CXCR4（感染晚期）。

CCR5突变纯合子 = 对HIV天然免疫。

CCR5突变杂合子 = 疾病进展较慢。

HIV 诊断

拟诊HIV感染采用HIV-1/2抗原抗体免疫测定法。这些免疫学手段检测病毒p24衣壳蛋白和抗HIV-1/2的IgG抗体，具有很高的敏感性和特异性。

病毒载量测定可测得血浆中病毒RNA含量，高病毒载量提示预后差。也采用病毒载量作为疗效监测指标。根据HIV基因分型选择合理的治疗方案。

AIDS诊断：CD4$^+$ 细胞 ≤200/mm^3（正常值500~1 500/mm^3）。HIV检测阳性，且有艾滋病标志性病变（如肺孢子菌肺炎），或者CD4$^+$细胞百分比<14%。

CDC不再推荐将蛋白质免疫印迹法（Western blot）作为确诊试验。

考虑到母源抗体能传给胎儿，不建议将HIV-1/2抗原抗体试验用于疑诊HIV感染的婴儿，可检测HIV病毒载量以代替。

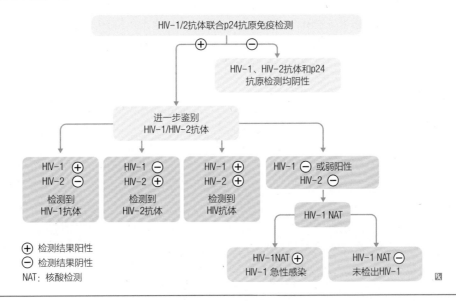

HIV-1/2抗体联合p24抗原免疫检测

⊕   ⊖

HIV-1、HIV-2抗体和p24
抗原检测均阴性

进一步鉴别
HIV-1/HIV-2抗体

HIV-1 ⊕ HIV-2 ⊖	HIV-1 ⊖ HIV-2 ⊕	HIV-1 ⊕ HIV-2 ⊕	HIV-1 ⊖ 或弱阳性 HIV-2 ⊖
检测到 HIV-1抗体	检测到 HIV-2抗体	检测到 HIV抗体	

HIV-1 NAT

HIV-1NAT ⊕
HIV-1 急性感染

HIV-1 NAT ⊖
未检出HIV-1

⊕ 检测结果阳性
⊖ 检测结果阴性
NAT: 核酸检测

HIV感染的自然病程

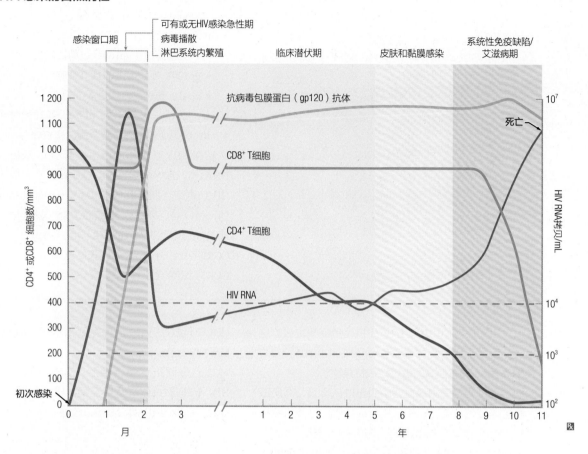

CD4⁺ 细胞计数虚线：分别表示中度免疫受损（<400/mm³），以及艾滋病标志性病变出现时的CD4⁺ 细胞计数（<200/mm³）。
若不接受治疗，大多数患者死于HIV感染相关的并发症。

未经治疗的HIV感染分为四个阶段（Four Stages）：
1. 急性期感染（流感样症状Flu–like）
2. 无症状期（感觉良好Feeling fine）
3. CD4⁺ 细胞计数下降（Falling count）
4. 艾滋病期（Final crisis）
在临床无症状期，病毒在淋巴结中复制。

成人HIV感染合并疾病　CD4$^+$细胞计数↓→既往感染再活动（如结核、HSV、带状疱疹）、细菌、真菌感染播散（如球孢子菌病）、非霍奇金淋巴瘤。

病原	合并症	临床表现
CD4$^+$细胞计数<500/mm^3		
白念珠菌	鹅口疮	可刮除的白斑，显微镜检见假菌丝
EBV	口腔毛状白斑	舌体侧面不可刮除的白斑
HHV-8	卡波西肉瘤	活检病理示淋巴细胞性炎症
HPV	鳞状细胞癌，常见于肛门（男-男性行为）或宫颈	
CD4$^+$细胞计数<200/mm^3		
荚膜组织胞浆菌	发热、体重减轻、乏力、咳嗽、呼吸困难、恶心、呕吐、腹泻	巨噬细胞内卵圆形酵母样孢子
HIV	痴呆	
JC病毒（再活动）	进行性多灶性白质脑病	MRI示无强化的脱髓鞘区域
耶氏肺孢子菌	肺孢子菌肺炎	胸部影像学磨玻璃样影
CD4$^+$细胞计数<100/mm^3		
曲霉菌	咯血、胸膜炎性胸痛	胸部影像学空洞或渗出
巴尔通体属	杆菌性血管瘤病	活检病理示中性粒细胞性炎
白念珠菌	食管炎	内镜下见白斑，活检病理见酵母样孢子和假菌丝
CMV	视网膜炎、食管炎、结肠炎、肺炎、脑炎	内镜下纵行溃疡，眼底检查示棉絮状斑点。活检示细胞核内（鹰眼样）包涵体
新型隐球菌	脑膜炎	墨汁染色见荚膜酵母菌，或荚膜抗原阳性
隐孢子虫	慢性水样泻	粪便中抗酸阳性卵囊
EBV	B细胞淋巴瘤（如非霍奇金淋巴瘤、中枢神经系统淋巴瘤）	中枢神经系统淋巴瘤——环形强化，亦可是实性结节（与弓形虫脑炎鉴别）
鸟胞内分枝杆菌复合体	非特异性全身症状（如发热、盗汗、体重减轻），或局部淋巴结炎	
刚地弓形虫	脑脓肿	MRI见多发环形强化灶

朊病毒	朊病毒病由一类名为朊蛋白（PrP^c）（以α螺旋为主）的正常蛋白转化为β折叠型（PrP^{sc}）所致，可通过中枢神经系统相关组织（医源性克雅病CJD）或感染牛海绵状脑病（BSE）的动物产品污染食物（变异性克雅病CJD）进行传播。PrP^{sc}蛋白能抵抗蛋白酶降解并促进更多PrP^{c}蛋白转化为PrP^{sc}蛋白，能够耐受包括高压灭菌在内的标准灭菌操作。PrP^{sc}蛋白的积累可导致海绵状脑病、痴呆、共济失调及死亡。 克雅病——迅速进展型痴呆，通常散发（偶见家族型）。 牛海绵状脑病——又名"疯牛病"。 库鲁病——获得性朊病毒疾病，因出现于有食人习俗的部落群体中得名。

▶ 微生物学——系统

正常菌群：优势菌群	剖宫产新生儿无菌群，但出生后菌群迅速定植。

区域	微生物
皮肤	表皮葡萄球菌
鼻部	表皮葡萄球菌；金黄色葡萄球菌定植
口咽部	草绿色链球菌属
牙菌斑	变异性链球菌
结肠	脆弱拟杆菌＞大肠埃希菌
阴道	乳酸杆菌；大肠埃希菌或B族链球菌定植

食源性疾病致病菌	金黄色葡萄球菌及蜡样芽孢杆菌相关食物中毒，起病迅速，终止迅速。

微生物	感染途径
蜡样芽孢杆菌	反复加热的米饭
肉毒梭菌	保存不当的罐头食品（毒素）、野生蜂蜜（芽孢）
产气荚膜梭菌	反复加热的肉类
大肠埃希菌O157：H7	未经烹饪的肉类
李斯特菌	肉类熟食、软奶酪
沙门菌	禽类、肉类和蛋
金黄色葡萄球菌	肉类、蛋黄酱、蛋奶冻，已形成的毒素
副溶血性弧菌和创伤弧菌[1]	污染的海鲜

[1]接触被污染的海水或贝类，可导致伤口的创伤弧菌感染。

腹泻致病菌

血性腹泻

弯曲菌属	逗号形或S形微生物，于42℃增殖
溶组织内阿米巴	原虫，阿米巴肠炎，肝脓肿
肠出血性大肠埃希菌	O157：H7，可引起溶血性尿毒症综合征，产生类志贺毒素
肠侵袭性大肠埃希菌	侵入结肠黏膜
沙门菌（非伤寒类）	乳糖（－），鞭毛移动，有动物宿主，以禽类、蛋类为主
志贺菌	乳糖（－），ID_{50}非常低，产生志贺毒素，仅人类宿主，细菌性痢疾
小肠结肠炎耶尔森菌	托儿所高发，假性阑尾炎

水样腹泻

艰难梭菌	假膜性结肠炎；与使用抗生素及质子泵抑制剂（PPI）有关，偶见血性腹泻
产气荚膜梭菌	亦导致气性坏疽
肠产毒性大肠埃希菌	旅行者腹泻；产生不耐热和耐热毒素
原虫	蓝氏贾第鞭毛虫、隐孢子虫
霍乱弧菌	逗号形微生物，米泔水泻，通常源自污染的海鲜
病毒	轮状病毒、诺如病毒、肠腺病毒

常见肺炎致病菌

新生儿（<4周）	儿童（4周~18岁）	成人（18~40岁）	成人（40~65岁）	老年人
B族链球菌 大肠埃希菌	病毒［呼吸道合胞病毒（RSV）］ 支原体 沙眼衣原体（婴儿~3岁） 肺炎衣原体（学龄儿童） 肺炎链球菌	支原体 肺炎衣原体 肺炎链球菌 病毒（如流感病毒）	肺炎链球菌 流感嗜血杆菌 厌氧菌 病毒 支原体	肺炎链球菌 流感病毒 厌氧菌 流感嗜血杆菌 革兰氏阴性杆菌

特殊人群

酗酒者	克雷伯菌属，厌氧菌通常由于误吸所致（如消化链球菌、梭菌、普雷沃菌、拟杆菌）
静脉吸毒者	肺炎链球菌、金黄色葡萄球菌
误吸	厌氧菌
非典型	支原体、衣原体、军团菌、病毒（呼吸道合胞病毒、巨细胞病毒、流感病毒、腺病毒）
囊性纤维化	假单胞菌属、金黄色葡萄球菌、肺炎链球菌、洋葱伯克霍尔德菌
免疫抑制	金黄色葡萄球菌、革兰氏阴性肠杆菌、真菌、病毒、耶氏肺孢子菌（HIV感染）
医院内感染（医源性）	金黄色葡萄球菌、假单胞菌、其他革兰氏阴性肠杆菌
病毒感染后期	肺炎链球菌、金黄色葡萄球菌、流感嗜血杆菌

脑膜炎致病菌

新生儿（0~6个月）	儿童（6个月~6岁）	6~60岁	60岁 +
B族链球菌	肺炎链球菌	肺炎链球菌	肺炎链球菌
大肠埃希菌	脑膜炎奈瑟菌	脑膜炎奈瑟菌（青少年致病之首）	革兰氏阴性杆菌
李斯特菌	b型流感嗜血杆菌	肠病毒	李斯特菌
	肠病毒	单纯疱疹病毒（HSV）	

头孢曲松、万古霉素经验性用药（若怀疑李斯特菌，加用氨苄西林）。

脑膜炎的致病病毒有：肠病毒（尤其是柯萨奇病毒）、2型单纯疱疹病毒（HSV）（1型单纯疱疹病毒 = 脑炎）、人类免疫缺陷病毒（HIV）、西尼罗河病毒（也导致脑炎）、水痘带状疱疹病毒。

艾滋病患者：隐球菌。

注：流感嗜血杆菌脑炎的发病率由于结合型流感嗜血杆菌疫苗接种而显著下降。在接种肺炎链球菌疫苗或b型流感嗜血杆菌疫苗的儿童群体中，肺炎链球菌或流感嗜血杆菌脑膜炎的发生率显著下降。

脑膜炎患者脑脊液结果

	初压	细胞类型	蛋白质	葡萄糖
细菌性	↑	多形核白细胞↑	↑	↓
真菌/结核性	↑	淋巴细胞↑	↑	↓
病毒性	正常/↑	淋巴细胞↑	正常/↑	正常

脑脓肿的感染源　最常见为草绿色链球菌和金黄色葡萄球菌，如为牙科感染或拔牙后脓肿，常有口腔厌氧菌。

多发脓肿常源于菌血症，单发病灶源自邻近区域：中耳炎和乳突炎→颞叶和小脑脓肿；鼻窦炎和牙科感染→额叶脓肿。

艾滋病患者弓形虫再激活。

骨髓炎

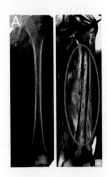

危险因素	相关感染
假设无其他因素	金黄色葡萄球菌（整体最常见）
性生活活跃	淋病奈瑟菌（少见），感染性关节炎更常见
镰状细胞病	沙门菌和金黄色葡萄球菌
关节假体置换	金黄色葡萄球菌和表皮葡萄球菌
累及椎骨	金黄色葡萄球菌、结核分枝杆菌（Pott病）
猫、狗咬伤	多杀巴斯德菌
静脉药物滥用	金黄色葡萄球菌；也有假单胞菌、念珠菌

红细胞沉降率↑和C反应蛋白↑，灵敏度高但特异性不足。

影像学早期敏感度低但有助于诊断慢性骨髓炎（**A**，左图）。MRI对于发现急性感染和明确解剖学受累范围最佳（**A**，右图）。

尿路感染

膀胱炎的症状为排尿困难、尿频、尿急、耻骨上方疼痛及尿检白细胞（非白细胞管型）。主要病因为微生物从尿道上行至膀胱。上行至肾可导致肾盂肾炎，表现为发热、寒战、胁肋痛、肋脊角压痛、血尿和白细胞管型。

女性患病率为男性的10倍（尿道短而粪便菌群易定植）。

风险因素：阻塞（如肾结石、前列腺肥大）、肾手术、尿路置管、先天泌尿生殖系统畸形（如膀胱输尿管反流）、糖尿病、妊娠。

菌种	特征	注释
大肠埃希菌	尿路感染（UTI）的首要病因，菌落在麦康凯培养基上乳糖酵解呈粉色。	诊断标志物： 白细胞酯酶 ⊕ = 白细胞活性证据。 亚硝酸盐试验 ⊕ = 革兰氏阴性菌（如大肠埃希菌）导致尿中亚硝酸盐含量下降。 尿素酶实验 ⊕ = 产尿素酶的细菌（如腐生葡萄球菌、变形杆菌、克雷伯菌）。
腐生葡萄球菌	性活跃女性中UTI的第2位病因。	
肺炎克雷伯菌	UTI第3位病因，大黏液荚膜和黏性菌落。	
黏质沙雷菌	某些菌株产生红色色素，通常为医院内感染且耐药。	
肠球菌	通常为医院内感染且耐药。	
奇异变形杆菌	移动导致培养基上出现"浮游现象"，与磷酸铵镁结石相关。	
铜绿假单胞菌	青绿色色素，有果味；通常为医院内感染且耐药。	

常见阴道感染

	细菌性阴道病	滴虫性阴道炎	念珠菌性外阴阴道炎
症状表现	无炎症 分泌物稀薄、白色 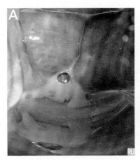，有鱼腥味	炎症（"草莓宫颈"） 分泌物泡沫状，黄绿色，恶臭	炎症 分泌物稠厚、白色"干酪样" 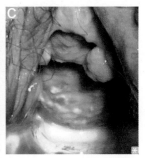
实验室检查	线索细胞 pH>4.5	活动的梨形毛滴虫 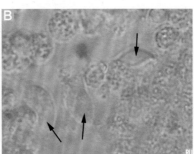 pH>4.5	假菌丝 pH正常（4.0~4.5）
治疗	甲硝唑或克林霉素	甲硝唑 性伴侣同时治疗	唑类药物

ToRCHeS感染　　可以通过母婴传播的微生物。大多数情况经过胎盘传播，也可以通过分娩（特别是HSV-2）传播。ToRCHeS感染具有很多常见非特异性症状，包括肝脾大、黄疸、血小板减少和发育迟缓。

其他重要致病原包括无乳链球菌（B族链球菌）、大肠埃希菌和单核细胞性李斯特菌——这些都是新生儿脑膜炎的病因。细小病毒B19可致胎儿水肿病。

致病原	母亲感染途径	母亲临床表现	新生儿临床表现
刚地弓形虫（对应To）	接触猫屎或食用未煮熟的肉类	通常无症状，淋巴结肿大（罕见）	典型三联征：脉络膜视网膜炎、脑积水和颅内钙化，可有"蓝莓松饼"样皮疹 A
风疹病毒（对应R）	呼吸道飞沫	皮疹、淋巴结肿大、多关节炎、多关节痛	典型三联征：眼部病变（白内障 B）、耳病变（耳聋）、先天性心脏病（PDA），±"蓝莓松饼"样皮疹
巨细胞病毒（对应C）	性接触、器官移植	通常无症状；单核细胞增多症样疾病	听力受损、癫痫发作、瘀点、"蓝莓松饼"样皮疹、脉络膜视网膜炎、脑室周围钙化 C
HIV（对应H）	性接触、针刺伤	依据CD4$^+$细胞数量有不同临床表现	反复感染，慢性腹泻
2型单纯疱疹病毒（对应He）	皮肤或黏膜接触	通常无症状，疱疹（水疱）病变	脑膜脑炎，疱疹（水疱）病变
梅毒（对应S）	性接触	硬下疳（一期梅毒）和播散性皮疹（二期梅毒）是可能导致胎儿感染的两个阶段	通常导致死胎、胎儿水肿，存活的新生儿会出现面部异常（如锯齿形牙齿、马鞍鼻、短上颌骨）、胫骨前突、神经性聋

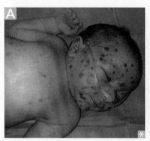
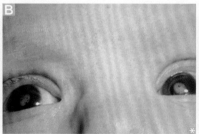
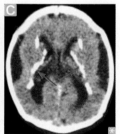

幼儿红疹

记忆法：水仙花莫悲伤——水痘、猩红热、天花、麻疹、斑疹伤寒、伤寒。水痘和风疹发热第1天出疹，猩红热发热第2天出疹，天花发热第3天出疹，麻疹发热第4天出疹，斑疹伤寒发热第5天出疹，伤寒发热第6天出疹。

病原	相关综合征/疾病	临床表现
柯萨奇病毒A型	手足口病	手掌和足底出现椭圆形疱疹 A ，口腔黏膜出现疱疹和溃疡。
单纯疱疹病毒6型	玫瑰疹（幼儿急疹）	高热数天后，身上出现无症状玫瑰色斑疹——"热退疹出"。可出现高热惊厥，通常为婴儿发病。
麻疹病毒	麻疹	融合性皮疹，自头面部开始自上而下分布至全身；随后出现咳嗽、鼻炎、结膜炎、颊黏膜蓝白色斑（Koplik斑）。
细小病毒B19	传染性红斑（第五病）	双侧面颊特征性"巴掌脸" B （孕妇患病可能导致胎儿水肿）。
风疹病毒	风疹	粉色斑疹和丘疹最先出现在头部，自上而下扩展，离散分布→躯干皮疹脱皮，耳后淋巴结肿大。
化脓性链球菌	猩红热	面颊充血，口周苍白圈 C ，从颈部到躯干、四肢逐渐出现红色砂纸样皮疹，发热和咽痛。
水痘-带状疱疹病毒	水痘	躯干最先出现水疱疹，随病变阶段变化，扩散到面部 D 和四肢。

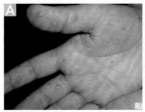 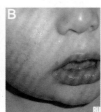 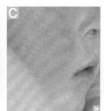 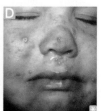

新生儿结膜炎   也称为新生儿眼病。

病因	发病时间和临床表现
化学因素	1~2天。非脓性水样分泌物。抗生素软膏刺激所致。
淋病	2~5⁺ 天。超急性结膜炎，结膜充血，眼睑肿胀，大量脓性分泌物。若累及角膜，迅速进展，可能致盲。具有传染性。
衣原体	5~14天。最常见的病因。轻度至重度充血，黏稠的黏液脓性或血性分泌物。
单纯疱疹病毒	数天~6周。结膜充血，非脓性分泌物；角膜炎，皮肤发生水疱病变，播散性感染。

性传播疾病

疾病	临床特点	致病原
艾滋病	机会性感染、Kaposi肉瘤、淋巴瘤	HIV
软下疳	痛性生殖器溃疡，伴有渗出，腹股沟淋巴结肿大	杜克雷嗜血杆菌
衣原体	尿道炎、宫颈炎、附睾炎、结膜炎、反应性关节炎、盆腔炎	沙眼衣原体（D~K）
尖锐湿疣	生殖器疣，挖空细胞	HPV-6、HPV-11
生殖器疱疹	阴茎、外阴疼痛，或宫颈水疱和溃疡；可引起全身症状如发热、头痛、肌痛	HSV-2为主，少数为HSV-1
淋病	尿道炎、宫颈炎、盆腔炎、前列腺炎、附睾炎、关节炎、乳白色脓性分泌物	淋病奈瑟菌
腹股沟肉芽肿（杜诺凡病）	无痛的红色溃疡，接触时容易出血	肉芽肿克雷伯菌（荚膜杆菌）；显微镜下看见细胞质中有杜诺凡小体（两极染色）
乙型肝炎	黄疸	HBV
性病淋巴肉芽肿	淋巴管感染，无痛性生殖器溃疡，痛性淋巴结肿大（即腹股沟淋巴结炎）	沙眼衣原体（L1~L3）
一期梅毒	无痛性硬下疳	梅毒螺旋体
二期梅毒	发热、淋巴结肿大、皮疹、扁平湿疣	
三期梅毒	梅毒瘤、脊髓痨、麻痹性痴呆、主动脉炎、阿-罗瞳孔	
滴虫病	阴道炎、草莓状宫颈、湿涂片可见活动的滴虫	阴道毛滴虫

盆腔炎

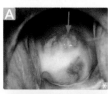
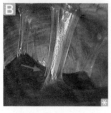

主要致病原——沙眼衣原体（亚急性，通常未经确诊）、淋病奈瑟菌（急性）。

沙眼衣原体——我国较常见的细菌性性传播疾病。

体征包括宫颈压痛、附件压痛、宫颈脓性分泌物 A。

盆腔炎包括输卵管炎、子宫内膜炎、输卵管积水和输卵管卵巢脓肿。

输卵管炎是异位妊娠、不孕症、慢性盆腔疼痛和粘连的危险因素。

可导致肝周炎（Fitz-Hugh-Curtis综合征）——肝被膜的感染和炎症，腹膜和肝之间有"提琴弦"样粘连 B。

医院内感染

大肠埃希菌（尿路感染）和金黄色葡萄球菌（伤口感染）是最常见的两大致病菌

危险因素	病原	特征性体征/症状
应用抗生素	难辨梭菌	水样腹泻、白细胞增多
误吸（继发于精神状态改变，高龄）	混合感染，革兰氏阴性细菌，通常合并厌氧菌	右下叶或右上/中叶渗出（患者卧位），脓臭痰
褥疮，手术创口，引流	金黄色葡萄球菌［包括耐甲氧西林金黄色葡萄球菌（MRSA）］，革兰氏阴性厌氧菌（拟杆菌、普氏菌、梭杆菌）	手术切口部位的红斑、压痛、硬结、渗出
血管内导管	金黄色葡萄球菌（包括MRSA），表皮葡萄球菌（长期留置），肠杆菌	脓肿部位的红斑、硬结、压痛、渗出
机械通气，气管内插管	晚期出现：铜绿假单胞菌、克雷伯菌、不动杆菌、金黄色葡萄球菌	胸部X线可见新发渗出，痰液增多；甜腥气味（假单胞菌）
肾透析，针刺伤	乙型肝炎病毒（HBV）、丙型肝炎病毒（HCV）	
导尿管	变形杆菌、大肠埃希菌、克雷伯菌	排尿困难、白细胞增多、腰痛或肋脊角压痛
水溶胶	军团菌	肺炎表现、胃肠道症状（腹泻、恶心、呕吐）、神经系统异常

未接种疫苗儿童感染

临床表现	临床特点	病原
皮肤		
皮疹	最开始出现在头部，逐渐向下扩展，耳后淋巴结肿大。	风疹病毒
	最开始出现在头部，逐渐向下扩展；随后出现咳嗽、鼻炎、结膜炎和Koplik斑。	麻疹病毒
神经		
脑膜炎	微生物定植于鼻咽部。	b型流感嗜血杆菌
	可导致肌痛和瘫痪。	脊髓灰质炎病毒
破伤风	肌肉痉挛和痉挛性麻痹（如牙关紧咬、角弓反张）。	破伤风杆菌
呼吸		
会厌炎	发热、吞咽困难、流涎、水肿"樱桃红"样会厌所致的呼吸困难，X线可见"拇指征"。	b型流感嗜血杆菌（在已经免疫的儿童中也可以引起会厌炎）
百日咳	低热、鼻炎→百日咳，咳嗽后出现呕吐→逐渐恢复。	百日咳鲍特菌
咽炎	灰色假膜（可能阻塞气道）。	白喉棒状杆菌

诊断的重要线索	特征	病原
	无脾患者	有荚膜的细菌，常见的是"肺流脑"（肺炎链球菌≫b型流感嗜血杆菌＞脑膜炎奈瑟菌）
	口腔感染的分枝样杆菌，硫磺颗粒	伊氏放线菌
	慢性肉芽肿	过氧化氢酶阳性，尤其是金黄色葡萄球菌
	砖红色胶冻样痰	克雷伯菌
	狗或猫咬伤	多杀巴斯德菌
	面神经瘫痪（通常为双侧）	伯氏疏螺旋体（莱姆病）
	糖尿病患者的鼻窦/中枢神经系统感染	根霉菌或毛霉菌
	中性粒细胞减少的患者	白念珠菌（系统性感染）、曲霉菌
	器官移植史	巨细胞病毒（CMV）
	PAS染色阳性	惠普尔养障体（Whipple病）
	幼儿感染	流感嗜血杆菌（包括会厌炎）
	囊性纤维化合并肺炎，烧伤感染	铜绿假单胞菌
	穿刺伤，牙关紧咬	破伤风梭菌
	脓，脓胸，脓肿	金黄色葡萄球菌
	手足上的皮疹	柯萨奇病毒A型、苍白密螺旋体、立氏立克次体
	新生儿脓毒症/脑膜炎	B族链球菌
	手术创口	金黄色葡萄球菌
	开放性伤口	产气荚膜杆菌

▶ 微生物学——抗菌药物

抗菌治疗

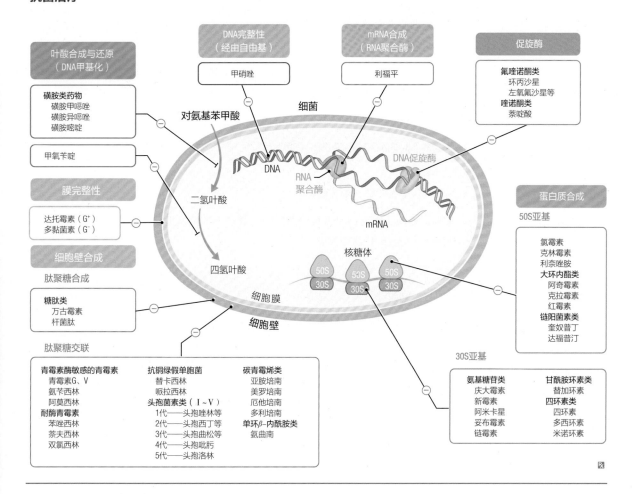

青霉素G、V	青霉素G（静脉注射与肌内注射），青霉素V（口服）。典型β-内酰胺类抗生素。
作用机制	D-丙氨酸-D-丙氨酸的结构类似物。结合青霉素结合蛋白（转肽酶）。 抑制由转肽酶催化的细胞壁中肽聚糖的交联。 增加自溶酶活性。
临床应用	多用于革兰氏阳性菌感染（肺炎链球菌、化脓性链球菌、放线菌）。也用于革兰氏阴性球菌（主要是脑膜炎奈瑟菌）和螺旋体（主要是梅毒螺旋体）感染。对革兰氏阳性球菌、革兰氏阳性杆菌、革兰氏阴性球菌和螺旋体有杀菌作用。β-内酰胺酶敏感。
不良反应	过敏反应、直接Coombs试验阳性的溶血性贫血、药源性间质性肾炎。
耐药机制	β-内酰胺酶破坏β-内酰胺环结构。青霉素结合蛋白突变。

青霉素酶敏感的青霉素	阿莫西林、氨苄西林、氨基青霉素类
作用机制	与青霉素类似。广谱；青霉素酶敏感。可与克拉维酸合用以抑制β-内酰胺酶对此类青霉素的破坏。
临床应用	超广谱——流感嗜血杆菌、幽门螺杆菌、大肠埃希菌、单核细胞性李斯特菌、奇异变形杆菌、沙门菌、志贺菌、肠球菌。
不良反应	过敏反应、皮疹、假膜性结肠炎。
耐药机制	青霉素酶（β-内酰胺酶）裂解β-内酰胺环。

耐酶青霉素	双氯西林、萘夫西林、苯唑西林
作用机制	与青霉素类似。窄谱；耐青霉素酶，因为其较大的侧链取代基通过空间位阻保护β-内酰胺环免受β-内酰胺酶破坏。
临床应用	金黄色葡萄球菌（MRSA除外）。
不良反应	过敏反应、间质性肾炎。
耐药机制	MRSA的青霉素结合蛋白靶点发生突变。

抗铜绿假单胞菌的青霉素	哌拉西林、替卡西林
作用机制	与青霉素类似。超广谱；青霉素酶敏感，与β-内酰胺酶抑制剂合用。
临床应用	假单胞菌属与革兰氏阴性杆菌。
不良反应	过敏反应。

头孢菌素类

作用机制	β-内酰胺类药物，抑制细胞壁合成，但对β-内酰胺酶更为稳定。 杀菌药。	1~4代头孢抗菌谱中均不包括的微生物有：李斯特菌、非典型菌（衣原体、支原体）、MRSA、肠球菌。记忆法：非常（肠）Mr.李。
临床应用	一代（头孢唑林、头孢氨苄）——革兰氏阳性球菌、奇异变形杆菌、大肠埃希菌、肺炎克雷伯菌。头孢唑林可用于术前防止金黄色葡萄球菌伤口感染。	记忆法：一大伯看球称奇。
	二代（头孢克洛、头孢西丁、头孢呋辛、头孢替坦）——革兰氏阳性球菌、流感嗜血杆菌、产气肠杆菌、奈瑟菌属、黏质沙雷菌、奇异变形杆菌、大肠埃希菌、肺炎克雷伯菌。	记忆法：二大伯看球称奇，气得无奈流泪（雷）。
	三代（头孢曲松、头孢噻肟、头孢泊肟、头孢他啶）——对其他β-内酰胺类耐药的革兰氏阴性菌引起的严重感染。	可通过血脑屏障。 头孢曲松——脑膜炎、淋病、播散性莱姆病。 头孢他啶——铜绿假单胞菌。
	四代（头孢吡肟）——革兰氏阴性菌，同时对假单胞菌和革兰氏阳性菌抗菌活性增强。	
	五代（头孢洛林）——抗菌谱广泛覆盖革兰氏阳性和革兰氏阴性菌；与1~4代头孢菌素不同，头孢洛林的抗菌谱中还包括MRSA和粪肠球菌，但不包括假单胞菌。	
不良反应	过敏反应、自身免疫性溶血性贫血、双硫仑反应、维生素K缺乏。交叉反应少（即使对青霉素过敏）。使氨基糖苷类的肾毒性↑。	
耐药机制	头孢菌素酶（β-内酰胺酶的一种）引起失活。青霉素结合蛋白（转肽酶）结构改变。	
β-内酰胺酶抑制剂	包括克拉维酸、阿维巴坦、舒巴坦、他唑巴坦。与青霉素类合用，防止β-内酰胺酶破坏其活性。	例如：阿莫西林-克拉维酸、头孢他啶-阿维巴坦、氨苄西林-舒巴坦、哌拉西林-他唑巴坦。

碳青霉烯类	多利培南、亚胺培南、美罗培南、厄他培南	
	记忆法：多利羊（亚胺）没（美）有挨饿（厄）。	
作用机制	亚胺培南是广谱、耐β-内酰胺酶的碳青霉烯类药物。常与西司他丁（肾脱氢肽酶Ⅰ抑制剂）合用，以↓药物在肾小管中的灭活。	较新的碳青霉烯类药物包括厄他培南（对假单胞菌作用极有限）和多利培南。
临床应用	革兰氏阳性球菌、革兰氏阴性杆菌和厌氧菌。广谱，不良反应严重，仅用于危及生命或其他抗生素治疗失败的感染。美罗培南导致癫痫的风险↓且对脱氢肽酶Ⅰ稳定。	
不良反应	胃肠道不适、皮疹，血浆浓度高时有中枢神经系统毒性（癫痫）。	
耐药机制	肺炎克雷伯菌、大肠埃希菌、产气肠杆菌等产生的碳青霉烯酶使其失活。	

单环β-内酰胺类	氨曲南
作用机制	对β-内酰胺酶稳定。通过结合青霉素结合蛋白3，抑制肽聚糖交联。与氨基糖苷类有协同杀菌作用。与青霉素无交叉过敏反应。
临床应用	仅革兰氏阴性杆菌——对革兰氏阳性杆菌或厌氧菌无活性。用于青霉素过敏患者，以及肾功能不全无法使用氨基糖苷类的患者。
不良反应	一般无，偶有胃肠道不适。

万古霉素	
作用机制	结合细胞壁前体的D-丙氨酰-D-丙氨酸，抑制细胞壁肽聚糖合成。对大部分细菌是杀菌药（对艰难梭菌是抑菌药）。对β-内酰胺酶稳定。
临床应用	仅革兰氏阳性菌——用于严重的多重耐药菌感染，包括MRSA、表皮葡萄球菌、敏感肠球菌类、艰难梭菌（口服剂量治疗假膜性结肠炎）。
不良反应	总体耐受性好，但并不是绝对安全：肾毒性、耳毒性、血栓性静脉炎。弥漫红斑——红人综合征 （可通过提前给予抗组胺药及减慢输注速度来避免），DRESS综合征（伴嗜酸性粒细胞增多和系统症状的药物反应）。
耐药机制	细菌（如肠球菌）通过氨基酸修饰使D-丙氨酰-D-丙氨酸变为D-丙氨酸-D-乳酸。

蛋白质合成抑制剂

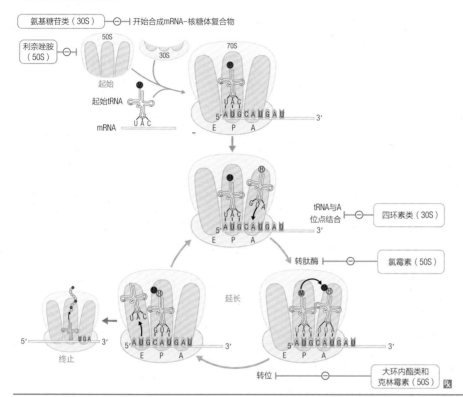

特异性结合分子量较小的细菌核糖体（70S，包括30S和50S两个亚基），而不影响较大的人核糖体（80S）。

氨基糖苷类为杀菌剂，利奈唑胺在不同情况下作用不定，其余此类抗生素均为抑菌剂。

- 30S抑制剂

氨基糖苷类
四环素类

- 50S抑制剂

氯霉素
克林霉素
红霉素（大环内酯类）
利奈唑胺

氨基糖苷类	新霉素、阿米卡星、妥布霉素、庆大霉素、链霉素
机制	杀菌剂；与30S亚基结合，不可逆地抑制起始蛋白质合成的复合体。可使mRNA翻译出错，也可阻断转位过程。进入细胞的过程需要O_2，因此对厌氧菌无效。
临床应用	严重革兰氏阴性杆菌感染。与β-内酰胺类抗生素有协同作用。 新霉素用于肠道手术。
不良反应	肾毒性、耳毒性（与祥利尿药合用更甚）、神经肌肉阻滞（重症肌无力是绝对禁忌证）、致畸。
耐药机制	细菌产生氨基糖苷类修饰酶，通过乙酰化、磷酸化或腺苷化使药物失活。

四环素类	四环素、多西环素、米诺环素
作用机制	抑菌剂；可与30S亚基结合，从而阻止氨基酰–tRNA与之结合。中枢神经系统渗透性差。多西环素由粪便排出，因此可用于肾衰竭患者。四环素类不可与牛奶（Ca^{2+}）、抗酸药（如含Ca^{2+}或Mg^{2+}）或含铁制剂共服，因为二价阳离子可抑制四环素类在肠道的吸收。
临床应用	伯氏疏螺旋体、肺炎支原体。四环素可在细胞内积累，因此对立克次体和衣原体感染非常有效。也用于治疗痤疮。多西环素对社区获得性耐甲氧西林金黄色葡萄球菌（MRSA）有效。
不良反应	胃肠道反应、儿童牙齿变色和骨骼生长抑制、光过敏。孕妇禁用。
耐药机制	通过质粒编码的转运泵将药物排出细菌细胞，吸收↓或排出↑。

甘氨酰环素类	替加环素
作用机制	四环素的衍生物。与30S亚基结合，抑制蛋白质合成。通常为抑菌性。
临床应用	广谱，抗厌氧菌、革兰氏阳性/阴性细菌。多重耐药菌［MRSA、耐万古霉素肠球菌（VRE）］或深部组织感染。
不良反应	胃肠道症状：恶心、呕吐。

氯霉素	
作用机制	与50S亚基结合，阻断转肽酶作用。抑菌剂。
临床应用	脑膜炎（流感嗜血杆菌、脑膜炎奈瑟菌、肺炎链球菌）和立克次体病［如落基山斑点热（立式立克次体）］。
不良反应	贫血（剂量相关）、再生障碍性贫血（与剂量无关）、灰婴综合征（见于早产儿，由于缺乏肝二磷酸尿苷葡糖醛酸转移酶）。
耐药机制	质粒编码的乙酰转移酶使药物失活。

克林霉素		
作用机制	与核糖体50S亚基结合，阻断转肽酶作用。抑菌剂。	
临床应用	厌氧菌感染（如拟杆菌属、产气荚膜梭菌）所致的吸入性肺炎、肺脓肿和口腔感染。也对侵袭性A族链球菌感染有效。	治疗膈肌以上的厌氧菌感染。与之相对应，甲硝唑治疗膈肌以下部位的厌氧菌感染。
不良反应	假膜性结肠炎（艰难梭菌过量生长所致）、发热、腹泻。	

噁唑烷酮类	利奈唑胺
作用机制	与50S亚基结合，使蛋白质合成起始复合体不能形成，从而抑制蛋白质合成。
临床应用	革兰氏阳性菌，包括MRSA和VRE。
不良反应	骨髓抑制（特别是血小板减少）、周围神经病、5-羟色胺综合征（5-羟色胺中毒，单胺氧化酶部分抑制所致）。
耐药机制	核糖体RNA点突变。

大环内酯类	阿奇霉素、克拉霉素、红霉素
作用机制	与核糖体50S亚基的23S rRNA结合，从而阻断转位过程，抑制蛋白质合成。抑菌剂。
临床应用	非典型性肺炎（支原体、衣原体、军团菌）、性传播疾病（衣原体）、革兰氏阳性球菌（青霉素过敏患者的链球菌感染）和百日咳鲍特菌。
不良反应	胃肠道动力障碍、长QT间期所致心律失常、急性胆汁淤积性肝炎、皮疹、嗜酸性粒细胞增多。可使茶碱、口服抗凝药的血药浓度升高。克拉霉素和红霉素可抑制细胞色素P-450的作用。
耐药机制	23S rRNA结合位点发生甲基化，使药物无法与之结合。

多黏菌素	黏菌素（多黏菌素E）、多黏菌素B
作用机制	这类药物使带正电荷的多肽与革兰氏阴性菌细胞膜的磷脂分子结合，从而破坏细胞膜的完整性→细胞组分渗漏→细菌死亡。
临床应用	耐多药革兰氏阴性菌（如铜绿假单胞菌、大肠埃希菌、肺炎克雷伯菌）的挽救治疗。多黏菌素B是治疗浅表皮肤感染的三联抗生素软膏成分之一。
不良反应	肾毒性、神经毒性（如口齿不清、乏力、感觉异常）、呼吸衰竭。

磺胺类	磺胺甲噁唑（SMX）、磺胺异噁唑、磺胺嘧啶
作用机制	抑制二氢蝶酸合成酶，从而抑制叶酸的合成。抑菌剂［与甲氧苄啶（TMP）联用时为杀菌剂］。
临床应用	革兰氏阳性菌、革兰氏阴性菌、诺卡菌感染。TMP-SMX治疗单纯性尿路感染。
不良反应	超敏反应、溶血（G6PD缺乏时）、肾毒性（小管间质性肾炎）、光过敏、Stevens-Johnson综合征、新生儿核黄疸，可将其他药物（如华法林）从白蛋白上置换出来。
耐药机制	酶的修饰（细菌的二氢蝶酸合成酶）、摄取↓或对氨基苯甲酸合成↑。

氨苯砜	
作用机制	与磺胺类相似，但结构不同。
临床应用	麻风（瘤型和结核样型），耶氏肺孢子菌的预防，或与TMP联用于治疗。
不良反应	溶血（G6PD缺乏时）、高铁血红蛋白血症、中性粒细胞缺乏。

甲氧苄啶	
作用机制	抑制细菌的二氢叶酸还原酶。抑菌剂。
临床应用	与磺胺类联用［甲氧苄啶-磺胺甲噁唑（TMP-SMX）］可序贯性阻断叶酸合成。两药联用于尿路感染、志贺菌或沙门菌感染、耶氏肺孢子菌肺炎的治疗和预防，以及弓形虫病的预防。
不良反应	高钾血症（大剂量时）、巨幼细胞贫血、白细胞减少、中性粒细胞减少。合用亚叶酸可预防这些并发症。

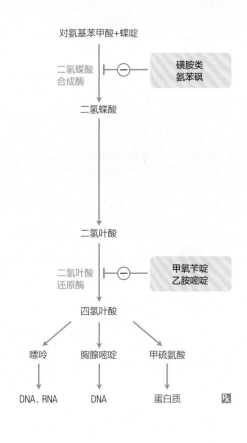

氟喹诺酮类	环丙沙星、依诺沙星、诺氟沙星、氧氟沙星；呼吸喹诺酮类——吉米沙星、左氧氟沙星、莫西沙星	
作用机制	抑制原核生物的拓扑异构酶 II（DNA促旋酶）和拓扑异构酶 IV 等酶类。杀菌药物。不能与抗酸药同服。	
临床应用	泌尿道或胃肠道革兰氏阴性杆菌感染（包括假单胞菌属）、部分革兰氏阳性菌微生物感染、外耳道炎。	
不良反应	胃肠道不适、继发感染、皮疹、头痛、头晕。小腿痉挛和肌痛稍少见。 禁用于孕妇、哺乳期妇女和未满18岁儿童，因可能造成软骨损伤。一些患者中可出现QT间期延长。 在60岁以上人群和服用泼尼松患者中可能造成肌腱炎或肌腱断裂。环丙沙星对细胞色素P-450有抑制作用。	
耐药机制	染色体基因组编码的DNA促旋酶突变，质粒介导的耐药，外排泵。	

达托霉素		
作用机制	脂肽类物质，能够形成跨膜通道来破坏革兰氏阳性球菌的细胞膜。	
临床应用	金黄色葡萄球菌皮肤感染（多用于MRSA）、菌血症、心内膜炎、VRE。	不用于肺炎（与表面活性物质的亲和性好，并被灭活）。
不良反应	肌病、横纹肌溶解。	

甲硝唑		
作用机制	在细菌细胞内形成毒性自由基代谢产物以破坏DNA。 杀菌药物，对原虫有效。	
临床应用	治疗贾第虫属、内阿米巴属、毛滴虫属、阴道加德纳菌、厌氧菌（拟杆菌属、艰难梭菌）感染。青霉素过敏时可替代阿莫西林进行幽门螺杆菌"三联治疗"。	与克林霉素（常用于膈上厌氧菌感染）相比，更多用于膈下厌氧菌感染。
不良反应	与酒精同服可有双硫仑样反应（严重脸红、心动过速、低血压）；头痛，口中有金属味。	

抗分枝杆菌药物

菌种	预防用药	治疗用药
结核分枝杆菌	异烟肼	利福平、异烟肼、吡嗪酰胺、乙胺丁醇。记忆法：一（乙）笔（吡）利益（异）。
鸟-胞内分枝杆菌	阿奇霉素、利福布汀	阿奇霉素或克拉霉素＋乙胺丁醇。可加用利福布汀或环丙沙星。
麻风分枝杆菌	无	结核样型可用氨苯砜和利福平长期治疗。麻风型可加用氯法齐明。

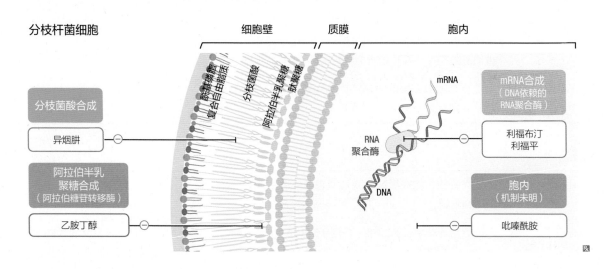

利福霉素类　　利福平、利福布汀

机制	抑制DNA依赖的RNA聚合酶。	利福平记忆要点：4R
临床应用	结核分枝杆菌感染；与氨苯砜合用治疗麻风，延缓氨苯砜耐药。用于预防脑膜炎球菌感染，亦用于接触b型流感嗜血杆菌患儿的药物预防。	RNA：RNA聚合酶抑制剂 Rise：提高微粒体细胞色素P-450 Red：红色/橘色体液 Rapid：单用快速耐药 利福布汀不怎么激活细胞P-450。
不良反应	轻度肝毒性及相关药物相互作用（细胞色素P-450升高），体液颜色变为橘红色（无害）。在HIV感染患者中利福布汀优于利福平，因其激活细胞色素P-450效应较弱。	
耐药机制	某些突变会减弱药物与RNA聚合酶的结合。单药治疗迅速导致耐药。	

异烟肼

作用机制	分枝菌酸合成↓。异烟肼需要细菌的过氧化物酶-过氧化氢酶（KatG基因编码）才能转化为活性代谢物。	
临床应用	结核分枝杆菌。唯一可单药用于结核预防药物。亦可用于潜伏结核的单药治疗。	在快乙酰化和慢乙酰化患者中异烟肼的半衰期不同。
不良反应	肝毒性、P-450抑制、药物诱导SLE、阴离子间隙增高性代谢性酸中毒、维生素B_6缺乏（周围神经病、铁粒幼细胞贫血）、癫痫（高剂量时出现，苯二氮䓬类药物控制欠佳）。一般与吡多辛（B_6）同服。	记忆法：异烟肼（缩写为INH）有神经毒性（Neuron）和肝细胞毒性（Hepatocyte）。
耐药机制	突变导致KatG低表达。	

吡嗪酰胺

作用机制	机制未明。吡嗪酰胺是一种前体药，可被转化为活性化合物吡嗪酸。在酸性pH下（如在宿主的吞噬泡内）效果最佳。
临床应用	结核分枝杆菌。
不良反应	高尿酸血症、肝毒性。

乙胺丁醇

作用机制	阻断阿拉伯糖苷转移酶，从而使得分枝杆菌细胞壁内糖类聚合↓。
临床应用	结核分枝杆菌。
不良反应	视神经病变（红绿色盲，通常可逆）。记忆法：乙胺丁醇——眼毒性。

链霉素

作用机制	干扰核糖体30S亚基功能。
临床应用	结核分枝杆菌（二线）。
不良反应	耳鸣、眩晕、共济失调、肾毒性。

预防性抗感染治疗

临床情境	用药
脑膜炎球菌暴露	头孢曲松、环丙沙星、利福平
心内膜炎高危人群进行外科手术或口腔科操作	阿莫西林
反复尿路感染病史	甲氧苄啶-磺胺甲噁唑（TMP-SMX）
旅行者疟疾预防	阿托伐醌-氯胍、甲氟喹、多西环素、伯氨喹或氯喹（在敏感虫种流行地区可用）
孕妇携带B族链球菌	产程中用青霉素G或氨苄西林
新生儿淋球菌结膜炎预防	红霉素眼膏点眼
预防术后金黄色葡萄球菌感染	头孢唑林
在既往患风湿热的儿童中预防链球菌性咽炎	苄星青霉素G或口服青霉素V

HIV/AIDS患者的预防用药

细胞计数	预防用药	针对病原
CD4<200/mm^3	TMP-SMX	肺孢子菌
CD4<100/mm^3	TMP-SMX	肺孢子菌和弓形虫
CD4<50/mm^3	阿奇霉素或克拉霉素	鸟分枝杆菌复合群

高度耐药细菌感染的治疗

MRSA：万古霉素、达托霉素、利奈唑胺、替加环素、头孢洛林酯、多西环素。
VRE：利奈唑胺、替加环素、链阳菌素类（奎奴普丁、达福普汀）。
多药耐药铜绿假单胞菌、多药耐药鲍曼不动杆菌：多黏菌素B和E（黏菌素）。

抗真菌治疗

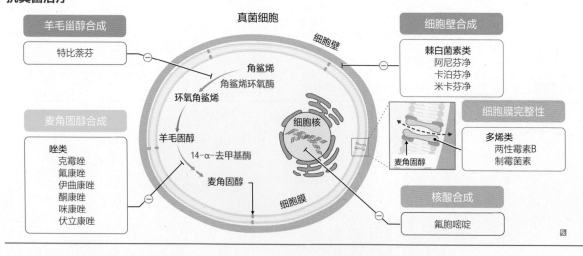

两性霉素B

作用机制	与（真菌特有的）麦角固醇相结合；在细胞膜上形成孔道，使电解质漏出。
临床应用	严重的系统性真菌感染。隐球菌感染（两性霉素B±氟胞嘧啶治疗隐球菌脑膜炎）、芽生菌病、球孢子菌病、组织胞浆菌病、念珠菌感染、毛霉感染。可鞘内注射治疗球孢子菌脑膜炎。由于其会改变肾小管通透性，应补充钾、镁。
不良反应	发热/寒战、低血压、肾毒性、心律失常、贫血、静脉注射导致静脉炎。水化可减轻肾毒性。脂质体包被两性霉素可降低毒性。

制霉菌素

作用机制	与两性霉素B相同。全身用药毒性过强，仅局部外用。
临床应用	口腔念珠菌感染（鹅口疮）可含漱，尿布疹及阴道念珠菌感染可局部给药。

氟胞嘧啶

作用机制	被胞嘧啶脱氨酶转化为5-氟胞嘧啶后抑制DNA和RNA的生物合成。
临床应用	与两性霉素B合用治疗系统性真菌感染（尤其适用于隐球菌脑膜炎）。
不良反应	骨髓抑制。

唑类

	克霉唑、氟康唑、艾沙康唑、伊曲康唑、酮康唑、咪康唑、伏立康唑
作用机制	抑制真菌固醇（麦角固醇）的合成——抑制细胞色素P-450（将羊毛固醇转化为麦角固醇的酶）。
临床应用	局部或较轻症系统性真菌感染。氟康唑用于AIDS患者隐球菌脑膜炎的慢性控制及各种念珠菌感染。伊曲康唑可用于芽生菌属、球孢子菌属、组织胞浆菌属、申克孢子丝菌感染。克霉唑和咪康唑可用于局部真菌感染。伏立康唑可用于曲霉和部分念珠菌感染。艾沙康唑可用于重症曲霉和毛霉感染。
不良反应	抑制睾酮合成（男性乳腺发育，多见于酮康唑）、肝功能异常（抑制细胞色素P-450）。

特比萘芬

作用机制	抑制真菌中的角鲨烯环氧酶。
临床应用	皮肤癣菌病（尤可用于甲癣——即指甲或趾甲的真菌感染）。
不良反应	胃肠道不适、头痛、肝毒性、味觉异常。

棘白菌素	阿尼芬净、卡泊芬净、米卡芬净
作用机制	通过抑制β-葡聚糖合成抑制细胞壁合成。
临床应用	侵袭性曲霉菌病、念珠菌感染。
不良反应	胃肠道不适、脸红（组胺释放）。

灰黄霉素	
作用机制	干扰微管功能，破坏有丝分裂。主要沉积在含角质的组织内（如指甲）。
临床应用	口服治疗皮表感染；抑制皮肤癣菌生长。
不良反应	致畸、致癌、意识模糊、头痛、双硫仑样反应、细胞色素P-450↑以及干扰华法林代谢。

抗原虫治疗	乙胺嘧啶（弓形虫病），舒拉明和美拉胂醇（布氏锥虫病），硝夫替莫（枯氏锥虫病），葡萄糖酸锑钠（利什曼病）。

抗螨/虱治疗	扑灭司林（抑制钠通道失活→神经元细胞膜去极化），马拉硫磷（胆碱酯酶抑制剂），外用±口服伊维菌素（阻断GABA通道→神经毒性）。用于治疗疥螨和虱（体虱和阴虱）。

氯喹	
作用机制	阻断将血红素转化为疟色素的解毒过程，血红素蓄积并对疟原虫产生毒性。
临床应用	用于治疗除恶性疟原虫（耐药率过高）以外的疟原虫感染。膜上药物外排泵可降低胞内药物浓度，产生耐药性。治疗恶性疟原虫感染可选用蒿甲醚/本芴醇或阿托伐醌/氯胍。危重疟疾患者可选用奎尼丁、奎宁或青蒿琥酯。
不良反应	视网膜病变，瘙痒（深色皮肤患者中多见）。

抗蠕虫治疗	双羟萘酸噻嘧啶、伊维菌素、甲苯达唑（微管抑制剂）、吡喹酮（提高钙离子通透性，增加空泡形成）、乙胺嗪。

抗病毒治疗

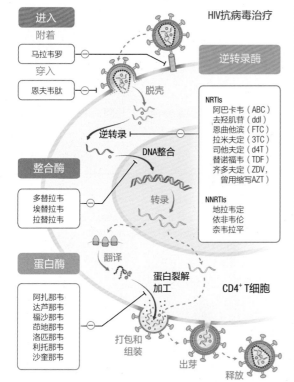

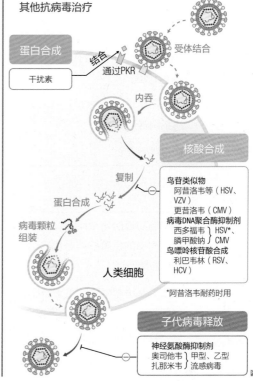

NRTIs = 核苷类逆转录酶抑制剂；NNRTIs = 非核苷类逆转录酶抑制剂；
PKR = 受双链RNA激活的蛋白激酶

奥司他韦、扎那米韦

作用机制	抑制流感病毒神经氨酸酶→子代病毒释放↓。
临床应用	用于甲型和乙型流感的治疗和预防。在出现症状的48小时内开始治疗可能能缩短病程。

阿昔洛韦、泛昔洛韦、伐昔洛韦

作用机制	鸟苷类似物。可被单纯疱疹病毒（HSV）或水痘–带状疱疹病毒（VZV）的胸腺嘧啶激酶单磷酸化，而在未感染的细胞中不被磷酸化→不良反应较少。体细胞酶系作用下可产生三磷酸化物。通过阻断分子链延长，选择性抑制病毒DNA聚合酶。
临床应用	HSV及VZV感染。对Epstein–Barr病毒（EBV）作用较弱，对巨细胞病毒无效。用于HSV引起的皮肤黏膜及外生殖器病变，亦可用于HSV脑炎。可用于免疫抑制患者的预防治疗。对HSV及VZV潜伏感染无效。伐昔洛韦是阿昔洛韦的前体药，口服生物利用度更好。 带状疱疹治疗应使用泛昔洛韦。
不良反应	如水化不足可能出现晶体性肾病和急性肾损伤。
耐药机制	病毒胸腺嘧啶激酶突变。

更昔洛韦

作用机制	在CMV病毒激酶催化下形成5′–单磷酸盐，是鸟苷类似物，而体细胞激酶催化则会形成三磷酸盐。选择性抑制病毒DNA聚合酶。
临床应用	CMV感染，尤其用于免疫抑制患者的治疗。缬更昔洛韦是更昔洛韦的前体药，口服生物利用度更好。
不良反应	骨髓抑制（白细胞缺乏、中性粒细胞缺乏、血小板缺乏），肾毒性。与阿昔洛韦相比对宿主酶系统毒性更强。
耐药机制	病毒激酶突变。

膦甲酸钠

作用机制	能抑制病毒DNA/RNA聚合酶和HIV逆转录酶。与酶的焦磷酸结合位点结合。不需要任何激酶激活。	膦甲酸钠是焦磷酸盐类似物。
临床应用	免疫抑制患者中更昔洛韦治疗无效的CMV视网膜炎；阿昔洛韦耐药的HSV感染。	
不良反应	肾毒性，电解质紊乱（低或高钙血症、低或高磷血症、低钾血症、低镁血症）可导致抽搐。	
耐药机制	DNA聚合酶突变。	

西多福韦

作用机制	选择性抑制病毒DNA聚合酶。不需要病毒激酶磷酸化。
临床应用	免疫抑制患者的CMV视网膜炎；阿昔洛韦耐药的HSV感染。半衰期长。
不良反应	肾毒性（与丙磺舒及静脉输注生理盐水同用，以降低毒性）。

HIV治疗

抗逆转录病毒治疗（ART）：常在诊断HIV后立即开始。

存在艾滋病标志性病变、低CD4$^+$细胞计数（<500/mm^3）或病毒载量较高的患者有强治疗指征。用药方案常包括3种药物以防止耐药出现：2种NRTIs，以及优选联用一种整合酶抑制剂。

除NNRTIs外，所有的ARTs都对HIV-1和HIV-2同时有效。

药物	作用机制	毒性
核苷类逆转录酶抑制剂（NRTIs）		
阿巴卡韦（ABC） 去羟肌苷（ddI） 恩曲他滨（FTC） 拉米夫定（3TC） 司他夫定（d4T） 替诺福韦（TDF） 齐多夫定（ZDV，曾用缩写AZT）	竞争性抑制核苷酸与逆转录酶的结合，并终止DNA链延长（缺少3'羟基）。替诺福韦是一种核苷酸；其他药物都是核苷。这些药物都需要磷酸化后才能具备活性。 ZDV可用于一般预防及降低孕期母胎传播风险。	骨髓抑制[可用粒细胞集落刺激因子（G-CSF）和促红细胞生成素纠正]，周围神经病，乳酸酸中毒（核苷类），贫血（ZDV），胰腺炎（去羟肌苷）。 有HLA-B*5701突变的患者禁用阿巴卡韦，因其发生超敏反应的风险↑。
非核苷类逆转录酶抑制剂（NNRTIs）		
地拉韦定 依非韦伦 奈韦拉平	与NRTIs结合逆转录酶不同的位点。不需要磷酸化就有活性或能与核苷酸竞争。	所有NNRTIs都会导致皮疹和肝毒性。使用依非韦伦的患者常出现多梦及中枢神经系统症状。
蛋白酶抑制剂		
阿扎那韦 达芦那韦 福沙那韦 茚地那韦 洛匹那韦 利托那韦 沙奎那韦	病毒颗粒的组装依赖于（*pol*基因编码的）HIV-1蛋白酶，它能将HIVmRNA翻译的多肽产物切割成有功能的片段。因此，蛋白酶抑制剂能够抑制新病毒的成熟。 利托那韦能通过抑制细胞色素P-450来提高其他药物的浓度。	高血糖，胃肠道不耐受（恶心、腹泻），脂肪营养不良（Cushing样综合征）。 肾病，血尿，血小板缺乏（茚地那韦）。 利福平（强效CYP/UGT诱导剂）降低蛋白酶抑制剂浓度；可换用利福布汀。
整合酶抑制剂		
多替拉韦 埃替拉韦 拉替拉韦	通过可逆性抑制HIV整合酶，抑制HIV基因组整合进宿主细胞染色体。	肌酸激酶↑。
进入抑制剂		
恩夫韦肽	结合gp41，抑制病毒进入。	注射部位会出现皮肤反应。
马拉韦罗	结合T细胞/单核细胞表面的CCR-5，抑制其与gp120相互作用。	

丙肝治疗	慢性HCV感染可用以下药物的不同组合治疗；没有任何一种药物被批准用于单药治疗。丙肝药物的研发是基于对HCV复制过程的理解。以下是药物举例：	
药物	作用机制	毒性
NS5A抑制剂		
雷迪帕韦 奥比他韦	抑制NS5A这一在RNA复制过程中起关键作用的病毒磷酸化蛋白，确切机制未明。	头痛、腹泻。
NS5B抑制剂		
索非布韦 达塞布韦	以终止分子链延长的方式抑制NS5B这一RNA依赖的RNA聚合酶。阻止病毒RNA复制。	疲劳、头痛。
NS3/4A抑制剂		
格拉瑞韦 西美瑞韦	抑制NS3/4A这一病毒蛋白酶，阻止病毒复制。	格拉瑞韦：光过敏、皮疹。 西美瑞韦：头痛、疲劳。
替代药物		
利巴韦林	通过竞争性抑制IMP脱氢酶抑制鸟苷酸合成。在新型药物难治的病例中作为辅助药物使用。	溶血性贫血、重度致畸。

消毒和灭菌	目标分别为将致病生物数量减少到安全水平（消毒），和将包括芽孢在内的所有微生物灭活（灭菌）。
高压灭菌	>120℃以上的高压蒸汽。可杀灭芽孢。不能确保灭活朊病毒。
醇类	使蛋白质变性，破坏细胞膜。不能杀灭芽孢。
氯己定	使蛋白质变性，破坏细胞膜。不能杀灭芽孢。
氯	使蛋白质氧化变性。能够杀灭芽孢。
环氧乙烷	烷化剂。能够杀灭芽孢。
过氧化氢	自由基氧化。能够杀灭芽孢。
碘和碘伏	使DNA、RNA和蛋白质卤化。可能杀灭芽孢。
季铵	损害细胞膜通透性。不能杀灭芽孢。

妊娠期间避免使用的抗生素	抗生素	不良反应
	磺胺类	核黄疸
	氨基糖苷类	耳毒性
	氟喹诺酮类	软骨损害
	克拉霉素	胚胎毒性
	四环素类	牙齿着色、骨骼生长受限
	利巴韦林	致畸
	灰黄霉素	致畸
	氯霉素	灰婴综合征

翻译：孟丽慧、方世元、于砚滢、耿畅、李佳欣、付子垚、陈婉淑、罗瑞、周子月、徐梦华、冯时、许卓然、黄永发

审校：曹玮、管远志、魏春燕

第四章

病理学

"Digressions, objections, delight in mockery, carefree mistrust are signs of health; everything unconditional belongs in pathology."
— Friedrich Nietzsche

"You cannot separate passion from pathology any more than you can separate a person's spirit from his body."
— Richard Selzer

▶病理学——细胞损伤

细胞适应	细胞的可逆变化，可以是生理性改变（如妊娠期间子宫增大）或病理性改变（如继发于高血压的心肌肥厚）。如果压力过大或持续存在，细胞适应可进展为细胞损伤（如显著的左心室肥厚→损伤导致心肌纤维化→心力衰竭）。
肥大	细胞内结构蛋白和细胞器↑→细胞体积↑。
增生	可控的干细胞增殖和细胞分化→细胞数量↑。过度刺激→病理性细胞增生（如内膜增生），可进展为异型增生或癌。
萎缩	组织体积↓，源自细胞体积↓（泛素-蛋白酶体通路以及自噬导致细胞骨架降解↑；蛋白质合成↓）和/或细胞数量↓（细胞凋亡）。病因有失用、失神经、缺少血供、缺少激素刺激、营养不良。
化生	干细胞重新分化→某种类型的细胞被另一种更能适应应激刺激的细胞所取代。常因刺激物的暴露，如胃酸刺激（→Barrett食管）、吸烟（→支气管纤毛柱状上皮被复层扁平上皮取代）。可导致异型增生→持续刺激下，恶性转化（如Barrett食管→食管腺癌）。除了上皮细胞，结缔组织也可发生化生（如骨化性肌炎中，创伤导致肌肉内骨化）。
异型增生	是一种排列无序的上皮细胞增生，属于癌前病变，而不是对应激的适应性应答。特点是细胞形态和大小不一（细胞多形性）、组织极性改变、细胞核改变（如核质比↑、染色体固缩）。轻度到中度的异型增生（即未累及上皮全层）可因刺激减弱而逐渐恢复。重度异型增生常不可逆，并且进展为原位癌。常发生于持续性化生或病理性增生之后。

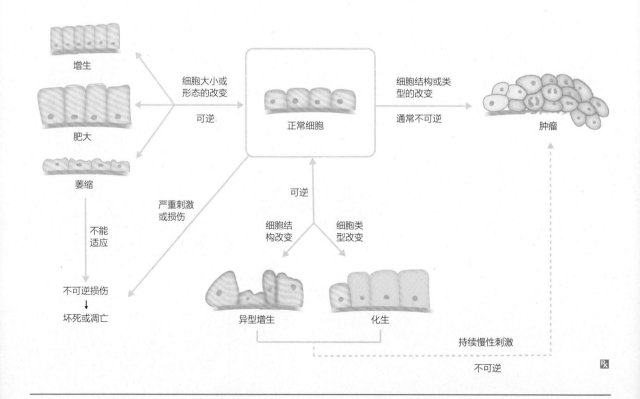

细胞损伤

可逆性细胞损伤	• ATP↓→Ca^{2+}和Na^+/K^+泵活性↓→细胞肿胀（最早的形态学改变）、线粒体肿胀 • 核糖体分离→蛋白质合成↓ • 质膜改变（如细胞膜泡） • 细胞核发生改变（如染色质凝集） • 细胞功能丧失（如缺血1~2分钟之后，心肌细胞即无法收缩）
不可逆性细胞损伤	• 质膜破裂→胞内酶（如肌钙蛋白）进入血浆，Ca^{2+}内流→激活降解酶 • 线粒体损伤/功能障碍→电子传递链受损→ATP↓ • 溶酶体破裂→自噬 • 细胞核降解：核固缩（核凝集）→核碎裂（核酸内切酶介导切割，导致细胞核碎裂）→核溶解（细胞核溶解消失）

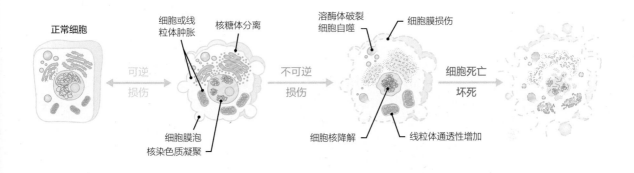

正常细胞　细胞或线粒体肿胀　核糖体分离　溶酶体破裂 细胞自噬　细胞膜损伤　细胞死亡 坏死

可逆 损伤　不可逆 损伤

细胞膜泡 核染色质凝聚　细胞核降解　线粒体通透性增加

凋亡	是依赖ATP的程序性细胞死亡。
	分为内源性途径和外源性途径。两种途径均激活胱天蛋白酶（一种胞质蛋白酶）→细胞衰亡，包括细胞皱缩、染色质固缩、膜泡形成、凋亡小体形成随后被吞噬。
	特征性的表现为胞质强嗜酸性，细胞核嗜碱，核固缩碎裂。
	细胞膜一般保持完整，无明显炎症（与坏死不同）。
	DNA电泳呈梯状条带，可用于检测细胞凋亡（细胞凋亡时，DNA碎片常为180bp的整倍数）。
内源性途径 （线粒体途径）	参与胚胎发育中的组织重构。当增生细胞中某些调节因子减少时常发生凋亡（如复杂免疫反应使IL-2↓→相应的增生的细胞发生凋亡）。损伤性刺激也常引起凋亡（如射线、有毒物质、缺氧）。
	受Bcl-2家族蛋白的调控，BAX和BAK促凋亡，而Bcl-2和Bcl-xL抗凋亡。
	BAX和BAK在线粒体膜上成孔→线粒体内膜的细胞色素C进入胞质→激活胱天蛋白酶。
	Bcl-2能阻止细胞色素C通过线粒体膜。Bcl-2过表达［如滤泡性淋巴瘤t（14;18）］→胱天蛋白酶活性↓→肿瘤发生。
外源性途径 （死亡受体途径）	两种途径： • 配体-受体相互作用［FasL与Fas（CD95）结合，或TNF-α与其受体结合］ • 免疫细胞（细胞毒性T细胞释放穿孔素和颗粒酶B）
	Fas-FasL相互作用是胸腺髓质阴性选择中所必需的，Fas突变会减弱胸腺克隆排除的能力，循环中自体反应性淋巴细胞数量↑。
	Fas-FasL相互作用缺陷时，可导致自身免疫性淋巴增生综合征。

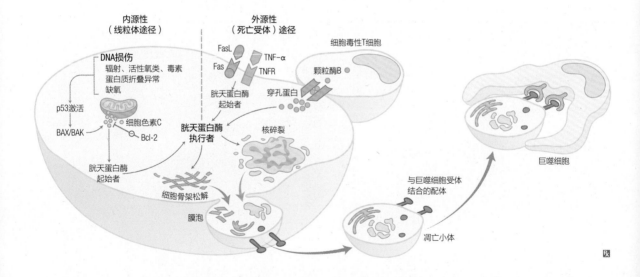

坏死   外源性损伤→质膜破坏→细胞经历酶促降解、蛋白质分解、细胞内容物外漏→局部炎症反应（不同于细胞凋亡）。

坏死类型	见于	病因	组织学
凝固性坏死	大多数组织（除脑以外）的缺血/梗死	缺血或梗死。损伤使酶变性→阻断自溶	细胞原有轮廓保留，细胞核消失。胞质嗜酸性增强，呈红/粉色 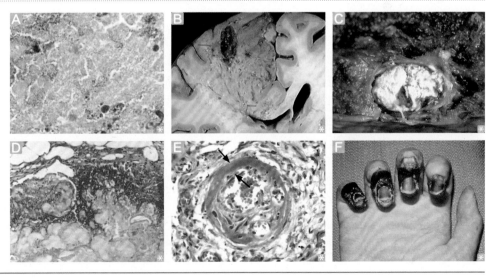 A
液化性坏死	细菌性脓肿、脑梗死	中性粒细胞释放水解酶，溶解组织 B	早期：出现细胞碎片，巨噬细胞浸润 晚期：出现囊腔和空洞（脑）。细菌感染可见中性粒细胞和细胞碎片
干酪样坏死	结核、系统性真菌感染（如荚膜组织胞浆菌）、诺卡菌	巨噬细胞围攻病原体→颗粒状碎片 C	淋巴细胞和巨噬细胞围绕着细胞和组织碎片（形成肉芽肿）
脂肪坏死	酶性：急性胰腺炎（胰周脂肪皂化） 非酶性：外伤（如乳腺外伤）	损伤的胰腺细胞释放脂肪酶，分解甘油三酯；生成的脂肪酸与钙结合→皂化（白色外观）	坏死脂肪细胞轮廓保留，细胞边缘的细胞核消失，HE染色下脂肪皂化（与Ca^{2+}结合）呈深蓝色 D
纤维素样坏死	免疫性血管反应（如结节性多动脉炎）。 非免疫性血管反应（如高血压急症、先兆子痫）	免疫复合物沉积（Ⅲ型超敏反应）和/或血管破损处血浆蛋白（如纤维素）渗出	血管壁增厚，呈粉色 E
坏疽	末端肢体和胃肠道，发生于长期缺血之后	干性坏疽：缺血 F	类似凝固样坏死
		湿性坏疽：重叠感染	凝固性坏死叠加液化性坏死

缺血

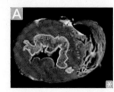

血供不足以满足需求。发病机制有：动脉灌注↓（如动脉粥样硬化）、静脉回流↓（如睾丸扭转、Budd-Chiari综合征）以及休克。

最易受缺氧/缺血影响和发生梗死的器官及相应区域为：

器官	区域
脑	大脑前动脉/大脑中动脉/大脑后动脉边缘区[1,2]
心脏	心内膜下（左心室）A
肾	近端小管的直部（髓质） 髓袢升支粗段（髓质）
肝	靠近中央静脉的区域（区域Ⅲ）
结肠	脾曲[1]、直肠[1]

[1]分水岭区（边缘带）是2条动脉最远端分支供血的交界区域，侧支血管十分有限，容易因灌注不足而缺血。

[2]最容易发生缺氧缺血性损伤的神经元是小脑的浦肯野细胞，以及海马和新皮质的锥体细胞（3、5、6区）。

梗死类型

红色梗死	发生于静脉阻塞时，以及有多重血供的组织（如肝、肺 A、肠和睾丸），或再灌注的组织（如血管成形术之后），再灌注损伤因自由基所致。	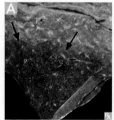 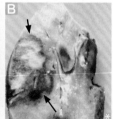
白色梗死	发生于单一血供的实性组织（如心脏、肾 B）。	

自由基损伤

自由基损伤细胞的机制有：细胞膜脂质过氧化、蛋白质修饰和DNA断裂。起因有：辐射暴露（如癌症放疗）、药物代谢（Ⅰ相）、氧化还原反应、NO（如炎症）、过渡金属、白细胞（如中性粒细胞、巨噬细胞）活性氧爆发。

自由基的清除：清除酶（如过氧化氢酶、超氧化物歧化酶、谷胱甘肽过氧化物酶）、自发衰变、抗氧化剂（如维生素A、维生素C、维生素E）、某些金属载体蛋白（如转铁蛋白、血浆铜蓝蛋白）。

举例：

- 氧中毒：早产儿视网膜病变（异常血管形成）、肺支气管发育不良、溶栓后的再灌注损伤
- 药物/化学毒性：对乙酰氨基酚过量（肝毒性）、CCl_4［由细胞色素P-450转化为CCl_3 自由基→脂肪肝（细胞损伤→载脂蛋白合成↓→脂肪变），小叶中央坏死］
- 金属贮积病：血色病（铁）、Wilson病（铜）

钙化类型	在HE染色中，钙盐沉积物强嗜碱性（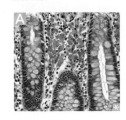中白色星星所示）。	
	营养不良性钙化	转移性钙化
Ca^{2+}沉积	非正常（病变）组织	正常组织
沉积范围	常为局限性钙化（如钙化性主动脉瓣狭窄）	广泛（弥漫性、转移性）
有关疾病	结核（肺和心包）及其他肉芽肿性感染、慢性脓肿出现液化性坏死、脂肪坏死、梗死、血栓、血吸虫病、先天性巨细胞病毒感染、弓形虫病、风疹、砂粒体、CREST综合征、动脉粥样硬化斑块等均可形成钙化	主要见于肾间质、肺实质和胃黏膜（这些部位相对碱性，有利于Ca^{2+}沉积）。肾集合管的钙盐沉积可导致肾性尿崩症和肾衰竭
病因	继发于损伤或坏死	继发于高钙血症（如原发性甲状旁腺功能亢进、结节病、维生素D过多）或磷酸钙生成过多（如慢性肾脏病继发甲状旁腺功能亢进、长期透析、钙化防御、多发性骨髓瘤）
血清Ca^{2+}水平	正常	多为异常

脂褐素

一种黄褐色（损耗性）色素 A，见于正常衰老。

来源于自噬的细胞器膜的氧化和聚合反应。

老年人尸检示心脏、结肠、肝、肾、眼以及其他器官中出现脂褐素沉积。

淀粉样变	蛋白质或其片段形成β-褶片，并异常聚集→不可溶性的原纤维→细胞损伤和凋亡。刚果红染色 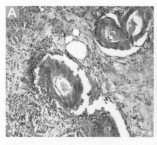、偏振光显微镜（苹果绿双折光）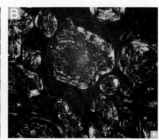 以及HE染色 [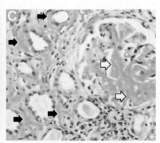 示肾小球系膜区（白色箭头）和肾小管基膜（黑色箭头）处沉积物] 可显示淀粉样沉积物。

常见类型	原纤维蛋白	特点	
系统性淀粉样变性			
原发性淀粉样变性	AL（来自免疫球蛋白轻链）	见于浆细胞疾病（如多发性骨髓瘤）	表现： • 心脏（如限制型心肌病、心律失常） • 胃肠道（如巨舌、肝大） • 肾（如肾病综合征） • 血液（易有青紫、脾大） • 神经（如神经病变） • 肌肉骨骼（如腕管综合征）
继发性淀粉样变性	AA（血清淀粉样蛋白A）	见于慢性炎症状态（如类风湿性关节炎、炎性肠病、家族性地中海热、长期感染）	
透析相关的淀粉样变性	β_2-微球蛋白	见于终末期肾病和/或长期透析的患者	
局限性淀粉样变性			
阿尔茨海默病	β淀粉样蛋白	由淀粉样前体蛋白切割而来	
2型糖尿病	胰岛淀粉样多肽	由胰岛淀粉素在胰岛中沉积引起	
甲状腺髓样癌	降钙素		
孤立性心房淀粉样变	心房钠尿肽（ANP）	常见于正常衰老。房颤风险↑	
系统性老年性淀粉样变性（与年龄相关）	正常的甲状腺素转运蛋白	主要见于心室	比AL型淀粉样变性的心功能障碍更加隐匿
遗传性淀粉样变性			
家族性淀粉样心肌病	突变的甲状腺素转运蛋白	心室心内膜沉积→限制型心肌病、心律失常	
家族性淀粉样多发性神经病	突变的甲状腺素转运蛋白	由甲状腺素转运蛋白基因突变引起	

▶ **病理学——炎症**

炎症	机体通过炎症反应消除引起细胞损伤的因素，清除因损伤而坏死的细胞，并启动组织修复。可分为急性炎症和慢性炎症。但是如果炎症反应过度（例如：感染性休克）、炎症时间过长（例如：持续感染，如结核）或失调（例如：自身免疫病，如系统性红斑狼疮），炎症反应可对机体造成损伤。

主要征象：红、肿、热、痛、功能障碍

体征	机制	介质
发红、发热	血管扩张（动脉平滑肌舒张）→血流↑	组胺、前列腺素类、缓激肽、NO
肿	组织损伤引起血管内皮收缩或损伤→血管通透性↑→富含蛋白质的液体从毛细血管后静脉渗漏至细胞间隙→间质的胶体渗透压↑	引起血管内皮收缩：白三烯（C_4、D_4、E_4）、组胺、血清素
痛	感觉神经末梢敏感性增加	缓激肽、前列腺素E_2、组胺
功能障碍	上述主要征象导致功能受损（如手的蜂窝织炎导致不能握拳）	

全身表现（急性期反应）

发热	致热原（如脂多糖）诱导巨噬细胞释放IL-1和TNF→下丘脑血管周围细胞的环氧合酶（COX）活性↑→前列腺素E_2↑→体温调定点↑。	
白细胞增多	白细胞总数增加。主要增加的白细胞种类取决于损伤或刺激源（如细菌感染→中性粒细胞↑）。	
血浆急性期蛋白↑	受炎症影响有显著变化的血清蛋白质。由肝产生，急性炎症和慢性炎症均可出现。	尤其受IL-6诱导。

急性期反应物

正向（上调）

铁蛋白	结合铁并与之螯合，以抑制微生物清除铁。
纤维蛋白原	为凝血因子，促进内皮修复，与血沉有关。
血浆淀粉样蛋白A	长期升高可导致淀粉样变。
铁调素	铁吸收↓（通过降解铁转运蛋白）和铁释放↓（从巨噬细胞）→慢性病贫血。
C反应蛋白	具有调理素的作用。修复补体，促进吞噬作用。是临床检测炎症的非特异性标志物。

负相（下调）

白蛋白	减少，为合成正向急性期反应物提供氨基酸。
转铁蛋白	由巨噬细胞吸收，以螯合铁。

| 红细胞沉降率（ESR） | 红细胞由于带负电而相互分离。炎症产物（如纤维蛋白原）包裹红细胞→负电性↓→红细胞聚集↑。更密集的红细胞在移液管中沉降速率更快→ESR↑。常与C反应蛋白（特异性更高的炎症标志物）一同检测。 |

ESR↑	ESR↓
大多数贫血	镰状细胞贫血（红细胞形态改变）
感染	红细胞增多症（导致聚集因子相对减少）
炎症［如巨细胞（颞）动脉炎、风湿性多肌病］	心衰
癌症（如转移癌、多发性骨髓瘤）	小红细胞症
肾病（如终末期肾病、肾病综合征）	低纤维蛋白原血症
妊娠	

渗出液vs漏出液

渗出液	漏出液
细胞成分较多（混浊）	细胞成分少（澄清）
蛋白质↑（>2.9g/dL）	蛋白质↓（<2.5g/dL）
原因： • 淋巴管阻塞（乳糜） • 炎症/感染 • 恶性肿瘤	原因： • 静水压↑（如心衰、钠潴留） • 渗透压↓（如肝硬化、肾病综合征）

| Light标准 | 若满足≥1个以下标准，则为渗出性胸水：
• 胸水蛋白/血清蛋白>0.5
• 胸水LDH/血清LDH>0.6
• 胸水LDH>血清LDH正常值上限的2/3 |

急性炎症

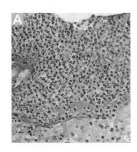

对损伤或感染的一过性、早期反应。以中性粒细胞浸润为主要特点 A，常有水肿。急性炎症反应启动早（数秒至数分钟），持续时间短（数分钟至数天）。是固有免疫反应的组成部分（与慢性炎症相比，特异性低）。

刺激	感染、外伤、坏死、异物。	
介质	Toll样受体、花生四烯酸代谢物、中性粒细胞、嗜酸性粒细胞、抗体（预存）、肥大细胞、嗜碱性粒细胞、补体、凝血因子XII。	炎症小体——是细胞质蛋白复合物，识别死亡细胞产物、微生物产物和结晶（如尿酸结晶）→激活IL-1和炎症反应。
过程	• 血管：扩张（→血流↑，淤滞↑）以及血管通透性↑ • 细胞：白细胞从毛细血管后微静脉渗出（主要是中性粒细胞），在损伤部位聚集并被激活	将细胞和蛋白质运送到损伤部位。白细胞渗出经历四步：边集和滚动→黏附→游出→趋化作用。
结局	• 炎症消退和痊愈（IL-10、TGF-β） • 急性炎症持续存在（IL-8） • 脓肿（急性炎症被纤维组织包裹） • 慢性炎症（抗原被巨噬细胞和其他抗原呈递细胞［APCs］呈递→CD4$^+$Th细胞） • 瘢痕	急性炎症后期以巨噬细胞为主（炎症2~3天达峰）。巨噬细胞通过分泌细胞因子而影响急性炎症的结局。

白细胞渗出   白细胞渗出主要发生在毛细血管后微静脉。

白细胞在组织损伤和炎症处离开血管，分为4步：

步骤	血管/间质	白细胞
❶边集和滚动——在白细胞黏附缺陷症2型中缺陷（唾液酸化的路易斯寡糖X↓）	E-选择素（受TNF和IL-1上调） P-选择素（从WP小体中释放） GlyCAM–1、CD34	唾液酸化的路易斯寡糖X 唾液酸化的路易斯寡糖X L-选择素
❷紧密结合（黏附）——在白细胞黏附缺陷症1型中缺陷（整合素CD18亚基↓）	ICAM–1（CD54） VCAM–1（CD106）	CD11/18整合素（LFA–1、Mac–1） VLA–4整合素
❸渗出（游出）——白细胞从内皮细胞之间游出，离开血管	PECAM–1（CD31）	PECAM–1（CD31）
❹迁移——白细胞在趋化信号的引导下，穿过间质到达损伤或感染部位	趋化因子：C5a、IL–8、LTB4、激肽释放酶、血小板活化因子	多种

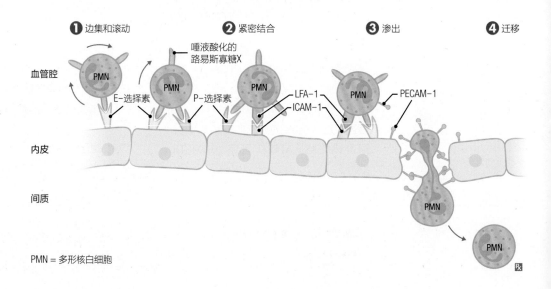

PMN = 多形核白细胞

慢性炎症	以单核细胞浸润（巨噬细胞、淋巴细胞、浆细胞）为特征的长时间炎性病变，可同时导致组织破坏和修复（包括血管生成和纤维化）。可由急性炎症演变而来。
刺激	持续感染（如肺结核、梅毒螺旋体、某些真菌或病毒）→Ⅳ型超敏反应、自身免疫病、长时间暴露于有毒物质（如二氧化硅）和异物。
介质	主要是巨噬细胞。巨噬细胞和T细胞交互作用，导致慢性炎症。 • Th1细胞分泌IFN-γ→巨噬细胞经典激活途径（促炎） • Th2细胞分泌IL-4和IL-13→巨噬细胞替代激活途径（修复和抗炎）
结局	瘢痕、淀粉样变和致瘤性转化（如慢性丙肝感染→慢性炎症→肝癌，幽门螺杆菌感染→慢性胃炎→胃腺癌）。

伤口愈合

组织介质	介质	作用
	FGF	促进血管生成
	TGF-β	血管生成，纤维化
	VEGF	促进血管生成
	PDGF	由活化的血小板和巨噬细胞分泌。 诱导血管重塑和平滑肌细胞迁移。 促进成纤维细胞生长，以合成胶原
	金属蛋白酶	组织重塑
	EGF	通过酪氨酸激酶促进细胞生长（如EGFR/*ErbB1*）
伤口愈合分期	效应细胞	特点
炎症期（伤后3天）	血小板、中性粒细胞、巨噬细胞	血块形成、血管通透性↑及中性粒细胞向组织迁移。 2天后巨噬细胞清除碎片。
增生期（伤后3天~数周）	成纤维细胞、肌成纤维细胞、内皮细胞、角化细胞、巨噬细胞	肉芽组织和Ⅲ型胶原蛋白沉积，血管生成，上皮细胞增生，血块溶解和伤口收缩（由肌成纤维细胞介导）。 维生素C和铜缺乏时，此阶段时间延长。
重塑期（伤后1周~6个月）	成纤维细胞	Ⅲ型胶原被Ⅰ型胶原取代，组织的抗拉强度↑。 胶原酶（需要锌发挥作用）降解Ⅲ型胶原。 锌缺乏→伤口愈合时间延长。

肉芽肿性炎

慢性炎症的一种形式。可由T细胞对某些感染（如结核）的持续反应、免疫介导的疾病和异物引起。肉芽肿具有"墙"样的隔离作用，隔离开抗炎刺激，并未完全清除或降解病灶→持久的炎症→纤维化、器官损伤。

组织学	
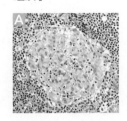	病灶处可见上皮样细胞（活化的巨噬细胞，富含粉红色的胞质），周围有淋巴细胞和多核巨细胞（由多个活化的巨噬细胞融合而成）。 两种类型： • 干酪样坏死：伴有中央坏死。见于感染性病因（如结核、真菌）。 • 非干酪样坏死 A：无中央坏死。见于自身免疫病（如结节病、克罗恩病）。

机制

❶抗原呈递细胞向CD4⁺ Th细胞呈递抗原，分泌IL-12→CD4$^+$ Th细胞分化为Th1细胞

❷Th1分泌IFN-γ→巨噬细胞激活

❸巨噬细胞分泌细胞因子↑（如TNF）→形成上皮样巨噬细胞和巨细胞。

抗-TNF治疗可导致已隔离的肉芽肿被破坏→使疾病播散。在开始抗-TNF治疗前，一定要检测有无潜伏性结核感染。

可伴有高钙血症（巨噬细胞中的1α-羟化酶介导维生素D活化↑）。

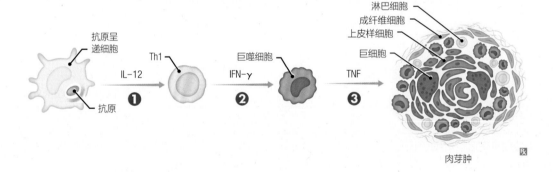

肉芽肿

病因	感染性	非感染性
	• 细菌：分枝杆菌（结核、麻风）、汉赛巴尔通体（猫抓病、星形的坏死性肉芽肿）、单核细胞性李斯特菌（婴儿脓毒性肉芽肿）、梅毒螺旋体（3期梅毒） • 真菌：地方性真菌病（如组织胞浆菌病） • 寄生虫：血吸虫病	• 免疫介导：结节病、克罗恩病、原发性胆汁性胆管炎、亚急性（肉芽肿性）甲状腺炎 • 血管炎：肉芽肿性血管炎（Wegener）、嗜酸性肉芽肿性血管炎（Churg-Strauss）、巨细胞（颞）动脉炎、大动脉炎 • 异物：铍中毒、滑石肺、过敏性肺炎 • 慢性肉芽肿病

| **瘢痕形成** | 仅靠细胞再生无法完成修复时，则产生瘢痕。非再生细胞（继发于严重的急性或慢性损伤）被结缔组织替代。3个月可恢复70%~80%的抗拉强度，此后抗拉强度再增加的幅度很小。与过多的TGF-β有关。 |

瘢痕类型	肥厚性瘢痕 Ⓐ	瘢痕疙瘩 Ⓑ
胶原合成	↑（Ⅲ型胶原）	↑↑↑（Ⅰ型胶原和Ⅲ型胶原）
胶原排列	平行	紊乱
范围	局限于伤口边界内	超出伤口范围，呈爪状，典型部位是在耳垂、面部和上肢
复发	不频繁	频繁
种族差异	无	肤色较深的种族发病率↑↑

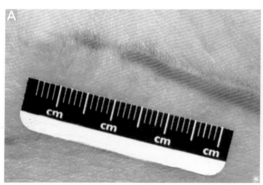
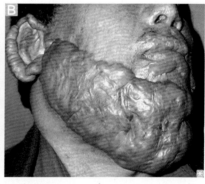

▶病理学——肿瘤

肿瘤形成	细胞失去控制的、单克隆性增殖。可为良性或恶性。任何肿瘤的生长都含有两种成分：实质（肿瘤细胞）与间质（非肿瘤细胞，如血管、结缔组织）。

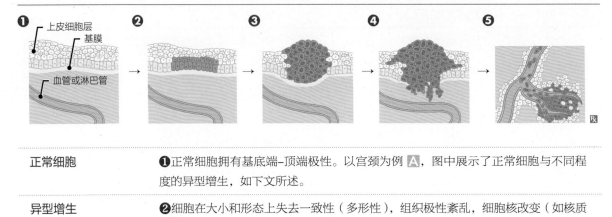

正常细胞	❶正常细胞拥有基底端–顶端极性。以宫颈为例 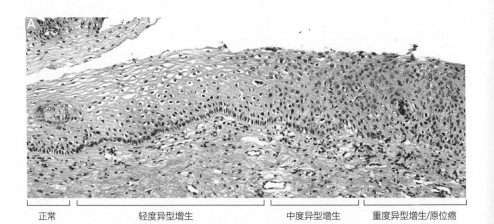，图中展示了正常细胞与不同程度的异型增生，如下文所述。
异型增生	❷细胞在大小和形态上失去一致性（多形性），组织极性紊乱，细胞核改变（如核质比↑）A。
原位癌/浸润前病变	❸不可逆的重度不典型增生，上皮全层增厚，但不突破完整的基底膜A。
浸润性癌	❹肿瘤细胞通过分泌胶原酶与水解酶（金属蛋白酶）侵犯基底膜。上皮钙黏素失活，导致细胞间失黏附。
转移	❺肿瘤细胞通过淋巴或血液转移至远部器官。

正常　　　　　　轻度异型增生　　　　　　中度异型增生　　重度异型增生/原位癌

肿瘤命名	**癌**是上皮组织来源，**肉瘤**为间叶组织来源。此两者通常为恶性。 **良性**肿瘤通常分化良好，边界清晰，分裂能力低，无转移与坏死。 **恶性**肿瘤（癌症）通常分化程度低，异型生长，局部侵袭，有转移能力，细胞凋亡↓。 一些非肿瘤性的瘤样病变有：错构瘤（正常组织在其本来位置的无规则过度生长，如Peutz–Jeghers息肉）、迷芽瘤（正常组织在其他部位生长，如远端回肠的Meckel憩室内出现胃组织）。	

细胞种类	良性	恶性
上皮组织来源	腺瘤、乳头状瘤	腺癌、乳头状癌
间叶组织来源		
血细胞		白血病、淋巴瘤
血管	血管瘤	血管肉瘤
平滑肌	平滑肌瘤	平滑肌肉瘤
横纹肌	横纹肌瘤	横纹肌肉瘤
结缔组织	纤维瘤	纤维肉瘤
骨	骨瘤	骨肉瘤
脂肪	脂肪瘤	脂肪肉瘤
黑色素细胞	痣	黑色素瘤

肿瘤的分级与分期	分化程度——肿瘤与其起源组织相似的程度。高分化的肿瘤（一般侵袭性较低）与其起源组织相似程度很高，而低分化肿瘤（一般侵袭性较高）则较低。 间变——恶性肿瘤细胞完全缺乏分化。

分级	组织学上细胞分化及核分裂能力的程度。范围从低级别（高分化）至高级别（低分化、未分化或间变）。
分期	原发肿瘤的生长范围和播散程度，扩散至局部淋巴结的程度，以及是否转移。根据临床所见（c）和病理所见（p）分为临床分期和病理分期。肿瘤的分期比肿瘤的分级更能预测肿瘤的预后（如分期晚但低级别的肿瘤比分期早但高级别的肿瘤预后更差）。 TNM分期系统：T = 肿瘤的大小/浸润范围，N = 淋巴结受累情况，M = 远处转移。例如cT3N1M0。每一个TNM指标都有独立的预测价值，通常淋巴结受累情况和远处转移是最重要的。

肿瘤特征	肿瘤是由于DNA突变（绝大部分是后天获得的），影响了基本的细胞活动（如生长、DNA修复、存活）而导致的。突变的累积使肿瘤获得了一系列分子生物学特征。

特征	机制
自给自足的生长信号	编码以下分子的基因发生突变： • 原癌基因突变→生长因子分泌↑→形成自分泌环（如脑肿瘤中PDGF↑） • 生长因子受体突变→信号通路激活（如乳腺癌*HER2/neu*受体分子） • 信号传递分子（如*RAS*） • 转录因子（如*MYC*） • 细胞周期调控因子（如细胞周期蛋白、周期蛋白依赖性激酶）
生长抑制信号不敏感	• 抑癌基因突变（如*Rb*） • 上皮钙黏素功能丧失→无接触抑制（如*NF2*基因突变）
细胞凋亡逃逸	调控细胞凋亡的基因突变（如*TP53*、*BCL2*→滤泡性B细胞淋巴瘤）。
无限复制潜能	端粒酶再激活→端粒长度维持→阻止染色体缩短及细胞老化。
持续血管生成	促血管生成因子（如VEGF）↑或抑制因子↓。肿瘤或基质细胞均能分泌这些因子。血管可从已有的毛细血管长出，或从骨髓中募集血管内皮细胞。新生的血管常为渗漏的和/或扩张的。
组织浸润	上皮钙黏素功能丧失→减弱细胞间连接→金属蛋白酶降解基膜与细胞外基质→细胞与细胞外基质蛋白黏着（如层粘连蛋白、纤连蛋白）→细胞通过降解细胞外基质而迁移（"细胞移动"）→沿脉管播散。
远处转移	肿瘤细胞或瘤栓沿淋巴系统或血液播散→与内皮细胞黏附→从脉管渗出并归巢。根据原发肿瘤的位置可以预测肿瘤的转移灶，因为肿瘤转移的目标器官一般为脉管系统中第一处毛细血管床的位置（"种子与土壤"理论）。一些癌症对某些器官有特定的亲和性（如肺癌常见肾上腺转移）。
有氧糖酵解 （Warburg效应）	肿瘤细胞糖代谢的模式由线粒体的氧化磷酸化反应转化为有氧糖酵解。

肿瘤免疫逃逸	免疫细胞能够识别并攻击肿瘤细胞。肿瘤形成若要成功，肿瘤细胞必须逃避免疫系统。多种逃逸机制包括：

- MHC I 类分子表达↓→细胞毒性T细胞无法识别肿瘤细胞。
- 肿瘤细胞分泌免疫抑制因子（如TGF-β）并招募调节性T细胞以下调免疫应答。
- 肿瘤细胞上调免疫检查点分子的表达，抑制免疫应答。

免疫检查点相互作用	调节T细胞激活及功能的一些信号分子→对肿瘤细胞的免疫应答↓。 一些肿瘤免疫疗法的靶点，例如：

- PD-1（T细胞表面）与PD-L1/2（肿瘤细胞或肿瘤微环境内的免疫调节细胞表面）相互作用→T细胞失去功能（耗竭）。PD-1抗体（如派姆单抗、纳武单抗）或PD-L1抗体（如阿替利珠单抗、度伐单抗、阿维单抗）可抑制这一作用。
- T细胞上的CTLA-4比CD28结合抗原呈递细胞上B7的能力更强→T细胞共刺激信号消失。这一作用可被抗CTLA-4的伊匹木单抗所抑制。

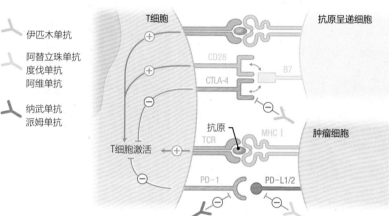

癌症流行病学	在我国，肺癌是最常见的恶性肿瘤			
	男性	女性	儿童*（0~14岁）	备注
肿瘤发病率	1. 肺癌 2. 胃癌 3. 肝癌	1. 乳腺癌 2. 肺癌 3. 结/直肠癌	1. 白血病 2. 中枢神经系统肿瘤 3. 神经母细胞瘤	我国肿瘤发病率约占全球恶性肿瘤发病的21.8%，居世界中等偏上水平。近年来的发病率趋向稳定。
肿瘤死亡率[1]	1. 肺癌 2. 胃癌 3. 肝癌	1. 肺癌 2. 胃癌 3. 食管癌	1. 白血病 2. 中枢神经系统肿瘤	恶性肿瘤是我国死亡率最高的疾病。

【1】兰蓝，赵飞，蔡玥等。中国居民2015年恶性肿瘤死亡率流行病学特征分析。《中华流行病学杂志》。2018年1月第39卷第1期。

*我国没有儿童恶性肿瘤登记系统，表中数据为结合多篇文献所得。

肿瘤常见转移	肉瘤一般血行转移；上皮性肿瘤（癌）一般淋巴道转移。例外：有四种癌常见血行转移，分别是：甲状腺滤泡状癌、绒毛膜癌、肾细胞癌、肝细胞癌。	
转移部位	原发肿瘤	说明
脑	肺癌＞乳腺癌＞黑色素瘤、结肠癌、肾癌	50%的脑肿瘤为转移瘤 A B。一般表现为灰白质交界处的多发的、边界清晰的肿瘤。
肝	结肠癌≫胃癌＞胰腺癌	肝 C D 与肺是肿瘤浸润局部淋巴结以后，最常见的转移部位。
骨	前列腺癌、乳腺癌＞肾癌、甲状腺癌、肺癌	骨转移瘤 E F 远多于原发骨肿瘤（多发性骨髓瘤）。骨转移瘤好发于中轴骨 G。骨转移瘤可以是： • 溶骨性（如甲状腺癌、肾癌、非小细胞肺癌） • 成骨性（如前列腺癌、小细胞肺癌） • 混合性（如乳腺癌）

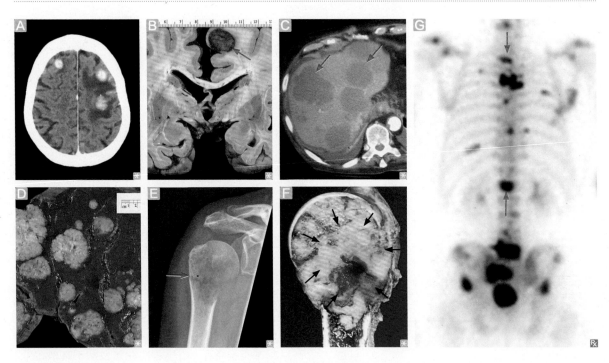

癌基因	原癌基因（正常基因）的功能获得突变，转变为癌基因→肿瘤风险↑。原癌基因的突变只需要一个等位基因受到破坏。	
基因	基因产物	相关的肿瘤
ALK	受体酪氨酸激酶	肺腺癌
BCR-ABL	非受体结构酪氨酸激酶	慢性粒细胞白血病、急性淋巴细胞白血病
BCL-2	抗凋亡分子（抑制凋亡）	滤泡性淋巴瘤、弥漫性大B细胞淋巴瘤
BRAF	丝氨酸/苏氨酸激酶	黑色素瘤、非霍奇金淋巴瘤、甲状腺乳头状癌、毛细胞白血病
c-KIT	细胞因子受体	胃肠道间质瘤（GIST）
c-MYC	转录因子	Burkitt淋巴瘤
HER2/neu（c-erbB2）	受体酪氨酸激酶	乳腺癌、胃癌
JAK2	酪氨酸激酶	慢性骨髓增殖性疾病
KRAS	GTP酶	结肠癌、肺癌、胰腺癌
MYCL1	转录因子	肺癌
N-myc（MYCN）	转录因子	神经母细胞瘤
RET	受体酪氨酸激酶	多发性内分泌瘤病2A型和2B型、甲状腺乳头状癌

抑癌基因	失活突变→肿瘤风险↑。抑癌基因的两个等位基因必须同时失活才会发生肿瘤。	
基因	基因产物	相关的肿瘤
APC	β-catenin/WNT通路的负调节因子	结直肠癌（与家族性腺瘤性息肉病有关）
BRCA1/BRCA2	DNA修复蛋白	乳腺癌、卵巢癌、胰腺癌
CDKN2A	p16蛋白，阻断细胞周期G_1→S期	黑色素瘤、胰腺癌
DCC	DCC	结肠癌
SMAD4（DPC4）	DPC	胰腺癌
MEN1	多发性内分泌腺蛋白（menin）	多发性内分泌瘤病1型
NF1	神经纤维瘤蛋白（激活Ras蛋白的GTP酶活性）	神经纤维瘤病1型
NF2	膜突样蛋白（施万膜蛋白）	神经纤维瘤病2型
PTEN	PI3k/AKT通路的负调节因子	乳腺癌、前列腺癌、子宫内膜癌
Rb	抑制E2F蛋白，阻断细胞周期G_1→S期	视网膜母细胞瘤、骨肉瘤
TP53	p53，激活p21，阻断细胞周期G_1→S期	大部分人类癌症，利-弗劳梅尼（Li-Fraumeni）综合征（一种年轻人多发恶性肿瘤的综合征，又称SBLA癌症综合征：肉瘤Sarcoma、乳腺癌Breast、白血病Leukemia、肾上腺皮质癌Adrenalgland）
TSC1	错构瘤蛋白	结节性硬化
TSC2	结节素蛋白	结节性硬化
VHL	抑制缺氧诱导因子1a	VHL综合征
WT1	调控泌尿生殖道发育的转录因子	Wilms瘤（肾母细胞瘤）

致癌微生物

微生物	相关的肿瘤
EB病毒	Burkitt淋巴瘤、霍奇金淋巴瘤、鼻咽癌、原发性中枢神经系统淋巴瘤（见于免疫功能低下者）
乙肝病毒、丙肝病毒	肝细胞癌
人类疱疹病毒8型（HHV-8）	卡波西肉瘤
人乳头瘤病毒	宫颈癌、阴茎/肛门癌（16、18型）、头颈癌
幽门螺杆菌	胃腺癌、MALT淋巴瘤
人类嗜T细胞病毒1型（HTLV-1）	成人T细胞白血病/淋巴瘤
肝吸虫（华支睾吸虫）	胆管细胞癌
埃及血吸虫	膀胱鳞状细胞癌

致癌物

毒素	暴露	器官	肿瘤
黄曲霉素	变质的谷物或坚果	肝	肝细胞癌
烷化剂	肿瘤化疗药物	血液	白血病/淋巴瘤
芳香胺类化合物（如联苯胺、2-萘胺）	纺织工业（染料）、烟草烟雾（2-萘胺）	膀胱	移行细胞癌
砷	除草剂（葡萄园工人）、金属冶炼	肝	血管肉瘤
		肺	肺癌
		皮肤	鳞状细胞癌
石棉	旧屋顶材料、船厂工人	肺	支气管肺癌＞间皮瘤
吸烟		膀胱	移行细胞癌
		宫颈	鳞状细胞癌
		食管	鳞状细胞癌/腺癌
		肾	肾细胞癌
		喉	鳞状细胞癌
		肺	鳞状细胞癌、小细胞肺癌
		胰腺	胰腺癌
酒精		食管	鳞状细胞癌
		肝	肝细胞癌
电离辐射		甲状腺	甲状腺乳头状癌
			白血病
亚硝酸盐	烟熏食物	胃	胃癌
氡	铀衰变的副产物，地下室浓度高	肺	肺癌（仅次于吸烟的第二大致病因素）
氯乙烯	PVC管（水管）的材料	肝	血管肉瘤

血清肿瘤标志物

肿瘤标志物不应该作为肿瘤诊断或筛查的首要工具。它们可以用来监测肿瘤复发或判断疗效。应该通过活检进行肿瘤的确诊。肿瘤标志物的异常可以源自非肿瘤病变。

肿瘤标志物	重要的相关肿瘤	说明
碱性磷酸酶	骨转移或肝转移、骨Paget病、精原细胞瘤（胎盘碱性磷酸酶）	通过检测肝功能或GGT水平排除肝源性。
甲胎蛋白	肝细胞癌、内胚窦瘤（卵黄囊瘤）、混合性生殖细胞瘤、共济失调-毛细血管扩张症、神经管缺陷	通常由胚胎产生。在妊娠期一过性升高。妊娠期持续高水平提示神经管或腹壁缺陷，低水平提示唐氏综合征。
hCG	葡萄胎与绒毛膜癌（妊娠滋养细胞疾病）、睾丸癌、混合性生殖细胞瘤	由胎盘的合体滋养层细胞合成。
CA 15-3/CA 27-29	乳腺癌	
CA 19-9	胰腺癌	
CA 125	卵巢癌	
降钙素	甲状腺髓样癌（单发，或多发性内分泌瘤病2A型、2B型）	
癌胚抗原（CEA）	强相关：结直肠癌、胰腺癌。 弱相关：胃癌、乳腺癌、甲状腺髓样癌。	无明显特异性。
嗜铬粒蛋白	神经内分泌肿瘤	
乳酸脱氢酶（LDH）	睾丸生殖细胞瘤、卵巢无性细胞瘤、其他肿瘤	可以用于判断肿瘤负荷。
神经元特异性烯醇化酶	神经内分泌肿瘤（如小细胞肺癌、类癌、神经母细胞瘤）	
前列腺特异性抗原（PSA）	前列腺癌	在良性前列腺增生或前列腺炎时也会增高。 用于筛查的风险/受益不确定。是监测治疗后复发指标。

重要的免疫组化染色	对于转移瘤，可以判断肿瘤的原发灶；对于难以分类的肿瘤，可以对肿瘤进行归类。具有预后和预测价值。	
免疫组化染色	细胞	肿瘤鉴定
嗜铬粒蛋白与突触小泡蛋白	神经内分泌细胞	小细胞肺癌、类癌
细胞角蛋白	上皮细胞	上皮性肿瘤（如鳞状细胞癌）
结蛋白	肌肉	肌肉肿瘤（如横纹肌肉瘤）
胶质细胞原纤维酸性蛋白（GFAP）	神经胶质细胞（如星形细胞、施万细胞、少突胶质细胞）	星形细胞瘤、胶质母细胞瘤
神经丝	神经元	神经元肿瘤（如神经母细胞瘤）
PSA	前列腺上皮	前列腺癌
S-100	神经嵴细胞	黑色素瘤、神经鞘瘤、朗格汉斯细胞组织细胞增生症
抗酒石酸酸性磷酸酶（TRAP）		毛细胞白血病
波形蛋白	间叶组织（如成纤维细胞、内皮细胞、巨噬细胞）	间质瘤（如肉瘤），也见于许多其他肿瘤（如子宫内膜癌、肾细胞癌、脑膜瘤）

P糖蛋白	又称多药耐药蛋白1。常见于肾上腺皮质癌，也见于其他肿瘤细胞（如结肠癌、肝癌）。其作用是泵出毒素，包括化疗药物（是化疗耐药或疗效下降的机制之一）。

砂粒体	多层的同心圆状的球体，伴有营养不良性钙化 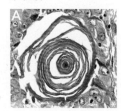。见于：

- 甲状腺乳头状癌
- 生长抑素瘤
- 脑膜瘤
- 恶性间皮瘤
- 卵巢浆液性乳头状囊腺癌
- 催乳素瘤

恶病质	慢性疾病（如癌症、AIDS、心衰、COPD）出现的体重下降、肌肉萎缩与乏力。由 TNF-α、IFN-γ、IL-1和IL-6介导。

副肿瘤综合征

临床表现	特点/机制	最常见的相关肿瘤
肌肉关节及皮肤病变		
皮肌炎	进行性近端肌肉无力、Gottron疹、向阳性皮疹	腺癌，尤其是卵巢癌
黑棘皮病	腋窝与颈部的天鹅绒样色素沉着	胃腺癌、其他内脏恶性肿瘤
莱泽-特雷拉（Leser-Trélat）征	突然出现的多发性脂溢性角化	消化道腺癌、其他内脏恶性肿瘤
肥大性骨关节病	肢体远端皮肤与骨的异常增生→杵状指、关节痛、关节积液、长骨骨膜增生	肺腺癌
内分泌		
高钙血症	甲状旁腺激素相关蛋白	肺鳞癌、头颈鳞癌、肾癌、膀胱癌、乳腺癌、卵巢癌
	1,25-二羟维生素D_3（骨化三醇）↑	淋巴瘤
库欣综合征	ACTH↑	小细胞肺癌
低钠血症（抗利尿激素分泌失调综合征[SIADH]）	↑ADH	
血液系统		
红细胞增多症	促红细胞生成素↑	嗜铬细胞瘤、肾细胞癌、肝细胞癌、血管母细胞瘤、平滑肌瘤
纯红细胞再生障碍	贫血，伴网织红细胞减少	胸腺瘤
Good综合征	低丙种球蛋白血症	
特鲁索（Trousseau）综合征	游走性浅表血栓性静脉炎	腺癌，尤其是胰腺癌
无菌性血栓性心内膜炎（消耗性心内膜炎）	心脏瓣膜上沉积无菌性血小板栓子	
神经肌肉疾病		
抗NMDA受体脑炎	精神障碍、记忆障碍、癫痫、运动困难、自主神经失调、语言障碍	卵巢畸胎瘤
眼球阵挛-肌阵挛共济失调综合征	"跳动的眼、跳动的脚"	神经母细胞瘤（儿童）、小细胞肺癌（成人）
副肿瘤性小脑变性	抗浦肯野细胞抗原的抗体	小细胞肺癌（抗Hu抗体）、妇科肿瘤和乳腺癌（抗Yo抗体）、霍奇金淋巴瘤（抗Tr抗体）
副肿瘤性脑脊髓炎	抗神经元Hu抗原的抗体	小细胞肺癌
Lambert-Eaton肌无力综合征	抗神经肌肉接头突触前膜的Ca^{2+}通道（P/Q型）的抗体	
重症肌无力	抗神经肌肉接头突触后膜乙酰胆碱受体的抗体	胸腺瘤

翻译：张戈、陈婉淑、姚卓然

审校：赵大春、邵亚娟

▶ 笔记

第五章

药理学

"Take me, I am the drug; take me, I am hallucinogenic."
— Salvador Dali

"I was under medication when I made the decision not to burn the tapes."
— Richard Nixon

"I wondher why ye can always read a doctor's bill an' ye niver can read his purscription."
— Finley Peter Dunne

"One of the first duties of the physician is to educate the masses not to take medicine."
— William Osler

▶ 药理学——药代动力学和药效学

酶动力学

米式方程	K_m与酶对底物的亲和力成反比。 V_{max}与酶的浓度成正比。 大多数酶的反应表现为双曲线（米式方程）； 然而，呈现S形曲线的酶反应通常表示协同 动力学（如血红蛋白）。	［S］＝底物浓度；V＝速度 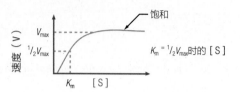 酶抑制的影响 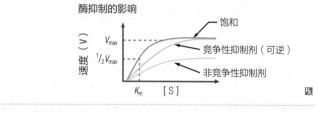
双倒数作 图法	y轴截距↑，V_{max}↓。 x轴截距越靠右（即接近于零），K_m越大，亲 和力越低。 记忆法： 竞争性抑制剂："因为和别人竞争，所以有 交叉"。 非竞争抑制剂："因为不和别人竞争，所以 没有交叉"。 竞争性抑制剂的K_m增大。	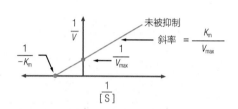 酶抑制的影响 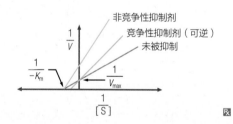

	竞争性抑制剂，可逆	竞争性抑制剂，不可逆	非竞争性抑制剂
与底物相似	是	是	否
增加底物浓度时 抑制解除	是	否	否
结合活性中心	是	是	否
对V_{max}影响	—	↓	↓
对K_m影响	↑	—	—
药效学	效价↓	效能↓	效能↓

药代动力学

生物利用度（F）	给药后未变化态药物到达全身循环的药物比例。
	对于静脉注射剂量，F = 100%。
	口服：由于不完全吸收和首过效应，通常F<100%。

分布容积（V_d） 指体内药物总量相对于其血浆浓度的理论容积。血浆蛋白结合药物的表观V_d可受肝肾疾病影响（蛋白结合↓，V_d↑）。药物可以分布在多个房室中。

$$V_d = \frac{体内药物量}{血浆药物浓度}$$

V_d	房室	药物类型
低	血管内	大/带电分子，结合血浆蛋白
中	细胞外液	小亲水分子
高	包括脂肪在内的所有组织	小亲脂分子，特别是与组织蛋白结合的药物

清除率（CL） 单位时间内多少体积血浆中的药物被清除。清除率可能因心、肝或肾功能缺陷而受到影响。

$$CL = \frac{药物消除速度}{血浆药物浓度} = V_d \times K_e（消除常数）$$

半衰期（$t_{1/2}$） 药物消除过程中，体内的药物量减少$1/2$所需要的时间。

在一级动力学中，以恒定速率注入的药物需要4~5个半衰期才能达到稳态。经过3.3个半衰期可达到稳态水平的90%。

一级消除：$t_{1/2} = \dfrac{0.7 \times V_d}{CL}$

半衰期	1	2	3	4
残余%	50%	25%	12.5%	6.25%

剂量计算

负荷剂量 $= \dfrac{C_p \times V_d}{F}$

维持剂量 $= \dfrac{C_p \times CL \times \tau}{F}$

C_p = 稳态时目标血浆浓度

τ = 给药间隔（在不连续给药的情况下）

在肝肾疾病情况下，维持剂量↓，负荷剂量一般不改变。

达到目标浓度的时间主要取决于$t_{1/2}$，与给药剂量和频率无关。

药物相互作用的类型

类型	定义	举例
叠加作用	物质A和物质B的联合使用的效果等于它们各自的效果之和	阿司匹林和对乙酰氨基酚
允许作用	B物质作用的充分发挥必须有A物质存在	皮质醇对儿茶酚胺的反应
协同作用	A物质和B物质联合使用的效果大于它们各自独立作用之和	氯吡格雷和阿司匹林
快速耐受作用	初次/反复给药后，机体对药物的反应性急速下降	硝酸盐类、烟酸、去氧肾上腺素、LSD（麦角酸二乙基酰胺）、MDMA（二亚甲基双氧安非他明）

受体结合

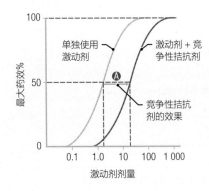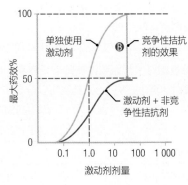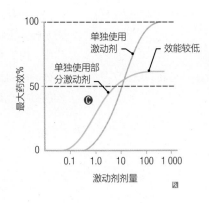

激动剂 +	效价	效能	附注	例子
Ⓐ竞争性拮抗剂	↓	没有变化	激动剂浓度↑可逆转该效应	地西泮（激动剂）+ 氟马西尼（竞争性拮抗剂）作用于$GABA_A$受体
Ⓑ非竞争性拮抗剂	↓	没有变化	激动剂浓度↑不可逆转该效应	去甲肾上腺素（激动剂）+ 酚苄明（非竞争性拮抗剂）作用于α受体
Ⓒ部分激动剂（单独使用）	无关	↓	与完全激动剂作用于同一部位	吗啡（完全激动剂）vs丁丙诺啡（部分激动剂）作用于阿片μ受体

药物的消除

零级消除	消除速率是恒定的，而与C_p无关（即单位时间内消除的药物量是恒定的）。C_p随时间呈线性↓。药物的例子：苯妥英钠、乙醇和阿司匹林（在高浓度或中毒浓度）。	受机体消除能力限制的消除中文记忆法：英雄配匹好马和好酒。
一级消除	一级消除的消除速率与药物浓度成正比（即单位时间药物消除比例为常数）。C_p随时间呈指数↓。适用于大多数药物。	

零级消除

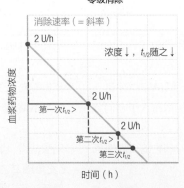

一级消除

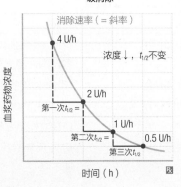

尿液pH值与药物排泄	离子形态的药物易于聚集在尿液中,很快被清除。电中性形态的药物易于被重吸收。
弱酸	举例:苯巴比妥、甲氨蝶呤、阿司匹林(水杨酸盐)。易于聚集在碱性环境中。此类药物过量时,用碳酸氢钠使尿液碱化来解救。 $$RCOOH \rightleftharpoons RCOO^- + H^+$$ (脂溶性)　　　　　(聚集形式)
弱碱	举例:三氯乙酸(TCAs)、安非他明。易于聚集在酸性环境中。此类药物过量时,用氯化铵使尿液酸化来解救。 $$RNH_3^+ \rightleftharpoons RNH_2 + H^+$$ (聚集形式)　　　　(脂溶性) 三氯乙酸中毒一般用碳酸氢钠治疗,是因为碳酸氢钠能克服三氯乙酸阻断钠通道的作用,而不是因其加速药物的消除。

药物代谢

Ⅰ相	细胞色素P-450还原、氧化、水解反应后通常产生有轻微极性的、水溶性的代谢物(通常仍然有活性)。	老年患者首先失去第一阶段。
Ⅱ相	结合反应(甲基化、葡糖醛酸化、乙酰化、硫酸化)通常产生极性强、无活性的代谢物(通过肾排泄)。	对于乙酰化速度慢的患者来说,因为代谢速度↓,药物副作用↑(如异烟肼)。

效能vs效价

效能　药物能产生的最大作用效果。用y值（V_{max}）表示。y值↑ = V_{max}↑ = 效能↑。与效价无关（即效能高的药物可能有高效价或低效价）。部分激动剂比完全激动剂效能低。

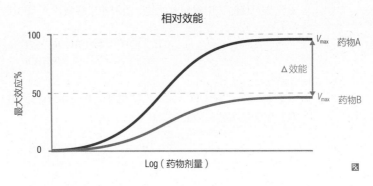

效价　达到一定效果所需要的药物量。用x值（EC_{50}）表示。左移 = EC_{50}↓ = 效价↑ = 所需药量↓。与效能无关（即高效价药物的效能可高可低）。

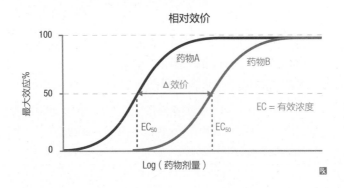

治疗指数（TI）　药物安全性的衡量标准。

$$\frac{TD_{50}}{ED_{50}} = \frac{半数中毒剂量}{半数有效剂量}$$

治疗窗——可安全有效地治疗疾病的药物剂量范围。

治疗指数：半毒对抗半效。

TI值较高的药物安全性较好。TI值较低的药物，使用时常需要监测（如华法林、茶碱、地高辛、抗癫痫药、锂）。

在动物实验中，通常用LD_{50}（半数致死剂量）来代替TD_{50}。

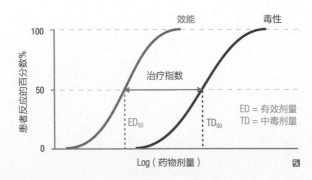

▶ 药理学——自主神经药物

自主神经受体

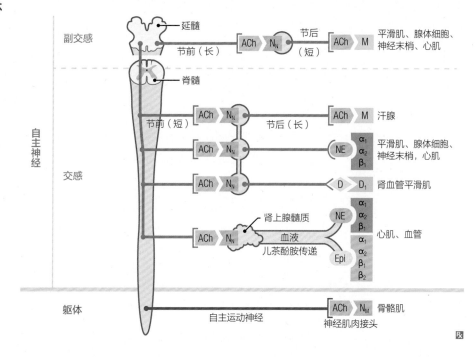

ACh = 乙酰胆碱；NE = 去甲肾上腺素；D = 多巴胺。

盆腔内脏神经和颅神经Ⅲ、Ⅶ、Ⅸ和Ⅹ是副交感神经系统的一部分。

肾上腺髓质直接受交感神经节前纤维支配。

汗腺是交感神经通路的一部分，但由胆碱能神经纤维支配。

乙酰胆碱受体　烟碱乙酰胆碱受体（N）是配体门控Na^+/K^+通道。两种亚型：N_N（见于自主神经节、肾上腺髓质）和N_M（见于骨骼肌的神经肌肉接头）。毒蕈碱乙酰胆碱受体（M）是G蛋白偶联受体，通常通过第二信使实现功能。5种亚型：M_{1-5}见于心脏、平滑肌、脑、外分泌腺和汗腺（胆碱能交感神经）。

G蛋白偶联的第二信使

受体	G蛋白分类	主要功能
交感		
α_1	q	血管平滑肌收缩↑，瞳孔开大肌收缩↑（瞳孔扩大），肠和膀胱括约肌收缩↑
α_2	i	交感（肾上腺素能）传出↓，胰岛素释放↓，脂肪分解↓，血小板聚集↑，房水生成↓
β_1	s	心率↑，心肌收缩力↑（1个心脏），肾素释放↑，脂肪分解↑
β_2	s	血管扩张，支气管扩张（2个肺脏），脂肪分解↑，胰岛素释放↑，糖原分解↑，子宫张力↓（抑制宫缩），房水生成↑，细胞K^+摄取↑
β_3	s	脂肪分解↑，骨骼肌产热↑，膀胱松弛↑
副交感		
M_1	q	介导更高级的认知功能，刺激肠道神经系统
M_2	i	心率和心房收缩↓
M_3	q	外分泌腺分泌↑（如泪腺、汗腺、唾液腺、胃泌酸腺），肠蠕动↑，膀胱收缩↑，支气管收缩，瞳孔括约肌收缩↑（瞳孔缩小），睫状肌收缩（调节），胰岛素释放↑，内皮介导的血管舒张
多巴胺		
D_1	s	松弛肾血管平滑肌，激活纹状体直接通路
D_2	i	调节递质释放，尤其在脑中，抑制纹状体间接通路
组胺		
H_1	q	鼻腔和支气管黏液生成↑，血管通透性↑，支气管收缩，瘙痒，疼痛
H_2	s	胃酸分泌↑
抗利尿激素		
V_1	q	血管平滑肌收缩↑
V_2	s	H_2O的通透性和肾集合管的水通道蛋白-2介导的水重吸收↑，vWF的释放↑

图注：PIP_2 = 磷脂酰肌醇二磷酸；IP_3 = 肌醇三磷酸；DAG = 甘油二酯。

自主神经药物　NE（去甲肾上腺素）从交感神经末梢的释放受NE本身的调节，作用于突触前α₂-自身感受器→负反馈。

安非他明通过NE转运体（NET）进入突触前末梢，通过囊泡单胺类转运体（VMAT）进入神经分泌囊泡，取代囊泡中的NE。NE在突触前神经末梢达到浓度阈值后，NET的作用被逆转，NE被排入突触间隙。因此服用安非他明的患者，具有NE↑的特点。

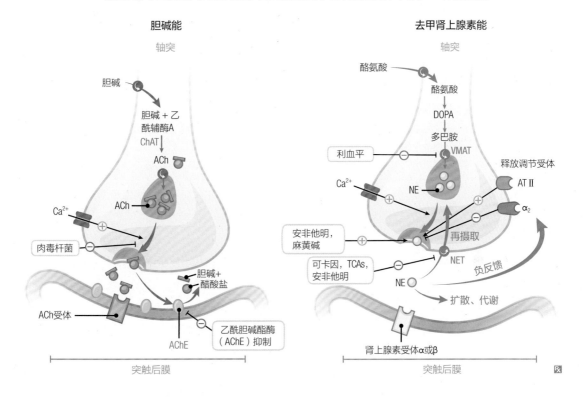

● 表示转运体

图注：ChAT = 乙酰基转移酶；VMAT = 囊泡单胺类转运体；AChE = 乙酰胆碱酯酶。

拟胆碱类药物	在COPD、哮喘和消化性溃疡易感患者中，监测病情的恶化情况。	
药物	作用	应用
直接激动剂		
氯贝胆碱	刺激膀胱平滑肌；不易被AChE水解。没有烟碱活性。	尿潴留。
卡巴胆碱	乙酰胆碱的碳拷贝（但不易被AChE水解）。	缩小瞳孔，降低开角型青光眼的眼压。
醋甲胆碱	吸入时会刺激气道中的毒蕈碱受体。	激发试验诊断哮喘。
毛果芸香碱	收缩眼的睫状肌（开角型青光眼）、瞳孔括约肌（闭角型青光眼）；不易被AChE水解，可透过血脑屏障（叔胺）。	强效刺激汗液、眼泪、唾液的分泌。开角和闭角型青光眼、口干燥症（Sjögren综合征）。
间接激动剂（抗胆碱酯酶类）		
多奈哌齐、利凡斯的明、加兰他敏	ACh↑。	阿尔茨海默病一线用药。
腾喜龙	ACh↑。	曾被用于诊断重症肌无力，被抗乙酰胆碱受体抗体替代。
新斯的明	ACh↑。不透过血脑屏障进入CNS（季胺）。	术后及神经源性肠梗阻及尿潴留，重症肌无力，逆转神经肌肉接头阻滞（术后）。
毒扁豆碱	ACh↑。可透过血脑屏障进入CNS（叔胺）。	抗胆碱能药物中毒的解救（如阿托品中毒的解救）。
吡斯的明	ACh↑，肌肉收缩力↑。与格隆铵、莨菪碱或普鲁本辛一起使用，以控制吡斯的明的副作用。	重症肌无力（长效）；难以进入CNS（季胺）。

抗胆碱酯酶药中毒	通常是由于有机磷酸盐（如对硫磷）不可逆转地抑制AChE。常用作杀虫剂的有机磷；在农民中常见的中毒。	
M（毒蕈碱）样症状	腹泻、排尿、缩瞳、支气管痉挛、心动过缓、呕吐、流泪、出汗、流涎。	被竞争性抑制剂阿托品逆转。阿托品可透过血脑屏障减轻中枢神经系统症状。
N（烟碱）样症状	神经肌肉阻滞（机制类似于琥珀酰胆碱）。	如果尽早给予解磷定，AChE活性恢复，症状可逆转。解磷定（季胺）不易通过血脑屏障。
中枢神经系统症状	呼吸抑制、意识模糊、癫痫、昏迷。	

毒蕈碱受体拮抗剂

药物	器官系统	应用
阿托品、后马托品、托吡卡胺	眼	扩瞳和调节麻痹。
苯扎托品、苯海索	中枢神性系统	帕金森病。急性肌张力障碍。
格隆溴铵	胃肠道、呼吸系统	非肠道给药：术前使用以减少气道分泌物。口服：流涎、消化性溃疡。
莨菪碱、双环维林	胃肠道	用于肠易激综合征的抗痉挛药。
异丙托溴铵、噻托溴铵	呼吸系统	COPD、哮喘。
奥昔布宁、索利那新、托特罗定	泌尿生殖系统	减少膀胱痉挛和急迫性尿失禁（膀胱过度活动症）。
东莨菪碱	中枢神经系统	晕动症。

阿托品

毒蕈碱受体拮抗剂。用于治疗心动过缓和眼科治疗。

器官系统	作用	注释
眼	瞳孔扩大↑，调节麻痹	记忆法：解痉、止泌、扩瞳、促心。阻断抗胆碱酯酶药的M样症状，但不阻断N样症状。
气道	支气管扩张，分泌↓	
胃	泌酸↓	
肠	蠕动↓	
膀胱	膀胱炎的尿急↓	
不良反应	体温↑（由于出汗↓），心率↑，口干，皮肤干燥、潮红，调节麻痹，便秘，定向障碍。可引起老年人急性闭角型青光眼（由于瞳孔散大），前列腺增生患者尿潴留，婴儿体温过高。	

拟交感神经药

药物	作用	应用
直接拟交感神经药		
沙丁胺醇、沙美特罗、特布他林	$\beta_2 > \beta_1$	沙丁胺醇治疗急性哮喘/COPD。沙美特罗治疗长期哮喘/COPD。特布他林治疗哮喘发作时的急性支气管痉挛，并可安胎。
多巴酚丁胺	$\beta_1 > \beta_2, \alpha$	心衰，心源性休克（正性肌力作用＞正性频率作用），心脏应激反应试验。
多巴胺	$D_1 = D_2 > \beta > \alpha$	不稳定心动过缓，心衰，休克；低剂量时由于β效应而产生心肌收缩力和心率改变；高剂量时由于α效应引起血管收缩。
肾上腺素	$\beta > \alpha$	过敏反应，哮喘，开角型青光眼；在高剂量时α效应占主导地位。β_2受体作用明显强于去甲肾上腺素。
非诺多泮	D_1	术后高血压，高血压危象。血管扩张剂（冠状动脉、外周、肾和内脏血管）。促进排钠。可引起低血压和心动过速。
异丙肾上腺素	$\beta_1 = \beta_2$	快速型心律失常的电生理评估。可使缺血恶化。α效应可以忽略不计。
米多君	α_1	自主神经功能不全和体位性低血压。可能会加剧仰卧位高血压。
米拉贝隆	β_3	急迫性尿失禁或膀胱过度活动症。
去甲肾上腺素	$\alpha_1 > \alpha_2 > \beta_1$	低血压，感染性休克。
去氧肾上腺素	$\alpha_1 > \alpha_2$	低血压（血管收缩剂），眼部手术（扩瞳），鼻炎（减充血剂），缺血性阴茎异常勃起。
间接拟交感神经药		
安非他明	间接激动剂，再摄取抑制剂，也会释放储存的儿茶酚胺。	发作性睡病，肥胖，多动症。
可卡因	间接激动剂，再摄取抑制剂。	引起血管收缩和局部麻醉。如果怀疑可卡因中毒，给予β受体阻滞剂时注意（可导致无抑制的α_1激活→极高血压、冠状动脉痉挛）。
麻黄碱	间接激动剂，释放储存的儿茶酚胺。	缓解鼻黏膜充血（伪麻黄碱），尿失禁，低血压。

去甲肾上腺素与异丙肾上腺素

NE通过α_1受体介导血管收缩，使得收缩压和舒张压↑→平均动脉压↑→反射性心动过缓。但是，异丙肾上腺素（很少使用）几乎没有α效应，但会通过β_2引起血管舒张，通过β_1和反射活动导致平均动脉压↓和心率↑。

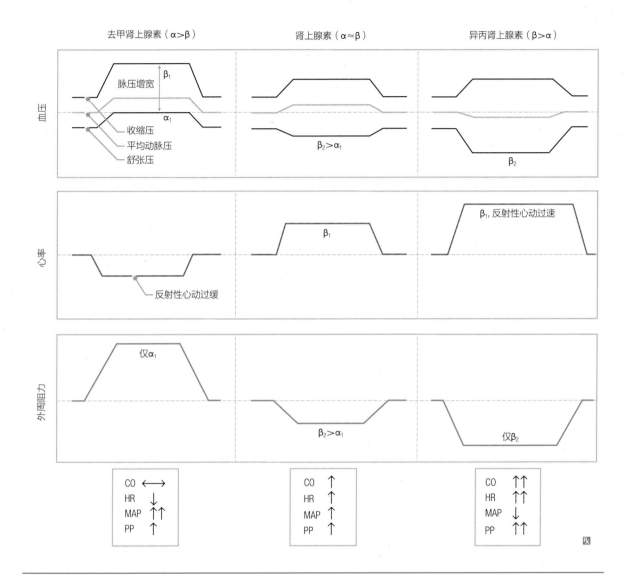

交感神经阻滞药（α_2受体激动剂）

药物	应用	不良反应
可乐定、胍法辛	高血压急症（特定情况），多动症，抽动秽语综合征，阿片类药物戒断症状控制	精神抑郁，心动过缓，低血压，呼吸抑制，瞳孔缩小，突然停药血压剧烈回升
α-甲基多巴	妊娠高血压	直接Coombs试验⊕溶血，药物性狼疮
替扎尼定	缓解痉挛状态	低血压，虚弱，口干燥症

α受体阻滞剂

药物	应用	不良反应
非选择性		
酚苄明	不可逆。嗜铬细胞瘤（术前使用）可预防儿茶酚胺（高血压）危象	直立性低血压，反射性心动过速
酚妥拉明	可逆。用于应用MAO（单胺氧化酶）抑制剂患者食用富含酪胺食物后出现的高血压危象，及可卡因诱发的高血压（二线用药）	
选择性α₁受体		
哌唑嗪、特拉唑嗪、多沙唑嗪、坦索罗辛	BPH（良性前列腺增生）的泌尿系统症状；PTSD（创伤后应激障碍）（哌唑嗪）；高血压（坦索罗辛除外）	首次给药可致严重的直立性低血压、晕厥、头痛等
选择性α₂受体		
米氮平	抑郁	镇静，血清胆固醇↑，食欲↑

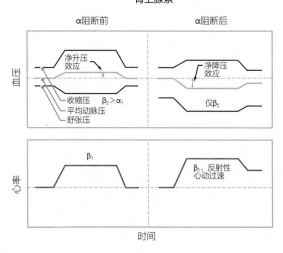

肾上腺素反应表现出平均动脉压从净增加（α反应）到净减少（β₂反应）的逆转。

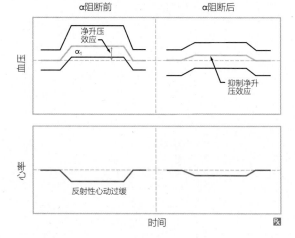

去氧肾上腺素反应受到抑制但未逆转，因为它是一种"纯"α–激动剂（缺乏β–激动剂特性）。

β受体阻滞剂	醋丁洛尔、阿替洛尔、倍他洛尔、比索洛尔、卡维地洛、艾司洛尔、拉贝洛尔、美托洛尔、纳多洛尔、奈必洛尔、吲哚洛尔、普萘洛尔、噻吗洛尔	
应用	作用	注释/举例
心绞痛	心率和收缩力↓，导致O_2消耗↓	
青光眼	房水生成↓	噻吗洛尔
心力衰竭	死亡率↓	比索洛尔、卡维地洛、美托洛尔
高血压	心输出量↓，肾素分泌↓（阻断球旁细胞上的β_1受体）	
甲状腺功能亢进	症状控制（心率↓，震颤↓），甲状腺危象	普萘洛尔
肥厚性心肌病	心率↓→充盈时间↑，缓解阻塞	
心肌梗死	需氧量↓（短期），死亡率↓（长期）	
室上性心动过速	房室传导速度↓（Ⅱ类抗心律失常药）	美托洛尔、艾司洛尔
静脉曲张出血	肝静脉压力梯度和门静脉高压↓（预防用药）	纳多洛尔、普萘洛尔、卡维地洛
不良反应	勃起功能障碍，心血管（心动过缓、房室传导阻滞、心衰），CNS（癫痫发作、睡眠改变），血脂异常（美托洛尔）和哮喘/COPD急性加重	使用β受体阻滞剂治疗急性可卡因相关性胸痛仍存在争议
选择性	β_1选择性拮抗剂（$\beta_1 > \beta_2$）——醋丁洛尔（部分激动剂）、阿替洛尔、倍他洛尔、比索洛尔、艾司洛尔、美托洛尔	
	非选择性拮抗剂（$\beta_1 = \beta_2$）——纳多洛尔、吲哚洛尔（部分激动剂）、普萘洛尔、噻吗洛尔	
	非选择性α和β受体拮抗剂——卡维地洛、拉贝洛尔	
	奈必洛尔（nebivolol）同时选择性阻滞心脏β_1-肾上腺素能受体和激动β_3受体（激活血管中的一氧化氮合酶，从而外周血管阻力↓）	

摄入海鲜毒素 毒素作用包括组胺释放、Na⁺通道的完全阻断、或Na⁺通道开放引发去极化。

毒素	来源	作用	症状	治疗
组胺 （鲭鱼毒素中毒）	变质的红肉鱼，如金枪鱼、鳀鳅、鲭鱼和鲣鱼。	细菌组氨酸脱羧酶将组氨酸转化为组胺。常被误诊为鱼类过敏。	类似过敏症状：口腔急性灼烧感、面部潮红、红斑、荨麻疹、瘙痒。可能发展为支气管痉挛、血管性水肿、低血压。	抗组胺药。需要时可以使用沙丁胺醇和肾上腺素。
河鲀毒素	河鲀。	高效毒素；结合神经组织中电压门控的快Na⁺通道，阻止去极化。	恶心、腹泻、感觉异常、虚弱、头晕、反射丧失。	支持治疗。
雪卡毒素	梭鱼、鲷鱼和海鳗等岩礁鱼类。	打开Na⁺通道，导致去极化。	恶心、呕吐、腹泻，口周麻木，冷热感受逆转，心动过缓、心脏传导阻滞、低血压。	支持治疗。

Beers标准 用于减少老年患者潜在不当用药而制定的标准，应用广泛。包括老年患者因机体功能↓和/或不良事件风险↑应避免使用的＞50种药物。例如：

- α受体阻滞剂（低血压风险↑）
- 抗胆碱能药、抗抑郁药、抗组胺药、阿片类药物（谵妄、镇静、跌倒、便秘、尿潴留风险↑）
- 苯二氮䓬类药物（谵妄、镇静、跌倒风险↑）
- NSAIDs（胃肠道出血风险↑，特别是同时使用抗凝药）
- PPIs（艰难梭菌感染风险↑）

▶ 药理学——毒性和副作用

特殊毒性的治疗	产生毒性的药物	治疗
	对乙酰氨基酚	N-乙酰半胱氨酸（补充谷胱甘肽）
	AChE抑制剂、有机磷酸酯类	阿托品＞解磷定
	M受体阻断剂、抗胆碱能药物	毒扁豆碱，控制体温过高
	砷（砒霜）	二巯丙醇、二巯丁二钠
	苯二氮䓬类	氟马西尼
	β受体阻滞剂	阿托品、胰高血糖素、生理盐水
	一氧化碳	纯氧、高压氧气
	铜	青霉胺、曲恩汀
	氰化物	亚硝酸盐＋硫代硫酸盐，羟钴胺
	洋地黄（地高辛）	地高辛特异性抗体片段
	肝素	硫酸鱼精蛋白
	铁	去铁胺、地拉罗司、去铁酮
	铅	EDTA二钠钙、二巯丙醇、二巯丁二钠、青霉胺
	汞	二巯丙醇、二巯丁二钠
	甲醇、乙二醇（防冻剂）	甲吡唑＞乙醇，透析
	高铁血红蛋白	亚甲蓝、维生素C（还原剂）
	阿片类药物	纳洛酮
	水杨酸盐	$NaHCO_3$（碱化尿液），透析
	三环类抗抑郁药（TCAs）	$NaHCO_3$（稳定心肌细胞膜）
	华法林	维生素K（延迟效应），PCC/FFP（即时效应）

药物反应——心血管

药物反应	诱发药物
血管痉挛	可卡因、安非他明、舒马普坦、麦角生物碱
皮肤发红	万古霉素、腺苷、烟酸、Ca^{2+}通道阻滞剂、棘球蛋白、硝酸盐 红颈综合征——万古霉素的输注反应，与输注速率有关。患者出现广泛的瘙痒性红斑。治疗采用苯海拉明，缓慢输液
扩张型心肌病	蒽环类（如多柔比星、柔红霉素）；用地塞米松预防
尖端扭转型室性心动过速	延长QT间期的药物：抗心律失常药（ⅠA类、Ⅲ类）、抗生素（如大环内酯类）、抗精神分裂症药（如氟哌啶醇）、抗抑郁药（如TCAs）、镇吐药（如昂丹司琼）

药物反应——内分泌/生殖系统

药物反应	诱发药物	注释
肾上腺皮质功能不全	肾上腺皮质激素撤药时导致HPA轴抑制	
尿崩症	锂、地美环素	
潮红	选择性雌激素受体调节剂（如他莫昔芬、氯米芬、雷洛昔芬）	
高血糖	他克莫司、蛋白酶抑制剂、烟酸、氢氯噻嗪、皮质类固醇	
高催乳素血症	典型抗精神病药（如氟哌啶醇）、非典型抗精神病药（如喹硫平）、甲氧氯普胺、甲基多巴、利血平	表现为性腺功能减退（如不孕、闭经、勃起功能障碍）和溢乳
甲状腺功能亢进	胺碘酮、甲状腺替代疗法、碘	
甲状腺功能减退	胺碘酮、磺胺类药物、锂	
抗利尿激素分泌失调综合征（SIADH）	卡马西平、环磷酰胺、选择性5-羟色胺再摄取抑制药（SSRIs）	

药物反应——胃肠道

药物反应	诱发药物	注释
急性淤胆型肝炎、黄疸	大环内酯类（如红霉素）	
腹泻	阿坎酸、抗糖尿病药（阿卡波糖、二甲双胍、普兰林肽）、秋水仙碱、胆碱酯酶抑制剂、降脂药（如依折麦布、奥利司他）、大环内酯类（如红霉素）、SSRIs	
局灶性至大块肝坏死	氟烷、毒鹅膏菌（死帽菇）、丙戊酸、对乙酰氨基酚	
肝炎	利福平、异烟肼、吡嗪酰胺、他汀类、贝特类	
胰腺炎	去羟肌苷、糖皮质激素、乙醇、丙戊酸、硫唑嘌呤、利尿药（如呋塞米、氢氯噻嗪）	
药物性食管炎	双膦酸盐类、硫酸亚铁、NSAIDs、氯化钾、四环素类	直立姿势，充足饮水，以使药物影响最小化
假膜性结肠炎	氨苄西林、头孢菌素类、克林霉素、氟喹诺酮类	抗生素的使用使得耐药性艰难梭菌感染概率增加

药物反应——血液系统

药物反应	诱发药物	注释
粒细胞缺乏症	氨苯砜、氯氮平、卡马西平、丙硫氧嘧啶、甲巯咪唑、秋水仙碱、更昔洛韦	
再生障碍性贫血	卡马西平、甲巯咪唑、NSAIDs、苯、氯霉素、丙硫氧嘧啶	
直接Coombs试验阳性的溶血性贫血	青霉素、甲基多巴、头孢菌素类	
伴嗜酸性粒细胞增多和系统症状的药物反应（DRESS）	别嘌呤醇、抗惊厥药、抗生素、磺胺类药物	是一种潜在的致命的迟发性超敏反应。潜伏期2~8周，之后出现发热、麻疹样皮疹和多器官受累。治疗：停止相关药物使用、糖皮质激素
灰婴综合征	氯霉素	
G6PD缺乏症溶血	异烟肼、磺胺类、氨苯砜、伯氨喹、阿司匹林、布洛芬、呋喃妥因	
巨幼细胞贫血	羟基脲、苯妥英钠、甲氨蝶呤、磺胺类药物	
血小板减少	肝素、万古霉素、利奈唑胺	
血栓并发症	复方口服避孕药、激素替代疗法、选择性雌激素受体调节剂（SERMs，如他莫昔芬、雷洛昔芬、氯米芬）	雌激素介导的副作用

药物反应——骨骼肌/皮肤/结缔组织

药物反应	诱发药物
药物性狼疮	甲基多巴、米诺环素、肼屈嗪、异烟肼、苯妥英钠、磺胺类药物、依那西普、普鲁卡因胺
脂肪重新分布	蛋白酶抑制剂、糖皮质激素
牙龈增生	环孢素、Ca^{2+}通道阻滞剂、苯妥英
高尿酸血症（痛风）	吡嗪酰胺、噻嗪类、呋塞米、烟酸、环孢素
肌痛	他汀类、贝特类、烟酸、秋水仙碱、达托霉素、羟氯喹、α-干扰素、青霉胺、糖皮质激素
骨质疏松	糖皮质激素、长效醋酸甲羟孕酮、促性腺激素释放激素激动剂、芳香酶抑制剂、抗惊厥药、肝素、质子泵抑制剂
光敏反应	磺胺类、胺碘酮、四环素类、5-FU
皮疹（Stevens-Johnson综合征）	抗癫痫药（特别是拉莫三嗪）、别嘌呤醇、磺胺类药物、青霉素
牙齿变色	四环素类
肌腱和软骨损伤	氟喹诺酮类

药物反应——神经系统

药物反应	诱发药物	注释
金鸡纳反应	奎尼丁、奎宁	可出现耳鸣、听力/视力丧失、精神病和认知障碍
帕金森样症状	抗精神病药、利血平、甲氧氯普胺	
外周神经病变	异烟肼、苯妥英、铂类（如顺铂）、长春新碱	
特发性颅内高压症	生长激素、四环素、维生素A	
癫痫	异烟肼（维生素B_6缺乏）、安非他酮、亚胺培南/西司他丁、曲马多、恩氟烷	
迟发性运动障碍	抗精神病药、甲氧氯普胺	
视觉障碍	托吡酯（视物模糊/复视、晕眩）、地高辛（黄视）、异烟肼（视神经病变/色觉改变）、氨己烯酸（双侧视野缺损）、PDE-5抑制剂（蓝视）、乙胺丁醇（色觉改变）	

药物反应——肾/泌尿生殖系统

药物反应	诱发药物	注释
范科尼综合征	顺铂、异环磷酰胺、过期四环素、替诺福韦	
出血性膀胱炎	环磷酰胺、异环磷酰胺	预防：美司钠
间质性肾炎	利尿药、NSAIDs、青霉素类以及头孢菌素、质子泵抑制剂、利福平和磺胺类药物	

药物反应——呼吸系统

药物反应	诱发药物
干咳	ACEI
肺纤维化	甲氨蝶呤、呋喃妥因、卡莫司汀、博来霉素、白消安、胺碘酮

药物反应——多器官

药物反应	诱发药物	注释
抗M样作用	阿托品、TCAs、H_1阻滞剂、抗精神病药	
双硫仑反应	第一代磺酰脲类药物、甲基苄肼、某些头孢菌素类、灰黄霉素、甲硝唑	
肾毒性、耳毒性	袢利尿药、氨基糖苷类、顺铂、万古霉素、两性霉素B	氨磷汀可以降低顺铂的毒性

药物影响瞳孔大小

瞳孔扩大	瞳孔缩小
抗胆碱药（阿托品、三环类抗抑郁药 TCAs、托吡卡胺、东莨菪碱、抗组胺药）	抗交感神经药（如α_2-激动剂）
毒品（如安非他明、可卡因、迷幻药）	毒品（如海洛因/阿片类）
拟交感神经药	拟副交感神经药（如毛果芸香碱）、有机磷酸酯类

与细胞色素P-450的相互作用（精选）

诱导剂	底物	抑制剂
莫达非尼	华法林	丙戊酸钠
长期饮酒	抗癫痫药	异烟肼
圣约翰草	茶碱	西咪替丁
苯妥英	口服避孕药	酮康唑
苯巴比妥		氟康唑
奈韦拉平		急性酗酒
利福平		氯霉素
灰黄霉素		红霉素/克拉霉素
卡马西平		磺胺类
		环丙沙星
		奥美拉唑
		甲硝唑
		胺碘酮
		葡萄柚汁

磺胺类药物	磺胺类抗菌药、柳氮磺胺吡啶、丙磺舒、呋塞米、乙酰唑胺、塞来昔布、噻嗪类、磺酰脲类。 磺胺过敏患者可出现发热、尿路感染、Stevens-Johnson综合征、溶血性贫血、血小板减少、粒细胞缺乏症、急性间质性肾炎和荨麻疹。

▶ 药理学——其他

药物名称

词尾	类别	举例
抗菌药物		
−苯达唑	抗寄生虫药、抗蠕虫药	甲苯达唑
−西林	转肽酶抑制剂	阿莫西林
−康唑	麦角固醇合成抑制剂	酮康唑
−环素	蛋白质合成抑制剂	四环素
−米韦	神经氨酸酶抑制剂	奥司米韦
−那韦	蛋白酶抑制剂	利托那韦
−洛韦	病毒DNA聚合酶抑制剂	阿昔洛韦
−格韦	整合酶抑制剂	埃替格韦、雷特格韦
−霉素	大环内酯类抗生素	阿奇霉素
中枢神经系统		
−氮平、−培酮	非典型抗精神病药	奥氮平、利培酮
−达嗪	典型抗精神病药	甲硫达嗪
−巴比妥	巴比妥类药物	苯巴比妥
−咪嗪、−替林	三环类抗抑郁药	丙咪嗪、阿米替林
−曲坦	$5-HT_{1B/1D}$激动剂	舒马曲坦
−西泮、−唑仑	苯二氮䓬类药物	地西泮、阿普唑仑
自主神经系统		
−胆碱	胆碱能激动剂	氯贝胆碱、卡巴胆碱
−洛尔	β受体阻滞剂	普萘洛尔
−斯的明	AChE抑制剂	新斯的明
−特罗	$β_2$受体激动剂	福莫特罗
−唑嗪	$α_1$受体阻滞剂	哌唑嗪
心血管系统		
−那非	PDE−5抑制剂	西地那非
−地平	二氢吡啶Ca^{2+}通道阻滞剂	氨氯地平
−普利	ACE抑制剂	卡托普利
−沙坦	血管紧张素Ⅱ受体抑制剂	氯沙坦
−沙班	Xa因子直接抑制剂	阿哌沙班、依度沙班、利伐沙班
代谢		
−列净	SGLT−2抑制剂	达格列净、卡格列净
−格列奈	格列奈类药物	瑞格列奈、那格列奈
−列汀	DPP−4抑制剂	西他列汀
−格列酮	PPAR−γ激动剂	罗格列酮
−鲁肽	GLP−1类似物	利拉鲁肽、阿必鲁肽

药物名称（续）

词尾	分类	举例
其他		
–膦酸	双膦酸盐	阿伦膦酸盐
–莫司	mTOR抑制剂	依维莫司、西罗莫司
–拉唑	质子泵抑制剂	奥美拉唑
–前列素	前列腺素类似物	拉坦前列素
–森坦/生坦	内皮素受体拮抗剂	波生坦
–替丁	H_2受体拮抗剂	西咪替丁
–普坦	ADH拮抗剂	托伐普坦

生物制剂

词尾	分类	举例
单克隆抗体——靶点是过表达的细胞表面受体		
–昔单抗	人–鼠嵌合型单抗	利妥昔单抗
–珠单抗	人源化小鼠单抗	贝伐珠单抗
–诺单抗	人源性单抗	地诺单抗
小分子抑制剂——靶点是细胞内分子		
–替尼	酪氨酸激酶抑制剂	伊马替尼
–佐米	蛋白酶体抑制剂	硼替佐米
–西利	细胞周期蛋白依赖性激酶抑制剂	哌柏西利
受体融合蛋白		
–西普	TNF–α拮抗剂	依那西普
白介素受体调节剂——白介素受体激动剂和拮抗剂		
–白介素	IL–2激动剂/类似物	阿地白介素
–白滞素	白介素受体拮抗剂	阿那白滞素

翻译：陈婉淑、刘思圆、于砚滢
审校：纪超

▶ 笔记

第六章

公共卫生学

"Medicine is a science of uncertainty and an art of probability."
— William Osler

"There are two kinds of statistics: the kind you look up and the kind you make up."
— Rex Stout

"On a long enough timeline, the survival rate for everyone drops to zero."
— Chuck Palahniuk

"There are three kinds of lies: lies, damned lies, and statistics."
— Mark Twain

225

▶公共卫生学——流行病学和生物统计学

观察性研究

研究类型	设计	测量/举例
横断面研究	在现阶段评估疾病的频率及风险相关因素的频率。 研究的问题是："正在发生什么?"	疾病患病率。 可显示危险因素与疾病的相关性，但不能建立因果关系。
病例对照研究	将一组患病人群与另一组未患病人群进行比较。 观察先前暴露或有危险因素的比率是否因疾病状态不同而有所差异。 研究的问题是："发生了什么?"	比值比（OR）。 患慢性阻塞性肺疾病（COPD）人群的吸烟率高于未患COPD的人群。
队列研究	将有特定暴露或危险因素的一组人群和无暴露的另一组人群比较。 观察暴露或危险因素与之后的疾病进展是否相关。 可为前瞻性（"谁会发病?"）或回顾性［"谁（暴露组还是未暴露组）发病了?"］。	相对风险（RR）。 吸烟者将来患COPD的风险比不吸烟者高。
交叉研究	在受试者中比较两种或多种治疗的效果差异。 随机决定受试者接受治疗的顺序。两种治疗之间有洗脱阶段。	受试者自身对照。
双胞胎一致性研究	比较同卵双胞胎和异卵双胞胎患同一疾病的频率。	考察遗传和环境因素的影响（"先天vs后天"）。
收养研究	被亲生父母养育vs被养父母养育的比较。	考察遗传和环境因素的影响。

临床试验

涉及人类的实验性研究。比较2种或多种治疗之间，或治疗和安慰剂之间的疗效获益。随机化、变量控制和双盲（如患者和医生均不知道患者是在治疗组还是在对照组）可提高试验质量。三盲指数据分析者也纳入盲法。

药物试验	典型的研究样本	目的
Ⅰ期	少量的健康志愿者，或少量的患目标疾病的患者。	"是否安全?"评估安全性、毒性、药代动力学和药效学。
Ⅱ期	适量的患目标疾病的患者。	"是否有效?"评估疗效、最大剂量和不良反应。
Ⅲ期	大量患者，随机分入研究治疗组或标准治疗组（或安慰剂组）。	"是否改善?"比较新型疗法与目前标准疗法的疗效（有否提高?）。
Ⅳ期	治疗获批之后，上市后的监管。	"可否持久?"检测罕见或长期不良反应（如黑框警告）。可能会导致撤市。

诊断性试验的评价	敏感性和特异性是某一试验的固有属性。阳性预测值（PPV）和阴性预测值（NPV）随疾病在受检人群的患病率而改变。

	疾病		
	⊕	⊖	
检测 ⊕	TP	FP	PPV = TP/（TP+FP）
检测 ⊖	FN	TN	NPV = TN/（TN+FN）
	敏感性 = TP/（TP+FN）	特异性 = TN/（TN+FP）	患病率 TP+FN /（TP+FN+FP+TN）

TP = 真阳性；FP = 假阳性；FN = 假阴性；
TN = 真阴性；PPV = 阳性预测值；NPV = 阴性预测值

敏感性（真阳性率）	在所有患病人群中，检测呈阳性的比例；或当疾病发病时，检测为阳性的可能性。	= TP/（TP + FN） = 1– 假阴性率
	该值接近100%，则可用于排除疾病，并提示假阴性率较低。	高敏感性的检测可用于疾病筛查（阴性有助于除外目标疾病）。
特异性（真阴性率）	在所有未患病人员中，检测呈阴性的比例；或当疾病未发生时，检测为阴性的可能性。	= TN/（TN + FP） = 1– 假阳性率
	该值接近100%，则可用于确诊疾病，并提示假阳性率较低。	高特异性的检测可用于确证阳性筛查试验（阳性有助于确诊目标疾病）。
阳性预测值	检测结果呈阳性的受试者，实际患有该疾病的可能性。	PPV = TP/（TP + FP） 阳性预测值的波动与验前概率（基线风险，如疾病患病率）成正比：高验前概率→高阳性预测值。
阴性预测值	检测结果呈阴性的受试者，实际未患该疾病的可能性。	NPV = TN/（TN + FN） 阴性预测值与患病率和验前概率成反比。

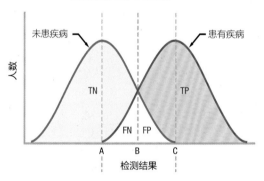

可能的界值
A = 敏感性为100% 的界值
B = 特异性和敏感性的折中
C = 特异性为100%的界值

降低界值： B→A（FP↑，FN↓）	敏感性↑，阴性预测值↑ 特异性↓，阳性预测值↓
升高界值： B→C（FN↑，FP↓）	特异性↑，阳性预测值↑ 敏感性↓，阴性预测值↓

似然比（LR）	特定检验结果出现在患有目标疾病的患者的可能性与相同结果出现在无目标疾病患者的可能性之比。 阳性似然比LR⁺＞10且/或阴性似然比LR⁻＜0.1说明诊断性试验的正确率较高。 用LR乘以验前概率，可以计算出验后概率（贝叶斯定理）。	$$LR^+ = \frac{敏感性}{1-特异性} = \frac{真阳性率}{假阳性率}$$ $$LR^- = \frac{1-敏感性}{特异性} = \frac{假阴性率}{真阴性率}$$

风险的量化　定义和公式基于经典的四格表而来。

结果

		⊕	⊖
暴露或干预	⊕	a	b
	⊖	c	d

术语	定义	举例	公式
比值比（OR）	通常用于病例对照研究。病例组中暴露人数与非暴露人数的比值（a/c）除以对照组中暴露人数与非暴露人数的比值（b/d）。	假设在某病例对照研究中，20/30的肺癌患者和5/25的正常人吸烟，那么OR为8；因此肺癌患者有吸烟史的可能性是正常人的8倍。	$OR = \dfrac{a/c}{b/d} = \dfrac{ad}{bc}$ 	a 20	b 5 | c 10 | d 20
相对危险度（RR）	通常用于队列研究。暴露组的患病风险除以非暴露组的风险。 RR = 1→暴露与疾病无关。 RR＞1→暴露与疾病发生↑相关。 RR＜1→暴露与疾病发生↓相关。	假设5/10暴露于辐射的人被诊为癌症，而1/10未暴露于辐射的人被诊为癌症，那么RR为5；因此暴露于辐射的人的患癌风险是未暴露于辐射的人的5倍。 对于罕见病（患病率低），OR接近RR。	$RR = \dfrac{a/(a+b)}{c/(c+d)}$ a 5 | b 5 | c 1 | d 9
相对危险度降低率（RRR）	暴露组与对照组相比，由于干预，风险降低的比例。	假设接种流感疫苗者2%患流感，而未接种者8%患流感，则RR = 2/8 = 0.25，而RRR = 0.75。	$RRR = 1 - RR$
归因危险度（AR）	暴露组与非暴露组的风险差值。	假设吸烟人群患肺癌的风险为21%，非吸烟人群患肺癌的风险为1%，则归因危险度为20%。	$AR = \dfrac{a}{a+b} - \dfrac{c}{c+d}$ $AR\% = \dfrac{RR-1}{RR} \times 100$
绝对危险度降低量（ARR）	对比对照组，由于干预产生的风险差值（而非比例）。	假设接受安慰剂疫苗接种的人8%患流感vs接种流感疫苗的人2%患流感。则ARR = 8%–2% = 6% = 0.06。	$ARR = \dfrac{c}{c+d} - \dfrac{a}{a+b}$
需治疗人数（NNT）	使得1位患者获益，需治疗的患者数。 数值低 = 疗效佳。		$NNT = 1/ARR$
需伤害人数（NNH）	使得1位患者受伤害，需要暴露于危险因素的患者数。 数值高 = 暴露更安全。		$NNH = 1/AR$
病死率（CFR）	疾病全程出现死亡的比率。	假设10例脑膜炎患者中有4例患者死亡，则病死率为40%。	$CFR\% = \dfrac{死亡数}{病例数} \times 100$

发病率vs患病率

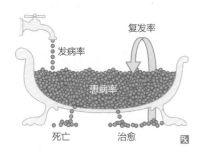

$$发病率 = \frac{新病例数}{风险人群数} \quad （每单位时间内）$$

$$患病率 = \frac{当前病例数}{总人数} \quad （在某一时刻）$$

$$\frac{患病率}{1-患病率} = 发病率 \times 平均病程$$

患病率≈短病程疾病发病率（如感冒）。

患病率＞慢性疾病发病率，因存在大量现症病例（如糖尿病）。

患病率～验前概率。

患病率↑→PPV↑，NPV↓。

情景	发病率	患病率
生存时间↑	—	↑
死亡率↑	—	↓
进行治疗	—	↓
康复时间缩短	—	↓
广泛接种疫苗	↓	↓
危险因素↓	↓	↓

精确度vs准确度

精确度（信度）	试验的可持续性和重复性。 试验中没有随机变量。	随机误差使得精确性↓。 精确度↑→标准差↓。 精确度↑→统计检验效能（1-β）↑。
准确度（效度）	试验的测量方法的真实性。 试验中没有系统误差或偏倚。	系统误差使得试验的准确度↓。

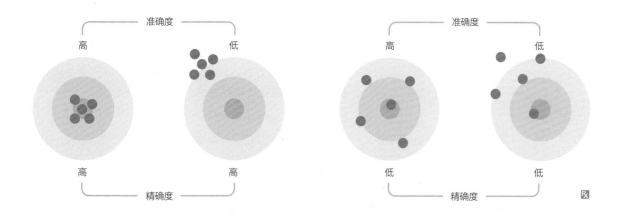

偏倚和错误

类型	定义	举例	减小偏倚的方法
纳入受试者阶段			
选择偏倚	非随机抽样或分组，导致研究人群不具有目标人群的代表性。最常见的是抽样偏倚。	**伯克森偏倚**——来源于医院的患者或对照，相比一般人群的健康水平低且暴露因素多。 **失访偏倚**——随访中失访的患者，与完成随访的患者预后不同。	随机化。 设立合适的对照组。
执行研究阶段			
回忆偏倚	意识到自己患病，导致患者对事情的回忆发生变化。在回顾性研究中常见。	患者看到相似的病例后才回忆起相应的暴露。	缩短从暴露到随访的时间。
测量偏倚	获得信息的方式存在系统误差。	使用有问题的自动血压计测量血压。 **霍桑（Hawthorne）效应**——受试者在意识到被观察后改变了行为。	使用客观的、标准的、经过检验的方法采集数据。 设置安慰剂组。
过程偏倚	不同组患者的干预方式不同。	治疗组的患者在专科医院的时间更长。	设盲并设置安慰剂对照，使受试者和研究者均对分组不知情，减小对研究过程和结果分析的影响。
观察者期望偏倚	研究者对某项治疗疗效的期望导致结果改变（也叫Pygmalion效应）。	希望治疗组康复的观察者更可能记录阳性结果。	
结果分析阶段			
混杂偏倚	一些因素同时与暴露和疾病有关（不包括因果关系），会影响暴露对疾病的作用（vs效应修正：针对某个因素进行分层，不同亚组之间暴露的效果不同）。	一项非对照研究显示，肺癌与喝咖啡相关，但是喝咖啡的人吸烟更多，从而导致了这种相关。	多次/重复研究。 交叉研究（研究对象作为自己的对照组）。 配对（在治疗组和对照组中选择有相似特征的患者）。
领先时间偏倚	疾病得到早期诊断，造成生存时间延长的假象。	早期诊断使得生存时间似乎更长了，但其实自然病程并未改变。	测量"后期"生存时间（根据诊断时病情的严重程度调整后的生存时间）。
病程长短偏倚	筛查试验易于检出潜伏期较长的疾病，而病程短的疾病会更早出现症状。	相比快速进展的癌症，缓慢进展的癌症更可能是通过筛查发现的。	采用随机分组的方法，将受试者分配入筛查组和非筛查组，然后比较两组预后的差异。

统计分布

反映集中趋势的指标	平均数 = 总和/总数。	易被极值影响。
	中位数 = 数据从小到大排列的中间值。	若数据为偶数个，则中位数为中间两个数的平均数。
	众数 = 出现次数最多的数。	最不易被极值影响。
反映离散趋势的指标	标准差（SD）= 测量值在其平均值附近的差异程度。 标准误（SE）= 估计样本平均值与真实平均值的差异程度。	σ = 标准差；n = 样本量。 方差 = 标准差^2。 标准误 = $\sigma/\sqrt{n}$。 随着样本量增加，标准误减小。
正态分布	高斯分布，又叫钟形分布。 平均数 = 中位数 = 众数。	

非正态分布

双峰分布	提示两种不同的人群（如快速和慢速乙酰化者，霍奇金淋巴瘤的发病年龄，各年龄的自杀率）。	
正偏态分布	典型为平均数＞中位数＞众数，长尾在右边。	
负偏态分布	典型为平均数＜中位数＜众数，长尾在左边。	

统计假设

无效假设（H_0）	假设无差异或无关（如在特定群体中，某疾病与某因素无关）。
备择假设（H_1）	假设有差异或有关（如在特定群体中，某疾病与某因素有关）。

假设检验的结果

正确结果	在作用或差异确实存在的情况下，得出的结论为有作用或有差异（拒绝无效假设，支持备择假设）。 在作用或差异不存在的情况下，得出的结论为无作用或无差异（无法拒绝无效假设）。

错误结果

I 类错误（α）	在作用或差异不存在的情况下，得出的结论为有作用或有差异（错误地拒绝无效假设，从而错误地支持备择假设）。 α表示犯 I 类错误的可能性。p根据预设的α值计算（一般为0.05）。如果结果的$p < 0.05$，那么单纯偶然得到该结果的可能性小于0.05。 统计显著性 ≠ 临床显著性。	又叫假阳性错误。 备择假设永远无法被证实，但在可能性极小的情况下可以拒绝无效假设（从而支持备择假设）。
II 类错误（β）	在作用或差异确实存在的情况下，得出的结论为无作用或无差异（未拒绝无效假设，但实际上是错误的）。 β表示犯 II 类错误的可能性。检验效能 = $1-\beta$，表示当无效假设为假时拒绝的可能性。 提升检验效能、降低β的方法有： • 增大样本量 • 增大期望效果 • 增加测量精确度	又叫假阴性错误。

置信区间（CI）	在特定的可能性下，总体的真实的平均数可能分布的范围。 对于平均数，置信区间CI = $\bar{x} \pm Z(SE)$。 最常使用的置信区间为95%置信区间（对应$\alpha = 0.05$）。 对于95%置信区间，$Z = 1.96$。 对于99%置信区间，$Z = 2.58$。	如果平均数差值的95%置信区间包括0，则平均数无显著差异，H_0无法被拒绝。 如果比值比或相对危险度的95%置信区间包括1，则H_0无法被拒绝。 如果两组的置信区间不重合，则存在统计学显著性差异。 如果两组的置信区间重合，通常其不存在统计学显著性差异。

| 荟萃分析 | 从多个研究中汇总数据（如平均数、相对危险度）进行统计分析，以更精确地估计某种效应大小。也用于评价研究结果之间的异质性。 |
| | 这种方法能增加证据的强度和研究结果的普适性，但受到各研究质量和选择偏倚的限制。 |

常见统计学检验

t检验	检验2组数的平均值是否存在差异。	举例：比较男性和女性的平均血压的差异。
单因素方差分析（ANOVA）	检验3组或以上数的平均值是否存在差异。	举例：比较3个不同种族的平均血压的差异。
卡方检验（χ^2）	检验2组或以上的分类结果是否存在比例（而不是平均值）的差异。	举例：比较3个不同种族的患严重高血压的比例差异。

Pearson相关系数	相关系数r永远在−1和＋1之间。r的绝对值越接近于1，两个变量的线性相关度越高。
	r值为正，代表正相关（一个变量↑，另一个变量也↑）。
	r值为负，代表负相关（一个变量↑，另一个变量↓）。
	r^2为决定系数（一个变量的变化可以用另一个变量的变化来解释的程度）。

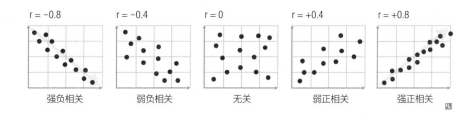

▶ 公共卫生学——伦理学

核心伦理原则

自主性	医师有义务尊重作为独立个体的患者（讲真话、保密），为患者做出自主决定创造必要的条件（知情同意），并且无论患者是否接受医疗照护，均应尊重其偏好。
有利	医师有一特殊的伦理义务，即医生的行动应符合患者的最佳利益。该原则可能会与自主性原则（被知情告知的患者有权利自主决定）或社会最大利益产生冲突（如强制结核病治疗）。通常，患者的利益优先。
不伤害	不伤害原则必须和有利原则相权衡；如果干预的利大于弊，患者可能会做出知情决定，接受该干预（大多数手术及药物均属此类）。
公正	公正地对待每一个患者。这并不总是意味着同等对待所有患者（如急症分诊）。

知情同意	是一个过程（而不仅仅是一份文件/签字），它需要满足： • 充分知情：对相关信息进行讨论（必要时需要进行解释） • 理解：患者有能力理解 • 能力：患者能够推理，做出自己的决定。（与法律上的民事行为能力区分） • 自愿：没有强迫及操纵 患者必须有能力充分理解他们的诊断、当前治疗措施及替代治疗措施（包括不治疗）的利弊。 患者必须被告知，他或她能够随时撤回书面知情同意和口头同意。	知情同意的例外情况： • 弃权——患者明确放弃知情同意的权利 • 法律上不具备完全民事行为能力——患者缺乏决定能力（获得法定代理人同意） • 对治疗有利：不告知那些可能严重伤害患者，或使患者失去做决定能力的信息 • 急诊——可适用默认同意
未成年人的同意	未成年人通常指小于18周岁。与医疗相关的父母同意，在不同地区的法律规定中不尽相同。一般而言，医师需要征得父母同意，但急诊治疗除外（如输血），或未成年人在法律上可被判定为完全民事行为能力人（如已结婚、独自生活或者在服兵役）[1]。	不是必须获得父母同意的情况：[2] • 性（避孕、性传播疾病、妊娠） • 毒（毒品滥用） • 急（急诊/外伤） 医师应积极鼓励未成年人与其监护人进行良好的沟通。 虽然未成年人的同意通常不是必须获得的，但也应征求未成年人的同意。

---

[1] 译者注：中国《民法总则》第十八条规定

[2] 译者注：中国《民法总则》第十九条规定"八周岁以上的未成年人为限制民事行为能力人，实施民事法律行为由其法定代理人代理或者经其法定代理人同意、追认，但是可以独立实施纯获利益的民事法律行为或者与其年龄、智力相适应的民事法律行为。"第三十五条规定"监护人应当按照最有利于被监护人的原则履行监护职责……未成年人的监护人履行监护职责，在作出与被监护人利益有关的决定时，应当根据被监护人的年龄和智力状况，尊重被监护人的真实意愿。"

决策能力	医师需明确患者是否在心理上和法律上有做出特定医疗决策的能力。患者既往做出的决定，不能简单地因日后失去决策能力而撤销。
	针对某一具体的医疗决策（如拒绝医疗照护），患者是否具有决策能力由医师判断。民事行为能力由法律界定，通常针对更广义的决策（例如，法律上无法做出任何医疗相关的决策）。
	组成：
	• 决策与患者的价值观、目标相一致
	• 患者充分知情（知道并理解）
	• 患者表达了一种选择
	• 并不是在特殊精神状态（如谵妄、精神错乱、中毒）或心境障碍的情况下做的决策
	• 决策相对稳定，不随时间改变
	• 患者大于18周岁，或者在法律上被视为具有完全民事行为能力
预立医疗照护计划	患者对某项医疗决定的预嘱。不同国家和地区对此的规定不尽相同。[1]
口头预立医疗照护计划	无决策能力患者先前的口头意见通常有指导意义。对这一口头意见的解读可能存在争议。如果患者充分知情，决策相对明确，患者做出选择，且反复多次向不同的人提及该决策，那么这个口头决策的有效性更高。
书面预立医疗照护计划	特指患者在面临威胁生命的疾病时选择接受或拒绝某些特定医疗干预的预嘱，如生前预嘱。
监护人的医疗权利	患者指定某一监护人，在患者失去决策能力时，代为做出决策。若患者恢复决策能力，可撤回监护人的决策。比生前预嘱的执行更灵活。
不施行心肺复苏术（DNR）	DNR意味着禁止心肺复苏（CPR）。其他相应的复苏措施（如管饲）也通常需要避免施行。
代理决策者	如果患者失去决策能力又没有预嘱，对患者了解的人需要替患者做决定。代理决策者的顺序是：配偶→父母和子女→其他近亲属→其他愿意担任监护人的个人或者组织，但是须经被监护人住所地的居民委员会、村民委员会或者民政部门同意。[2]

---

[1] 译者注：中国大陆目前还没有明确法律规定预先指令及其所包含的内容。

[2] 译者注：《民法总则》第二十八条

伦理情境

情境	恰当的行动
患者依从性差	尝试明确患者依从性差的原因，并判断其改变决策的意愿；不强迫患者必须依从，不将其推脱给其他医师。
患者想要不必要的治疗	尝试了解患者为何想要这一治疗，并消除其潜在担忧。不要拒绝和患者见面，不要将其推脱给其他医师。避免行不必要的治疗。
患者服药有困难	提供纸质处方笺，尝试简化处方，使用回授法（要求患者向医生重复处方内容）来确保患者理解。
家属询问患者预后	避免在未经患者允许时与患者亲属讨论这一事项。
预后不良，患者家属要求不要告知患者某项检查结果，以免患者"无法承受"	尝试了解为何患者家属认为这些信息会影响患者心理状态。向他们解释只要患者有决策能力并且没有表示其他意愿，这些关于他的疾病信息都不会被隐瞒。[1]但是，如果医生确信患者一旦被告知后有伤害自己的可能，那么可以先对其进行治疗并暂时隐瞒这一信息。
17岁女孩怀孕，想要人工流产	一些国家和地区要求父母同意或知情，才允许未成年人流产。除非有孕期特殊医疗风险，无论患者的年龄和胎儿的状态，[2] 医生不应影响患者是否选择人工流产的决定。
15岁女孩怀孕，并想自己抚养孩子。他的父母想让你劝说她放弃抚养孩子，让其他人领养新生儿。	患者有权利决定——尽管父母不同意。向患者提供足够的信息，告知其抚养孩子需要的条件。如果患者要求，可与其讨论其他的选择。鼓励患者和家属就这一问题进行充分讨论。
终末期患者想要医生协助其结束生命	绝大多数国家和地区禁止医生协助自杀。然而医生可以开具适量的镇痛药，即使这可能缩短患者寿命。[3]
患者有自杀倾向	评估危险程度。如果危险程度高，建议患者留在医院，自愿住院；如果患者拒绝，可强制其留院。
患者向你表达爱意	使用直接、封闭式的问题进行问诊，必要时可有其他人士在场。与患者存在亲密关系都是不合适的。有必要将这一患者转诊给其他医师。
女患者行乳腺切除术后自觉丑陋	了解患者为何这么想。不要笼统地讲使患者安心的话（如你还很美）。
患者因等待时间过长而暴怒	接受患者的愤怒，不要太放在心上。为给患者带来的麻烦道歉。不要试图解释为何等待时间过长。
患者对其他医生对待他或她的方式感到失望	建议患者直接将其困惑向那位医生说明。如果该问题与某位行政人员有关，告知患者你会亲自向那位行政人员反映。
患者被错误地施行了有创检查	不管结果如何，医生有伦理上的义务将该错误告知患者。
患者要求一项不在医保报销内的治疗	不要因花费时间或金钱而限制或排斥某项治疗措施。与患者讨论所有的治疗选项，即使有些治疗无法报销。

---

[1] 译者注：出于对患者自主性的尊重和避免伤害，医生可以先询问患者是否希望了解自己的真实病情和预后，是否希望指定某一监护人代替患者了解这些信息并代替患者做出医疗决策。

[2] 译者注：从伦理上，从尊重自主性和有利不伤害原则出发，如果从医学上认为流产符合患者最佳利益，且患者本人自愿希望实施人工流产，医生应当接受患者的干预请求而无须一定要获得监护人的同意。但为避免干预过程中出现意外而无法联系到监护人，医师应在干预前尽可能地与患者进行沟通并与监护人取得联系。从法律上，尽管《医疗机构管理条例》中明确要求医疗机构施行手术、特殊检查或者特殊治疗时，必须征得患者同意，并应当取得其家属或者关系人同意并签字，但是作为上位法的《民法总则》中规定未成年人可以独立实施与其年龄、智力相适应的民事法律行为，无须获得监护人的同意。

[3] 译者注：在中国，安乐死和医生协助自杀是不合法的。使用麻醉药品可以用来缓解一些疾病终末期患者的不适，尽管这些药品可能会缩短患者的寿命，但医生的首要目的是缓解患者的痛苦而不是缩短患者寿命或加速死亡。

伦理情境（续）

情境	恰当的行动
一个7岁男孩的姐姐因癌症去世，男孩感觉自己需要为姐姐的死亡负责任	5~7岁的孩子开始认识到死亡是永恒的，死亡后所有生命活动终止，所有人最终都会走向死亡。向孩子提供关于其姐姐死亡的准确且直接的信息。避免闪烁其词。确保孩子明白他对其姐姐的去世没有责任。鼓励孩子识别恐惧和其他情绪，并将这些情绪正常化。鼓励孩子玩耍及其他健康的应对行为（如用自己的方式纪念姐姐）。
患者是亲密伴侣暴力的受害者	询问患者是否已经安全，以及是否有紧急措施。不必非要劝说患者离开伴侣或向当局报案（除非有当地法律要求）。
患者想要尝试替代治疗或传统医学	以支持且不评价的态度来了解患者持有这种想法的原因。向患者解释其优势及风险，包括不良反应、禁忌证以及与其他治疗的相互作用。
医生同事工作能力不足	如果同事工作能力不足，则可能威胁到患者安全。将这一情况报告给机构内的相关负责人。如果机构无作为，向当地发证机关报告。
患者已被判定为脑死亡。患者家人坚持无限期地维持生命支持，因为当触摸患者时，患者仍有体动	礼貌地向家属解释患者没有恢复的可能，脑死亡等同于死亡。这时的体动源于脊髓反射，不是随意运动。将这一病例向伦理委员会报告，将其视为无效治疗并撤除生命维持干预。
药厂向你提供赞助。作为交换，他们要求你为新药进行推广	拒绝这一赞助。通常，应拒绝礼物或赞助来避免利益冲突。美国医师学会伦理规范将下述情况除外：收受直接给患者带来益处的物品；极低价值的礼物；医学教育赞助，包括面向医学生、住院医师、主治医师的教育；非指定受益人的款项，且机构有独立标准判断谁可获得资助；无须为资助方做贡献也可获得资助的经费。
患者需要某项非紧急的治疗措施，但这一措施与你个人或宗教信仰相违背	提供准确的无偏的信息，帮助患者做出知情决策。向患者解释你并不进行这一治疗，但可将其转诊至其他医生。
母亲和15岁的女儿因车祸失去意识，并伴有内出血。父亲要求禁止输血，因为他们是耶和华见证人信徒[1]	给女儿输血，但不给母亲输血。成人的急诊治疗措施可被医疗代理人拒绝，尤其是患者的倾向已被知晓或被合理推断。但对未成年人，不可仅仅因为信仰而不进行治疗。
儿童患者的伤情与家长的描述不符	联系儿童保护机构并确保孩子在安全的地方。法律要求医师上报任何可疑的虐童事件。[2]

---

[1] 译者注：视自己的血为神圣，拒绝接受他人血液。

[2] 译者注：根据《民法总则》第三十六条。

保密　保密原则要求医生尊重患者的隐私和自主性。如果患者没有决策能力或情况紧急，向家人和朋友披露信息应遵循患者最佳利益的专业判断。患者可能自愿放弃保密的权利（如在合法的前提下保险公司要求获得相关信息）。

保密的合理例外：
- 对他人有潜在的严重的迫在眉睫的躯体伤害
- 没有替代方案去通知或保护有危险者
- 可能会伤害患者自身
- 存在可以防止伤害的措施

保密例外的例子（不同国家和地区可能有所不同）：
- 有自杀或杀人倾向的患者
- 虐待（儿童、老年人或囚犯）
- 一些国家和地区的法律允许医生通知或保护潜在受害者，以避免伤害
- 机动车驾驶员患有癫痫或其他妨碍安全驾驶的疾病
- 法定上报的疾病（如性病、肝炎、食物中毒）。医生有责任提醒相关政府部门，后者将通知处于危险之中的人群。危险的传染病，如结核病或埃博拉出血热，可以要求对患者强制治疗。[1]

▶ 公共卫生学——群体健康

老年人的变化　性功能变化
- 男性——勃起/射精变慢，不应期延长
- 女性——阴道变短，黏膜变薄、干涩

睡眠模式：快速眼动睡眠（REM）和慢波睡眠↓，入眠时间↑，早醒↑

自杀率↑

视力和听力↓

免疫反应↓

肾、肺和胃肠道功能↓

肌肉量↓，脂肪↑

智力无下降

---

[1] 译者注：根据《传染病防治法》，甲类传染病需要接受强制隔离治疗，如鼠疫和霍乱。

▶ 公共卫生学——医疗服务

疾病预防

一级预防	在疾病发生之前予以预防（如HPV疫苗）
二级预防	对已经存在但无症状的疾病进行早期筛查与管理（如宫颈癌的巴氏涂片）
三级预防	对正在发生的或有长期影响的疾病进行治疗，以减少并发症（如宫颈癌的化疗）
四级预防	识别不必要的治疗风险，保护患者不受新的干预措施的伤害（如将宫颈癌患者的检查结果电子共享，以避免该患者重复最近的影像学检查）

临终关怀	医疗的重点是舒适化和缓解症状，而不是彻底治愈。适用于预期寿命小于6个月患者。在临终关怀期间，优先考虑的是改善患者的舒适度和缓解疼痛（常用阿片类药物、镇静药或抗焦虑药）。患者的舒适度优先，其次才考虑干预措施的潜在副作用（如呼吸抑制）。这种优先积极效应，但同时有消极效应的伦理评价被称为**双重效应原则**。

中国居民死亡原因前十位[1]

排序	#1	#2	#3	#4	#5	#6	#7	#8	#9	#10
死亡原因	脑卒中	缺血性心脏病	COPD	肺癌	痴呆	肝癌	胃癌	高血压心脏病	交通事故	食管癌

---

[1] 译者注：参考文献：Maigeng Zhou, Haidong Wang, et al.（2019.06）. Mortality, morbidity and risk factors in China and its provinces, 1990–2017：a systematic analysis for the Global Burden of Disease Study 2017. The Lancet.

▶ 公共卫生学——质量与安全

安全文化	每个人都可以自由地提出安全问题而不必担心受到批评的工作氛围。有利于识别差错。	事件报告系统收集与医疗差错有关的数据，用于内部监控和外部监控。
人为设计	最有效的是强制功能，防止不良行为的发生（如将肠内营养的注射器设计为无法连接到静脉输液管）。 标准化提高了医疗流程的可靠性（如临床路径、指南、核对表）。 简单化可以减少多余的工作（如整合电子病历）。	有缺陷的设计会妨碍工作流程，使员工跳过安全措施（如由于患者腕带不可读，而将患者ID条形码贴在计算机上）。

PDSA循环　流程改进模型，以测试实际临床环境中的改变对患者的影响：

- 计划（Plan）——明确问题和解决方案
- 执行（Do）——测试新流程
- 研究（Study）——测量并分析数据
- 行动（Act）——将新流程整合到工作流程中

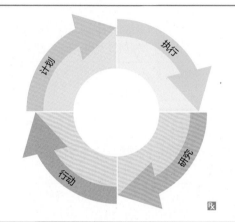

质量测评

	指标	举例
结构	设备、资源、设施	糖尿病宣教员的人数
流程	系统是否按照计划工作	过去六个月内，测量HbA1c的糖尿病患者的比例
结果	对患者的影响	糖尿病患者HbA1c的平均值
平衡	对其他系统或结果的影响	尝试降低HbA1c的患者低血糖的发生率

瑞士奶酪模型　应该重点关注系统和条件，而非个人错误。一个隐患成真的风险，可以通过不同层次和类型的防御体得到减缓。尽管存在多重保障，但当"奶酪中的孔碰巧排成一排"时，患者就可能受到伤害。

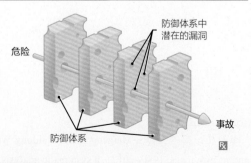

医疗差错的类型	包括患者识别、诊断、监测、医院内感染、药物、流程、设备、文档、传送等方面。无论医疗差错的直接结果如何、是否有害，均应让患者知情。	
主动差错	操作人员的失误（如静脉泵剂量设定错误）。	产生直接影响。
潜在差错	与操作人员间接相关，但会影响患者照护（如同一家医院使用多种类型的静脉泵）。	事故随时可能发生。

医疗差错分析

	应用	方法
根本原因分析	回顾性方法。应用于事故发生后，防止事故再次发生。	通过记录和当事人访谈以明确导致差错发生的所有潜在问题（如流程、人员、环境、设备、材料、管理等）。
失效模式与影响分析	前瞻性方法。应用于流程实施前，防止过错发生。	通过归纳推理以发现流程中所有可能失误的方面，并根据发生概率和对患者的影响排序。

翻译：徐梦华、徐乐吟、邵禹铭、洪汝萍、贾鸣男
审校：吴东、张迪、裴丽坚

▶ 笔记

第二部分

器官系统

"Symptoms, then, are in reality nothing but the cry from suffering organs."

— Jean-Martin Charcot

"Man is an intelligence in servitude to his organs."

— Aldous Huxley

"When every part of the machine is correctly adjusted and in perfect harmony, health will hold dominion over the human organism by laws as natural and immutable as the laws of gravity."

— Andrew T. Still

▶ 笔记

第一章

心血管系统

"As for me, except for an occasional heart attack, I feel as young as I ever did."

— Robert Benchley

"Hearts will never be practical until they are made unbreakable."

— The Wizard of Oz

"As the arteries grow hard, the heart grows soft."

— H. L. Mencken

"Nobody has ever measured, not even poets, how much the heart can hold."

— Zelda Fitzgerald

"Only from the heart can you touch the sky."

— Rumi

"It is not the size of the man but the size of his heart that matters."

— Evander Holyfield

▶ 心血管系统——胚胎学

心脏胚胎学

胚胎结构	形成
心球	左、右心室光滑部（流出道）
心内膜垫	房间隔、室间隔膜部，房室瓣和半月瓣
静脉窦左角	冠状窦
后主静脉、下主静脉和上主静脉	下腔静脉（IVC）
原始心房	左、右心耳
原始肺动脉	左心房光滑部
原始心室	左、右心室小梁部
右总主静脉和右前主静脉	上腔静脉（SVC）
静脉窦右角	右心房光滑部（腔静脉窦）
动脉干	升主动脉和肺动脉干

心脏形态发生

脊椎动物胚胎中首个行使功能的器官，在胎龄第四周开始自主搏动。

心脏的卷折	原始心管的卷折建立左右极性，开始于胎龄第四周。	左右动力蛋白（参与建立左右不对称性）的异常可导致右位心，见于Kartagener综合征（原发性纤毛运动不良症）。

心脏内部的分隔

心房

❶第一房间隔向心内膜垫生长，使第一房间孔缩小。

❷第一房间隔上形成第二房间孔（第一房间孔消失）。

❸第二房间隔生长，同时保持血液经第二房间孔由右心房向左心房的分流。

❹第二房间隔覆盖第二房间孔，第二房间隔下方与心内膜垫之间形成卵圆孔。

❺未退化的第一房间隔形成卵圆孔瓣。

6.（图中未显示）第二房间隔和第一房间隔融合形成房间隔。

7.（图中未显示）由于左心房压力升高、右心房压力降低，卵圆孔通常在出生后立刻关闭。

卵圆孔未闭——由第一房间隔和第二房间隔未能在出生后正常融合导致；多数无须治疗。可导致反常栓塞（进入体循环动脉的静脉血栓栓塞），与房间隔缺损（ASD）引起的症状相似。

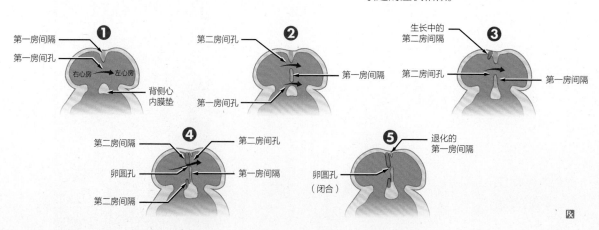

心脏形态发生（续）

心室	❶肌性室间隔形成。留有的开口称为室间孔。 ❷主动脉肺动脉隔旋转后，与肌性室间隔融合形成膜性室间隔，封闭室间孔。 ❸心内膜垫的生长分隔心房和心室，同时心内膜垫也成为房间隔和室间隔膜部的一部分。	室间隔缺损——最常见的先天性心脏病，常见于膜性室间隔。

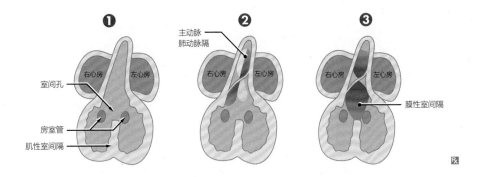

流出道的形成	神经嵴细胞和心内膜细胞迁移→动脉干嵴和心球嵴，两者螺旋融合形成主动脉肺动脉隔→升主动脉和肺动脉干。	与神经嵴细胞迁移异常相关的动脉圆锥异常： • 大血管错位 • 法洛四联症 • 动脉干永存
瓣膜的发生	主动脉、肺动脉：来源于流出道的心内膜垫。 二尖瓣、三尖瓣：来源于房室管的融合心内膜垫。	瓣膜异常可为瓣膜狭窄、瓣膜反流、瓣膜闭锁（如三尖瓣闭锁）或瓣膜移位（如Ebstein畸形）。

胎儿血液循环

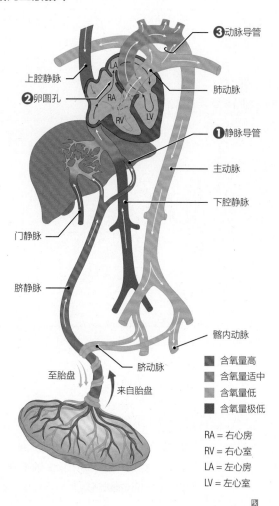

动脉导管 ❸
上腔静脉
卵圆孔 ❷
肺动脉
静脉导管 ❶
主动脉
下腔静脉
门静脉
脐静脉
髂内动脉
脐动脉
至胎盘
来自胎盘

含氧量高
含氧量适中
含氧量低
含氧量极低

RA = 右心房
RV = 右心室
LA = 左心房
LV = 左心室

脐静脉血氧分压约为30mmHg，血氧饱和度约为80%。脐动脉血氧饱和度低。

3个重要的血液分流：

❶ 通过脐静脉进入胎儿的血液不经过肝循环，而是经静脉导管流入下腔静脉。

❷ 通过下腔静脉到达心脏的高含氧血液大部分通过卵圆孔注入主动脉，而后供应头部和全身。

❸ 来自上腔静脉的低含氧血液流经右心房→右心室→肺动脉→动脉导管→降主动脉。血液分流是由于胎儿肺动脉阻力较高（部分因为氧张力较低）。

出生时，新生儿呼吸→肺部血管阻力降低→左心房压力较右心房压力相对升高→卵圆孔闭合（成为卵圆窝）。氧气（来源于呼吸）含量↑，前列腺素（来源于胎盘剥离）↓→动脉导管关闭。

吲哚美辛有助于关闭未闭合的动脉导管→动脉韧带（动脉导管遗迹）。

前列腺素E_1和E_2使未闭合的动脉导管保持开放。

胚胎−出生后结构演变

胚胎结构	出生后演变为	备注
尿囊→脐尿管	脐正中韧带	脐尿管是尿囊位于膀胱和脐之间的部分。
动脉导管	动脉韧带	位于左喉返神经旁。
静脉导管	静脉韧带	
卵圆孔	卵圆窝	
脊索	髓核	
脐动脉	脐内侧韧带	
脐静脉	肝圆韧带	包含于镰状韧带中。

▶心血管系统——解剖学

心脏的解剖

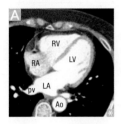

RA = 右心房　RV = 右心室
LA = 左心房　LV = 左心室
pv = 肺静脉　Ao = 主动脉

左心房是心脏最后侧的部分 **A**。左心房扩大可导致吞咽困难（食管受压）或声嘶（由于迷走神经分支——左喉返神经受压）。

右心室是心脏最前侧的部分，也是在外伤中最易伤及的部分。

心包	包含3层（由外至内）： • 纤维心包 • 浆膜心包壁层 • 浆膜心包脏层 心包腔位于浆膜心包壁层和脏层之间。 心包由迷走神经支配。	心包炎可导致颈部、臂部、单侧或双侧肩部（通常为左肩）的牵涉痛。
冠状动脉血供	左冠状动脉左前降支（LAD）供应室间隔前2/3、前外侧乳头肌及左心室前面。LAD是冠状动脉梗阻最好发的部位。 后降支（PDA）供应房室结（血供与冠状动脉分布类型有关）、室间隔后1/3、心室壁后2/3及后内侧乳头肌。右冠状动脉右缘支（锐缘支）供应右心室。 右冠状动脉（RCA）供应窦房结（血供与冠状动脉分布类型无关）。RCA梗死可导致窦房结功能障碍（心动过缓或心脏传导阻滞）。	冠状动脉分布类型： • 右优势型循环（85%）= PDA发自RCA。 • 左优势型循环（8%）= PDA发自左冠状动脉旋支（LCX）。 • 均衡型循环（7%）= PDA发自LCX和RCA。 冠状动脉血流在舒张早期达到最大。

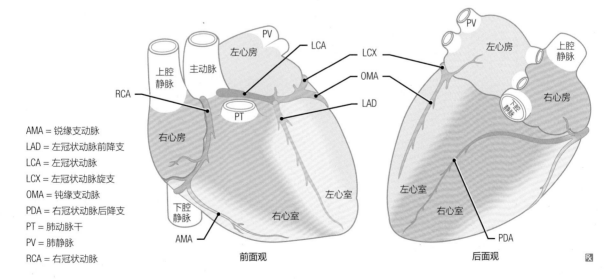

AMA = 锐缘支动脉
LAD = 左冠状动脉前降支
LCA = 左冠状动脉
LCX = 左冠状动脉旋支
OMA = 钝缘支动脉
PDA = 右冠状动脉后降支
PT = 肺动脉干
PV = 肺静脉
RCA = 右冠状动脉

前面观　　　　后面观

▶ 心血管系统——生理学

心输出量变量

每搏输出量	每搏输出量受收缩能力、后负荷和前负荷的影响。 每搏输出量↑： • 收缩能力↑（如焦虑、锻炼） • 前负荷↑（如妊娠早期） • 后负荷↓	心衰时每搏输出量下降（收缩和/或舒张功能障碍）。
收缩能力	心肌收缩力（和每搏输出量）↑： • 儿茶酚胺激活β_1受体： 　• Ca^{2+}通道磷酸化→Ca^{2+}进入→Ca^{2+}触发Ca^{2+}释放，肌质网中储存的Ca^{2+}↑ 　• 受磷蛋白磷酸化→激活Ca^{2+}ATP酶→肌质网中储存的Ca^{2+}↑ • 细胞内Ca^{2+}↑ • 细胞外Na^+↓（Na^+/Ca^{2+}交换体活性↓） • 洋地黄（阻断Na^+/K^+泵）→细胞内Na^+↑→Na^+/Ca^{2+}交换体活性↓→细胞内Ca^{2+}↑	收缩能力（和每搏输出量）↓： • β_1受体阻滞剂（cAMP↓） • 收缩性心力衰竭 • 酸中毒 • 低氧血症/高碳酸血症 • 非二氢吡啶Ca^{2+}通道阻滞剂
前负荷	前负荷通过心室舒张末期容积估算。取决于静脉张力和循环血容量。	静脉血管扩张药（如硝酸甘油）使前负荷↓。
后负荷	后负荷通过平均动脉压估算。 后负荷↑→血压↑→根据拉普拉斯定律，室壁张力↑。 后负荷↑时，左心室增厚（心肌肥厚），从而使得室壁应力↓。	动脉血管扩张药（如肼苯哒嗪）使后负荷↓。 ACEI和ARB使前负荷和后负荷↓。 慢性高血压（平均动脉压↑）→左心室肥厚。
心肌需氧量	心肌需氧量↑： • 心肌收缩力↑ • 后负荷↑（与动脉压成比例） • 心率↑ • 心室直径↑（室壁张力↑）	室壁张力遵循拉普拉斯定律： 室壁张力 = 心室内压 × 心室半径 $$室壁应力 = \frac{心室内压 \times 心室半径}{2 \times 室壁厚度}$$

心输出量公式

	公式	注释
每搏输出量（SV）	每搏输出量 = 心室舒张末期容积—心室收缩末期容积	
射血分数（EF）	$射血分数 = \dfrac{每搏输出量}{心室舒张末期容积}$ $= \dfrac{心室舒张末期容积—心室收缩末期容积}{心室舒张末期容积}$	射血分数是评估心室收缩能力的指标（收缩性心力衰竭的射血分数↓，舒张性心力衰竭的射血分数一般正常）。
心输出量（CO）	心输出量 = 每搏输出量 × 心率 Fick原则： $心输出量$ $= \dfrac{每分钟耗氧量}{（动脉血氧含量—静脉血氧含量）}$	在运动的早期阶段，心输出量由心率↑和每搏输出量↑共同维持。在后期，心输出量仅由心率↑维持（每搏输出量达到平台期）。舒张期随着心率↑↑（如室性心动过速）而缩短→舒张期充盈时间↓→每搏输出量↓→心输出量↓。
脉压（PP）	脉压 = 收缩压—舒张压	脉压与每搏输出量成正比，与动脉顺应性成反比。 脉压↑：甲状腺功能亢进、主动脉反流、主动脉硬化（老年单纯收缩期高血压）、阻塞性睡眠呼吸暂停（交感神经兴奋↑）、贫血、运动（暂时性）。 脉压↓：主动脉瓣狭窄、心源性休克、心包填塞、晚期心力衰竭。
平均动脉压（MAP）	平均动脉压 = 心输出量 × 总外周阻力	平均动脉压 = $\frac{2}{3}$舒张压 + $\frac{1}{3}$收缩压 = 舒张压 + $\frac{1}{3}$脉压。

Starling曲线

心肌收缩能力与心肌纤维舒张末期长度（前负荷）成正比。

心肌收缩能力↑：儿茶酚胺、正性肌力药物（如地高辛）。

心肌收缩能力↓：心肌损伤（如心肌梗死）、β受体阻滞剂（急性）、非二氢吡啶类钙通道阻滞剂、扩张型心肌病。

阻力、压力、流量

血管两端的压力差（ΔP）= 血流量（Q）× 血流阻力（R）

类似于欧姆定律：$\Delta V = IR$

容积流量（Q）= 流速（v）× 截面积（A）

$$阻力 = \frac{驱动压力（\Delta P）}{Q}$$

$$= \frac{8\eta（血液黏滞度 × 血管长度）}{\pi r^4}$$

串联管道系统的阻力：

$$R_T = R_1 + R_2 + R_3 \cdots$$

并联管道系统的阻力：

$$\frac{1}{R_T} = \frac{1}{R_1} + \frac{1}{R_2} + \frac{1}{R_3} \cdots$$

毛细血管具有最大的总截面积和最低的流速。

压力梯度驱动流体从高压流向低压。

小动脉形成的阻力占总外周阻力的大部分。静脉提供了大部分的血液储存能力。

血液黏滞度主要取决于血细胞比容。

血液黏滞度↑：高蛋白血症状态（如多发性骨髓瘤）、红细胞增多症。

血液黏滞度↓：贫血。

顺应性 = 血管容积改变量（ΔV）/跨壁压改变量（ΔP）。

心脏及血管功能曲线

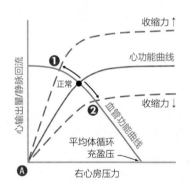 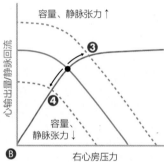 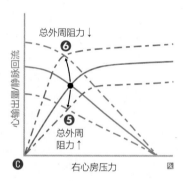

曲线交点 = 心脏的工作点（即，静脉回流与心输出量相等的点——循环系统是一个封闭系统，静脉回流与心输出量相等）。

图	影响	举例
❹**收缩力**	收缩力变化→改变每搏输出量→改变心输出量/静脉回流和右心房压力。	❶儿茶酚胺、地高辛、锻炼⊕ ❷心力衰竭伴射血分数下降、麻醉剂过量、交感抑制⊖
❺**静脉回流**	循环容量变化→改变右心房压力→改变每搏输出量→心输出量变化。	❸补液、交感兴奋⊕ ❹急性失血、蛛网膜下腔麻醉⊖
❻**总外周阻力**	总外周阻力变化→改变心输出量。 右心房压力的变化不可预测。	❺血管加压药⊕ ❻锻炼、动静脉分流⊖

变化通常是相继产生的，可能是协同加强的（如锻炼使心肌收缩力↑，总外周阻力↓，从而使心输出量达到最大）或代偿性的（如心力衰竭导致心肌收缩力↓→液体潴留使前负荷↑，从而维持心输出量）。

压力容积环、心脏周期

收缩能力↑
每搏输出量↑
射血分数↑
收缩末期容积↓
后负荷↑
主动脉压↑
每搏输出量↓
收缩末期容积↑
前负荷↑
每搏输出量↑
左心室压（mmHg）
140
120
100
80
60
40
20
S2
主动脉瓣关闭
主动脉瓣开放
每搏输出量（EDV–ESV）
❶
❷
❸
❹&❺
二尖瓣开放
二尖瓣关闭
S3
S4
S1
收缩末期容积
左心室容积
舒张末期容积

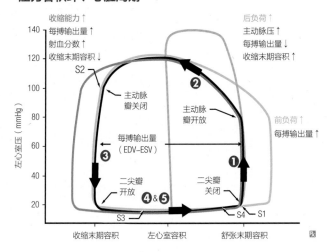

黑色的环代表正常的心脏生理周期。

相位——左心室：

❶等容收缩期——二尖瓣关闭与主动脉瓣开放之间的时期，耗氧量最高

❷收缩射血期——主动脉瓣开放与关闭之间的时期

❸等容舒张期——主动脉瓣关闭与二尖瓣开放之间的时期

❹快速充盈期——二尖瓣刚开放的时期

❺慢速充盈期——二尖瓣即将关闭前的时期

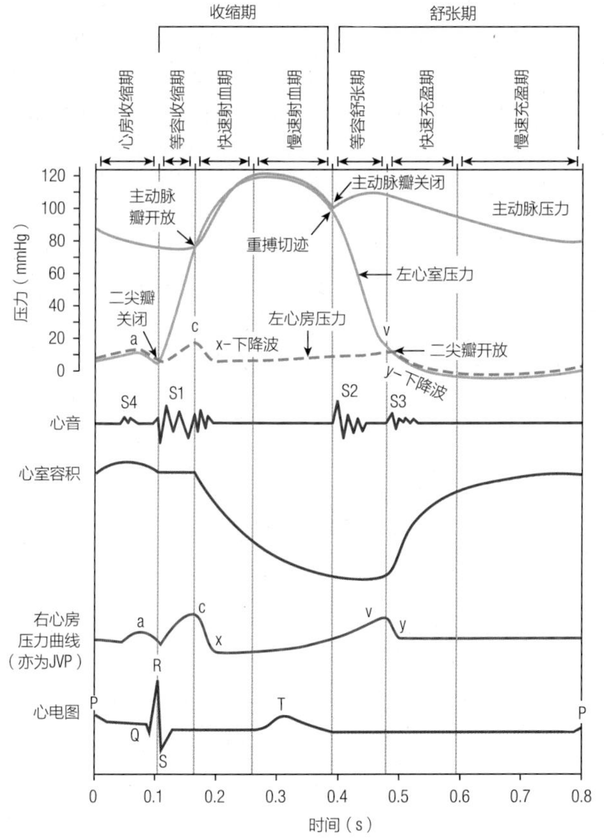

收缩期
舒张期
心房收缩期
等容收缩期
快速射血期
慢速射血期
等容舒张期
快速充盈期
慢速充盈期
压力（mmHg）
120
100
80
60
40
20
0
主动脉瓣开放
主动脉瓣关闭
主动脉压力
重搏切迹
左心室压力
二尖瓣关闭
左心房压力
x-下降波
二尖瓣开放
y-下降波
a
c
v
S4
S1
S2
S3
心音
心室容积
右心房压力曲线（亦为JVP）
a
c
x
v
y
心电图
P
Q
R
S
T
P
0
0.1
0.2
0.3
0.4
0.5
0.6
0.7
0.8
时间（s）

心音：

S1——二尖瓣和三尖瓣关闭。二尖瓣区的声音最大。

S2——主动脉瓣和肺动脉瓣关闭。左侧胸骨上缘声音最大。

S3——出现在快速充盈期的舒张早期。与充盈压↑有关（如二尖瓣反流、心力衰竭），在扩张的心室中更常见（但在儿童、年轻人和孕妇中可能是正常的）。

S4——出现在心室舒张末期（心房强力收缩）。在患者左侧卧位时的心尖处最清晰。提示心房压力高。与心室顺应性差（如心室肥大）有关。左心房收缩增强，以对抗僵硬的左心室壁。不论患者的年龄如何，都考虑为异常。

颈静脉搏动（JVP）：

a波——心房收缩。心房颤动（AF）时消失。

c波——右心室收缩（已关闭的三尖瓣凸入心房）。

x下降波——在快速射血期，关闭的三尖瓣向下移动。在三尖瓣反流和右心衰中，因为压力梯度的降低，此波减弱或消失。

v波——三尖瓣关闭的情况下充盈，导致右心房压力↑。

y下降波——血液由右心房进入右心室。在缩窄性心包炎中更为明显，心包填塞时缺失。

瓣膜病的生理学改变

主动脉瓣狭窄

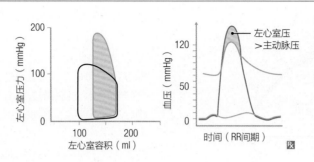

左心室压力↑。

收缩末期容积↑。

舒张末期容积不变。

每搏输出量↓。

心室肥厚→心室顺应性↓→舒张末期容积不变，舒张末期压力↑。

二尖瓣关闭不全

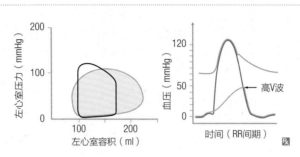

没有真正的等容时相。

收缩末期容积↓：因阻力↓、收缩期反流到左心房的血液↑。

舒张末期容积↑：因反流导致左心房的容积/压力↑→心室充盈↑。

每搏输出量↑。

主动脉瓣关闭不全

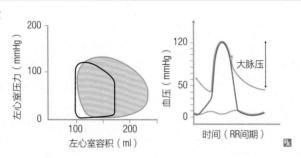

没有真正的等容时相。

舒张末期容积↑。

每搏输出量↑。

脉压↑。

二尖瓣狭窄

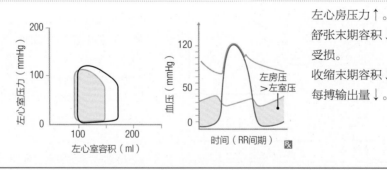

左心房压力↑。

舒张末期容积↓：因心室充盈受损。

收缩末期容积↓。

每搏输出量↓。

心音分裂

正常分裂	吸气→胸内压下降→静脉回流↑→右心室充盈↑→右心室每搏输出量↑→右心室射血时间↑→肺动脉瓣关闭延迟。 吸气过程中也会出现肺阻抗↓（肺循环容量↑），这也会导致肺动脉瓣关闭延迟。	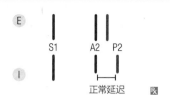 E = 呼气 I = 吸气
宽分裂	见于右心室排空延迟的情况（如肺动脉瓣狭窄、右束支传导阻滞）。 各种原因导致肺动脉瓣来源的心音延迟（特别是在吸气时）。表现为一个夸张的正常分裂。	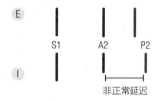
固定分裂	见于房间隔缺损（ASD）。ASD→左向右分流→右心房和右心室容积↑→通过肺动脉瓣的血流量↑。无论呼吸如何，肺动脉瓣关闭都会显著延迟。	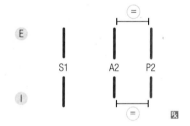
反常分裂	见于主动脉瓣关闭延迟的情况（如主动脉瓣狭窄、左束支传导阻滞）。瓣膜关闭的正常顺序被反转，即P2声音出现在延迟的A2声音之前。因此，吸气时P2延迟，更接近A2，从而导致心音分裂被消除（反常分裂通常在呼气时闻及）。	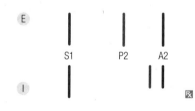

心脏听诊

听诊部位: APTM

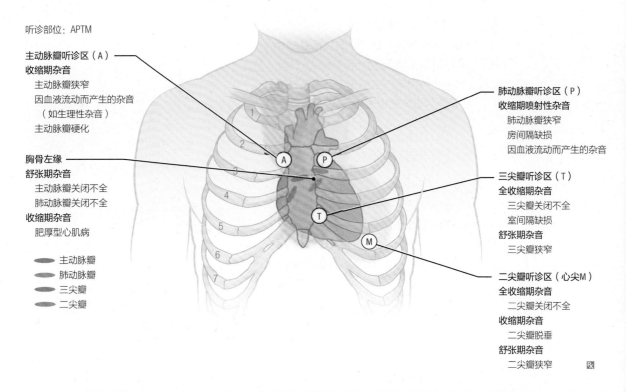

主动脉瓣听诊区（A）
收缩期杂音
　主动脉瓣狭窄
　因血液流动而产生的杂音
　（如生理性杂音）
　主动脉瓣硬化

胸骨左缘
舒张期杂音
　主动脉瓣关闭不全
　肺动脉瓣关闭不全
收缩期杂音
　肥厚型心肌病

　　主动脉瓣
　　肺动脉瓣
　　三尖瓣
　　二尖瓣

肺动脉瓣听诊区（P）
收缩期喷射性杂音
　肺动脉瓣狭窄
　房间隔缺损
　因血液流动而产生的杂音

三尖瓣听诊区（T）
全收缩期杂音
　三尖瓣关闭不全
　室间隔缺损
舒张期杂音
　三尖瓣狭窄

二尖瓣听诊区（心尖M）
全收缩期杂音
　二尖瓣关闭不全
收缩期杂音
　二尖瓣脱垂
舒张期杂音
　二尖瓣狭窄

床旁动作	作用
吸气（右心房的静脉回流↑）	右心的心音↑
双手紧握（后负荷↑）	二尖瓣关闭不全、主动脉瓣关闭不全、室间隔缺损的杂音↑ 肥厚型心肌病和主动脉瓣狭窄的杂音↓ 二尖瓣脱垂：喀喇音或杂音的出现延迟
Valsalva动作（Ⅱ相）、站立（前负荷↓）	大多数杂音（包括主动脉瓣狭窄）↓ 肥厚型心肌病的心脏杂音↑ 二尖瓣脱垂：喀喇音或杂音的出现提前
快速下蹲（静脉回流↑，前负荷↑，后负荷↑）	肥厚型心肌病的杂音↓ 二尖瓣关闭不全、主动脉瓣关闭不全、室间隔缺损的杂音↑ 二尖瓣脱垂：喀喇音或杂音的出现延迟

收缩期心音包括主动脉瓣/肺动脉瓣狭窄、二尖瓣/三尖瓣关闭不全、室间隔缺损、二尖瓣脱垂和肥厚型心肌病的杂音。
舒张期心音包括主动脉瓣/肺动脉瓣关闭不全、二尖瓣/三尖瓣狭窄的杂音。

心脏杂音

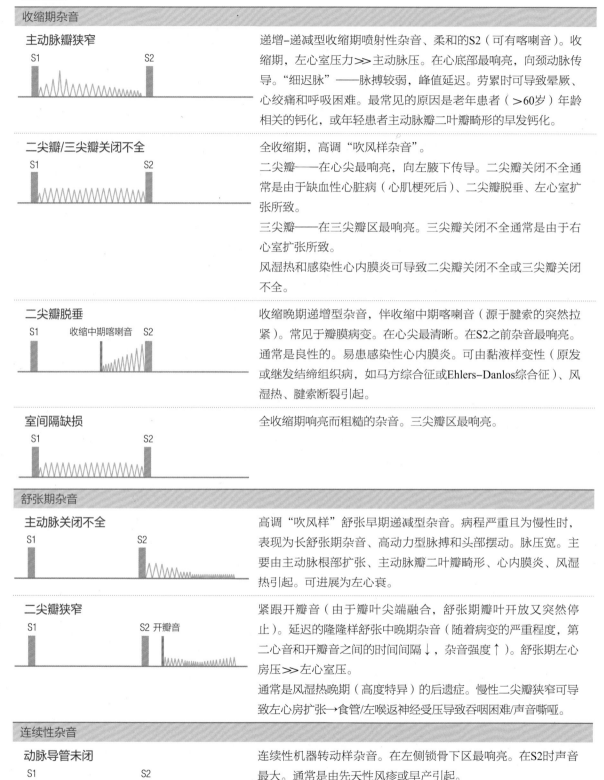

收缩期杂音

主动脉瓣狭窄

递增–递减型收缩期喷射性杂音、柔和的S2（可有喀喇音）。收缩期，左心室压力≫主动脉压。在心底部最响亮，向颈动脉传导。"细迟脉"——脉搏较弱，峰值延迟。劳累时可导致晕厥、心绞痛和呼吸困难。最常见的原因是老年患者（>60岁）年龄相关的钙化，或年轻患者主动脉瓣二叶瓣畸形的早发钙化。

二尖瓣/三尖瓣关闭不全

全收缩期，高调"吹风样杂音"。

二尖瓣——在心尖最响亮，向左腋下传导。二尖瓣关闭不全通常是由于缺血性心脏病（心肌梗死后）、二尖瓣脱垂、左心室扩张所致。

三尖瓣——在三尖瓣区最响亮。三尖瓣关闭不全通常是由于右心室扩张所致。

风湿热和感染性心内膜炎可导致二尖瓣关闭不全或三尖瓣关闭不全。

二尖瓣脱垂

收缩晚期递增型杂音，伴收缩中期喀喇音（源于腱索的突然拉紧）。常见于瓣膜病变。在心尖最清晰。在S2之前杂音最响亮。通常是良性的。易患感染性心内膜炎。可由黏液样变性（原发或继发结缔组织病，如马方综合征或Ehlers-Danlos综合征）、风湿热、腱索断裂引起。

室间隔缺损

全收缩期响亮而粗糙的杂音。三尖瓣区最响亮。

舒张期杂音

主动脉关闭不全

高调"吹风样"舒张早期递减型杂音。病程严重且为慢性时，表现为长舒张期杂音、高动力型脉搏和头部摆动。脉压宽。主要由主动脉根部扩张、主动脉瓣二叶瓣畸形、心内膜炎、风湿热引起。可进展为左心衰。

二尖瓣狭窄

紧跟开瓣音（由于瓣叶尖端融合，舒张期瓣叶开放又突然停止）。延迟的隆隆样舒张中晚期杂音（随着病变的严重程度，第二心音和开瓣音之间的时间间隔↓，杂音强度↑）。舒张期左心房压≫左心室压。

通常是风湿热晚期（高度特异）的后遗症。慢性二尖瓣狭窄可导致左心房扩张→食管/左喉返神经受压导致吞咽困难/声音嘶哑。

连续性杂音

动脉导管未闭

连续性机器转动样杂音。在左侧锁骨下区最响亮。在S2时声音最大。通常是由先天性风疹或早产引起。

心肌动作电位

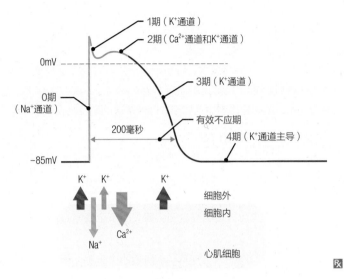

0期 = 快速去极化期——电压门控Na^+通道开放。

1期 = 快速复极初期——电压门控Na^+通道失活，电压门控K^+通道开放。

2期 = 平台期——电压门控Ca^{2+}通道开放，Ca^{2+}内流平衡K^+外流。Ca^{2+}内流触发肌质网中的Ca^{2+}释放和心肌细胞收缩。

3期 = 快速复极末期——慢型电压门控K^+通道开放，大量K^+外流，电压门控Ca^{2+}通道关闭。

4期 = 静息期——通过K^+通道维持K^+的高渗透性。亦存在于房室束和浦肯野纤维中。

与骨骼肌相比：

- 心肌动作电位有一个平台期，这是由于Ca^{2+}内流和K^+外流所致。
- 心肌收缩需要细胞外液的Ca^{2+}内流，以诱导肌质网的Ca^{2+}释放（钙诱导钙释放）。
- 心肌细胞通过缝隙连接在彼此之间形成电耦合。

起搏点动作电位

发生于窦房结和房室结。与心室肌细胞动作电位的主要区别包括：

0期 = 去极化过程——电压门控Ca^{2+}通道开放。因为这些起搏细胞的静息电位更低，膜上的快速电压门控Na^+通道永久失活。导致传导速度缓慢，有利于房室结延长从心房到心室的传导。

不存在1期和2期。

3期 = 复极化过程——Ca^{2+}通道失活，K^+通道激活→K^+外流。

4期 = 舒张期缓慢自动去极化——通过I_f（"起搏电流"）。I_f通道负责缓慢、混合的Na^+/K^+内向电流，与心室肌细胞动作电位0期的Na^+通道不同，这是窦房结和房室结具有自动节律性的原因。窦房结中4期的斜率决定心率。乙酰胆碱/腺苷导致舒张期去极化速率↓和心率↓，而儿茶酚胺导致去极化↑和心率↑。刺激交感神经导致I_f通道开放的机会↑，从而使心率↑。

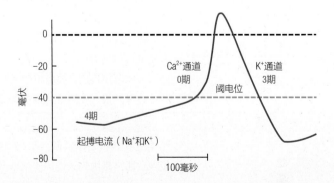

心电图

传导通路：窦房结→心房→房室结→希氏束→左、右束支→浦肯野纤维→心室。左束支分为左前分支和左后分支。

窦房结——位于右心房和上腔静脉交界处，慢时相去极化，是内在支配的"起搏点"。

房室结——位于房间隔后下部，血供通常来自右冠状动脉。100ms的延迟可使心室充盈。

起搏点节律：窦房结＞房室结＞希氏束/浦肯野纤维/心室。

传导速率：浦肯野纤维＞希氏束＞心房＞心室＞房室结。

P波——心房去极化。心房复极化被QRS波覆盖。

PR间期——从心房去极化开始到心室去极化开始的一段时间（通常<200ms）。

QRS波——心室去极化（通常<120ms）。

QT间期——心室去极化，心室机械收缩，心室复极化。

T波——心室复极化。T波倒置提示心肌缺血或近期心肌梗死。

J点——QRS波末端与ST段起始段交界点。

ST段——等电位，心室复极化。

U波——在低钾血症、心动过缓的患者中明显。

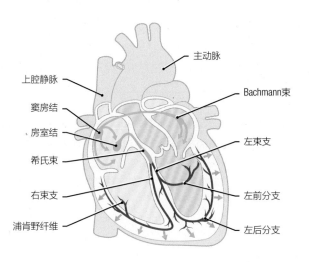

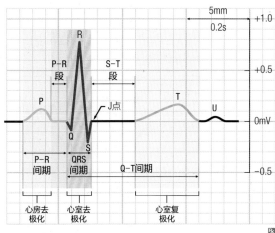

尖端扭转型室性心动过速

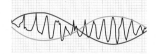

多型性室性心动过速,心电图的特点为扭转的正弦曲线波形;可以进展为心室颤动。长QT间期的患者更容易出现尖端扭转型室性心动过速。药物、低钾、低镁、低钙、先天畸形都可以导致尖端扭转型室性心动过速。治疗用药有硫酸镁。

药物诱导的长QT:

抗心律失常药(ⅠA类、Ⅲ类抗心律失常药)

抗生素(如大环内酯类)

抗精神病药(如氟哌啶醇)

抗抑郁药(如三环类抗抑郁药)

镇吐药(如昂丹司琼)

记忆法:心生玉(郁)兔(吐)精。

先天性长QT综合征

遗传性心肌复极化障碍,通常是由于离子通道异常。易出现尖端扭转型室性心动过速,猝死的风险↑。

包括:

- Romano-Ward综合征——常染色体显性,单纯心肌表型,无耳聋。
- Jervell和Lange-Nielsen综合征——常染色体隐性,伴有感觉神经性耳聋。

Brugada综合征

常染色体显性疾病,多见于亚洲男性。心电图表现为假性右束支传导阻滞和$V_1\sim V_3$的ST段抬高。室性心动过速和猝死的风险↑。使用埋藏式复律除颤器(ICD)预防猝死。

Wolff-Parkinson-White综合征

是心室预激综合征最常见的类型。从心房到心室有异常快速的传导通路,绕过了能减速的房室结(Kent束)→部分心室较早去极化→心电图上表现为特征性的δ波,以及增宽的QRS波和缩短的PR间期。可能会导致折返通路→室上性心动过速。

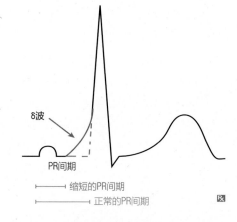

典型异常心电图

节律	描述	示例
心房颤动	基线紊乱不稳定，QRS波出现频率不规律，其间没有离散的P波。心律绝对不齐。最常见的危险因素包括高血压和冠心病。偶尔会在大量饮酒后出现（"假日心脏综合征"）。可导致血栓栓塞事件，尤其是卒中。治疗包括抗凝、控制心室率、控制节律和/或心脏复律。	$RR_1 \neq RR_2 \neq RR_3 \neq RR_4$ 不规则基线（P波缺失）
心房扑动	一系列连续快速的、紧密相连的心房去极化波。相同的波形使得房扑波呈现"锯齿样"。治疗方面和房颤类似。导管消融可根治房扑。	$RR_1 = RR_2 = RR_3$ 4∶1锯齿波
心室颤动	没有可识别波形，节律完全不稳定。室颤是致命的心律失常，需要及时心肺复苏和除颤。	无可识别节律

房室传导阻滞

一度房室传导阻滞	PR间期延长（>200ms）。良性且无症状。不需要治疗。	$PR_1 = PR_2 = PR_3 = PR_4$

二度房室传导阻滞

莫氏Ⅰ型（文氏阻滞）	PR间期进展性延长，直到一次QRS波"脱落"（一个P波后面没有跟着一个QRS波）。通常没有症状。RR间期进行性缩短（有规律的心律不齐）。	$PR_1 < PR_2 < PR_3$ P波，QRS波缺失
莫氏Ⅱ型	QRS波脱落前没有PR间期长度的变化。可进展为三度房室传导阻滞。通常需要起搏器治疗。	$PR_1 = PR_2$ P波，QRS波缺失
三度（完全）房室传导阻滞	心房和心室的节律相互独立。P波和QRS波在节律上没有关联。心房率>心室率。通常需要起搏器治疗。可由莱姆病导致。	

$RR_1 = RR_2$ P波在QRS波上 P波在T波上 $PP_1 = PP_2 = PP_3 = PP_4$

心房钠尿肽（ANP）	由**心房心肌细胞**释放，对血容量和心房压力↑产生应答。通过cGMP起效。导致血管舒张和肾集合管对Na^+的重吸收↓。扩张入球小动脉和收缩出球小动脉，促进利尿和参与"醛固酮逃逸"机制。
B型（脑型）钠尿肽（BNP）	当心室张力↑，由**心室心肌细胞**释放。和心房钠尿肽的生理作用相似，但半衰期更长。血BNP水平常用于诊断心衰（阴性预测值好）。重组人脑钠尿肽（奈西立肽）还可以用于心衰的治疗。

压力感受器和化学感受器

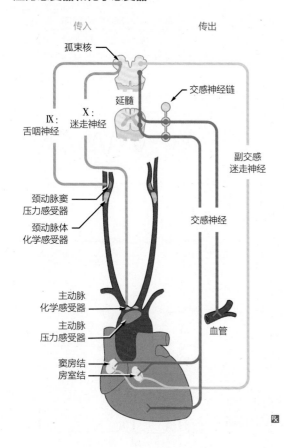

感受器：

- 主动脉弓通过迷走神经传递信号到延髓孤束核（对血压变化产生应答）。
- 颈动脉窦（颈动脉分支膨大处）通过舌咽神经传递信号到延髓孤束核（对血压↓和↑产生应答）。

压力感受器：

- 低血压——动脉压↓→牵拉↓→压力感受器传入神经放电↓→交感传出神经放电↑和副交感刺激↓→血管收缩、心率↑、心肌收缩力↑、血压↑。在大出血时发挥重要作用。
- 颈动脉按摩——颈动脉窦的压力↑→牵拉↑→传入压力感受器↑→房室结不应期↑→HR↓。
- Cushing反应的组成部分（高血压、心动过缓、呼吸抑制三联征）——颅内压↑压缩小动脉→脑缺血→P_{CO_2}↑和pH↓→交感中枢反射，灌注压↑（高血压）→牵拉↑→外周压力感受器反射诱导心动过缓。

化学感受器：

- 外周——颈动脉体和主动脉体接受外周血P_{O_2}↓（<60mmHg）、P_{CO_2}↑、和pH↓的刺激。
- 中枢——接受脑间质液pH和P_{CO_2}的变化刺激，反过来又会影响外周CO_2。但是不会直接对P_{O_2}产生反应。

正常心脏压力

肺毛细血管楔压（pulmonary capillary wedge，PCWP）是对左房压力较好的估计。二尖瓣狭窄时，肺毛细血管楔压＞左室舒张末期收缩压。肺毛细血管楔压通过肺动脉导管（Swan-Ganz导管）测量。

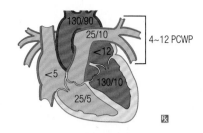

自我调节

器官的血流灌注在不同灌注压下保持恒定的方式。

器官	决定自我调节的因素
心脏	局部代谢产物（血管扩张）：腺苷、NO、CO_2、O_2↓
大脑	局部代谢产物（血管扩张）：CO_2（pH）
肾	肌源性和管球反馈
肺	低氧导致血管收缩
骨骼肌	运动时产生的局部代谢产物：CO_2、H^+、腺苷、乳酸、K^+ 静息状态：交感神经张力
皮肤	交感神经刺激是体温调节最重要的机制

肺血管比较独特，因为肺泡低氧会导致血管收缩，因此，只有通气良好的区域是有灌注的。在其他器官，低氧会导致血管扩张。

毛细血管液体交换

Starling力决定液体通过毛细血管壁的移动方向：
- P_c = 毛细血管压——使液体流出毛细血管
- P_i = 组织间液静水压——使液体流入毛细血管
- π_c = 血浆胶体渗透压（胶体压）——使液体流入毛细血管
- π_i = 组织间液胶体渗透压——使液体流出毛细血管

J_v = 净流量 = $K_f[(P_c-P_i) - \sigma(\pi_c-\pi_i)]$

K_f = 毛细血管滤过系数

σ = 反射系数（毛细血管对蛋白的通透性数值）

水肿——过量液体流入组织间隙，常见原因：
- 毛细血管压↑（P_c↑，如心衰）
- 毛细血管通透性↑（K_f↑，如中毒、感染、烧伤）
- 组织间液胶体渗透压↑（π_i↑，如淋巴管阻塞）
- 血浆蛋白↓（π_c↓，如肾病综合征、肝衰竭、蛋白质缺乏型营养不良）

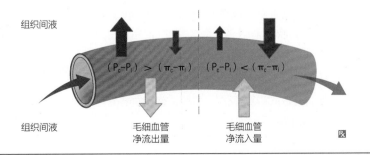

▶心血管系统——病理学

先天性心脏病

右向左分流	早期发绀——"青紫婴儿"。经常在产前得到诊断，或者在出生后立即出现。通常需要急诊手术治疗和/或维持动脉导管开放。	英文记忆法：5个T： 1. 永存动脉干（Truncus aterious，1根血管） 2. 转位（Transposition，2根转位的血管） 3. 三尖瓣闭锁（Tricuspid atresia） 4. 法洛四联症（Tetralogy of Fallot） 5. 全肺静脉异位引流（TAPVR）
永存动脉干	由于主–肺动脉隔未能形成，动脉干未能分支为肺动脉干和主动脉。常合并室间隔缺损。	
D型大动脉转位	主动脉从右心室（前）发出，肺动脉从左心室（后）发出→体循环和肺循环分离。除非有分流使得血流混合（如室间隔缺损、动脉导管未闭或卵圆孔未闭），否则患者无法存活。 由于主–肺动脉隔未能出现螺旋状的结构而导致该病。 如不手术，大多数婴儿在出生后几个月死亡。	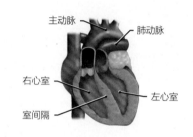 主动脉　肺动脉 右心室　左心室 室间隔
三尖瓣闭锁	三尖瓣缺如和右心室发育不全；患者要同时有房间隔缺损和室间隔缺损才能存活。	
法洛四联症	因漏斗部向前侧和头侧偏移导致。是导致小儿发绀最常见的原因。 ❶肺动脉漏斗部狭窄（预后最重要的决定因素） ❷右心室肥大——胸片上表现为靴形心 Ⓐ ❸主动脉骑跨 ❹室间隔缺损 肺动脉狭窄导致通过室间隔缺损的右向左分流→右心室肥大，"缺氧发作"（哭闹、发热或运动导致右心室流出道梗阻加重）。	蹲踞体位：体循环阻力↑，右向左分流↓，发绀改善。 可合并DiGeorge综合征。 治疗：早期手术纠正。 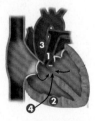
全肺静脉异位引流	肺静脉流入右心循环（上腔静脉、冠状窦等）；合并房间隔缺损或动脉导管未闭，有右向左分流从而维持心输出量。	
Ebstein畸形	特征是三尖瓣叶向下移位至右心室，心室"房化"。合并三尖瓣反流、传导旁路和右心衰。可因孕期锂暴露导致。	

先天性心脏病（续）

左向右分流	出生无发绀，发绀可在几年之后出现。	右向左分流：发绀出现早。 左向右分流：发绀出现晚。

室间隔缺损 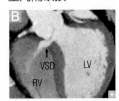	最常见的先天性心脏缺陷 B。刚出生时没有症状，可在出生后几周出现症状，或者一生都没有症状。大多数可以自行好转；较大的室间隔缺损可导致左心室负荷过重和心衰。	右心室和肺动脉O₂饱和度↑。 发病率：室间隔缺损＞房间隔缺损＞动脉导管未闭。
房间隔缺损 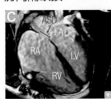	房间隔的缺损 C，第二心音固定宽分裂。继发孔缺损是最常见的，通常不合并其他心脏结构缺陷；原发孔缺损较罕见，且通常合并有其他心脏畸形。患者的症状可以从无症状到心衰。房间隔缺损与卵圆孔未闭不同，因为房间隔是组织缺如，而不是没有融合。	右心房、右心室和肺动脉O₂饱和度↑。可导致反常栓塞（体循环静脉的栓子通过房间隔缺损绕过肺，成为体循环动脉的栓子）。 可与唐氏综合征伴发。
动脉导管未闭 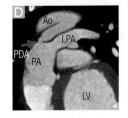	胎儿期右向左分流（正常情况）。新生儿期，肺血管阻力↓→变为左向右分流→进展性右心室肥大和/或左心室肥大和心衰。 连续的、机器样杂音。动脉导管的开放由合成的前列腺素E和低氧分压维持。未纠正的动脉导管未闭 D 最终在疾病晚期可出现下肢发绀（差异性发绀）。	吲哚美辛可使动脉导管关闭。前列腺素E维持动脉导管未闭（在大动脉转位等情况下，对于维持生命是必需的）。 PDA在胎儿时期是正常的，一般在出生后闭合。
Eisenmenger综合征 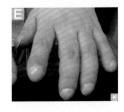	未纠正的左向右分流（室间隔缺损、房间隔缺损、动脉导管未闭）→肺动脉血流↑→血管病理性重塑→肺动脉高压。右心室肥大代偿→变为右向左分流。晚期出现发绀、杵状指 E 和红细胞增多症。可在各个年龄阶段起病。	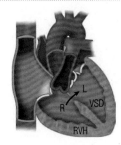

其他畸形

主动脉缩窄 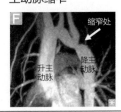	主动脉在靠近动脉导管的区域狭窄 F（"导管旁"）。与主动脉瓣二瓣化畸形、其他心脏缺陷和Turner综合征伴发。上肢高血压，下肢脉搏弱而延迟（肱-股延迟）。随着年龄增长，由于侧支循环，肋间动脉增粗；动脉侵蚀肋骨→在胸片上可见肋骨切迹。 并发症包括心衰、脑出血风险↑（浆果样动脉瘤）、主动脉破裂，以及可能有心内膜炎。

注：Ao = 主动脉，ASD = 房间隔缺损，L = 左，LA = 左心房，LPA = 左肺动脉，LV = 左心室，PA = 肺动脉，PDA = 动脉导管未闭，R = 右，RA = 右心房，RV = 右心室，RVH = 右心室肥大，VSD = 室间隔缺损。

先天性心脏缺陷与疾病的联系	疾病	缺陷
	子宫内酒精暴露（胎儿酒精综合征）	室间隔缺损、动脉导管未闭、房间隔缺损、法洛四联症
	先天性风疹	动脉导管未闭、肺动脉狭窄、间隔缺损
	唐氏综合征	房室间隔缺陷（心内膜垫缺损）、室间隔缺损、房间隔缺损
	母亲糖尿病	大动脉转位、室间隔缺损
	Marfan综合征	二尖瓣脱垂、胸主动脉瘤和夹层、主动脉瓣反流
	产前锂暴露	Ebstein畸形
	Turner综合征	主动脉瓣二瓣化畸形、主动脉缩窄
	Williams综合征	主动脉瓣上狭窄
	22q11综合征	永存动脉干、法洛四联症

高血压

持续收缩压＞130mmHg和/或舒张压＞80mmHg。

危险因素	年龄↑、肥胖、糖尿病、少动、盐摄入过量、过量饮酒、吸烟、家族史，黑人＞高加索人＞亚洲人。
特点	90%的高血压是原发的，心输出量↑或总外周阻力↑。其余10%当中大多数是继发于肾/肾血管疾病，如肌纤维发育不良（特征性的肾动脉"串珠样"改变 A，常见于育龄期女性）和肾动脉粥样硬化性狭窄，或继发于原发性醛固酮增多症。 高血压亚急症——严重高血压（≥180/≥120mmHg），没有急性靶器官受累。 高血压急症——严重高血压，同时有靶器官受累的证据（如高血压脑病、脑卒中、视网膜出血和渗出、视乳头水肿、心梗、心衰、主动脉夹层、肾损伤、微血管病性溶血性贫血、子痫）。
易患疾病	冠心病、左心室肥大、心衰、房颤；主动脉夹层、主动脉瘤；脑卒中；慢性肾脏病（高血压肾病）；视网膜病变。

高脂血症体征

黄色瘤	由皮肤中充满脂质的组织细胞组成的斑块或结节 A，特别是在眼睑（黄斑瘤 B）。
腱黄瘤	脂质沉积在肌腱 C，特别是在跟腱。
角膜环	脂质沉积在角膜。通常见于老年人（老年环 D），但在高胆固醇血症的患者中会出现得更早。

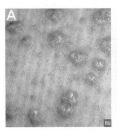 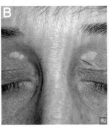 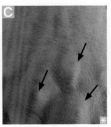 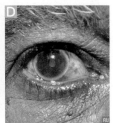

动脉硬化	动脉壁增厚变硬，失去弹性。
小动脉硬化	常见。影响小动脉和细动脉。两种类型：玻璃样变（原发性高血压或糖尿病的血管壁增厚 A）和增生（严重高血压"洋葱皮样改变" B，伴有平滑肌细胞增生）。
Mönckeberg动脉硬化（动脉中层钙化）	不常见。影响中动脉。动脉内弹性膜和中膜的钙化→血管硬化但是没有阻塞→在X线上呈现"烟斗柄"表现 C。不阻塞血流，内膜不受累。

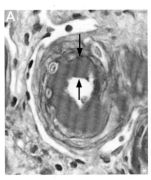 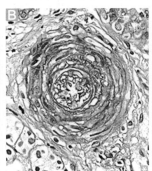 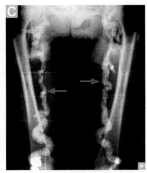

动脉粥样硬化	非常常见。弹性动脉和大中动脉受累；动脉硬化的一种，由胆固醇斑块的累积导致。

位置	腹主动脉＞冠状动脉＞腘动脉＞颈动脉 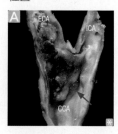。

CCA = 颈总动脉
ECA = 颈外动脉
ICA = 颈内动脉

危险因素	可控：吸烟、高血压、血脂异常（LDL↑、HDL↓）、糖尿病。不可控：年龄、性别（男性和绝经后女性↑）、家族史。
症状	心绞痛，跛行，也可没有症状。
进展	炎症反应在发病机制中起重要作用：内皮细胞功能失调→巨噬细胞和低密度脂蛋白累积→泡沫细胞形成→脂纹→平滑肌细胞迁移（血小板衍生生长因子和成纤维细胞生长因子参与）、增殖和胞外基质沉积→纤维斑块→复杂性粥样斑 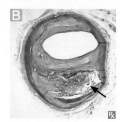。

并发症	动脉瘤、缺血、梗死、周围血管疾病、血栓、栓塞。

主动脉瘤	主动脉局部的病理性扩张。若出现腹痛和/或背痛，提示有血流漏出、夹层或即将破裂。

腹主动脉瘤	与动脉粥样硬化有关。危险因素有吸烟史、年龄↑、男性、家族史。可表现为可触及的腹部搏动性肿块（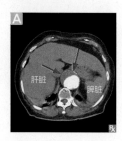 箭头所指部位为钙化的动脉外壁。因有内膜片/血凝块，主动脉呈部分新月形不显影）。多数是肾下型（肾动脉开口的远端）。

肝脏　　脾脏

胸主动脉瘤	与囊性中膜坏死有关。危险因素有高血压、主动脉瓣二瓣化畸形、结缔组织病（如Marfan综合征）。还见于三期梅毒（滋养血管的闭塞性动脉内膜炎）。主动脉根部扩张可导致主动脉瓣反流。

创伤性主动脉破裂	因创伤或者主动脉减速伤，最常见于主动脉峡部（紧邻左锁骨下动脉开口处的近端降主动脉）。X线可见纵隔增宽。

主动脉夹层	内膜纵向撕裂形成假腔。可合并高血压、主动脉瓣二叶瓣畸形、遗传性结缔组织病（如Marfan综合征）。可表现为突然发作的、撕裂样的胸痛，向背部放射，±双上臂血压显著不对称。胸片可见纵隔增宽。可致器官缺血、主动脉破裂甚至死亡。分两类：

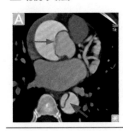

- Stanford A型（近端）：累及升主动脉（ⒶΑ 红色箭头）。可延伸至主动脉弓或降主动脉（Α 蓝色箭头）。可致急性主动脉瓣关闭不全或心包填塞。治疗：手术。
- Stanford B型（远端）：仅累及降主动脉（左锁骨下动脉以下）。治疗：β受体阻滞剂治疗，以及血管扩张药。

缺血性心脏病的表现

心绞痛	冠状动脉狭窄或痉挛引起心肌缺血，导致胸痛。没有心肌坏死。
	- 稳定型——常继发于动脉粥样硬化（≥70%狭窄），典型表现是劳累性胸痛，常伴有心电图ST段压低，休息或硝酸甘油可缓解。
	- 冠状动脉痉挛型（又称Prinzmetal型或变异型）——在休息时发生，继发于冠状动脉痉挛。发作时心电图一过性ST段抬高。吸烟是危险因素，高血压和高胆固醇血症则不是。诱因包括可卡因、酒精和曲坦类药物。治疗方法：Ca^{2+}通道阻滞剂、硝酸盐类药物和戒烟。
	- 不稳定型——血栓引起的冠状动脉不完全闭塞，心电图可有ST段压低和/或T波倒置，但不会出现心肌标志物升高［与非ST段抬高性心肌梗死（NSTEMI）不同］。表现为胸痛的频率或强度增加，或休息时胸痛。
冠状动脉盗血综合征	在冠状动脉狭窄的远端，血管达到基线状态下最大程度的扩张。使用血管扩张剂（如双嘧达莫、瑞加诺生）后，正常血管扩张→血液分流到灌注良好的区域→狭窄血管灌注的心肌产生缺血。这是应用冠状动脉血管扩张剂进行药物负荷试验的原理。
心源性猝死	由于心脏原因导致的发病后1小时内的死亡，最常见的原因是致命的心律失常（如室颤）。与冠心病（占比高达70%）、心肌病（肥厚型、扩张型）和遗传性离子通道病（如长QT综合征、Brugada综合征）相关。预防采用埋藏式复律除颤器（ICD）。
慢性缺血性心脏病	由于长期的慢性缺血性心肌损害，引起心衰的进行性发作。
心肌梗死	多由于冠状动脉粥样硬化斑块破裂→急性血栓形成。心肌标志物（CK–MB、肌钙蛋白）↑具有诊断意义。

非ST段抬高性心肌梗死（NSTEMI）	ST段抬高性心肌梗死（STEMI）
心内膜下心肌梗死	透壁性心肌梗死
心内膜下心肌（内侧1/3）对缺血尤为敏感	心肌壁全层受累
心电图表现为ST段压低	心电图表现为ST段抬高，出现Q波

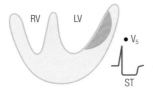

RV = 右心室；LV = 左心室

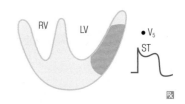

心梗的演变过程

最常受累的冠脉：左前降支＞右冠状动脉＞旋支。

症状：大汗、恶心、呕吐、严重的胸骨后疼痛、左臂和/或下颌疼痛、气短、疲劳。

时间	大体表现	光镜表现	并发症
0~24小时	无 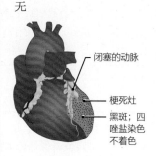 闭塞的动脉 梗死灶 黑斑；四唑盐染色不着色	早期凝固性坏死，坏死细胞内容物释放到血液中；可见水肿、出血、波浪状纤维，出现中性粒细胞。 再灌注损伤，自由基生成，导致肌原纤维过度收缩（钙离子内流↑）。 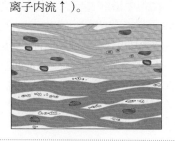	室性心律失常、心衰、心源性休克。
1~3天	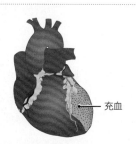 充血	广泛的凝固性坏死。 梗死周围组织出现中性粒细胞浸润的急性炎症。 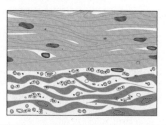	心肌梗死后纤维素性心包炎。
3~14天	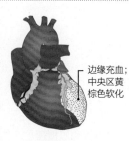 边缘充血；中央区黄棕色软化	坏死灶边缘出现巨噬细胞，随后肉芽组织形成。 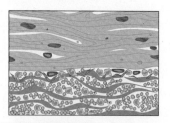	游离壁破裂→心包填塞；乳头肌断裂→二尖瓣关闭不全；由巨噬细胞介导的结构降解引起室间隔破裂。 左心室假性动脉瘤（有破裂风险）。
2周至数月	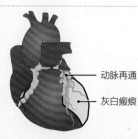 动脉再通 灰白瘢痕	挛缩性瘢痕完成。 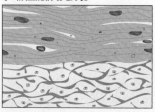	Dressler综合征、心衰、心律失常、真性心室壁瘤（附壁血栓风险）。

心肌梗死的诊断　在心梗的最初6小时内，心电图是金标准。

心肌肌钙蛋白 I 在4小时后开始升高（24小时达峰），维持升高状态7~10天；比其他蛋白质标志物更具特异性。

肌酸激酶同工酶（CK–MB）在6~12小时后开始上升（16~24小时达峰），以心肌释放为主，但也可来自骨骼肌。CK–MB水平在心梗48小时后恢复正常，可用于诊断急性心肌梗死后的再梗死。

大面积心梗导致肌钙蛋白 I 和CK–MB大幅度升高。准确的变化曲线因检测方法不同而变化。

心电图改变有ST段抬高（STEMI，透壁性心梗）、ST段压低（NSTEMI，心内膜下心肌梗死）、超急性期T波（高尖）、T波倒置、新发左束支传导阻滞、病理性Q波，或R波递增不良（进展性或陈旧性透壁性心梗）。

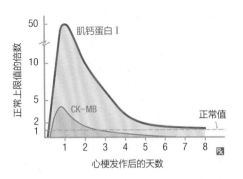

STEMI的心电图定位	梗死灶位置	出现ST段抬高或Q波的导联
	前间壁（左前降支）	V_1~V_2
	心尖部前壁（左前降支远端）	V_2~V_4
	前侧壁（左前降支或左旋支）	V_5~V_6
	侧壁（左旋支）	I 、aVL
	下壁（右冠状动脉）	II 、III 、aVF
	后壁（后降支）	V_7~V_9，V_1~V_3 ST段压低以及高R波

心梗并发症

心律失常	在心梗后的最初几天内发生。是院前和心梗发生后24小时内的重要死因。
心梗后纤维素性心肌炎	1~3天：摩擦音。
乳头肌断裂	2~7天：后内侧乳头肌断裂 A 风险↑（由于后降支来源的单一血供）。可导致严重的二尖瓣关闭不全。
室间隔破裂	3~5天：巨噬细胞介导的降解过程→室间隔缺损→右心室氧饱和度和压力↑。
假性室壁瘤形成	3~14天：游离壁破裂，被心包粘连或瘢痕组织所局限 B。心输出量↓，有心律失常、附壁血栓栓塞的风险。
心室游离壁破裂	5~14天：游离壁破裂 C→心包填塞。左心室肥大和既往心梗可降低游离壁破裂的风险。急性游离壁破裂往往导致死亡。
真性室壁瘤	2周至数月：心室收缩时形成室壁外凸（室壁运动障碍），与纤维化有关。
Dressler综合征	数周后：自身免疫现象，导致纤维素性心包炎。
左室心力衰竭和肺水肿	可继发于左心室梗死、室间隔缺损、游离壁破裂、乳头肌断裂合并二尖瓣反流。

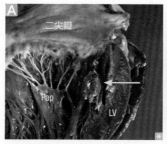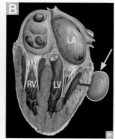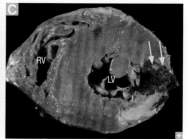

图A：Pap = 乳头肌，LV = 左心室
图B：LA = 左心房，RV = 右心室，LV = 左心室
图C：RV = 右心室，LV = 左心室

急性冠脉综合征的治疗	不稳定型心绞痛/NSTEMI——抗凝治疗（如肝素），抗血小板疗法（如阿司匹林）+腺苷二磷酸（ADP）受体抑制剂（如氯吡格雷），β受体阻滞剂，血管紧张素转化酶（ACE）抑制剂，他汀类。症状控制用硝酸甘油和吗啡。 STEMI——除上述治疗方法外，心肌再灌注治疗最为重要（介入治疗优于纤溶治疗）。

心肌病

扩张型心肌病

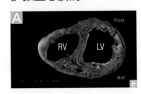

RV = 右心室
LV = 左心室
Post = 后
Ant = 前

最常见的心肌病（90%）。

通常是特发性或家族性的。其他病因包括长期酒精滥用、湿性脚气病、柯萨奇B病毒性心肌炎、长期使用可卡因、美洲锥虫病、多柔比星毒性、血色素沉积症、结节病、甲状腺毒症和围产期心肌病。

症状和体征：心衰、S3、收缩期反流性杂音、超声心动图显示心脏扩张，胸片示球形心脏。

治疗：限制Na^+摄入、ACE抑制剂、β受体阻滞剂、利尿药、地高辛、ICD、心脏移植。

导致收缩功能障碍。

扩张型心肌病 A 表现为离心性肥大（肌节串联增加）。

Takotsubo心肌病：心碎综合征——心尖部心室区域呈球形，可能是由于交感神经刺激增加（如紧张时）所致。

梗阻性肥厚型心肌病（HOCM）

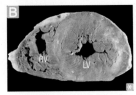

RV = 右心室
LV = 左心室

60%~70%的病例为家族性，常染色体显性遗传（最常见的原因是编码肌小节蛋白的基因突变，如肌球蛋白结合蛋白C和β-肌球蛋白重链）。运动期间，由于室性心律失常引起晕厥并可致猝死（如年轻的运动员）。

临床表现：S4、收缩期杂音。由于二尖瓣关闭不全，可有二尖瓣反流。

治疗：停止高强度运动，使用β受体阻滞剂或非二氢吡啶类钙通道阻滞剂（如维拉帕米）。高风险者可植入ICD。

舒张功能障碍随之发生。

显著的心室向心性肥大（肌节并联增加）B，常以室间隔最为明显。肌原纤维排列混乱和纤维化。

HOCM的生理学特征——不对称性室间隔肥厚和收缩期二尖瓣前移→流出道梗阻→呼吸困难，可能晕厥。

向心性左室肥大的其他原因：慢性高血压、Friedreich共济失调。

限制型/浸润型心肌病

放疗后纤维化、Löffler心内膜炎、心内膜弹力纤维增生症（幼儿心内膜出现增粗的纤维弹性组织）、淀粉样变、结节病、血色素沉积症（虽然更多见于扩张型心肌病）。

舒张功能障碍随之发生。尽管心肌增厚（尤其是淀粉样变性），但心电图仍可表现为低电压。

Löffler心内膜炎——与嗜酸性粒细胞增多症有关，组织学显示心肌中大量嗜酸性粒细胞浸润。

心力衰竭

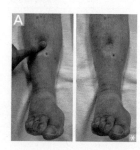

心脏泵血功能障碍的临床综合征→淤血和低灌注。症状有呼吸困难、端坐呼吸、乏力，体征有S3心音、啰音、颈静脉扩张、压凹性水肿 🅰。

收缩功能障碍：射血分数下降，舒张末期容积↑；收缩能力下降常继发于缺血/心梗或扩张型心肌病。

舒张功能障碍：射血分数正常的心衰，舒张末期容积正常；顺应性下降（舒张末期压力↑），常继发于心肌肥厚。

右心衰常由左心衰引起。肺心病是由于肺部原因引起的单纯右心衰。

使用血管紧张素转化酶抑制剂（ACEI）或血管紧张素Ⅱ受体阻滞剂（ARB）、β受体阻滞剂（急性失代偿性心衰不可用）和螺内酯，均可降低死亡率。噻嗪类或袢利尿药主要用于缓解症状。肼苯哒嗪联合硝酸盐治疗可改善部分患者的症状和死亡率。

左心衰

端坐呼吸	仰卧位呼吸困难：血液再分布（即时重力作用）导致静脉回心血量↑，加重肺淤血。
夜间阵发性呼吸困难	睡眠时出现呼吸困难而惊醒：血液再分布导致静脉回心血量↑、外周水肿的重吸收等。
肺水肿	肺静脉压↑→肺静脉扩张、液体渗出。肺内出现含铁血黄素沉积的巨噬细胞（心衰细胞）。

右心衰

肝大（槟榔肝）	中心静脉压↑→门静脉回流阻力↑。罕见情况下导致心源性肝硬化。
颈静脉扩张	静脉压↑。
外周水肿	静脉压↑→液体渗出。

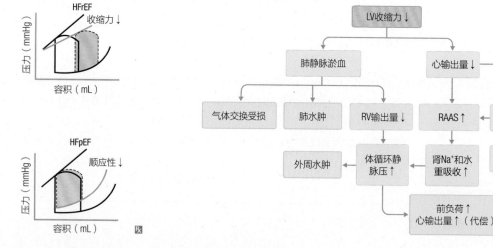

左图：HFrEF = 射血分数下降的心衰，HFpEF = 射血分数正常的心衰。

右图：LV = 左心室，RV = 右心室，RAAS = 肾素–血管紧张素–醛固酮系统。

休克	器官灌注不足，正常组织和细胞功能所需的营养物质供应不足。最初可被逆转，但处理不当可威胁生命。					
	病因	皮肤	肺动脉楔压（前负荷）	心输出量（CO）	全身血管阻力（后负荷）	治疗
低血容量性休克	出血、脱水、烧伤	湿冷	↓↓	↓	↑	静脉输液
心源性休克	急性心梗、心衰、瓣膜功能障碍、心律失常	湿冷	↑或↓	↓↓	↑	正性肌力药、利尿药
梗阻性休克	心包填塞、肺栓塞、张力性气胸					解除梗阻
分布性休克	脓毒症、过敏反应	温暖	↓	↑	↓↓	静脉输液、升压药、肾上腺素（过敏）
	中枢神经系统损伤	干燥	↓	↓	↓↓	

细菌性心内膜炎	急性——金黄色葡萄球菌（毒力强）。在之前正常的瓣膜上出现大赘生物 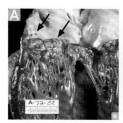。起病急。 亚急性——草绿色链球菌（毒力低）。先天性或后天性的异常瓣膜上出现较小的赘生物。牙科手术后遗症。逐渐起病。 症状：发热（最常见）、新出现的杂音，Roth斑（视网膜上被出血灶包围的圆形白斑 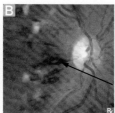）、Osler结节（免疫复合物沉积导致手指或足趾掌面上的凸起性病变，有触痛 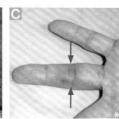）、Janeway损害（手掌或足底上小而无痛的红斑病变 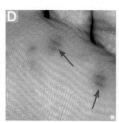）、甲床裂隙样出血 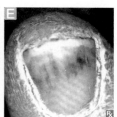。 可有肾小球肾炎、脓毒性动脉栓塞或肺栓塞。 心内膜炎可以是非细菌性的（恶病质/血栓形成），多继发于恶性肿瘤、高凝状态或狼疮。	需要多次血培养来诊断。 如果培养结果（–），很可能是伯氏立克次体、巴尔通体、HACEK群细菌［嗜血杆菌（H）、放线菌（A）、心杆菌（C）、艾肯菌（E）、金氏菌（K）］。 二尖瓣最常受累。 三尖瓣心内膜炎与静脉注射毒品有关。 相关细菌有：金黄色葡萄球菌、假单胞菌和念珠菌。 牛链球菌（解没食子酸链球菌）见于结肠癌，表皮葡萄球菌多见于人工瓣膜。

风湿热

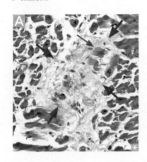

A组乙型溶血性链球菌咽部感染的晚期后遗症之一。其影响心脏瓣膜的程度：二尖瓣＞主动脉瓣＞＞三尖瓣（高压瓣膜受影响最大）。早期出现二尖瓣反流，晚期出现二尖瓣狭窄。

常出现Aschoff小体［巨细胞聚集形成的肉芽肿（ A 蓝色箭头）］，Anitschkow细胞［增大的巨噬细胞，有卵圆形、波状或棒状的细胞核（ A 红色箭头）］，抗链球菌溶血素O（ASO）滴度↑。

免疫介导（Ⅱ型超敏反应），而非细菌的直接作用。M蛋白抗体与自身抗原交叉反应（分子拟态）。

治疗/预防：青霉素。

主要标准："关心结五（舞）环"
　关节（游走性多关节炎）
　心脏（心脏炎症）
　皮肤结节（皮下）
　环形红斑（边界明显的淡色环状皮疹）
　小舞蹈病

急性心包炎

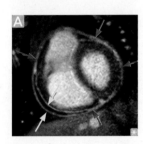

累及心包的炎症（ A 红色箭头）。通常表现为剧烈疼痛，吸气时加重，前倾坐位时缓解。常有心包积液（ A 黄色箭头之间）。可闻及心包摩擦音。心电图改变为广泛的ST段抬高和/或PR段压低。

原因有特发性（最常见，可能与病毒有关）、已确证的感染（如柯萨奇病毒B型）、肿瘤、自身免疫病（如系统性红斑狼疮、类风湿性关节炎）、尿毒症、心血管疾病（STEMI或Dressler综合征）、放疗。

治疗：非甾体抗炎药（NSAIDs）、秋水仙碱和/或糖皮质激素。

心肌炎	心肌炎症→心脏呈球形扩张，所有心腔均扩张。是40岁以下成人心源性猝死的主要原因。

心肌炎症→心脏呈球形扩张，所有心腔均扩张。是40岁以下成人心源性猝死的主要原因。

表现多样，可有呼吸困难、胸痛、发热、心律失常（尤其是持续的与发热不成比例的心动过速）。

多种原因：

- 病毒（如腺病毒、柯萨奇病毒B型、细小病毒B19、HIV、人类疱疹病毒-6）；淋巴细胞浸润伴局灶性坏死，高度提示病毒性心肌炎。
- 寄生虫（如克氏锥虫、弓形虫）
- 细菌（如伯氏疏螺旋体、肺炎支原体）
- 毒素（如CO、黑寡妇毒液）
- 风湿热
- 药物（如多柔比星、可卡因）
- 自身免疫（如川崎病、结节病、系统性红斑狼疮、多发性肌炎/皮肌炎）

并发症：猝死、心律失常、心脏传导阻滞、扩张型心肌病、心衰、附壁血栓导致全身性栓塞。

心包填塞

心包积液［如心包腔中的血液、渗出（ **A** 箭头）］压迫心脏→心输出量下降。所有4个腔室中的舒张压平衡。

体征：Beck三联征（低血压、颈静脉怒张、心音遥远），心率↑、奇脉。心电图显示QRS波低电压和电交替 **B** （由于心脏在大量积液中"摆动"）。

奇脉：在吸气时收缩压下降幅度＞10mmHg。见于心包填塞、哮喘、阻塞性睡眠呼吸暂停、心包炎、哮吼。

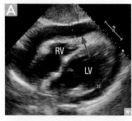

RV = 右心室，LV = 左心室

梅毒性心脏病

三期梅毒破坏主动脉的滋养血管，导致血管壁萎缩，主动脉和瓣环扩张。

可见主动脉根部、主动脉弓升段和胸主动脉的钙化。导致主动脉的"树皮样变"。

可致升主动脉或主动脉弓动脉瘤形成、主动脉瓣关闭不全。

血管炎

	流行病学/临床表现	病理/实验室检查
大血管炎		
巨细胞动脉炎（颞动脉炎）	多见于老年妇女。 单侧头痛，可有颞动脉触痛，下颌间歇性运动障碍。 可因眼动脉闭塞导致不可逆的失明。 可有风湿性多肌痛。	多累及颈动脉分支。 局灶性肉芽肿性炎症 A。 血沉↑。 治疗：颞动脉活检之前，给予大剂量激素以预防失明。
大动脉炎	多见于<40岁的亚洲女性。 "无脉症"（上肢脉搏减弱）、发热、盗汗、关节炎、肌痛、皮肤结节、视力受损。	主动脉弓及大血管近端肉芽肿性增厚和狭窄 B。 血沉↑。 治疗：激素。
中血管炎		
Buerger病（血栓闭塞性脉管炎）[1]	大量吸烟者、<40岁男性。 间歇性跛行，可导致肢体坏疽 C、指/趾端自行脱落、浅表结节性静脉炎。 常有雷诺现象。	节段性血栓性血管炎，累及静脉和神经。 治疗：戒烟。
川崎病（皮肤黏膜淋巴结综合征）	<4岁的亚洲儿童。 结膜充血、皮疹（多形性红斑→皮肤脱屑）、淋巴结肿大（颈部）、草莓舌（口腔黏膜炎）D、手足改变（水肿、红斑）、发热。	可出现冠状动脉瘤 E，冠状动脉血栓形成或破裂可致死。 治疗：免疫球蛋白静脉输注、阿司匹林。
结节性多动脉炎	多见于中年男性。 30%患者的乙肝血清学检查阳性。 发热、体重下降、乏力、头痛。 消化道症状：腹痛、黑便。 高血压、神经系统异常、皮肤损害、肾损害。	通常累及肾及内脏血管，无肺动脉受累。 动脉壁全层炎症伴纤维素样坏死 不同血管中可能同时存在不同阶段的炎症 血管造影可见极多肾微小动脉瘤 F 及血管痉挛。 治疗：激素、环磷酰胺。
小血管炎[2]		
白塞病[2]	土耳其人及东地中海后代中高发。 反复发作的口腔溃疡、生殖器溃疡、结节红斑。可由单纯疱疹病毒或细小病毒诱发，症状持续约1~4周。	病理特征：早期是中性粒细胞浸润，后期是淋巴细胞和单核巨噬细胞浸润，易累及肺部血管，出现动脉瘤。 与HLA-B51有关。
皮肤小血管炎	特定药物（青霉素、头孢类、苯妥英、别嘌醇）或感染（如丙肝病毒、HIV）后7~10天出现。可触性紫癜，无器官受累。	免疫复合物介导的白细胞碎裂性血管炎；如果发病年龄较大，提示可能是系统性疾病所致的血管炎表现。

---

[1] 译者注：2012 Chapel Hill会议共识未纳入Buerger病，因其主要病理特征是闭塞性血管病，而非血管炎。

[2] 译者注：白塞病可累及大、中、小血管，并不归属于小血管炎。

血管炎（续）

	流行病学/临床表现	病理/实验室检查
小血管炎（续）		
嗜酸性肉芽肿性多血管炎（Churg-Strauss综合征）	哮喘、鼻窦炎、皮肤结节或紫癜、周围神经病（如腕/足下垂）。 可累及心脏、消化道、肾（寡免疫复合物性肾小球肾炎）。	肉芽肿性、坏死性血管炎伴嗜酸性粒细胞增多 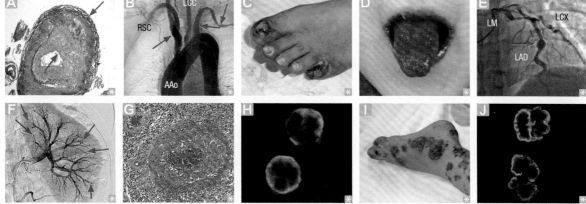G。 MPO-ANCA/p-ANCA，IgE↑。
肉芽肿性多血管炎（Wegener肉芽肿）	上呼吸道：鼻中隔穿孔、慢性鼻窦炎、中耳炎、乳突炎。 下呼吸道：咯血、咳嗽、呼吸困难。 肾：血尿、红细胞管型。	三联征： • 局灶性坏死性血管炎 • 肺及上气道坏死性肉芽肿 • 坏死性肾小球肾炎 PR3-ANCA/c-ANCA H（抗蛋白酶3）。 胸片：大的结节影。 治疗：环磷酰胺、激素。
IgA血管炎	又称过敏性紫癜。 儿童最常见的系统性血管炎。 常在上呼吸道感染后出现。 经典三联征： • 皮肤：臀部/腿部可触性紫癜 I • 关节痛 • 消化道：腹痛（肠套叠）	继发于IgA免疫复合物沉积的血管炎。 与IgA肾病（Berger病）有关。
显微镜下多血管炎	坏死性血管炎，多累及肺、肾及皮肤，伴寡免疫复合物肾小球肾炎、可触性紫癜 表现与肉芽肿性多血管炎相似，但无鼻咽受累。	无肉芽肿。 MPO-ANCA/p-ANCA J（抗髓过氧化物酶）。 治疗：环磷酰胺、激素。
混合型冷球蛋白血症	原因多为病毒感染，尤其是丙肝病毒。 三联征：可触性紫癜、无力、关节痛。 可出现周围神经病和肾疾病（如肾小球肾炎）。	冷球蛋白：遇冷可沉淀的免疫球蛋白。 IgM及IgG免疫复合物沉积导致的血管炎

心脏肿瘤	最常见的心脏肿瘤是转移瘤（如黑色素瘤）。
黏液瘤	成人最常见的心脏原发肿瘤（ 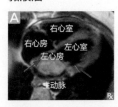 箭头），90%在心房（多在左心房）。黏液瘤常描述为左心房"球阀"样梗阻（导致反复晕厥）。肿瘤产生IL-6→躯体症状（如发热、体重下降）。可闻及舒张早期"肿瘤扑落音"。组织学：胶状物，糖胺聚糖中可见黏液瘤细胞。
平滑肌瘤	儿童最常见的心脏原发肿瘤（与结节性硬化病有关）。组织学：错构瘤样生长。

Kussmaul征	吸气时颈静脉压↑（正常为↓）。吸气→胸腔内负压无法传导至心脏→右心室充盈不足→血液回流至腔静脉→颈静脉扩张。见于缩窄性心包炎、限制性心肌病、右心房/心室肿瘤。
遗传性出血性毛细血管扩张症	又称Osler-Weber-Rendu综合征。常染色体显性遗传的血管疾病。临床表现：皮肤及黏膜毛细血管扩张，压之可褪色，反复鼻衄，皮肤脱色，动静脉畸形，消化道出血，血尿。

▶ 心血管系统——药理学

高血压治疗

原发性（特发性）高血压	噻嗪类利尿药、ACEI/ARB、二氢吡啶类钙离子通道阻滞剂	
高血压合并心衰	利尿药、ACEI/ARB、β受体阻滞剂（代偿性心衰）、醛固酮拮抗剂	β受体阻滞剂在失代偿性心衰患者中须慎用，在心源性休克中禁用。 心衰患者中，ARB可与脑啡肽酶抑制剂沙库巴曲合用。
高血压合并糖尿病	ACEI/ARB、钙离子通道阻滞剂、噻嗪类利尿药、β受体阻滞剂	ACEI/ARB有助于预防糖尿病肾病。 β受体阻滞剂可掩盖低血糖症状，慎用。
高血压合并哮喘	ARB、钙离子通道阻滞剂、噻嗪类利尿药、心脏高选择性β受体阻滞剂	避免使用非选择性β受体阻滞剂，以防止β$_2$受体介导的支气管收缩。 避免使用ACEI以防止混淆药物导致的咳嗽和哮喘相关的咳嗽。
高血压合并妊娠	肼屈嗪、拉贝洛尔、甲基多巴、硝苯地平	记忆法：小（硝）区（屈）的娃拉粑（巴）粑。

钙离子通道阻滞剂	氨氯地平、氯维地平、尼卡地平、硝苯地平、尼莫地平（二氢吡啶类，作用于血管平滑肌）；地尔硫䓬、维拉帕米（非二氢吡啶类，作用于心脏）
机制	阻断心脏和平滑肌上电压依赖性L型钙离子通道→肌肉收缩性↓。 血管平滑肌：氨氯地平＝硝苯地平＞地尔硫䓬＞维拉帕米。 心脏：维拉帕米＞地尔硫䓬＞氨氯地平＝硝苯地平。
临床应用	二氢吡啶类（除外尼莫地平）：高血压、心绞痛（包括血管痉挛型）、雷诺现象。 尼莫地平：蛛网膜下腔出血（预防脑血管痉挛）。 尼卡地平、氯维地平：高血压亚急症或高血压急症。 非二氢吡啶类：高血压、心绞痛、房颤/房扑。
不良反应	牙龈增生。 二氢吡啶类：外周水肿、潮红、头晕。 非二氢吡啶类：心脏抑制、房室传导阻滞、高催乳素血症（维拉帕米）、便秘。

肼屈嗪	
机制	环鸟苷酸（cGMP）↑→平滑肌舒张。扩张小动脉＞静脉，降低后负荷。
临床应用	重度高血压（尤其是急性）、心衰（与硝酸酯类合用）。孕期使用安全。常与β受体阻滞剂联用以预防反射性心动过速。
不良反应	代偿性心动过速（心绞痛/冠心病禁用）、液体潴留、头痛、心绞痛、系统性红斑狼疮样症状。

高血压急症	治疗：氯维地平、非诺多泮、拉贝洛尔、尼卡地平、硝普钠。
硝普钠	短效，通过直接释放NO使cGMP↑。可导致氰化物中毒（释放氰化物）。
非诺多泮	多巴胺D_1受体拮抗剂——冠脉、外周、肾、内脏血管扩张，血压↓，尿钠排泄↑。亦可作为手术后降压药。可导致低血压和心动过速。

硝酸酯类	硝酸甘油、硝酸异山梨酯、单硝酸异山梨酯。
机制	使血管平滑肌细胞NO↑→cGMP↑，血管平滑肌舒张，血管扩张。扩张静脉＞＞动脉，前负荷↓。
临床应用	心绞痛、急性冠脉综合征、肺水肿。
不良反应	反射性心动过速（用β受体阻滞剂治疗）、低血压、潮红、头痛。"周一病"（硝酸酯类的工业暴露）：工作日耐受硝酸酯类的扩血管作用，周末失去耐受→周一上班再次接触硝酸酯类，出现心动过速、头晕、头痛。右心室梗死患者禁用。

| 抗心绞痛治疗 | 通过减少以下一个或多个影响心肌耗氧量的因素，减少心肌耗氧量：舒张末容积、血压、心率、收缩能力。 |

因素	硝酸酯类	β受体阻滞剂	硝酸酯类 + β受体阻滞剂
舒张末容积	↓	不变或↑	不变或↓
血压	↓	↓	↓
收缩能力	↑	↓	变化弱/不变
心率	↑（反射性）	↓	不变或↓
射血时间	↓	↑	变化弱/不变
心肌耗氧量	↓	↓	↓↓

维拉帕米的作用与β受体阻滞剂类似。

吲哚洛尔和醋丁洛尔是部分β受体激动剂，心绞痛慎用。

雷诺嗪

机制	抑制晚期钠电流，从而降低舒张期室壁张力及耗氧量。不影响心率和血压。
临床应用	其他药物效果不佳的心绞痛。
不良反应	便秘、头晕、头痛、恶心。

米力农

机制	选择性磷酸二酯酶-3（PDE-3）抑制剂。 心肌细胞：cAMP累积↑→Ca^{2+}内流↑→心脏收缩力和变时性↑。 血管平滑肌细胞：cAMP累积↑→抑制肌球蛋白轻链激酶（MLCK）活性→全身血管舒张。
临床应用	急性失代偿性心衰的短期使用。
不良反应	心律失常、低血压。

沙库巴曲

机制	通过抑制脑啡肽酶，减少钠尿肽、血管紧张素 Ⅱ 和P物质降解；血管扩张↑，细胞外液量↓。
临床应用	与ARB（缬沙坦）联用，治疗射血分数下降型心衰。
不良反应	低血压、高钾血症、咳嗽、头晕；禁止与ACEI联用（血管性水肿）。

降血脂药

药物	低密度脂蛋白（LDL）	高密度脂蛋白（HDL）	甘油三酯（TG）	作用机制	不良反应/问题
羟甲基戊二酸单酰辅酶A（HMG-CoA）还原酶抑制剂（如洛伐他汀、普伐他汀）	↓↓↓	↑	↓	抑制HMG-CoA转化为甲羟戊酸（胆固醇前体）。冠心病患者死亡率↓	肝毒性（肝酶↑）、肌病（特别是与贝特类或烟酸类联用时）
胆酸螯合剂 考来烯胺 考来替泊 考来维仑	↓↓	轻度↑	轻度↑	减少肠道胆汁酸重吸收，肝需消耗胆固醇以合成更多胆汁酸	胃肠道不适，其他药物及脂溶性维生素吸收↓
依折麦布	↓↓	↑/–	↓/–	减少小肠刷状缘的胆固醇吸收	肝酶↑（罕见）、腹泻
贝特类 吉非贝齐 苯扎贝特 非诺贝特	↓	↑	↓↓↓	脂蛋白脂酶（LPL）上调→TG清除↑。激活过氧化物酶体增殖物活化受体（PPAR）-α，介导HDL合成	肌病（与他汀类联用风险↑）、胆固醇性胆结石（通过抑制胆固醇-7α-羟化酶）
烟酸（维生素B₃）	↓↓	↑↑	↓	抑制脂肪组织中的脂肪降解（激素敏感脂酶），减少肝极低密度脂蛋白（VLDL）的合成	面色潮红（非甾体抗炎药或长期使用可↓）、高血糖、高尿酸血症
前蛋白转化酶枯草杆菌蛋白酶/kexin9型（PCSK9）抑制剂 阿利库单抗 依洛尤单抗	↓↓↓	↑	↓	抑制LDL受体降解，血LDL清除增加	肌痛、谵妄、痴呆、其他对神经认知的影响
鱼油和海洋性ω-3脂肪酸	轻度↑	轻度↑	大剂量时↓	被认为可减少运送到肝的游离脂肪酸（FFA），以及抑制TG合成酶的活性	恶心、鱼腥味

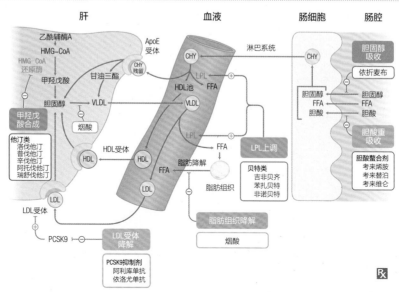

强心苷	地高辛

| 机制 | 直接阻断Na$^+$/K$^+$ ATP酶→间接阻断Na$^+$/Ca^{2+}交换，[Ca^{2+}]$_{细胞内}$↑→正性肌力作用。
刺激迷走神经→心率↓。 |

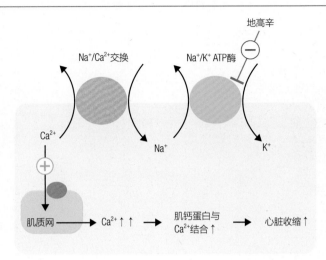

临床应用	心衰（收缩力↑）、房颤（房室结传导↓，抑制窦房结）。
不良反应	拟胆碱能作用（恶心、呕吐、腹泻）、视物模糊、黄视（画家梵高）、心律失常、房室传导阻滞。 可导致高钾血症，提示预后差。 中毒相关因素：肾衰竭（排泄↓），低钾血症（地高辛可与Na$^+$/K$^+$ ATP酶上的K$^+$结合位点结合），可将地高辛从组织结合位点取代的药物，清除↓（如维拉帕米、胺碘酮、奎尼丁）。
解毒治疗	缓慢纠正K$^+$、心脏起搏器、抗地高辛Fab片段、Mg^{2+}。

抗心律失常药——钠离子通道阻滞剂（Ⅰ类）	减慢或阻断传导（尤其在去极化细胞）。0相去极化斜率↓。与状态有关［选择性抑制频繁去极化的组织（如心动过速）］。	
ⅠA类	奎尼丁、普鲁卡因、丙吡胺	**ⅠA类** 0mV 0相I_{Na}斜率 →
机制	中等钠离子通道阻滞作用。动作电位持续时间↑，心室动作电位有效不应期↑，QT间期↑，部分钾离子通道阻滞效应。	
临床应用	房性和室性心律失常，尤其是折返性和异位性室上性心动过速和室性心动过速。	
不良反应	金鸡纳反应（使用奎尼丁时头痛、耳鸣）、可逆性狼疮样症状（普鲁卡因）、心衰（丙吡胺）、血小板减少、QT间期延长所致的尖端扭转型室性心动过速。	
ⅠB类	利多卡因、美西律	**ⅠB类** 0mV 0相I_{Na}斜率 →
机制	弱钠离子通道阻滞作用。动作电位持续时间↓，优先影响缺血或去极化浦肯野组织和心室组织。苯妥英同属ⅠB类。	
临床应用	急性室性心律失常（特别是心肌梗死后）、洋地黄导致的心律失常。	
不良反应	中枢神经系统刺激/抑制、心血管抑制。	
ⅠC类	氟卡尼、普罗帕酮	**ⅠC类** 0mV 0相I_{Na}斜率 →
机制	强钠离子通道阻滞作用。显著延长房室结和旁路的有效不应期，对浦肯野和心室组织的有效不应期无作用。对动作电位持续时间作用小。	
临床应用	室上性心动过速，包括房颤。仅作为顽固性室性心动过速的最后治疗手段。	
不良反应	致心律失常作用，尤其是心梗后（禁用）。ⅠC类禁用于结构性和缺血性心脏病。	

抗心律失常药——β 受体阻滞剂（Ⅱ类）	美托洛尔、普萘洛尔、艾司洛尔、阿替洛尔、噻吗洛尔、卡维地洛
机制	通过使cAMP↓、Ca²⁺电流↓，降低窦房结和房室结活动。4相斜率↓，抑制异常起搏点。房室结尤为敏感——PR间期↑。艾司洛尔起效极快。
临床应用	室上性心动过速，房颤和房扑控制心室率。
不良反应	阳痿、COPD及哮喘急性加重、心血管作用（心动过缓、房室传导阻滞、心衰）、中枢神经系统作用（镇静、睡眠改变）。可掩盖低血糖症状。 美托洛尔可引起血脂异常，普萘洛尔可加重血管痉挛性心绞痛的血管痉挛。β受体阻滞剂（除外非选择性α受体和β受体拮抗剂：卡维地洛、拉贝洛尔）在嗜铬细胞瘤或可卡因中毒患者中单独使用，可导致难以控制的α₁受体激动效应。β受体阻滞剂过量的治疗：生理盐水、阿托品、胰高血糖素。

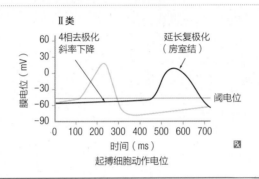

起搏细胞动作电位

抗心律失常药——钾离子通道阻滞剂（Ⅲ类）	胺碘酮、伊布利特、多非利特、索他洛尔	
机制	动作电位持续时间↑，有效不应期↑，QT间期↑。	
临床应用	房颤、房扑，室性心动过速（胺碘酮、索他洛尔）。	
不良反应	索他洛尔——尖端扭转型室性心动过速、过度的β受体阻滞。 伊布利特——尖端扭转型室性心动过速。 胺碘酮——肺纤维化、肝损害、甲减或甲亢（胺碘酮40%的质量为碘）、半抗原（角膜沉积、蓝/灰色皮肤色素沉着致光敏性皮炎）、神经系统作用、便秘、心血管作用（心动过缓、心脏传导阻滞、心衰）。	使用胺碘酮时记得查肺功能、肝功能和甲状腺功能。 胺碘酮为脂溶性，具有Ⅰ类、Ⅱ类、Ⅲ类及Ⅳ类效应。

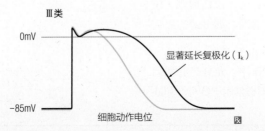

细胞动作电位

抗心律失常药——钙离子通道阻滞剂（Ⅳ类）

维拉帕米、地尔硫䓬

机制	传导速度↓，有效不应期↑，PR间期↑。
临床应用	预防结性心律失常（如室上性心动过速），房颤的心率控制。
不良反应	便秘、潮红、水肿、心血管作用（心衰、房室传导阻滞、窦房结抑制）。

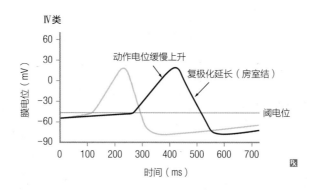

其他抗心律失常药

腺苷	K^+外流↑→细胞超极化、I_{Ca}↓，房室结传导减慢。用于诊断/终止特定种类的室上性心动过速。短效（约15秒）。茶碱和咖啡因削弱腺苷的作用（均为腺苷受体抑制剂）。不良反应有潮红、低血压、胸痛、濒死感和支气管痉挛。
Mg^{2+}	用于尖端扭转型室性心动过速和地高辛中毒。

伊伐布雷定

机制	伊伐布雷定通过选择性阻断 I_f 钠离子通道来延长缓慢去极化过程（4期）。
临床应用	不能使用β受体阻滞剂的慢性稳定型心绞痛患者、慢性射血分数下降的心衰。
不良反应	光幻视/视野局部亮度增加、高血压、心动过缓。

翻译：李慕聪、龚亮、陈思良、洪新宇、张毓莹

审校：陈咏梅、刘伟、林雪、王迁

▶ 笔记

内分泌系统

"If you skew the endocrine system, you lose the pathways to self."
— Hilary Mantel

"We have learned that there is an endocrinology of elation and despair, a chemistry of mystical insight, and, in relation to the autonomic nervous system, a meteorology and even ... an astrophysics of changing moods."
— Aldous(Leonard) Huxley

"Chocolate causes certain endocrine glands to secrete hormones that affect your feelings and behavior by making you happy."
— Elaine Sherman, *Book of Divine Indulgences*

▶ 内分泌系统——胚胎学

甲状腺发育

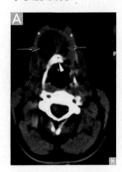

甲状腺憩室起源于原始咽底部，逐渐降至颈部。通过甲状舌管与舌相连，甲状舌管一般会消失，但也可能以囊肿或甲状腺锥体叶持续存在。盲孔是甲状舌管的正常残余部分。

舌甲状腺是最常见的异位甲状腺。如果这是体内唯一的甲状腺组织，切除后可导致甲状腺功能减退。

甲状舌管囊肿 表现为前中线颈部肿块，且随吞咽或伸舌移动（对比永久性颈窦导致的侧颈部咽裂囊肿）。

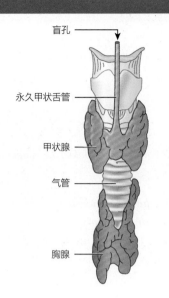

盲孔

永久甲状舌管

甲状腺

气管

胸腺

▶ 内分泌系统——解剖学

肾上腺皮质和髓质

肾上腺皮质来源于中胚层，肾上腺髓质来源于神经嵴。

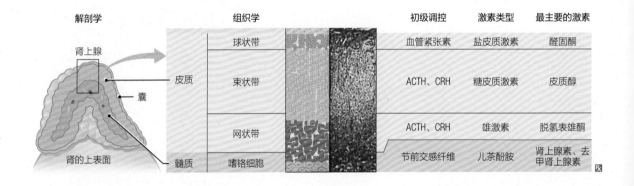

解剖学	组织学			初级调控	激素类型	最主要的激素
肾上腺	球状带			血管紧张素	盐皮质激素	醛固酮
皮质 囊	束状带			ACTH、CRH	糖皮质激素	皮质醇
	网状带			ACTH、CRH	雄激素	脱氢表雄酮
肾的上表面 髓质	嗜铬细胞			节前交感纤维	儿茶酚胺	肾上腺素、去甲肾上腺素

球状带、束状带、网状带与"盐"（盐皮质激素）、"糖"（糖皮质激素）和"性"（雄激素）相对应。记忆法："越深入，越甜蜜。"

垂体

垂体前叶（腺垂体）	分泌卵泡刺激素（FSH）、黄体生成素（LH）、促肾上腺皮质激素（ACTH）、促甲状腺激素（TSH）、催乳素（PRL）、生长激素（GH）和β-内啡肽。垂体中叶分泌促黑素（MSH）。 起源于口腔外胚层（拉特克囊）。 • α亚基——TSH、LH、FSH和hCG共同的激素亚基。 • β亚基——决定激素的特异性。	阿黑皮素原衍生物——β-内啡肽、ACTH和MSH。 嗜碱性细胞分泌：FSH、LH、ACTH、TSH。 嗜酸性细胞分泌：GH、PRL。
垂体后叶（神经垂体）	储存和释放血管升压素［抗利尿激素（ADH）］和催产素，由下丘脑（视上核和室旁核）分泌，并通过后叶激素运载蛋白（载体蛋白）转运至垂体后叶。起源于神经外胚层。	

胰腺内分泌细胞类型	胰岛是α、β和δ内分泌细胞的集合。胰岛由胰芽分化而来。 • α = 胰高血糖素（在胰岛外周） • β = 胰岛素（在胰岛中心） • δ = 生长抑素（散布在胰岛中）	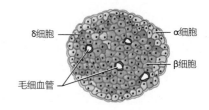

▶ **内分泌系统——生理学**

胰岛素

合成	前胰岛素原（在胰岛β细胞的粗面内质网中合成）→"前信号肽"被切除→胰岛素原（贮存在分泌小泡中）→胰岛素原被切割成胰岛素和C肽→胰岛素和C肽通过胞吐均等地分泌。胰岛素和C肽在胰岛素瘤和使用磺酰脲类药物时增多，而外源的胰岛素没有C肽。

胰岛素原

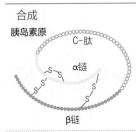

功能	结合胰岛素受体（酪氨酸激酶活性❶），诱导葡萄糖摄取（载体介导的转运）进入胰岛素依赖的组织❷及基因转录。 胰岛素的合成代谢作用： • 骨骼肌和脂肪组织的葡萄糖转运↑ • 糖原生成和贮存↑ • 甘油三酯合成↑ • Na$^+$潴留（肾）↑ • 蛋白质合成（肌肉）↑ • 细胞摄取K$^+$和氨基酸↑ • 胰高血糖素释放↓ • 脂肪组织内脂类分解↓ 与葡萄糖不同，胰岛素不能通过胎盘。	胰岛素依赖的葡萄糖转运体： • GLUT4：脂肪组织、横纹肌（运动可↑GLUT4表达） 非胰岛素依赖的转运体： • GLUT1：红细胞、脑、角膜、胎盘 • GLUT2（双向）：胰岛β细胞、肝、肾、胃肠道 • GLUT3：脑、胎盘 • GLUT5（果糖）：精母细胞、胃肠道 • SGLT1/SGLT2（Na$^+$-葡萄糖共转运体）：肾、小肠 大脑代谢用葡萄糖供能，在饥饿状态下用酮体供能。红细胞用葡萄糖供能，因为它们没有有氧呼吸所需的线粒体。

调节	葡萄糖是胰岛素释放的主要调节因子。与静脉输注葡萄糖相比，口服葡萄糖的胰岛素响应↑，原因是餐后释放了肠降血糖素［如胰高血糖素样肽-1（GLP-1）、葡萄糖依赖性胰岛素释放多肽（GIP）］以及β细胞对葡萄糖的敏感性↑。α$_2$下调胰岛素的释放，而β$_2$上调胰岛素的释放。 葡萄糖进入β细胞❸→葡萄糖代谢合成的ATP↑❹，关闭K$^+$离子通道（磺酰脲类药物靶点）❺并使β细胞膜去极化❻。电压门控Ca^{2+}离子通道打开→Ca^{2+}内流❼并激活胰岛素胞吐❽。

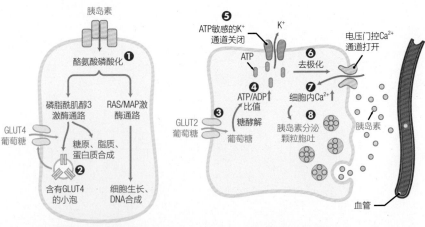

胰岛素依赖性葡萄糖吸收   胰岛β细胞分泌胰岛素

胰高血糖素

来源	由胰岛α细胞合成。
功能	促进糖原分解、糖异生、脂类分解、酮体生成。当血糖浓度过低时（如禁食状态）升高血糖以维持稳态。
调节	低血糖时分泌。受胰岛素、高血糖和生长抑素的抑制。

下丘脑-垂体激素

激素	功能	临床知识点
抗利尿激素（ADH）	肾远曲小管和集合小管对水的通透性↑，以增加水的重吸收	血浆渗透压↑刺激ADH分泌，但抗利尿激素分泌失调综合征（SIADH）除外。在SIADH中，尽管血浆渗透压↓，ADH的分泌仍增强。
促肾上腺皮质激素释放激素（CRH）	促肾上腺皮质激素（ACTH）、促黑素（MSH）、β-内啡肽↑	长期使用外源性类固醇会↓。
多巴胺	催乳素、促甲状腺激素（TSH）↓	也被称为催乳素抑制因子。 多巴胺拮抗剂（如抗精神病药）可造成高催乳素血症，导致溢乳。
生长激素释放激素（GHRH）	生长激素（GH）↑	类似物（替莫瑞林）用于治疗HIV相关的脂肪营养不良。
促性腺激素释放激素（GnRH）	卵泡刺激素（FSH）、黄体生成素（LH）↑	高催乳素血症时受到抑制。 持续的GnRH抑制下丘脑-垂体-性腺轴。 脉冲式GnRH启动青春期发育和具有生育能力。
促黑素（MSH）	黑素细胞合成黑色素↑	导致库欣病的色素沉着表现，因为MSH和ACTH的前体分子相同，均为阿黑皮素原。
催产素	分娩时促使子宫收缩。婴儿吸吮乳头时引起泌乳反射。	调节恐惧、焦虑、人际关系、烦躁和抑郁。类似物可用于引产、加强宫缩和控制产后出血。
催乳素	GnRH↓	垂体催乳素瘤→停经、骨质疏松、性腺功能减退、溢乳。 母乳喂养→催乳素↑→GnRH↓→产后排卵延迟（自然避孕）。
生长抑素	GH、TSH↓	类似物用于治疗肢端肥大症。
促甲状腺激素释放激素（TRH）	TSH、催乳素↑	（例如：原发性/继发性甲状腺功能减退）TRH↑可增加催乳素的分泌→溢乳。

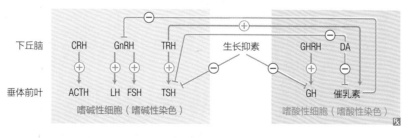

催乳素

来源	主要由垂体前叶分泌。	结构上与生长激素相似。
功能	刺激乳房产生乳汁；通过抑制GnRH的合成和释放来抑制女性排卵和男性精子发生。	过量催乳素与性欲↓有关。
调节	多巴胺通过下丘脑的结节–漏斗通路持续抑制垂体前叶分泌催乳素。催乳素也通过使下丘脑合成和分泌多巴胺↑来抑制自身的分泌。TRH使催乳素分泌↑（如原发性/继发性甲状腺功能减退）。	多巴胺激动剂（如溴隐亭）抑制催乳素的分泌，故用于治疗催乳素瘤。多巴胺拮抗剂（如大多数抗精神病药）和雌激素（如口服避孕药、妊娠）刺激催乳素的分泌。

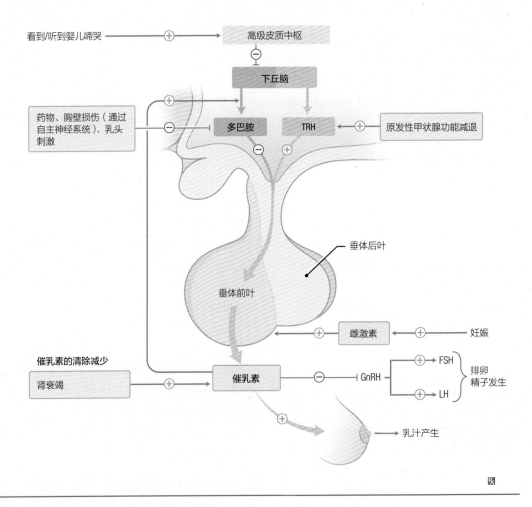

生长激素（GH）

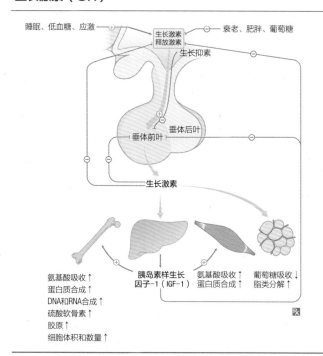

由垂体前叶分泌。

通过使肝分泌胰岛素样生长因子-1（IGF-1，又称生长介素C），刺激身体纵向生长和肌肉总量增加。胰岛素抵抗↑（增加患糖尿病的风险）。

在生长激素释放激素的调控下脉冲式释放。在运动、深睡眠，青春期和低血糖时分泌↑。受葡萄糖、生长抑素和生长介素（肝分泌的调节因子，响应生长激素，作用于靶组织）的抑制。

生长激素分泌过量（如垂体腺瘤）可导致肢端肥大症（成人）或巨人症（儿童）。治疗采用生长抑素类似物（如奥曲肽）和手术。

食欲调节

食欲刺激激素	激发饥饿感（促进食欲）和生长激素释放（通过促生长激素分泌受体）。由胃产生。 睡眠剥夺或Prader-Willi综合征→食欲刺激激素生成↑。 作用于下丘脑外侧区（饥饿中枢）来↑食欲。
瘦素	饱食激素。由脂肪组织产生。瘦素基因突变→先天性肥胖。睡眠剥夺或饥饿→瘦素生成↓。 作用于下丘脑腹内侧区（饱食中枢）来↓食欲。
内源性大麻素	作用于下丘脑和伏隔核的大麻素受体，这两个脑区均为控制食物摄入平衡和享乐感的关键位置→食欲↑。 外源性大麻素可引起饥饿感。

抗利尿激素（ADH）

又称血管升压素。

来源	在下丘脑合成（视上核和室旁核），在垂体后叶贮存和分泌。
功能	调节血浆渗透压（V_2受体）和血压（V_1受体）。主要功能是血浆渗透压的调节（抗利尿激素使血浆渗透压↓，尿渗透压↑），作用机制是调节水通道蛋白插入肾集合管主细胞。 在中枢性尿崩症中ADH↓，在肾性尿崩症中ADH↑。 V_2受体基因突变可引起肾性尿崩症。 去氨加压素（ADH类似物）用于治疗中枢性尿崩症和夜间遗尿症。
调节	血浆渗透压（首要），低血容量。

肾上腺类固醇和先天性肾上腺皮质增生症

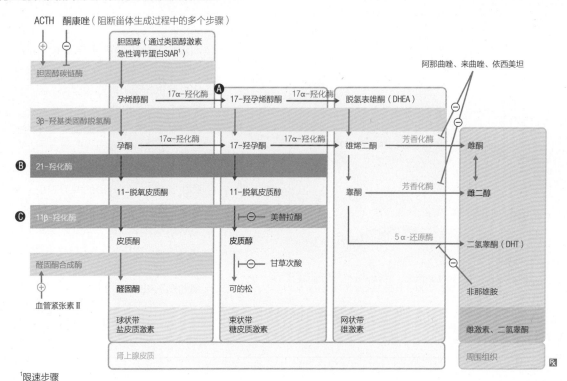

[1]限速步骤

酶缺乏	盐皮质激素	皮质醇	性激素	血压	[K+]	实验室检查	表现
A17α-羟化酶[1]	↑	↓	↓	↑	↓	雄烯二酮↓	XY：生殖器性别不明，睾丸不下降。XX：第二性征不发育。
B21-羟化酶[1]	↓	↓	↑	↓	↑	肾素活性↑，17-羟孕酮↑	最常见。见于婴儿（失盐）或儿童（性早熟）。XX：男性化。
C11β-羟化酶[1]	醛固酮↓，11-脱氧皮质酮↑（导致血压↑）	↓	↑	↑	↓	肾素活性↓	XX：男性化。

[1]所有先天性肾上腺酶缺乏症均为常染色体隐性遗传疾病，且多数有皮肤色素沉着（因MSH和ACTH同时生成和分泌，故MSH↑导致皮肤色素沉着）和双侧肾上腺增大（在ACTH的刺激下）。

记忆法：若缺乏的酶第一个数字是"1"，则会导致高血压；若缺乏的酶第二个数字是"1"，则会导致女性患者男性化。

皮质醇

来源	肾上腺皮质束状带	与糖皮质激素结合蛋白结合。
功能	食欲↑ 血压↑： • 上调小动脉的α₁受体→小动脉对去甲肾上腺素和肾上腺素的敏感性↑（允许作用） • 高浓度时，可以结合盐皮质激素（醛固酮）受体 胰岛素抵抗↑（致糖尿病） 糖异生、脂类分解和蛋白质分解↑（葡萄糖利用↓） 成纤维细胞活性↓（伤口愈合能力弱，胶原合成↓，皮肤紫纹↑） 炎症和免疫反应↓： • 抑制白三烯和前列腺素的生成 • 抑制白细胞黏附→中性粒细胞增多 • 阻止肥大细胞释放组胺 • 嗜酸性粒细胞减少，淋巴细胞减少 • 阻断IL-2的生成 骨形成↓（成骨细胞活性↓）	外源性糖皮质激素可导致结核复燃和念珠菌病（阻断IL-2生成）。 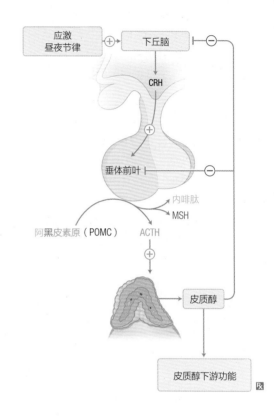
调节	下丘脑促肾上腺皮质激素释放激素（CRH）刺激垂体释放促肾上腺皮质激素（ACTH）→肾上腺皮质束状带合成皮质醇。过量的皮质醇使CRH、ACTH和皮质醇分泌↓。	长期应激状态导致皮质醇持续分泌。

钙稳态	血浆Ca^{2+}有3种存在形式： • 离子/游离型（~45%，活性形式） • 与白蛋白结合（~40%） • 与阴离子结合（~15%）	pH↑（H^+减少）→白蛋白结合更多的Ca^{2+}→离子型Ca^{2+}↓（如肌肉抽搐、疼痛、感觉异常、手足搐搦）→PTH↑。 pH↓（H^+增多）→白蛋白结合较少的Ca^{2+}→离子型Ca^{2+}↑→PTH↓。 离子/游离型Ca^{2+}是PTH的主要调控因子；pH的变化影响PTH的分泌，而血白蛋白浓度的变化不会影响PTH的分泌。

图中文字：应激 昼夜节律 + 下丘脑 − CRH + 垂体前叶 − 内啡肽 MSH 阿黑皮素原（POMC）ACTH + 皮质醇 皮质醇下游功能

甲状旁腺激素（PTH）

来源	甲状旁腺主细胞。

功能	Ca^{2+}和PO_4^{3-}的骨吸收↑。 肾远曲小管重吸收Ca^{2+}↑。 肾近曲小管重吸收PO_4^{3-}↓。 肾近曲小管的1α-羟化酶催化$1,25$-$(OH)_2D_3$（骨化三醇）的生成↑。	PTH使得血Ca^{2+}↑，血PO_4^{3-}↓，尿PO_4^{3-}↑，尿cAMP↑。 成骨细胞和骨细胞分泌RANK–L↑（NF–κB配体受体激活因子）。RANK–L结合破骨细胞和破骨细胞前体上的RANK（受体）以刺激破骨细胞和Ca^{2+}↑→骨吸收。间断性PTH释放也可刺激骨形成。 PTH相关肽（PTHrP）的功能与PTH相似，恶性肿瘤（如肺鳞癌、肾细胞癌）患者的PTHrP水平常有升高。

调节	血Ca^{2+}↓→PTH分泌↑。 血PO_4^{3-}↑→PTH分泌↑。 血Mg^{2+}↓→PTH分泌↑。 血Mg^{2+}↓↓→PTH分泌↓。 Mg^{2+}↓的常见病因有腹泻、氨基糖苷类抗生素、利尿药、酒精滥用。

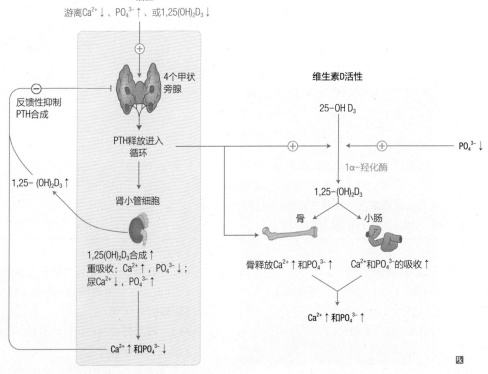

降钙素

来源	甲状腺滤泡旁细胞（C细胞）。	降钙素拮抗甲状旁腺激素（PTH）。在正常的钙稳态
功能	骨吸收的钙释放↓	中并不重要。降钙素降低血浆钙离子水平，保持骨
调节	血浆Ca^{2+}↑→降钙素分泌。	钙含量。

甲状腺激素（T_3/T_4）　　含碘，控制机体代谢率。

来源	甲状腺滤泡。在外周组织中，5′-脱碘酶将T_4转化成T_3（5、4、3）。这种转化受到糖皮质激素、β受体阻滞剂、丙硫氧嘧啶（PTU）的抑制。甲状腺过氧化物酶的功能包括将碘氧化、有机化并偶联一碘酪氨酸（MIT）和二碘酪氨酸（DIT）。丙硫氧嘧啶和甲巯咪唑抑制甲状腺过氧化物酶功能。DIT + DIT = T_4，DIT + MIT = T_3。碘阻滞效应（Wolff–Chaikoff effect）：过量的碘暂时影响甲状腺过氧化物酶功能→T_3、T_4产生↓（自调节保护效应）。
功能	只有游离的激素是有活性的。T_3与核受体结合的亲和力比T_4高。 T_3的功能： • 促进大脑成熟 • 促进骨骼生长（与生长激素协同） • 具有β肾上腺素效能。心脏$β_1$受体↑→心输出量、心率、每搏量和心肌收缩力↑。 • β受体阻滞剂可以缓解甲亢时的交感兴奋症状 • 基础代谢率↑（通过活化Na^+/K^+-ATP酶→耗氧量、呼吸频率、体温↑） • 调节血糖（糖原分解、糖异生↑） • 分解脂质（脂解作用↑）
调节	促甲状腺激素释放激素（TRH）引起促甲状腺激素（TSH）释放→刺激滤泡细胞。在弥漫性毒性甲状腺肿这一疾病中，甲状腺刺激性免疫球蛋白（TSI）可刺激滤泡细胞。 负反馈主要通过游离T_3、T_4产生： • 垂体前叶→对TRH的敏感性↓ • 下丘脑→TRH释放↓ 甲状腺素结合球蛋白（TBG）结合大部分血中的T_3、T_4。结合的T_3、T_4没有活性。 • TBG↑：孕妇、口服避孕药（雌激素→TBG↑）→T_3、T_4总量↑ • TBG↓：肝衰竭、甾体药物、肾病综合征

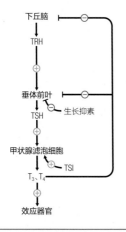

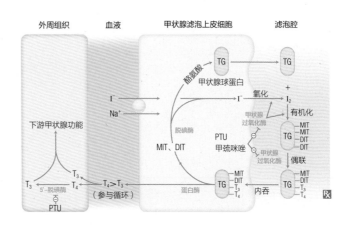

内分泌激素信号通路

cAMP	FSH、LH、ACTH、TSH、CRH、hCG、ADH（V_2受体）、MSH、PTH、降钙素、GHRH、胰高血糖素、组胺（H_2受体）	
cGMP	BNP、ANP、内皮细胞源性血管舒张因子（EDRF/NO）	
IP_3	GnRH、催产素、ADH（V_1受体）、TRH、组胺（H_1受体）、血管紧张素Ⅱ、胃泌素	
细胞内受体	孕酮、雌激素、睾酮、皮质醇、醛固酮、T_3、T_4、维生素D	
受体酪氨酸激酶	胰岛素、胰岛素样生长因子1（IGF-1）、成纤维细胞生长因子（FGF）、血小板衍生生长因子（PDGF）、表皮生长因子（EGF）	丝裂原激活蛋白（MAP）激酶信号通路。记忆法：生长因子。
非受体酪氨酸激酶	催乳素、免疫调节剂（如细胞因子、IL-2、IL-6、IFN）、生长激素、粒细胞集落刺激因子（G-CSF）、促红细胞生成素、血小板生成素	JAK/STAT通路。

类固醇激素信号通路

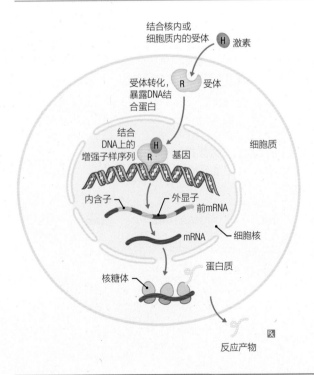

类固醇激素具有亲脂性，因此在血液中必须结合到特定的结合球蛋白上，使溶解度↑。

对于男性，若性激素结合球蛋白（SHBG）↑，则游离睾酮↓→男子乳腺发育。

对于女性，若性激素结合球蛋白↓，则游离睾酮↑→导致多毛症。

口服避孕药、妊娠→性激素结合球蛋白↑。

▶ 内分泌系统——病理学

库欣综合征

病因	多种原因导致的皮质醇升高： • 外源性皮质类固醇使用→ACTH↓→双侧肾上腺萎缩。是最常见原因 • 原发性肾上腺腺瘤、增生或肾上腺癌→ACTH↓→对侧肾上腺萎缩 • ACTH分泌型垂体腺瘤（库欣病）、副肿瘤ACTH分泌（如小细胞肺癌、支气管类癌）→双侧肾上腺增生。库欣病是导致内源性库欣综合征的主要原因。
临床表现	高血压、体重增加、满月脸 、躯干肥胖、水牛背、皮肤改变（如变薄、紫纹 、多毛、骨质疏松、胰岛素抵抗型高血糖、闭经、免疫抑制。也可表现为假性醛固酮增多症。
诊断	筛查试验：24h尿游离皮质醇↑，午夜唾液皮质醇↑，过夜小剂量地塞米松试验没有抑制现象。

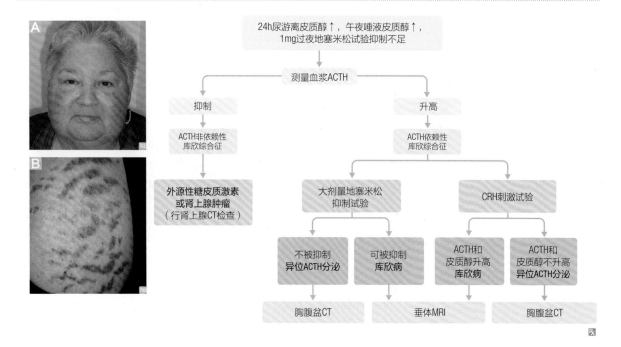

Nelson综合征

治疗难治性库欣病时采用双侧肾上腺切除术，术后皮质醇反馈机制失效→ACTH分泌型垂体腺瘤增大。主要表现为色素沉着、头痛、双颞侧偏盲。
治疗：垂体放疗或手术切除。

肾上腺皮质功能不全

肾上腺不能产生满足身体需要的足够的糖皮质激素，可伴有盐皮质激素不足。临床症状有无力、虚弱、直立性低血压、肌痛、体重下降、胃肠功能紊乱、嗜糖或嗜盐。治疗：糖皮质激素、盐皮质激素替代治疗。

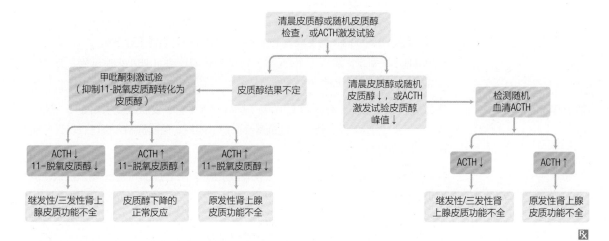

可伴有自身免疫性多内分泌腺综合征。

原发性肾上腺皮质功能不全	由于肾上腺功能障碍导致醛固酮或皮质醇产生缺陷→低血压（低钠导致）、高钾血症、代谢性酸中毒、皮肤/黏膜色素沉着 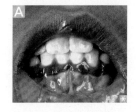（阿黑皮素原（POMC）转化成ACTH的过程中，副产物还有MSH，MSH增多导致黑色素生成增加）。 • 急性：突然起病（如大量出血）。急性肾上腺危象可致休克。 • 慢性：Addison病。由于肾上腺萎缩或疾病损伤（西方国家自身免疫性损伤最常见，发展中国家结核最常见）	可伴有自身免疫性多内分泌腺综合征。 Waterhouse-Friderichsen综合征（暴发型脑膜炎球菌败血症）：肾上腺出血导致的急性原发性肾上腺皮质功能不全，伴有败血症（常为脑膜炎奈瑟菌）、DIC、内毒素休克。
继发性肾上腺皮质功能不全	垂体ACTH产生↓。无皮肤/黏膜色素沉着（ACTH水平没有升高），无高钾血症（由于肾上腺功能保持完整，具有完整的肾素–血管紧张素–醛固酮系统）。	
三发性肾上腺皮质功能不全	见于长期使用外源性类固醇的患者，在突然停药时发生。醛固酮的合成不受影响。	

醛固酮增多症

肾上腺醛固酮分泌增多。临床表现有高血压、血钾↓或正常、代谢性碱中毒。因为醛固酮逃逸机制，原发性醛固酮增多症不会直接导致水肿。但是继发性醛固酮增多症（如心衰）会损伤醛固酮逃逸机制，导致水肿加重。

原发性醛固酮增多症	见于肾上腺腺瘤（Conn综合征）或双侧肾上腺增生。醛固酮↑，肾素↓。导致难治性高血压。
继发性醛固酮增多症	见于肾血管性高血压、肾球旁细胞瘤（产生肾素）、水肿（如肝硬化、心衰、肾病综合征）的患者。

神经内分泌肿瘤

起源于神经内分泌细胞的一组不同的肿瘤（这些细胞具有与神经细胞和激素生成细胞类似的特征）。

大多数肿瘤发生在胃肠系统（如类癌、胃泌素瘤），胰腺（如胰岛素瘤、胰高血糖素瘤）和肺部（如小细胞肺癌）。也见于甲状腺（如甲状腺髓样癌）和肾上腺（如嗜铬细胞瘤）。

由于解剖位置不同、细胞来源不同（如肠嗜铬细胞、肠嗜铬样细胞、胰岛β细胞）、分泌产物不同[如嗜铬粒蛋白A、神经元特异性烯醇化酶（NSE）、5-羟色胺、组胺、降钙素]，肿瘤特性也不相同。细胞含有胺前体摄取及脱羧酶（APUD）。

神经母细胞瘤

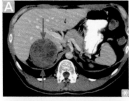
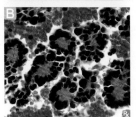

儿童肾上腺髓质最常见的肿瘤 A，发病通常<4岁。源自神经嵴细胞。在交感神经链的任何部位均可发病。

最常见的表现是腹胀，伴有硬而不规则的肿块，可越过正中线（不同于肾母细胞瘤是光滑和单侧的）。与嗜铬细胞瘤比，较少发生高血压。可同时有斜视性眼阵挛-肌阵挛综合征。

尿液中的儿茶酚胺代谢物高香草酸（HVA）和香草扁桃酸（VMA）↑。神经母细胞瘤和髓母细胞瘤的病理具有特征性的Homer-Wright菊形团 B。蛙皮素和神经元特异性烯醇化酶均阳性。和N-*myc*致癌基因的扩增相关。分类属于APUD肿瘤。

类癌综合征

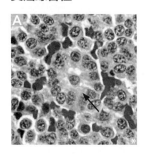

类癌（神经内分泌细胞 A，箭头标出了明显的菊形团结构）造成的一种罕见的综合征。特别是转移性小肠肿瘤，大量分泌5-羟色胺（5-HT）。若肿瘤仅限于消化道，一般不会发生（因为5-HT有肝的首过效应）。

临床表现有反复腹泻、皮肤潮红、哮喘、右心瓣膜疾病（如三尖瓣关闭不全、肺动脉瓣狭窄）。左心较少受累是因为肺部的单胺氧化酶A在血液流入左心房前酶促分解5-HT。此外还有尿液中的5-羟基吲哚乙酸（5-HIAA）↑和烟酸缺乏症（糙皮病）。免疫组化染色可见神经内分泌肿瘤标志物嗜铬粒蛋白A和突触小泡蛋白阳性。

治疗：手术切除（肝转移）、生长抑素类似物（如奥曲肽），特罗司他用于控制症状。

1/3原则：

1/3转移

1/3继发性恶性肿瘤

1/3多发

类癌肿瘤最常见于小肠和肺。

嗜铬细胞瘤

病因 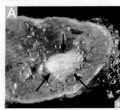	成人肾上腺髓质最常见的肿瘤 Ａ。源于嗜铬细胞（从神经嵴细胞发育而来）。 可能与胚系突变有关［如*NF-1*、*VHL*、*RET*（MEN 2A、2B）］。	10%原则： 　10%恶性 　10%双侧 　10%肾上腺外［如膀胱壁、主动脉旁体（副神经节）］ 　10%钙化 　10%儿童
症状	大多数肿瘤分泌肾上腺素、去甲肾上腺素和多巴胺，可导致阵发性高血压。也可分泌EPO→红细胞增多症。 症状是发作性的——反复复发和缓解。	发作性高肾上腺能症状：血压高、头痛、大汗、心悸、苍白。
检查	尿和血中儿茶酚胺及其代谢产物↑（如甲氧基肾上腺素）。	
治疗	在肿瘤切除之前，先用不可逆竞争性α受体阻滞剂（如酚苄明），再用β受体阻滞剂。必须在β受体阻滞剂使用前使用α受体阻滞剂以避免出现高血压危象。	记忆法：A在B之前。

胰岛素瘤	胰岛β细胞肿瘤→过度产生胰岛素→低血糖。可有Whipple三联征：低血糖、低血糖症状（如嗜睡、晕厥、复视），以及葡萄糖水平正常后的症状消退。有症状的患者血糖↓，C肽水平↑（与外源性胰岛素不同）。约10%的病例有MEN 1综合征。治疗：手术切除。
胰高血糖素瘤	胰岛α细胞肿瘤→过度产生胰高血糖素。临床表现：皮炎（坏死松解性游走性红斑）、糖尿病、深静脉血栓形成、体重下降、抑郁症。治疗：奥曲肽、手术。
生长抑素瘤	胰岛δ细胞肿瘤→过度产生生长抑素→促胰液素、缩胆囊素、胰高血糖素、胰岛素、胃泌素，胃抑肽（GIP）分泌↓。可出现糖尿病/糖耐量受损、脂肪泻、胆结石和胃酸缺乏症。治疗：手术切除；生长抑素类似物（如奥曲肽）用于症状控制。
Zollinger-Ellison 综合征	胰腺或十二指肠的胃泌素瘤。胃酸分泌过多，导致反复发作的十二指肠和空肠溃疡。临床表现为腹痛（消化性溃疡、远端溃疡）和腹泻（吸收不良）。促胰液素激发试验阳性：给予促胰液素后，胃泌素水平仍然较高（正常情况下，促胰液素抑制胃泌素释放）。可与MEN 1相关。

| 血管活性肠肽瘤 | 罕见的神经内分泌肿瘤，分泌血管活性肠肽（VIP）。最常见于胰腺。可见于 MEN 1。症状主要有水样腹泻（Watery Diarrhea），伴有低钾血症（Hypokalemia）和胃酸缺乏症（Achlorhydria）——WDHA综合征。 |

甲状腺功能减退症vs甲状腺功能亢进症

	甲状腺功能减退症	甲状腺功能亢进症
代谢	怕冷、出汗↓、体重增加（基础代谢率↓→产热↓）、低钠血症（自由水清除↓）	怕热、出汗↑、体重减轻（Na^+-K^+ ATP酶↑→基础代谢率↑→产热↑）
皮肤/毛发	干燥、皮肤发凉（由于血流↓），毛发粗糙脆弱，弥漫性脱发，指甲脆，水肿面容和全身性非压凹性水肿（黏液性水肿）（间质中的糖胺聚糖↑→渗透压↑→水潴留）	皮肤温暖、湿润（由于血管舒张），头发细软，甲剥离（A 中的蓝色支持区域），Graves病可有胫前黏液性水肿
眼	眶周水肿	Graves病可有眼病（包括眶周水肿、突眼），眼睑迟落/退缩（上睑提肌和米勒肌的交感神经刺激↑）
消化道	便秘（胃肠动力↓）、食欲↓	排便增多/腹泻（胃肠动力↑）、食欲↑
骨骼肌肉	甲状腺功能减退性肌病（近端无力，CK↑）、腕管综合征、肌肉水肿（用锤子击打肌肉表面会鼓起小肿块）	甲状腺功能亢进性肌病（近端无力，CK正常），骨质疏松/骨折率↑（T_3直接刺激骨吸收）
生殖	子宫异常出血、性欲↓、不孕	子宫异常出血、男性乳房发育、性欲↓、不孕
神经精神	活动减退、嗜睡、疲劳、乏力、情绪低落、反射↓（延迟/缓慢）	多动、烦躁不安、焦虑、失眠、精细震颤（由于β-肾上腺素活性↑）、反射↑（活跃）
心血管	心动过缓、劳力性呼吸困难（心输出量↓）	心动过速、心悸、呼吸困难、心律失常（如房颤）、胸痛和收缩期高血压。由β-肾上腺素能受体的数量和敏感性↑、心肌细胞膜ATP酶的表达↑和受磷蛋白的表达↓引起
实验室检查	TSH↑（原发） 游离T_3↓、游离T_4↓ 高胆固醇血症（由于LDL受体表达↓）	TSH↓（原发） 游离T_3↑、游离T_4↑ LDL、HDL和总胆固醇↓

甲状腺功能减退症

桥本甲状腺炎	碘充足地区的甲状腺功能减退症最常见的病因。是自身免疫病，由抗甲状腺过氧化物酶（抗微粒体）抗体和抗甲状腺球蛋白抗体引起。与HLA-DR3、HLA-DR5相关，患非霍奇金淋巴瘤的风险↑（常为B细胞来源）。 由于滤泡破裂可导致甲状腺毒症，在病程早期可有甲状腺功能亢进。 组织学：Hürthle细胞 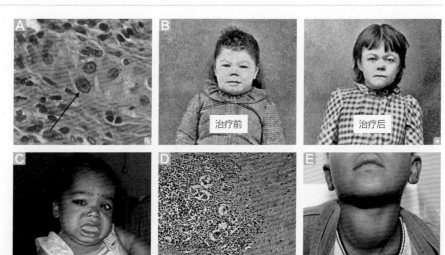，淋巴细胞聚集，伴有生发中心。 查体：甲状腺中度增大，无触痛。
产后甲状腺炎	分娩后1年内出现的自限性甲状腺炎。表现为一过性甲状腺功能亢进症、甲状腺功能减退症或甲状腺功能亢进症后出现甲状腺功能减退症。大多数女性在康复后甲状腺功能正常。甲状腺通常无痛，大小正常。 组织学：淋巴细胞浸润，偶有生发中心形成。
先天性甲状腺功能减退症（呆小病）	胎儿严重的甲状腺功能减退症。导致的原因有：母体的抗体导致胎儿甲状腺功能减退症、甲状腺发育不全（美国最常见的原因；如缺如、异位、发育不良）、碘缺乏、激素合成障碍性甲状腺肿。 临床表现：智力发育迟缓、颜面水肿苍白 B、舌外伸 C、腹膨大、脐疝。
亚急性肉芽肿性甲状腺炎	自限性疾病，常发生于流感样疾病之后（如病毒感染）。 在病程早期可有甲状腺功能亢进，之后出现甲状腺功能减退症（约15%是永久性的）。 组织学：肉芽肿性炎症。 临床表现：ESR↑、下颌痛、甲状腺触痛明显。
慢性纤维性甲状腺炎	甲状腺被炎性浸润的纤维组织取代 D。纤维化可以蔓延至局部其他结构（如气管、食管），与未分化癌相似。1/3出现甲状腺功能减退症。被认为是IgG$_4$相关性疾病（如自身免疫性胰腺炎、腹膜后纤维化、非感染性大动脉炎）的一种表现。 临床表现：无痛性甲状腺肿，固定、坚硬（岩石样）。
其他	碘缺乏（伴甲状腺肿 E），甲状腺大剂（如胺碘酮、锂剂），碘阻滞效应（甲状腺下调对碘化物的反应）。

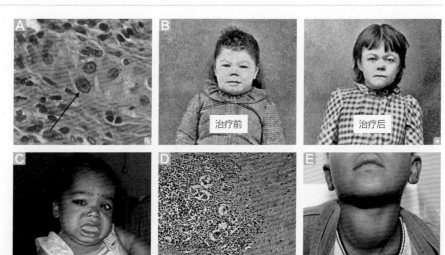

甲状腺功能亢进症

毒性弥漫性甲状腺肿（Graves病）	甲状腺功能亢进症最常见的原因。甲状腺刺激免疫球蛋白（IgG，Ⅱ型超敏反应）刺激TSH受体，受体分布于甲状腺（甲状腺功能亢进、弥漫性甲状腺肿）、真皮的成纤维细胞（胫前黏液性水肿）和眼眶成纤维细胞（Graves眼病）。T细胞活化→眶后间隙淋巴细胞浸润→细胞因子（如TNF-α、IFN-γ）↑→成纤维细胞分泌亲水性糖胺聚糖↑→渗透性肌肉肿胀、肌肉发炎、脂肪细胞数量↑→突眼 A。通常应激时出现（如妊娠）。与HLA-DR3和HLA-B8有关。 组织学：高而拥挤的滤泡上皮细胞，扇形胶质 B。
毒性多结节性甲状腺肿	滤泡细胞不受TSH的调控（60%患者由于TSH受体出现变异），功能亢进，胶质潴留致滤泡细胞膨胀，形成局灶斑块。T_3和T_4释放↑。热结节很少是恶性的。
甲状腺危象	罕见，但是非常严重，发生于甲亢患者在疾病未完全治疗或未治疗时遇到诸如感染、创伤、手术等急性应激时，病情显著恶化。表现为躁动、谵妄、发热、腹泻、昏迷和快速性心律失常（可致死）。可出现肝功能指标↑。治疗：β受体阻滞剂（如普萘洛尔）、丙硫氧嘧啶、皮质类固醇（如泼尼松龙）、碘化钾（卢戈碘液）。碘负荷→T_4合成↓→碘阻滞效应。
Jod-Basedow 现象	碘致甲状腺功能亢进症（碘甲亢）。碘缺乏患者有部分自主性甲状腺组织（如自主性结节）在碘充足时发生。使用碘造影剂或胺碘酮后可发生。与碘阻滞效应相反。

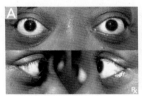
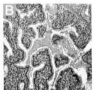

甲状腺肿的病因

	光滑/弥散	结节型
	Graves病	毒性多结节性甲状腺肿
	桥本甲状腺炎	甲状腺腺瘤
	碘缺乏	甲状腺癌
	TSH分泌型垂体瘤	甲状腺囊肿

放射性导致的甲状腺损伤	核事故期间辐射暴露、电离辐射（如因头颈部其他恶性肿瘤行放疗）→甲状腺功能减退症、甲状腺结节形成以及甲状腺癌（主要是乳头状癌）的风险↑，特别是儿童时期暴露于辐射的人群。 如果发生核事故（→放射性碘释放到空气中），可以用碘化钾预防，碘化钾中稳定的（非放射性的）碘使甲状腺饱和。

甲状腺腺瘤

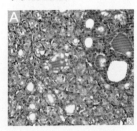

良性，孤立性生长，大多无功能（"冷"结节），很少通过自主产生甲状腺激素而引起甲状腺功能亢进（"热"结节或"毒性"结节）。最常见的组织学分型是滤泡型，没有被膜或血管侵犯（与滤泡状癌 Ⓐ 不同）。

甲状腺癌

传统的诊断方式是通过细针穿刺，治疗方式为甲状腺切除术。手术并发症有低钙血症（由于切除了甲状旁腺）、吞咽困难和声音嘶哑（在结扎甲状腺下动脉时，切断了喉返神经），还可导致音域受损，对从事嗓音相关专业的人员影响较为明显（在结扎甲状腺上部血管蒂时，损伤喉上神经外侧支）。

乳头状癌

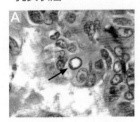

最常见，预后极佳。病理可见细胞核透明空虚 Ⓐ、砂粒体以及核沟。风险↑：*RET/PTC*重排、*BRAF*突变、儿童期辐射史。

滤泡状癌

预后良好。侵犯被膜和血管（不同于滤泡性腺瘤），滤泡均一，常见血行转移。与*RAS*突变、PAX8-PPAR-γ易位有关。

髓样癌

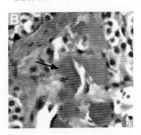

源于甲状腺滤泡旁细胞（C细胞），产生降钙素，淀粉样基质中可见片层排布的细胞 Ⓑ（刚果红染色）。可见于MEN 2A和2B（*RET*基因突变）。

未分化癌

多见于老年患者，临床表现为出现迅速增大的颈部肿块→压迫症状（如呼吸困难、吞咽困难）。预后很差。与*TP53*基因突变有关。

甲状旁腺疾病的诊断

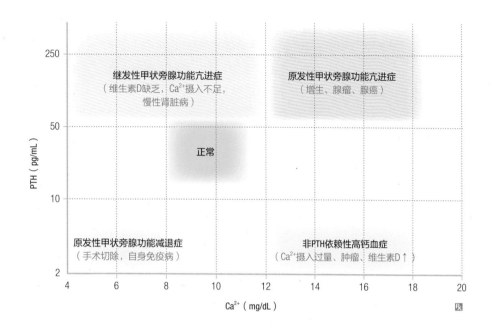

継发性甲状旁腺功能亢进症
（维生素D缺乏，Ca^{2+}摄入不足，慢性肾脏病）

原发性甲状旁腺功能亢进症
（增生、腺瘤、腺癌）

正常

原发性甲状旁腺功能减退症
（手术切除，自身免疫病）

非PTH依赖性高钙血症
（Ca^{2+}摄入过量、肿瘤；维生素D↑）

纵轴：PTH（pg/mL），刻度 2、10、50、250
横轴：Ca^{2+}（mg/dL），刻度 4、6、8、10、12、14、16、18、20

甲状旁腺功能减退症

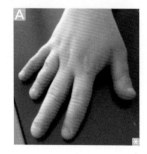

病因：甲状旁腺损伤或其血供受损（常因手术）、自身免疫病、DiGeorge综合征。

临床表现：手足搐搦、低钙血症、高磷血症。

面神经叩击征（Chvostek征）——轻叩面神经处（面颊Cheek）——面肌收缩。

束臂加压试验（Trousseau征）——血压计袖带阻断肱动脉血流（肱三头肌Triceps）——手痉挛。

假性甲状旁腺功能减退症Ⅰa型——常染色体显性遗传。G_s蛋白α亚基失活导致靶器官（肾和骨）对PTH抵抗。肾对PTH无应答→低钙血症，但PTH水平↑。表现为一组临床表现，又被称为Albright遗传性骨营养不良：第4指/第5指短指畸形、身材矮小、肥胖、发育迟缓。突变基因一定遗传自母亲（基因印记）。

假性假甲状旁腺功能减退症——常染色体显性遗传。具有Albright遗传性骨营养不良的特殊体征，但靶器官对PTH无抵抗（PTH水平正常）且血钙浓度正常。遗传自父亲的G_s蛋白α亚基基因缺陷导致此病发生。遗传自母亲的正常等位基因保留了肾对PTH的反应性。

甲状旁腺功能亢进症

原发性甲状旁腺功能亢进症

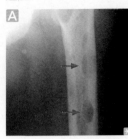

甲状旁腺腺瘤或甲状旁腺增生导致。**高钙血症**、高钙尿症（肾结石）、多尿、低磷血症、PTH↑、ALP↑、尿cAMP↑。多数患者无症状，可有乏力、便秘、腹痛（肾结石、急性胰腺炎）、神经精神障碍。

纤维囊性骨炎——骨骼呈囊性改变，囊内被棕色纤维物质填充 （破骨细胞及出血后的含铁血黄素沉积形成"棕色瘤"，引起骨痛）。因PTH↑，常与原发性甲状旁腺功能亢进症有关（也可见于继发性甲状旁腺功能亢进症）。

继发性甲状旁腺功能亢进症

Ca^{2+}吸收↓和/或PO_4^{3-}↑刺激甲状旁腺继发性增生导致，常见于慢性肾脏病患者（维生素D缺乏和高磷血症→Ca^{2+}↓）。**低钙血症**、高磷血症（其他病因通常导致低磷血症）、PTH↑、ALP↑。

肾性骨营养不良——肾脏病→继发性或三发性甲状旁腺功能亢进症→骨病变

三发性甲状旁腺功能亢进症

慢性肾脏病引起的难治性（功能自主的）甲状旁腺功能亢进症。PTH↑↑、Ca^{2+}↑。

家族性低尿钙性高钙血症

因多个组织（如甲状旁腺、肾）中的G耦联Ca^{2+}敏感受体缺陷所致。血钙浓度高于正常水平才能抑制PTH水平。肾过度重吸收Ca^{2+}→轻度高钙血症、低钙尿症、PTH水平正常或↑。

垂体功能减退症	垂体激素分泌减少，常见原因有：	
	• 无分泌功能的垂体腺瘤、颅咽管瘤	
	• 希恩综合征——产后出血导致垂体缺血梗死；妊娠时垂体增大→对低灌注的敏感性↑；通常表现为不能泌乳、闭经、怕冷	
	• 空蝶鞍综合征——垂体（位于蝶鞍）萎缩或受压所致，通常是特发性的，多见于肥胖女性；与特发性颅内压增高有关	
	• 垂体卒中——垂体突然出血所致，常见于垂体腺瘤患者。临床表现为突然发作的剧烈头痛、视力受损（如双颞侧偏盲、动眼神经麻痹导致的复视）以及垂体功能减退症状	
	• 脑外伤	
	• 放疗	
	治疗：激素替代治疗（糖皮质激素、甲状腺素、性激素、人生长激素）。	

肢端肥大症	成人体内生长激素分泌过多所致。最常见的病因是垂体腺瘤。	
临床表现	舌肥大、声音低沉、手脚增大、面容粗陋衰老 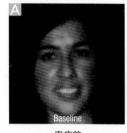、前额突出、多汗、糖耐量受损（胰岛素抵抗）、高血压。结肠息肉及结肠癌风险↑。	儿童GH↑→巨人症（长骨生长↑）。心衰是最常见的死因。
诊断	血清IGF-1↑，口服葡萄糖耐量试验的血清GH水平不能被抑制，头MRI见垂体占位。	
治疗	垂体腺瘤切除。如果术后未愈，可用奥曲肽（生长抑素类似物）、培维索孟（GH受体拮抗剂）、多巴胺受体激动剂（如卡麦角林）等药物治疗。	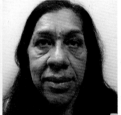 患病前

Laron综合征	常染色体隐性遗传。GH受体缺陷→长骨生长↓。GH↑，IGF-1↓。临床表现为身材矮小（侏儒症）、头围小、鞍鼻及前额突出的特殊面容、骨龄延迟、生殖器较小等。

抗利尿激素分泌失调综合征（SIADH）

特征：
- 自由水潴留
- 血容量正常的低钠血症，伴持续性尿排钠增多
- 尿渗透压＞血渗透压

水潴留引起机体分泌醛固酮↓、ANP及BNP↑→尿排钠↑→细胞外液容量正常→血容量正常的低钠血症。血钠水平过低可致脑水肿和癫痫发作。治疗过程中应缓慢纠正低钠血症以避免发生渗透性脱髓鞘综合征（也叫脑桥中央髓鞘溶解）。

病因：
- 异位ADH（如小细胞肺癌）
- 中枢神经系统疾病/脑外伤
- 肺部疾病
- 药物（如环磷酰胺）

治疗：限制水的摄入（首选）、口服盐片、静脉高渗盐水、利尿药、ADH受体拮抗剂（如考尼伐坦、托伐普坦、地美环素）。

尿崩症

因ADH缺乏（中枢性）或对ADH不敏感（肾性）而无法浓缩尿液，典型表现为烦渴及多尿。

	中枢性尿崩症	肾性尿崩症
病因	垂体肿瘤、自身免疫病、外伤、手术、缺血性脑病、特发性	遗传性（ADH受体突变）、继发于高钙血症、低钾血症、锂剂、地美环素（ADH受体拮抗剂）
临床表现	ADH↓	ADH水平正常或↑
	尿比重＜1.006 尿渗透压＜300mOsm/kg 血浆渗透压＞290mOsm/kg 高渗性脱水	
限水试验[1]	仅在给予ADH类似物后，尿渗透压↑＞50%	即使给予ADH类似物后，尿渗透压变化不大
治疗	去氨加压素 水化	氢氯噻嗪、吲哚美辛、阿米洛利 水化、限盐、避免加重诱因

[1]禁水2~3小时后，每小时测定尿量、尿渗透压、血钠浓度和血浆渗透压。当血浆渗透压＞295~300mOsm/kg，或血钠浓度≥145mEq/L，或血浆渗透压升高但尿渗透压稳定时，给予ADH类似物（去氨加压素）。

糖尿病

急性表现	多饮、多尿、多食、体重减轻、糖尿病酮症酸中毒（1型）、高渗性高血糖状态（2型）。 罕见情况下，可由生长激素和肾上腺素的异常分泌引起，也可见于使用糖皮质激素治疗的患者（类固醇糖尿病）。
慢性并发症	非酶糖化： • 微血管病（基膜弥漫性增厚）→视网膜病（出血、渗出、微动脉瘤、血管增殖）、青光眼、肾病。结节性肾小球硬化（又称Kimmelstiel–Wilson结节）→进展性蛋白尿（早期为微量蛋白尿，ACEI及ARB具有肾保护作用）和小动脉硬化（引起高血压）→慢性肾脏病。 • 大动脉粥样硬化、冠心病、外周血管闭塞性疾病、坏疽→截肢、脑血管疾病。心梗居死因首位。 渗透性损伤（山梨醇及醛糖还原酶在器官中积聚，山梨醇脱氢酶↓或缺乏）： • 神经病变［运动、感觉（手套、袜套样分布）、自主神经变性］ • 白内障

诊断	检验	诊断标准	说明
	HbA_{1c}	≥6.5%	反映过去3个月内血糖的平均水平
	空腹血糖	≥126mg/dL	空腹>8小时
	2小时口服葡萄糖耐量试验	≥200mg/dL	口服含75g葡萄糖的水之后2小时测定

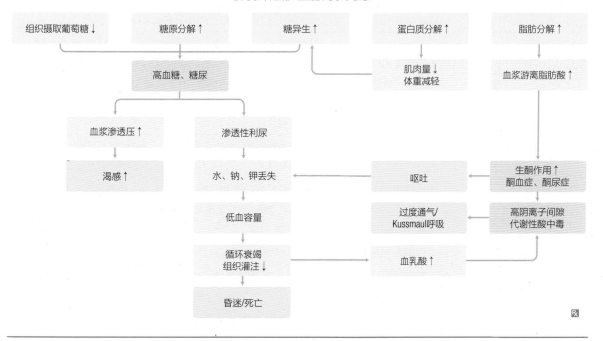

胰岛素不足或严重的胰岛素不敏感

1型糖尿病vs2型糖尿病

	1型糖尿病	2型糖尿病
原发性缺陷	自身免疫破坏β细胞（如谷氨酸脱羧酶抗体）	胰岛素抵抗↑，逐渐加重的胰岛β细胞功能衰竭
是否需要胰岛素治疗	通常需要	部分需要
年龄（常有例外）	<30岁	>40岁
是否肥胖	否	是
遗传倾向	相对较弱（同卵双胞胎中一致性50%），多基因	相对较强（同卵双胞胎中一致性90%），多基因
是否合并HLA基因异常	是，HLA-DR4及HLA-DR3（记忆方法：4-3＝1型糖尿病）	无
糖耐量受损	重度	轻至中度
对胰岛素是否敏感	敏感	不敏感
酮症酸中毒	常见	少见
胰岛中β细胞数量	↓	不定（淀粉样蛋白沉积）
血清胰岛素水平	↓	不定
经典的三多一少症状（多尿、多饮、多食、体重减轻）	常见	部分
组织学	胰岛内白细胞浸润	胰岛淀粉样多肽（IAPP）沉积

糖尿病酮症酸中毒（DKA）

糖尿病最严重的并发症之一。通常因胰岛素不足，或应激时（如感染）胰岛素需求增多所致。大量脂肪分解，游离脂肪酸↑，生酮作用↑，最终生成酮体（β-羟基丁酸＞乙酰乙酸）。多发生于1型糖尿病患者；而2型糖尿病患者体内有胰岛素，可阻止脂肪分解及生酮作用。

症状/体征

有生命危险。谵妄/精神错乱，Kussmaul呼吸（深快呼吸），腹痛/恶心/呕吐，脱水。呼吸有烂苹果味（呼出丙酮的气味）。

实验室检查

高血糖，H^+↑，HCO_3^-↓（高阴离子间隙代谢性酸中毒），血、尿酮体↑，白细胞增多。高钾血症，但细胞内钾耗竭（胰岛素不足及酸中毒导致细胞内的钾外移）。渗透性利尿→尿钾丢失↑→全身钾耗竭。

并发症

致命性毛霉菌病（通常是根霉菌感染）、脑水肿、心律失常、心衰。

治疗

静脉补液、静脉胰岛素、补钾（补充细胞内钾丢失），必要时补充葡萄糖避免低血糖。

高血糖高渗状态（HHS）

严重的高血糖引起脱水、血浆渗透压升高，多见于饮水不足的老年2型糖尿病患者。高血糖→过度渗透性利尿→脱水→最终出现HHS。症状：口渴、多尿、昏睡、局灶性神经损害（如癫痫发作），如不治疗可进展至昏迷甚至死亡。实验室检查：高血糖（常＞600mg/dL），血浆渗透压↑（＞320mOsm/kg），无酸中毒（pH正常）。由于有胰岛素，抑制了酮体生成。治疗：积极静脉补液，胰岛素治疗。

多发性内分泌瘤病 （MEN）	所有的MEN综合征均为常染色体显性遗传。	
分型	**临床表现**	**注释**
MEN 1	垂体瘤（催乳素瘤或生长激素瘤） 胰腺内分泌肿瘤——Zollinger–Ellison综合征、胰岛素瘤、血管活性肠肽瘤、胰高血糖素瘤（罕见） 甲状旁腺腺瘤 与*MEN1*基因（编码menin蛋白，抑癌基因，11号染色体）突变、血管纤维瘤、胶原瘤、脑膜瘤有关	
MEN 2A	甲状旁腺增生 甲状腺髓样癌——甲状腺滤泡旁C细胞肿瘤，分泌降钙素，需要预防性切除甲状腺 嗜铬细胞瘤（分泌儿茶酚胺） 与*RET*基因（编码受体酪氨酸激酶）突变有关	
MEN 2B 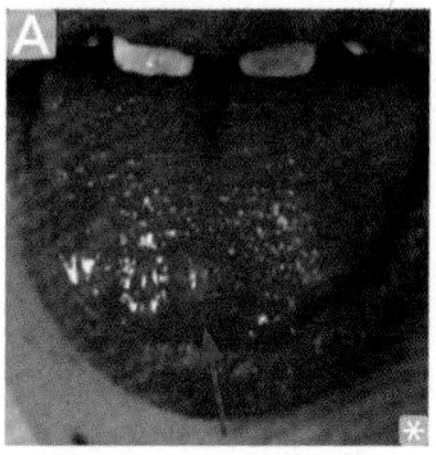	甲状腺髓样癌 嗜铬细胞瘤 黏膜神经瘤 Ⓐ（口腔/肠神经节细胞瘤） 可有类马方体型；*RET*基因突变	

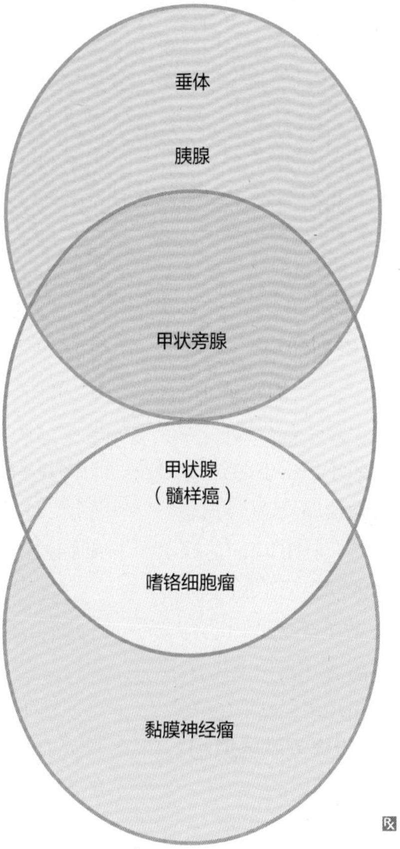

记忆法
MEN 1：胰旁垂
MEN 2A：旁铬髓
MEN 2B：神铬髓

▶ **内分泌系统——药理学**

糖尿病管理	所有糖尿病患者均应接受饮食、运动、血糖监测和并发症管理方面的教育。根据糖尿病类型及血糖控制情况选择治疗：

- 1型糖尿病——胰岛素替代治疗
- 2型糖尿病——口服药物（二甲双胍是一线治疗）、非胰岛素注射制剂、胰岛素替代治疗，减重对控制血糖特别有帮助
- 妊娠糖尿病——首先考虑营养疗法＋运动，若控制不佳再加用胰岛素替代治疗。
普通胰岛素（短效）推荐用于DKA（静脉）、高钾血症（＋葡萄糖）、应激性高血糖。

药物分类	机制	不良反应
静脉药		
胰岛素制剂 速效（1小时达峰）：赖脯、门冬、谷赖 短效（2~3小时达峰）：普通胰岛素 中效（4~10小时达峰）：中效胰岛素（NPH） 长效（无峰）：地特、甘精	与胰岛素受体结合（酪氨酸激酶活性）。 肝：糖原合成↑。 肌肉：糖原及蛋白质合成↑。 脂肪：甘油三酯贮存↑。 细胞膜：K^+摄取↑。	低血糖、脂肪营养不良、过敏反应（罕见）、体重增加。 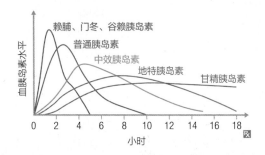
胰淀粉样多肽类似物 普兰林肽	胰高血糖素释放↓、胃排空↓、饱腹感↑。	低血糖（餐时胰岛素使用不当）、恶心。
GLP-1类似物 艾塞那肽、利拉鲁肽	胰高血糖素释放↓、胃排空↓、葡萄糖依赖性的胰岛素释放↑。	恶心、呕吐，胰腺炎。 促进减重（有利）。 饱腹感↑（有利）。
口服药		
双胍类 二甲双胍	抑制线粒体甘油磷酸脱氢酶（mGPD），减少肝糖异生和抑制胰高血糖素作用。 糖酵解和外周糖利用↑（胰岛素敏感性↑）。	胃肠道不适、乳酸酸中毒（肾功能不全患者慎用）、维生素B_{12}缺乏。 促进减重（有利）。
磺酰脲类 一代：氯磺丙脲、甲苯磺丁脲 二代：格列美脲、格列吡嗪、格列本脲 **格列奈类** 那格列奈、瑞格列奈	关闭胰岛β细胞膜的K^+通道→细胞去极化→Ca^{2+}内流↑，胰岛素释放。	低血糖（肾功能不全的患者风险↑），体重增加。 一代磺酰脲类：双硫仑样反应。 二代磺酰脲类：低血糖。

在图中：

血胰岛素水平（纵轴）

赖脯、门冬、谷赖胰岛素
普通胰岛素
中效胰岛素
地特胰岛素
甘精胰岛素

0 2 4 6 8 10 12 14 16 18 小时

糖尿病管理（续）

药物分类	机制	不良反应
口服药（续）		
DPP-4抑制剂 利格列汀、沙格列汀、西格列汀	抑制DPP-4酶活性，使GLP-1失活。胰高血糖素释放↓，胃排空↓。葡萄糖依赖性胰岛素↑，饱腹感↑。	轻度尿路或呼吸道感染，对体重无明显影响。
格列酮类/噻唑烷二酮类 吡格列酮、罗格列酮	激活PPAR-γ（核受体）→胰岛素敏感性和脂连蛋白↑→调节糖代谢及脂肪酸储备。	体重增加、水肿、心衰、骨折风险↑。起效慢（数周）。
钠-葡萄糖协同转运蛋白2（SGLT2）抑制剂 卡格列净、达格列净、恩格列净	抑制近曲小管对葡萄糖的重吸收。	糖尿、尿路感染、阴道酵母菌感染、高钾血症、脱水（直立性低血压）、体重减轻。不建议用于肾功能受损者（药效随GFR↓而↓）。
α-葡糖苷酶抑制剂 阿卡波糖、米格列醇	抑制小肠黏膜刷状缘α-葡糖苷酶功能→延缓碳水化合物水解和葡萄糖吸收→餐后血糖↓。	胃肠道不适。不建议用于肾功能受损者。

硫脲类

	丙硫氧嘧啶（PTU）、甲巯咪唑（MMI）
机制	抑制甲状腺过氧化物酶，抑制碘化物氧化、碘的有机化以及碘耦联→抑制甲状腺激素合成。PTU也可抑制5'-脱碘酶→在外周组织中T_4转换为T_3↓。
临床应用	甲状腺功能亢进症。妊娠早期推荐用PTU（由于MMI有致畸性）；妊娠中期和妊娠晚期推荐MMI（由于PTU的肝毒性）。不用于Graves眼病患者（用糖皮质激素治疗）。
不良反应	皮疹、粒细胞缺乏症（罕见）、再生障碍性贫血、肝毒性。MMI可致畸（可引起皮肤发育不全）。

左甲状腺素（T_4）、碘塞罗宁（T_3）

机制	甲状腺激素替代治疗。
临床应用	甲状腺功能减退症、黏液性水肿。有人为了减肥而滥用此药。用于鉴别诊断外源性甲亢和内源性甲亢（联合检测TSH受体抗体、放射性碘摄取和/或甲状腺超声血流）。
不良反应	心动过速、怕热、震颤、心律失常。

下丘脑/垂体药物

药物	临床应用
ADH拮抗剂（考尼伐坦、托伐普坦）	SIADH（拮抗V_2受体，阻断ADH的作用）。
去氨加压素	中枢性尿崩症、血管性血友病、睡眠遗尿症、血友病A。
生长激素	生长激素缺乏症、Turner综合征。
缩宫素	引产（刺激子宫收缩）、控制子宫出血。
生长抑素（奥曲肽）	肢端肥大症、类癌综合征、胃泌素瘤、胰高血糖素瘤、食管静脉曲张。

地美环素

机制	ADH拮抗剂（属于四环素类抗生素）。
临床应用	SIADH。
不良反应	肾性尿崩症、光过敏、骨和牙齿异常。

氟氢可的松

机制	醛固酮的合成类似物，仅有很少的糖皮质激素作用。
临床应用	原发性肾上腺皮质功能减退症的盐皮质激素替代治疗。
不良反应	与糖皮质激素类似，另可引起水肿、心衰加重、色素沉着。

西那卡塞

机制	提高甲状旁腺中钙敏感受体对循环钙的敏感性→PTH↓。
临床应用	CKD患者的继发性甲状旁腺功能亢进症，原发性甲状旁腺功能亢进症（甲状旁腺切除术失败）或甲状旁腺癌患者的高钙血症。
不良反应	低钙血症。

司维拉姆

机制	不吸收的磷酸盐结合剂，阻碍胃肠道吸收磷酸盐。
临床应用	CKD患者的高磷血症。
不良反应	低磷血症，胃肠道不适。

翻译：王家贤、付子垚、陈梦寅、贾鸣男

审校：陈咏梅、李乃适

第三章

消化系统

"A good set of bowels is worth more to a man than any quantity of brains."

— Josh Billings

"Man should strive to have his intestines relaxed all the days of his life."

— Moses Maimonides

"Is life worth living? It all depends on the liver."

— William James

319

▶消化系统——胚胎学

正常胃肠道 **胚胎发育**	前肠——食管至十二指肠上部。 中肠——十二指肠下部至横结肠近端2/3段。 后肠——横结肠远端1/3段至肛管梳状线以上的部分。 中肠的发育过程： • 第6周——突入脐腔形成生理性脐疝。 • 第10周——从脐腔退回腹腔＋围绕肠系膜上动脉旋转。共逆时针旋转270°。	

腹壁缺损　由于头褶闭合异常［如胸骨缺损（异位心脏）］、侧褶闭合异常（如脐膨出、腹裂）或尾褶闭合异常（如膀胱外翻）导致的先天畸形。

	腹裂	脐膨出
病因	腹部内容物通过腹部侧褶露出腹壁（常位于脐的右侧）	侧壁在迁移至脐环时发生缺陷→腹部内容物进入脐带导致持续性腹壁正中线疝
表面包被	未被腹膜或羊膜包裹 **A**	被腹膜包裹 **B**（浅灰色亮囊）
与其他异常的相关性	与染色体异常无关	与先天性异常（如13三体、18三体、Beckwith-Wiedemann综合征）和其他结构异常（如心脏、泌尿生殖系统、神经管）有关

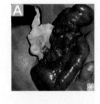 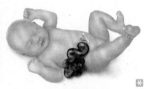 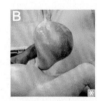 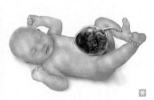

先天性脐疝　小肠生理性脐疝发生后脐环闭合缺陷导致。一些小的缺陷可以自发闭合。

气管食管异常

合并远端气管食管瘘（TEF）的食管闭锁（EA）最常见（85%），常表现为子宫内羊水过多（由于胎儿不能顺利吞咽羊水所致）。新生儿在第一次进食时会出现流口水、窒息和呕吐等症状。TEF会使得空气进入胃部（胸片可见）。发绀继发于喉痉挛（为了避免反流相关的吸气）。临床试验：鼻胃管无法进入胃部。

在H型中，瘘管形成类似于字母H的形态。在单纯EA中，胸片显示腹部没有空气进入。

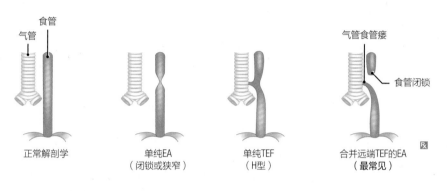

| 正常解剖学 | 单纯EA
（闭锁或狭窄） | 单纯TEF
（H型） | 合并远端TEF的EA
（**最常见**） |

小肠闭锁

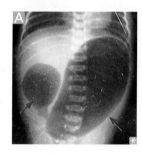

出生后1~2天内出现胆汁性呕吐和腹胀。

十二指肠闭锁——十二指肠管腔再通时出现异常。腹部X线片 A 出现"双泡征"（胃和近端十二指肠扩张）。可见于唐氏综合征。

空肠和回肠闭锁——肠系膜血管破坏（典型为肠系膜上动脉）→胎儿肠部缺血坏死→节段性再吸收：肠表现为不连续或螺旋形（苹果皮）。X线片可见含有气–液平面的肠部扩张环。

肥厚性幽门狭窄

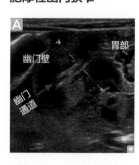

婴儿胃出口部梗阻的最常见原因（1∶600）。胃上区可触及橄榄形肿块，可见蠕动波，大约2~6周龄时出现非胆汁性喷射性呕吐。更常见于头胎男孩，与使用大环内酯类药物有关。

导致低钾低氯代谢性碱中毒（继发于呕吐胃酸及脱水）。

超声显示幽门增厚和变长 A。

治疗：手术（幽门切开术）。

胰腺与脾胚胎学

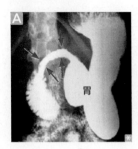

胰腺——来自前肠。腹侧胰芽形成胰腺钩突和主胰导管，背侧胰芽形成胰腺的体、尾、峡部和副胰导管，两者共同形成胰头。

环状胰腺——腹侧胰芽的异常旋转形成胰腺组织环→环绕十二指肠第二部分，可引起十二指肠狭窄（ A 中的箭头）和呕吐。

胰腺分裂——腹侧和背侧部分在8周时依然无法融合。属于常见的异常；大多数无症状，但可能引起慢性腹痛和/或胰腺炎。

脾——出现于胃的系膜（因此是中胚层），但有前肠血供（腹腔干→脾动脉）。

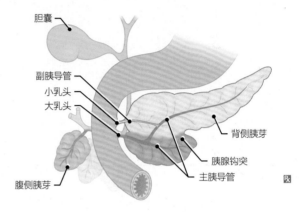

▶ 消化系统——解剖学

腹膜后结构

腹膜后结构 A 位于腹膜腔的后部（和外部）。腹膜后结构的损伤可导致腹膜后间隙内的血液或气体积聚。

肾上腺【未显示】
主动脉和下腔静脉
十二指肠（第二至第四部分）
胰腺（尾部除外）
结肠（降部和升部）
输尿管【未显示】
肾
食管（胸段部分）【未显示】
直肠（部分）【未显示】

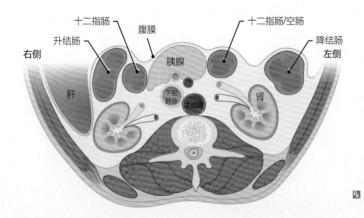

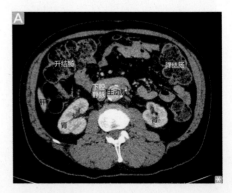

重要的胃肠韧带

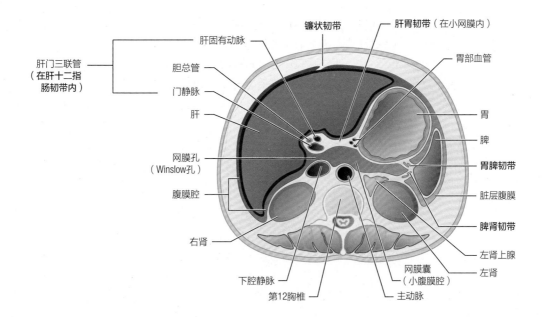

韧带	连接点	内容	说明
镰状韧带	肝至腹前壁	肝圆韧带（胎儿时期的脐静脉）、未闭锁的附脐静脉	衍生自腹系膜
肝十二指肠韧带	肝至十二指肠	肝门三联管：肝固有动脉、门静脉、胆总管	肝蒂阻断法——将示指置于网膜孔中，用拇指和示指压住肝十二指肠韧带，以控制入肝血流。 网膜孔的边缘连接大腹膜腔和小网膜囊。 小网膜的一部分
肝胃韧带	肝至胃小弯	胃部血管	右侧腹膜腔与网膜囊的分界。 术中将其切断以进入网膜囊。 小网膜的一部分
胃结肠韧带（未显示）	胃大弯与横结肠之间	胃网膜动脉	大网膜的一部分
胃脾韧带	胃大弯与脾之间	胃短血管、胃左血管	左侧腹膜腔与网膜囊的分界。 大网膜的一部分
脾肾韧带	脾至腹后壁	脾动脉、脾静脉、胰尾	

消化管解剖

管壁的分层：

- 黏膜层——上皮、固有层、黏膜肌层
- 黏膜下层——含有黏膜下神经丛，分泌黏液
- 肌层——含有肌间神经丛，与胃肠蠕动有关
- 浆膜（腹膜内位器官），纤维膜（腹膜后位器官）

溃疡可影响到黏膜下层、肌层的内层或外层，糜烂只局限于黏膜层。

胃肠的基本电节律（慢波电位）：

- 胃——3 次/min
- 十二指肠——12 次/min
- 回肠——8~9 次/min

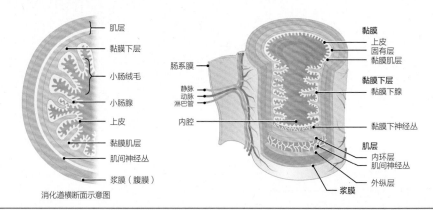

消化道横断面示意图

消化管组织学

食管	非角化复层扁平上皮。上1/3段为骨骼肌（横纹肌），中、下2/3段为平滑肌，两者移行处存在部分重叠。
胃	胃腺 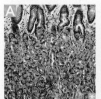。
十二指肠	绒毛与微绒毛使吸收的表面积↑ 。Brunner腺：黏膜下层中的HCO_3^-分泌细胞。Lieberkühn隐窝：含有的干细胞可分化为肠上皮细胞、杯状细胞和Paneth（帕内特）细胞，帕内特细胞可分泌防御素、溶菌酶和TNF。
空肠	绒毛、Lieberkühn隐窝以及环形皱襞（亦见于远段十二指肠）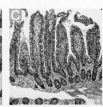。
回肠	派尔集合淋巴结（Peyer patches）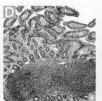（固有层、黏膜下层聚集的淋巴组织）、环形皱襞（近端回肠）、Lieberkühn隐窝。小肠是杯状细胞数量最多的地方。
结肠	大量杯状细胞、Lieberkühn隐窝，无绒毛 E。

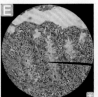

腹主动脉及其分支

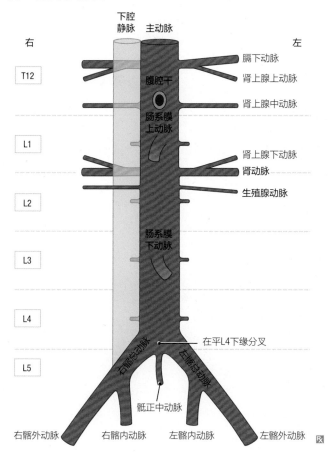

右

下腔静脉　主动脉

左

T12

膈下动脉
肾上腺上动脉
肾上腺中动脉

腹腔干
肠系膜上动脉

L1

肾上腺下动脉
肾动脉
生殖腺动脉

L2

肠系膜下动脉

L3

L4

右髂总动脉　左髂总动脉

在平L4下缘分叉

L5

骶正中动脉

右髂外动脉　　右髂内动脉　　左髂内动脉　　左髂外动脉

营养胃肠器官的动脉均为单支或在前方分支。营养非胃肠器官的动脉均成对出现，在后方与侧方分支。

肠系膜上动脉综合征——肠系膜上动脉与主动脉压迫十二指肠横部（第三段），患者出现间歇性肠梗阻的症状（主要为餐后痛）。常在肠系膜脂肪减少时发生（如低体重/营养不良）。

胡桃夹综合征——左肾静脉受到肠系膜上动脉与主动脉的压迫。主要症状为腹（侧腹）痛和肉眼血尿（来自薄壁的肾曲张静脉破裂）。

结肠的两个区域接受远端动脉分支的双重血供（"分水岭区"）→易发生结肠缺血：

- 脾曲——肠系膜上动脉和肠系膜下动脉
- 直乙交界——源自肠系膜下动脉的乙状结肠动脉的终末支和直肠上动脉

胃肠的血供与神经支配

胚胎期的肠区	动脉	副交感神经	对应椎体	供应的结构
前肠	腹腔干	迷走神经	T12/L1	咽（仅迷走神经）、食管下部（仅腹腔干）至十二指肠近段，肝、胆、胰、脾（中胚层来源）
中肠	肠系膜上动脉	迷走神经	L1	十二指肠远段至横结肠近段2/3
后肠	肠系膜下动脉	盆内脏神经	L3	横结肠远段1/3至直肠上部

腹腔干

腹腔干的分支：肝总动脉、脾动脉以及胃左动脉。这些分支构成前肠的主要血供。
存在丰富的吻合支：

- 胃网膜左动脉和胃网膜右动脉之间
- 胃左动脉和胃右动脉之间

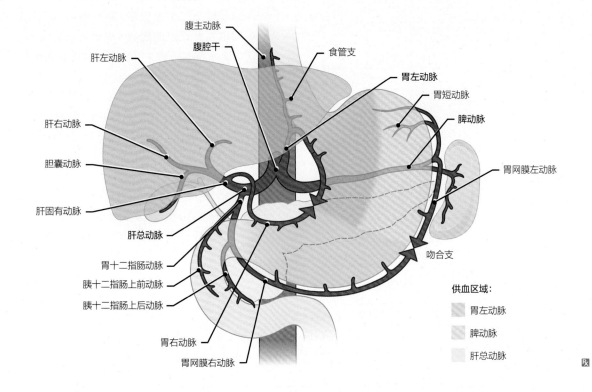

门腔静脉吻合

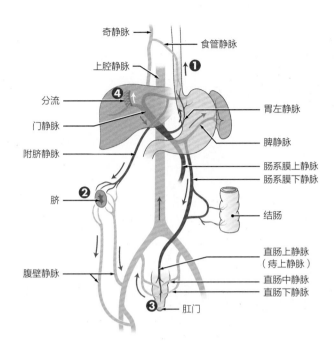

图例：
→ 门静脉高压的病理性血流
⇒ 通过TIPS重建正常血流方向
→ 正常静脉回流
▨ 腔静脉系统
■ 门静脉系统

图中标注：
奇静脉、食管静脉、上腔静脉、❹分流、门静脉、附脐静脉、❷脐、腹壁静脉、❸肛门、胃左静脉、脾静脉、肠系膜上静脉、肠系膜下静脉、结肠、直肠上静脉（痔上静脉）、直肠中静脉、直肠下静脉、❶

吻合位置	临床表现	门脉循环↔体循环
❶食管	食管静脉曲张	胃左静脉↔奇静脉
❷脐	脐周静脉曲张（海蛇头）	附脐静脉↔腹壁浅静脉（腹前壁的小静脉）
❸直肠	肛直肠静脉曲张	直肠上静脉↔直肠中静脉、直肠下静脉

门脉高压常有食管静脉曲张、肛周静脉曲张、脐周静脉曲张（海蛇头）。

❹在门静脉与肝静脉之间，行"经颈静脉肝内门体分流术"（transjugular intrahepatic portosystemic shunt, TIPS），可将血液不经肝，直接从门静脉分流至肝静脉（体循环），从而缓解门静脉高压。可诱发肝性脑病。

梳状线

又叫齿状线。形成于内胚层（后肠）与外胚层交界的位置。

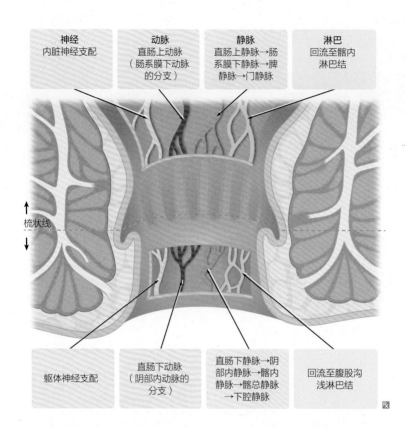

神经 内脏神经支配	动脉 直肠上动脉 （肠系膜下动脉 的分支）	静脉 直肠上静脉→肠 系膜下静脉→脾 静脉→门静脉	淋巴 回流至髂内 淋巴结

梳状线

躯体神经支配	直肠下动脉 （阴部内动脉的 分支）	直肠下静脉→阴 部内静脉→髂内 静脉→髂总静脉 →下腔静脉	回流至腹股沟 浅淋巴结

梳状线以上：内痔、腺癌。

内痔接受内脏神经支配，因此**疼痛不明显**。

梳状线以下：外痔、肛裂、扁平细胞上皮癌。

外痔接受躯体神经支配（阴部神经的分支直肠下神经），因此形成静脉血栓后**疼痛敏感**。

肛裂——梳状线以下的肛区黏膜撕裂。排便时疼痛，厕纸上有血，位于肛区后部（此区域血流灌注弱）。与低纤维饮食和便秘有关。

肝组织结构

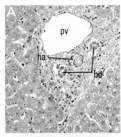

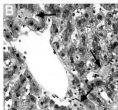

pv = 门静脉分支
ha = 肝动脉分支
bd = 胆管分支

六边形排列的肝小叶是肝的功能单位，其中心为中央静脉，边缘处有门管三联体（包括门静脉、肝动脉、胆管的分支和淋巴管）**A**。

肝细胞的顶面朝向胆小管，基底侧面朝向肝血窦。

库普弗（Kupffer）细胞，一种特化的巨噬细胞，位于肝血窦中（**B** 中的黑箭头；黄箭头示肝微静脉）。

肝卫星（贮脂）细胞，位于窦周隙，存储维生素A（静息状态下）和产生细胞外基质（活跃状态下）。是造成肝纤维化的原因。

Ⅰ区——外周区：

- 肝炎病毒第一易感区
- 氧合最充分，对循环衰竭耐受最强
- 摄取毒素（如可卡因）

Ⅱ区——中间区：

- 黄热病

Ⅲ区——中央静脉周围（小叶中心）区：

- 缺血最敏感区（氧合最差）
- 细胞色素P-450浓度高
- 对代谢毒素最敏感（如乙醇、CCl_4、氟烷、利福平）
- 酒精性肝炎的致病位点

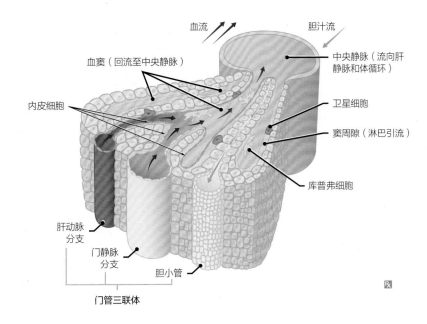

胆管结构

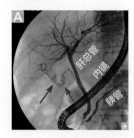

肝胰壶腹：胆总管和胰管汇合处。到达肝胰壶腹的胆囊结石会阻塞胆总管和胰管（双管征），分别导致胆管炎和胰腺炎。

胰头处的肿瘤（常是导管腺癌）可导致胆总管梗阻→胆囊扩张伴无痛性黄疸（Courvoisier征）。

胆管造影术显示胆囊（蓝色箭头）和胆囊管（红色箭头）的充盈缺损 A。

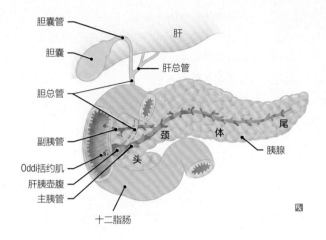

股区

结构	从外到内：神经–动脉–静脉–淋巴管
股三角	包含股神经、股动脉、股静脉
股鞘	腹股沟韧带下3~4cm处的膜性管。包含股静脉、股动脉和股管（腹股沟深淋巴结），但没有股神经

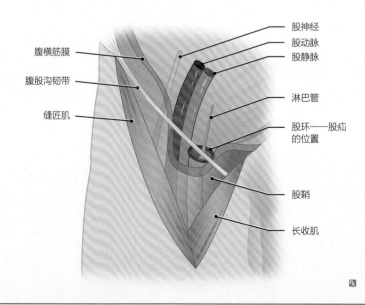

腹股沟管

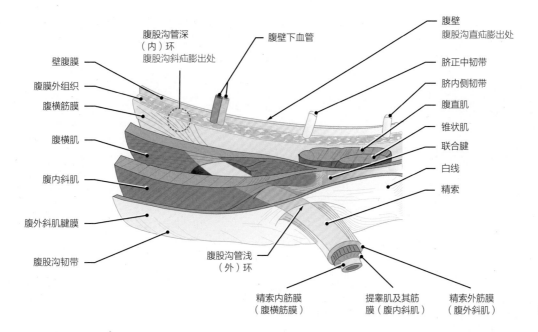

壁腹膜

腹膜外组织

腹横筋膜

腹横肌

腹内斜肌

腹外斜肌腱膜

腹股沟韧带

腹股沟管深
（内）环
腹股沟斜疝膨出处

腹壁下血管

腹壁
腹股沟直疝膨出处

脐正中韧带

脐内侧韧带

腹直肌

锥状肌

联合腱

白线

精索

腹股沟管浅
（外）环

精索内筋膜
（腹横筋膜）

提睾肌及其筋
膜（腹内斜肌）

精索外筋膜
（腹外斜肌）

疝

腹膜从一个开口膨出，通常是在薄弱区域。内容物有嵌顿（不能退回到腹部或盆部）和绞窄（缺血和坏死）的风险。复杂性疝可伴有压痛、发红和发热。

膈疝 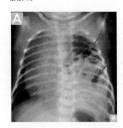	腹部结构进入胸腔 A，可因先天性胸腹膜缺陷或外伤导致。左侧多发，而右侧的肝对右半膈有相对保护作用。 最常见的是裂孔疝，胃从食管裂孔中向上穿越横膈疝出。	
	滑动性食管裂孔疝——胃食管连接向上移动，贲门滑入裂孔中，"沙漏胃"。是最常见的类型。 食管旁裂孔疝——胃食管连接位置通常正常，但胃底凸进胸腔。	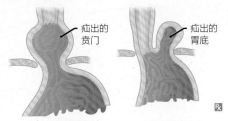 滑动性食管裂孔疝　　食管旁裂孔疝

腹股沟斜疝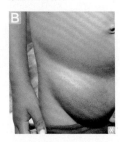

穿过腹股沟管内（深）环、外（浅）环，进入腹股沟。在腹壁下血管外侧进入腹股沟管内环。由鞘状突未闭造成（可致睾丸鞘膜积液）。可发生在婴儿期或成人。男性患者多见 B。

腹股沟斜疝沿着睾丸下降的路径。被3层精索筋膜覆盖。

腹股沟直疝

在腹股沟（Hesselbach）三角处膨出，在腹壁下血管内侧、腹直肌外侧穿过壁腹膜直接凸出。只穿过腹股沟管外（浅）环。被精索外筋膜覆盖。常见于老年男性，因后天因素导致腹横筋膜变薄弱所致。

记忆法：腹股沟斜疝在腹壁下血管外侧，腹股沟直疝在腹壁下血管内侧。

股疝

在腹股沟韧带下方，穿过耻骨结节外下侧的股管膨出。女性更常见，但总体而言腹股沟疝更常见。

比腹股沟疝更容易发生嵌顿和绞窄。

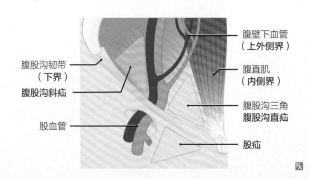

腹股沟韧带（下界）
腹股沟斜疝
股血管
腹壁下血管（上外侧界）
腹直肌（内侧界）
腹股沟三角 腹股沟直疝
股疝

腹股沟三角（Hesselbach三角）：
- 腹壁下血管
- 腹直肌外侧壁
- 腹股沟韧带

▶ 消化系统——生理学

胃肠道调节激素

激素名称	来源	作用	调节	备注
胃泌素	G细胞（胃窦、十二指肠）	胃H^+分泌↑ 胃黏膜生长↑ 胃动力↑	↑：胃扩张/碱化、氨基酸、肽、胃泌素释放肽（GRP）引起的迷走兴奋 ↓：胃内pH<1.5	↑：长期应用质子泵抑制剂（PPI） ↑：慢性萎缩性胃炎（如幽门螺杆菌感染） ↑↑：Zollinger-Ellison综合征（胃泌素瘤）
生长抑素	D细胞（胰岛、消化道黏膜）	胃酸与胃蛋白酶原分泌↓ 胰液与小肠液分泌↓ 胆囊收缩↓ 胰岛素与胰高血糖素释放↓	↑：酸作用 ↓：迷走兴奋	抑制多种激素分泌（引起生长停滞）。奥曲肽是生长抑素的类似物，被用于治疗肢端肥大症、类癌综合征与食管胃底静脉曲张出血
缩胆囊素	I细胞（十二指肠、空肠）	胰腺分泌↑ 胆囊收缩↑ 胃排空↓ Oddi括约肌松弛↑	↑：十二指肠肠腔内脂肪酸、氨基酸	作用于神经蕈碱受体通路，引起胰腺分泌消化酶
促胰液素	S细胞（十二指肠）	胰腺HCO_3^-分泌↑ 胃酸分泌↓ 胆汁分泌↑	↑：十二指肠肠腔内酸、脂肪酸	HCO_3^-↑在十二指肠内中和胃酸，让胰酶能够正常工作
葡萄糖依赖性促胰岛素释放肽	K细胞（十二指肠、空肠）	外分泌： 胃H^+分泌↓ 内分泌： 胰岛素释放↑	↑：脂肪酸、氨基酸、经口摄入葡萄糖	也被称为抑胃肽（GIP）。由于抑胃肽的作用，等量的葡萄糖经口摄入与静脉注射相比，前者刺激胰岛素释放更多
胃动素	小肠	产生移行性复合运动	↑：空腹状态	胃动素受体激动剂（如红霉素）用于促进肠道蠕动
血管活性肠肽	括约肌、胆囊、小肠内的副交感神经节	肠道分泌水和电解质↑ 肠道平滑肌与括约肌松弛↑	↑：肠腔扩张与迷走兴奋 ↓：肾上腺素能受体信号传入	血管活性肠肽瘤——分泌血管活性肠肽的非α、非β胰岛细胞肿瘤。水样泻（Watery Diarrhea）伴低钾血症（Hypokalemia）、胃酸缺乏（Achlorhydria）综合征（WDHA syndrome）
一氧化氮		松弛包括食管下括约肌（LES）在内的平滑肌↑		NO产生不足与食管下括约肌异常收缩的失迟缓症有关
生长激素释放肽	胃	食欲↑	↑：空腹状态 ↓：进食后	↑：Prader-Willi综合征 ↓：胃转流术后

胃肠道分泌物

名称	来源	作用	调节	备注
内因子	壁细胞（胃）	维生素B_{12}结合蛋白（末段回肠吸收维生素B_{12}所必需）		壁细胞被自身免疫破坏→慢性胃炎与恶性贫血
胃酸	壁细胞（胃）	胃内pH↓	↑：组胺、迷走神经兴奋（乙酰胆碱）、胃泌素 ↓：生长抑素、抑胃肽、前列腺素分泌	
胃蛋白酶	主细胞（胃）	消化蛋白质	↑：迷走神经兴奋（乙酰胆碱）、局部酸性物质	在H^+存在的条件下，胃蛋白酶原（无活性）转化为胃蛋白酶（有活性）
碳酸氢盐	黏膜细胞（胃、十二指肠、唾液腺、胰腺）与十二指肠布氏腺（Brunner gland）	中和酸性物质	↑：促胰液素作用下的胰液与胆汁分泌	覆盖胃上皮的黏液中有大量碳酸氢盐

胃肠道分泌细胞的分布

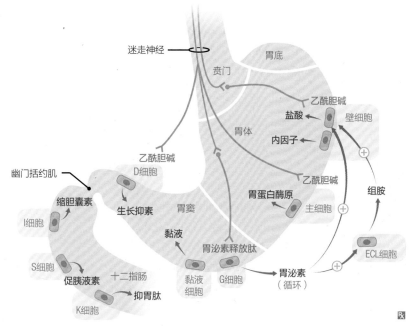

胃泌素主要通过作用于肠嗜铬样（ECL）细胞（导致组胺释放）促进酸性物质分泌↑，而不是直接作用于壁细胞。

胰液分泌

等渗液体；分泌速度慢→Cl⁻含量高，分泌速度快→HCO₃⁻含量高。

酶	作用	备注
α-淀粉酶	消化淀粉	以活化形式分泌
脂肪酶	消化脂肪	
蛋白酶	消化蛋白	包括胰蛋白酶、糜蛋白酶、弹性蛋白酶、羧肽酶。 以酶原形式分泌
胰蛋白酶原	转化为有活性的胰蛋白酶→活化其他酶原，并将更多的胰蛋白酶原切割转化为有活性的胰蛋白酶（正反馈循环）	在肠激酶/肠肽酶（一种分布在十二指肠与空肠黏膜刷状缘的酶）的作用下转化为有活性的胰蛋白酶

碳水化合物的吸收

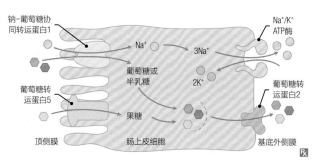

肠上皮细胞只能吸收单糖（葡萄糖、半乳糖、果糖）。葡萄糖与半乳糖通过钠-葡萄糖协同转运蛋白1（SGLT1）（Na⁺依赖）被吸收。果糖通过葡萄糖转运蛋白5（GLUT5）以易化扩散的方式被吸收。这三种单糖均通过葡萄糖转运蛋白2（GLUT2）进入血液。

D-木糖吸收试验：简单糖类分子的吸收需要完整的肠黏膜，但并不需要消化酶的辅助。这一试验有助于鉴别消化道黏膜破坏与其他原因（如胰腺外分泌功能不全）导致的吸收不良。

维生素/矿物质的吸收

铁	在十二指肠以Fe^{2+}的形式被吸收。	这些元素的吸收不良常见于小肠病变或小肠切除术后的患者。
叶酸	在小肠被吸收。	
维生素B_{12}	在末段回肠与胆盐共同被吸收，需要内因子辅助。	

派尔集合淋巴结 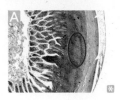	位于回肠黏膜固有层与黏膜下层的无包膜淋巴组织 A。包含能够采集抗原并将抗原呈递给免疫细胞的特化M细胞。派尔集合淋巴结生发中心的活化B细胞能分化为分泌IgA的浆细胞，并最终定位于黏膜固有层。IgA与保护性的分泌因子结合后被转运出肠上皮，进入肠腔，以处理肠腔内的抗原。	分泌型IgA。

胆汁	由胆盐（胆酸与甘氨酸或牛磺酸结合，使其能溶于水）、磷脂、胆固醇、胆红素、水和离子构成。胆固醇7α-羟化酶是胆酸合成的限速酶。 功能： • 脂肪与脂溶性维生素的消化与吸收 • 胆固醇排泄（机体排出胆固醇的首要方式） • 抑菌（破坏细菌的细胞膜）	远段回肠胆盐吸收↓（见于短肠综合征、Crohn病）会影响胆汁酸的肠肝循环，进而影响脂肪的正常吸收。 正常情况下，钙离子与草酸结合。脂肪摄入过多造成钙离子与脂肪结合增多，肠道吸收游离草酸增加→草酸钙肾结石的发生率↑（高脂饮食是尿路结石的危险因素之一）。

胆红素　血红素可被血红素加氧酶转化为胆绿素，之后胆绿素会被还原为胆红素。肝将非结合型胆红素从血液中清除，使其与葡糖醛酸结合形成结合型胆红素，并通过胆汁排出。

直接胆红素（结合型胆红素）——与葡糖醛酸结合；水溶性。

间接胆红素（非结合型胆红素）—不与葡糖醛酸结合；非水溶性。

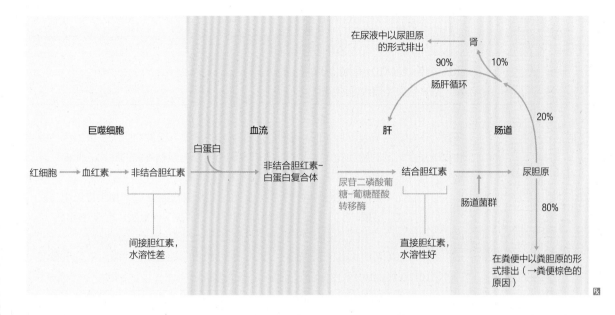

▶ **消化系统——病理学**

涎石病

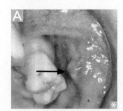

唾液腺导管内的结石 A。可见于3种主要的唾液腺（腮腺、下颌下腺、舌下腺）。单发的结石更常见于下颌下腺（Wharton导管）临床表现为餐前或吞咽时受累腺体的疼痛和肿胀。由脱水或外伤导致。保守治疗包括非甾体抗炎药（NSAIDs）、腺体按摩、热敷、酸味糖果（促进唾液流出）。

涎腺炎——由导管堵塞、感染或免疫导致的唾液腺炎症。

唾液腺肿瘤

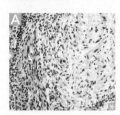

多数为良性，常累及腮腺（80%~85%）。近半数的下颌下腺肿物、大多数的舌下腺肿物以及少数的腮腺肿物是恶性的。临床表现为不伴有吞咽疼痛的肿物。面神经异常（面肌麻痹或面部疼痛）提示恶变可能。

- 多形性腺瘤（良性的混合型肿瘤）——最常见的唾液腺肿瘤 A。由上皮组织与软骨黏液样基质构成。手术不完全切除或局部破坏的情况下会复发。有恶变可能。
- 黏液表皮样癌——最常见的恶性肿瘤，有黏液分泌上皮与鳞状上皮成分。
- Warthin瘤（乳头状淋巴囊腺瘤）：具有生发中心的良性囊性肿瘤。常见于吸烟者。10%双侧，10%多发。

失迟缓

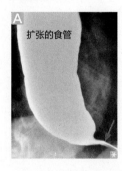

扩张的食管

节后抑制性神经元（释放NO与VIP）缺失，导致肌间神经丛功能失调，引起食管下括约肌（LES）舒张障碍。测压试验：食管下括约肌静息压力高，食管蠕动不协调或缺失→进行性的固体和液体食物吞咽困难，这一点有别于与机械性梗阻仅引起固体食物的吞咽困难。钡剂造影可见扩张的食管以及食管远端狭窄（"鸟嘴征" A）。患食管癌的风险↑。

继发性失迟缓（假性失迟缓）可由Chagas病（克氏锥虫感染）或食管外恶性肿瘤（占位效应或副肿瘤效应）引起。

食管疾病

弥漫性食管痉挛	自发的、非蠕动性（不协调的）食管收缩，而食管下括约肌功能正常。临床表现为吞咽困难与类似心绞痛的胸痛症状。钡剂显影可见典型的"串珠样"食管。测压试验对此病有诊断意义。治疗：硝酸盐、钙离子通道阻滞剂。
嗜酸细胞性食管炎	常见于过敏患者。食管黏膜有大量嗜酸性粒细胞浸润。食物中的过敏原→吞咽困难，食团嵌顿。内镜下常见食管环和纵向皱褶。针对胃食管反流的治疗对此病效果不佳。
食管穿孔	常由食管检查器械等医源性因素导致。非医源性因素包括自发穿孔，异物吞入，外伤或恶性肿瘤。 可表现为纵隔积气（ A 中箭头）和皮下气肿（体征：颈部与胸壁握雪感）。 Boerhaave综合征——因剧烈干呕造成的远端食管穿孔。
食管狭窄	与吞咽腐蚀性物质，胃酸反流以及食管炎有关。
食管静脉曲张	继发于门静脉高压的食管下1/3段黏膜下静脉扩张（ B 、 C 中红箭头所示）。肝硬化时常见，可引发危及生命的呕血。
食管炎	病因包括胃食管反流、免疫功能缺陷患者感染［念珠菌：白色假膜 D ；单纯疱疹病毒Ⅰ型（HSV-1）：穿孔性溃疡；巨细胞病毒（CMV）：线性溃疡］、吞咽腐蚀性物质、药物（如双膦酸盐、四环素、非甾体抗炎药、铁剂以及氯化钾等）。
胃食管反流	常表现为烧心、反酸、吞咽困难，也可表现为慢性咳嗽、声音嘶哑（喉咽反流）。可引发哮喘。由食管下括约肌收缩节律的暂时性下降引起。
Mallory-Weiss综合征	胃食管交界部的局部增厚或纵向撕裂伤，局限于黏膜及黏膜下层，由剧烈呕吐引起，常有呕血。多见于饮酒者与食欲亢进者。
Plummer-Vinson综合征	吞咽困难、缺铁性贫血、食管蹼三联征。可有舌炎表现。发生食管鳞状上皮癌的风险升高。
Schatzki环	在胃食管交界部形成环状结构，常由慢性胃酸反流引起。可表现为吞咽困难。
硬皮病食管运动障碍	食管平滑肌萎缩→食管下括约肌收缩力与蠕动↓→胃酸反流与吞咽困难→食管狭窄、Barrett食管以及误吸。是CREST综合征（钙质沉着-C、雷诺现象-R、食管运动功能障碍-E、指端硬化-S、毛细血管扩张-T）的表现之一。

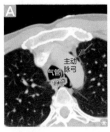 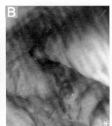 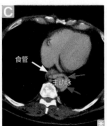 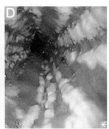

Barrett食管

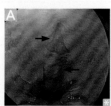

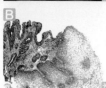

特殊的肠上皮化生 🅐：远端食管的非角质化复层扁平上皮被肠上皮（无纤毛柱状上皮，含有杯状细胞[🅑中被染成蓝色]）代替。由慢性胃食管反流病（GERD）引发。食管腺癌的发病风险↑。

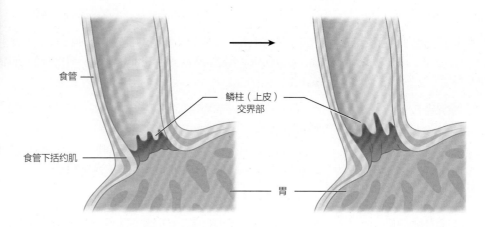

食管
鳞柱（上皮）交界部
食管下括约肌
胃

食管癌

典型表现为进行性吞咽困难（先是固体食物吞咽困难，之后为液体食物）与体重下降。由于食管壁浆膜层缺失，食管癌具有较高的侵袭性，受累组织范围可迅速扩大。该病诊断时常进展程度高，预后较差。

肿瘤类型	食管受累范围	危险因素	流行地区
鳞状细胞癌	上2/3	饮酒、烫的液体食物、食管腐蚀性狭窄、吸烟、失迟缓	世界范围
腺癌	下1/3	慢性胃食管反流、Barrett食管、肥胖、吸烟、失迟缓	美洲常见

胃炎

急性胃炎	糜烂成因： • 非甾体抗炎药——前列腺素E_2↓→胃黏膜保护↓ • 烧伤（Curling溃疡）——血容量减少→黏膜缺血 • 脑损伤（Cushing溃疡）——迷走神经兴奋↑→乙酰胆碱↑→H^+产生↑	常见于酗酒者和长期服用非甾体抗炎药的患者（如类风湿关节炎患者）。
慢性胃炎	黏膜炎症，常导致萎缩（胃酸过少→高胃泌素血症）与肠上皮化生（胃癌风险↑）。	
幽门螺杆菌	最常见的病因。消化性溃疡以及黏膜相关淋巴组织（MALT）淋巴瘤的风险↑。	首先累及胃窦，之后扩散到胃体。
自身免疫	包括针对壁细胞表面H^+/K^+ ATP酶的抗体与内因子抗体。恶性贫血风险↑。	累及胃体/胃底。

梅内特里耶（Ménétrier）病

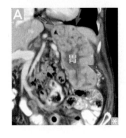

胃黏膜增生→粗大的黏膜皱褶（类似脑回 A）。黏液产生过多导致蛋白丢失、壁细胞萎缩，最终造成胃酸合成↓。

属于癌前病变。

临床表现为体重下降、厌食、呕吐、上腹痛、水肿（蛋白丢失所致）。

胃癌

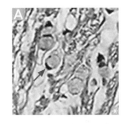

最常见的类型为腺癌；其他类型有淋巴瘤、胃肠道间质瘤、类癌（罕见）。早期局部侵袭性播散，造成淋巴结/肝转移。诊断时常为晚期，症状有体重下降、腹痛、早饱，部分病例伴有黑棘皮症或Leser-Trélat征（一种脂溢性角化病变）。A型血患胃癌风险较高。

• 肠型——与幽门螺杆菌感染、亚硝酸盐（烟熏食品）摄入、吸烟、胃酸缺乏、慢性胃炎有关。多见于胃小弯，病灶外观类似边缘隆起的溃疡灶。

• 弥漫型——与幽门螺杆菌感染无关，含有印戒细胞（细胞内充满黏液，细胞核偏位 A），胃壁高度增厚伴皮革样变（皮革胃）。

Virchow淋巴结——胃癌转移累及左侧锁骨上淋巴结。

Krukenberg肿瘤——转移到双侧卵巢。转移灶含有分泌大量黏液的印戒细胞。

Sister Mary Joseph结节——胃癌转移到脐周皮下形成的结节。

结节状板样肿块（Blumer shelf）——直肠指检触及到包块，提示Douglas隐窝内存在转移灶。

消化性溃疡

	胃溃疡	十二指肠溃疡
疼痛	进食加重——体重下降	进食减轻——体重增加
幽门螺杆菌感染	约70%	约90%
致病机制	胃黏膜抵御胃酸的能力↓	胃黏膜保护能力↓或胃酸分泌↑
其他病因	非甾体抗炎药（NSAIDs）	Zollinger–Ellison综合征
癌变风险	↑	多数良性
其他	病灶边缘取样活检，以排除恶性可能	十二指肠腺增生肥大

溃疡并发症

出血	胃溃疡与十二指肠溃疡均可发生（发生率：后壁＞前壁），是最常见的并发症。 胃小弯处的溃疡灶破裂→胃左动脉出血。 十二指肠后壁的溃疡灶破裂→胃十二指肠动脉出血。
梗阻	幽门管、十二指肠。
穿孔	发生于十二指肠溃疡（发生率：前壁＞后壁）。 十二指肠前壁的溃疡穿孔使肠腔与腹腔前部相通，造成气腹。 X线片可见膈下游离气体 A，伴有肩部牵涉痛（膈神经受刺激所致）。

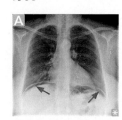

吸收不良综合征	可引起腹泻、脂肪泻、体重减轻、乏力、维生素和矿物质缺乏。用粪便脂肪检查进行筛查（如苏丹染色）。	
乳糜泻 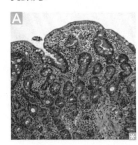	麦胶敏感性肠病、口炎性腹泻。自身免疫介导的麦胶蛋白（即小麦含有的麸质蛋白）不耐受→吸收不良和脂肪泻。与HLA-DQ2、HLA-DQ8、北欧血统、疱疹样皮炎、骨密度↓有关。 检测：IgA抗组织转谷氨酰胺酶（IgA tTG）、抗肌内膜抗体、抗脱酰胺醇的麦醇溶蛋白肽抗体；肠绒毛萎缩、隐窝增生 A 和上皮内淋巴细胞增多。恶变风险（如T细胞淋巴瘤）中度↑。	黏膜吸收↓，主要累及远段十二指肠和/或近段空肠。 D-木糖试验：近段小肠被动吸收；其血液和尿液中的浓度因黏膜受损或细菌过度生长而↓。胰腺外分泌功能不全的患者该试验结果正常。 治疗：去麦胶饮食。
乳糖不耐受	乳糖酶缺乏症。小肠绒毛形态正常，但某些继发性病因（如病毒性肠炎）可造成绒毛尖端受损。渗透性腹泻伴粪便pH↓（结肠细菌可发酵乳糖产酸）。	乳糖氢呼气试验：如果口服乳糖后呼气氢值与基线相比升高>20ppm则为（+），支持乳糖吸收不良。
胰腺外分泌功能不全	由慢性胰腺炎、囊性纤维化、胰腺癌（阻塞导管）导致。引起脂肪、脂溶性维生素（A、D、E、K）及维生素B_{12}吸收不良。	十二指肠碳酸氢盐（及pH）和粪便弹性蛋白酶↓。
热带口炎	与乳糜泻（小肠受累）相似，但抗生素治疗有效。病因不明，见于热带地区居民或游客。	黏膜吸收↓，累及十二指肠和空肠，病情进展可累及回肠。可引起巨幼细胞贫血，前期与叶酸缺乏有关，后期与B_{12}缺乏有关。
惠普尔（Whipple）病 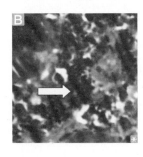	感染惠普尔养障体（细胞内革兰氏阳性菌）；肠壁固有层 B 、肠系膜淋巴结内可见PAS（+）的泡沫状巨噬细胞。常累及心脏、关节和神经系统。病程后期出现腹泻/脂肪泻。最常见于老年男性。	

炎性肠病

	克罗恩病	溃疡性结肠炎
病变位置	消化道的任何部位，常见于回肠末端及结肠。节段性病变，直肠不受累。	结肠炎。连续性结肠病变，常伴有直肠受累。
大体病理表现	透壁性炎症（全层炎症）→形成瘘。黏膜呈鹅卵石状、肠系膜脂肪包裹、肠壁增厚（钡剂X线呈"线样征" A）、纵行溃疡、肠瘘。	仅黏膜层及黏膜下层炎症。黏膜脆弱，伴浅层或深层溃疡（正常 B，患病 C）。结肠袋消失→影像可见"铅管征"。
镜下病理表现	非干酪样肉芽肿及淋巴细胞聚集。Th1介导。	隐窝脓肿及溃疡、出血，无肉芽肿。Th2介导。
并发症	吸收不良/营养不良，结直肠癌（全结肠炎患者风险↑）。	
	肠瘘（如膀胱肠瘘，可引起反复尿路感染及气尿）、蜂窝织炎/脓肿、肠道狭窄（导致肠梗阻）、肛周疾病。	暴发性结肠炎、中毒性巨结肠、肠穿孔。
肠道表现	血性或非血性腹泻。	血性腹泻。
肠外表现	皮疹（坏疽性脓皮病、结节性红斑）、眼部炎症（浅层巩膜炎、葡萄膜炎）、口腔溃疡（阿弗他口炎）、关节炎（周围性，脊柱炎）。	
	肾结石（草酸钙常见）、胆结石。可有抗酿酒酵母抗体（ACSA）⊕。	原发性硬化性胆管炎。与p-ANCA相关。
治疗	糖皮质激素、硫唑嘌呤、抗生素（如环丙沙星、甲硝唑）、生物制剂（如英夫利昔单抗、阿达木单抗）。	5-氨基水杨酸制剂（如美沙拉秦）、6-巯基嘌呤、英夫利昔单抗、结肠切除术。

正常肠壁

肠易激综合征	反复腹痛伴有≥2项下列症状： • 腹痛与排便相关 • 排便频率改变 • 粪便外观（性状）改变 无器质性异常，常见于中年女性。可分为腹泻为主型、便秘为主型或混合型。病因包括多种因素。 一线治疗：改变生活方式和饮食调整。
阑尾炎 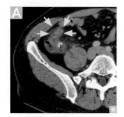	阑尾的急性炎症（ A 中黄箭头），可由粪石阻塞（ A 中红箭头）（成人常见）或淋巴样增生（儿童常见）引起。 阑尾腔的近端梗阻引起闭袢性梗阻→腔内压力↑→T8~T10内脏传入神经纤维受到刺激→早期弥漫性脐周疼痛→炎症蔓延至浆膜层并刺激壁层腹膜，此时疼痛固定于右下腹/麦氏点（右髂前上棘至脐连线的中外1/3处）。可伴有恶心、发热；穿孔→腹膜炎；查体可见腰大肌试验阳性、闭孔肌试验阳性、Rovsing征阳性、肌紧张及反跳痛。 鉴别诊断：憩室炎（老年人）、异位妊娠（查hCG以排除）、假性阑尾炎。 治疗：阑尾切除术。

消化道憩室

憩室	自消化道突出的盲袋 A ，与肠腔相通。大部分憩室（食管、胃、十二指肠、结肠）是后天出现的，称为"假憩室"。	"真"憩室——管壁全层突出（如Meckel憩室）。 "假"憩室或伪憩室——仅黏膜层和黏膜下层突出。尤见于直小血管穿过外肌层处。
憩室病	结肠出现多个假憩室 B ，常见于乙状结肠。发达国家常见（>60岁人群的患病率约50%）。由肠腔内压↑及结肠壁局部薄弱引起。与肥胖、低纤维及高脂肪/多红肉饮食有关。	常无症状或有轻度不适。 并发症：憩室出血（无痛性便血）、憩室炎。
憩室炎	憩室炎症伴憩室壁增厚 C ，典型表现为左下腹痛、发热、白细胞升高。应用抗生素治疗。	并发症：脓肿、瘘（结肠膀胱瘘→气尿）、梗阻（炎症性狭窄）、穿孔（ C 中白箭头）（→腹膜炎）。

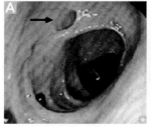
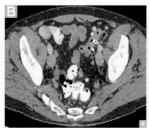
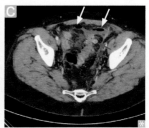

Zenker憩室

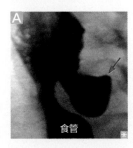

食管

咽食管假憩室 。食管动力障碍导致的Killian三角区的黏膜组织突出（即咽下缩肌的甲状咽部和环咽部之间）。

症状：吞咽困难、梗阻、气过水声、误吸、口臭、颈部肿块。最常见于老年男性。

Meckel憩室

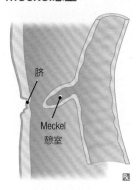

脐

Meckel憩室

真憩室。卵黄管（脐肠系膜导管）持续存在。可存在异位的泌酸性胃黏膜和/或胰腺组织。是最常见的先天性胃肠道畸形。可引起便血/黑便（较少见）、右下腹痛、肠套叠、肠扭转或回肠末端肠梗阻。

与脐肠系膜囊肿（＝卵黄管囊性扩张）不同。

诊断：^{99m}Tc–高锝酸盐扫描（又名Meckel扫描）可见异位胃黏膜摄取。

记忆法：六个 "2"
男性患病率为女性2倍。
2英寸（约5cm）长。
距回盲瓣2英尺（约61cm）。
人群中患病率2%。
常在2岁内出现。
可有2类上皮（胃/胰腺）。

Hirchsprung病

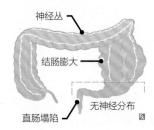

神经丛
结肠膨大
无神经分布
直肠塌陷

先天性巨结肠，以远段结肠缺少神经节细胞/肠神经丛（肌间神经丛和黏膜下神经丛）为特征。病因是神经嵴细胞迁移异常。与*RET*基因的功能丧失性突变有关。

出现胆汁性呕吐、腹胀及出生48小时未排出胎粪→慢性便秘。

无神经节肠段近端的正常结肠发生扩张，形成 "过渡区"。

唐氏综合征风险↑
喷射性排便（喷射征）→指检见直肠空虚。
诊断：直肠负压吸引活检示神经节细胞缺如。
治疗：切除。
直肠（REcTum）的*RET*突变。

肠旋转不良

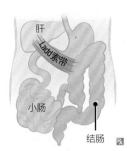

胎儿发育期间，中肠旋转异常→肠道位置变异（小肠位于右侧）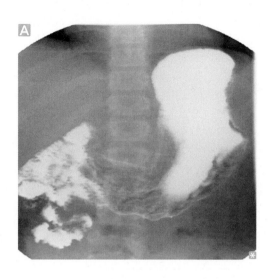，纤维索带形成（Ladd索带）。可导致肠扭转、十二指肠梗阻。

肠套叠

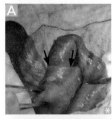
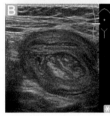

近端肠段套入远端肠段 Ａ，常发生于回盲部。

血供不足→间歇性剧烈腹痛，常伴有"果酱样"暗红色便。

多发生于儿童，成人少见。常有诱因，也可为特发性。

常见的病理性套叠诱发点：

- 儿童——Meckel憩室
- 成人——肠腔内肿块/肿瘤

查体时，患者会蜷曲双腿靠近胸部，以缓解疼痛，触诊可及腹部腊肠状肿块。

影像——超声/CT可见"靶形征" Ｂ。

可见于IgA血管炎（过敏性紫癜）、近期病毒性感染（如腺病毒，Peyer斑增生形成套叠诱发点）。

肠扭转

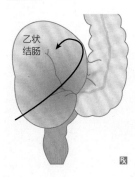

部分肠道围绕其肠系膜发生扭曲；可导致肠梗阻和肠坏死。全消化道各部位均可发生。

→中肠扭转较常见于婴幼儿和儿童。

→乙状结肠扭转（X线示咖啡豆征 Ⓐ）较常见于老年人。

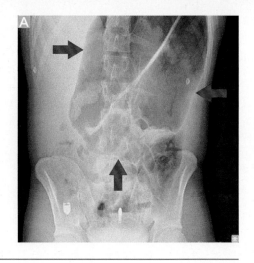

其他肠道疾病

急性肠系膜缺血	肠道血流严重受阻（常为肠系膜上动脉栓塞）Ⓐ →小肠坏死→腹痛程度与查体结果不成比例。可见红色"果酱样"大便。
粘连	瘢痕组织的纤维索带；常继发于手术后。是小肠梗阻最常见的病因，X线片可见多个扩张的小肠袢环（Ⓑ 中的箭头）。
血管畸形	血管迂曲扩张 Ⓒ →便血。最常见于右侧结肠。好发于老年患者。血管造影可确诊。与主动脉瓣狭窄和血管性血友病有关。
慢性肠系膜缺血	"肠绞痛"：腹部动脉、肠系膜上动脉或肠系膜下动脉粥样硬化→肠道低灌注→餐后上腹痛→厌食和体重减轻。
结肠缺血	肠道血流减少引起缺血。痉挛性腹痛伴有便血。通常发生在分水岭区（脾曲、远段结肠）。通常见于老年人。因黏膜水肿/出血形成影像学上的"指压征"。
麻痹性肠梗阻	肠道低动力而无机械性堵塞→便秘和排气↓；腹胀或气腹，伴肠鸣音↓。与腹部手术、阿片类药物、低钾、脓毒症有关。 治疗：禁食、纠正电解质紊乱、胆碱能药物（促进肠道动力）。
胎粪性肠梗阻	胎粪堵塞肠道，无法排出胎粪。与囊性纤维化有关。
新生儿坏死性小肠结肠炎	见于早产、配方奶喂养的免疫系统不成熟的婴儿。肠黏膜坏死，常见于末段回肠和近段结肠。可穿孔致肠壁积气 Ⓓ、气腹、门静脉积气。

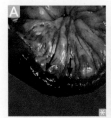
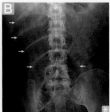
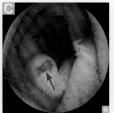
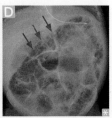

结肠息肉	结肠内的组织生长物 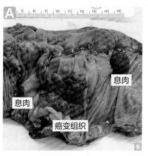。大体特征为向结肠肠腔内突出的扁平、无蒂或有蒂的赘生物。一般按组织学类型分类。
组织学类型	特征
非肿瘤性	
错构瘤性息肉	无显著癌变风险的孤立性病变。结构扭曲的正常结肠组织生长物。与Peutz-Jeghers综合征和青少年息肉病有关。
增生性息肉	最为常见；通常较小且主要位于直肠及乙状结肠区域。偶尔演变为锯齿状息肉或进展期病变。
炎性假息肉	由炎性肠病引起的黏膜糜烂导致。
黏膜息肉	黏膜息肉较小，通常<5mm。看起来与正常黏膜相似。无重要临床意义。
黏膜下息肉	包括脂肪瘤、平滑肌瘤、纤维瘤等。
潜在恶性	
腺瘤样息肉	肿瘤性病变，由于染色体的不稳定性和 *APC*、*KRAS* 基因突变而发生。组织学上，管状腺瘤 B 的恶性潜能比绒毛状腺瘤 C 低，绒毛管状腺瘤具有中等恶性潜能。通常无症状，可发生隐匿性出血。
锯齿状息肉	肿瘤性病变。以CpG（胞嘧啶-磷酸-鸟嘌呤）岛甲基化表型为特征，使得组织 *MMR*（DNA错配修复）基因表达沉默。突变导致微卫星序列不稳定性和 *BRAF* 突变。活检可见隐窝呈"锯齿"状。高达20%的散发性结直肠癌来源于此。

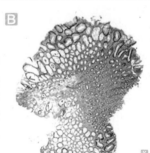
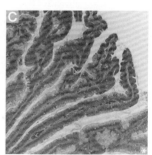

息肉病综合征

家族性腺瘤性息肉病	常染色体显性突变（染色体5q22上的 *APC* 抑癌基因）。"二次打击"假说。自青春期起出现数千个息肉，分布于全结肠，常有直肠受累。应行预防性结肠切除术，否则100%进展为结直肠癌。
Gardner综合征	家族性腺瘤性息肉病＋骨和软组织肿瘤（如颅骨骨瘤、下颌骨骨瘤）、先天性视网膜色素上皮增生、阻生牙/多生齿。
Turcot综合征	家族性腺瘤性息肉病或林奇综合征＋恶性中枢神经系统肿瘤（如髓母细胞瘤、胶质瘤）。
Peutz-Jeghers综合征	常染色体显性遗传，特征性的全胃肠道多发错构瘤，伴有口、唇、手、生殖器色素斑。乳腺癌和胃肠道癌（如结直肠癌、胃癌、小肠癌、胰腺癌等）风险↑。
青少年息肉综合征	常染色体显性遗传，发生于儿童（通常<5岁），以结肠、胃、小肠内多发错构瘤性息肉为特征。结直肠癌风险↑。

林奇（Lynch）综合征	旧称遗传性非息肉病性结直肠癌（HNPCC）。DNA错配修复基因的常染色体显性突变，导致微卫星序列的不稳定性。约80%进展为结直肠癌。常伴有近段结肠受累。可伴有结直肠癌以外的恶性肿瘤，如子宫内膜癌、卵巢癌及皮肤癌。

结直肠癌

诊断	男性（尤其是＞50岁）及绝经期妇女出现缺铁性贫血应怀疑该病。 低危患者自50岁起接受结肠镜筛查 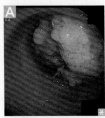，或选择可屈式乙状结肠镜检查、粪便隐血试验（FOBT）、粪便免疫化学检测（FIT）及CT结肠成像。一级亲属患结肠癌的患者须自40岁起接受结肠镜筛查，或早于亲属患病年龄10年接受筛查。炎性肠病患者有不同的筛查规范。 X线钡剂灌肠可见"苹果核"状病变 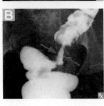。 肿瘤标志物CEA：有助于监测复发，但不能用于筛查。
流行病学	多数患者＞50岁。约25%有家族史。
临床表现	发病位置：直肠及乙状结肠 ＞ 升结肠 ＞ 降结肠。 升结肠——外生性肿块、缺铁性贫血、体重减轻。 降结肠——浸润性肿块、部分性肠梗阻、肠绞痛、血便。 可有牛链球菌（解没食子酸链球菌）菌血症/心内膜炎或憩室炎。 右侧易出血，左侧易梗阻（肠腔较细）。
危险因素	腺瘤样或锯齿状息肉、家族性癌症综合征、炎性肠病、吸烟、加工肉制品及低纤维饮食。

结直肠癌的分子病理学机制

染色体不稳定性途径：*APC*基因突变，导致家族性腺瘤性息肉病和大多数散发性结直肠癌（腺瘤→癌）。记忆法：事件发生顺序为"AK-53"（APC、KRAS、TP53）。

微卫星不稳定性途径：错配修复基因（如*MLH1*）的突变或甲基化引起Lynch综合征和一些散发性结直肠癌（由锯齿状息肉进展而来）。

COX-2的过度表达与结直肠癌有关，NSAIDs可起到化学性预防作用。

染色体不稳定性途径

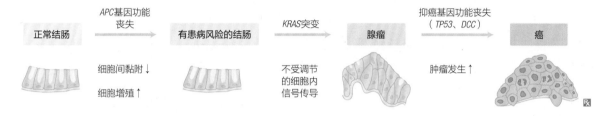

正常结肠	APC基因功能丧失	有患病风险的结肠	KRAS突变	腺瘤	抑癌基因功能丧失（TP53、DCC）	癌

细胞间黏附↓
细胞增殖↑

不受调节的细胞内信号传导

肿瘤发生↑

肝硬化和门静脉高压

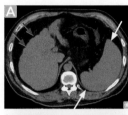

肝硬化——弥漫性桥接纤维化（星状细胞）和再生结节（ **A** 中的红色箭头；白色箭头示脾大）破坏肝的正常结构，肝细胞癌（ **B** 中的白色箭头）风险↑。病因有酒精性肝病、非酒精性脂肪性肝炎、慢性病毒性肝炎、自身免疫性肝炎、胆道疾病、遗传/代谢性疾病。

门静脉高压——门静脉系统压力↑。病因有肝硬化（西方国家最常见病因）、血管阻塞（如门静脉血栓形成、Budd-Chiari综合征）、血吸虫病。

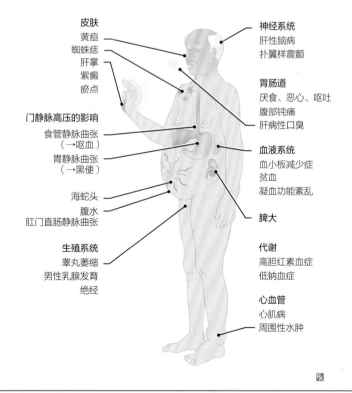

皮肤
黄疸
蜘蛛痣
肝掌
紫癜
瘀点

门静脉高压的影响
食管静脉曲张
（→呕血）
胃静脉曲张
（→黑便）

海蛇头
腹水
肛门直肠静脉曲张

生殖系统
睾丸萎缩
男性乳腺发育
绝经

神经系统
肝性脑病
扑翼样震颤

胃肠道
厌食、恶心、呕吐
腹部钝痛
肝病性口臭

血液系统
血小板减少症
贫血
凝血功能紊乱

脾大

代谢
高胆红素血症
低钠血症

心血管
心肌病
周围性水肿

自发性细菌性腹膜炎	又称为原发性细菌性腹膜炎。好发于肝硬化腹水患者的细菌性感染，可致死。常无症状，但可导致发热、寒战、腹痛、肠梗阻或脑病恶化。常由需氧型革兰氏阴性菌（如大肠埃希菌、克雷伯杆菌等）引起，革兰氏阳性链球菌较少见。 诊断：腹水穿刺中性粒细胞绝对值＞250/mm³。经验性一线用药为三代头孢（如头孢噻肟）。

肝疾病的血清学标志物

肝损伤时释放的酶

天冬氨酸转氨酶（AST）及丙氨酸转氨酶（ALT）	大部分肝疾病中的↑：ALT＞AST。 酒精性肝病中的↑：AST＞ALT（酒精性肝炎中AST通常不超过500U/L）。 非酒精性肝病中AST＞ALT提示进展为肝纤维化或肝硬化。 转氨酶↑↑↑（＞1 000U/L）：鉴别诊断有药物性肝损伤（如对乙酰氨基酚中毒）、缺血性肝炎、急性病毒性肝炎。
碱性磷酸酶（ALP）	↑见于胆汁淤积（如胆管阻塞）、肝浸润性疾病、骨病。
γ-谷氨酰转肽酶（GGT）	↑见于多种肝胆疾病（如同ALP），但骨病不升高；与酒精摄入有关。

肝功能标志物

胆红素	↑见于多种肝疾病（如胆管阻塞、酒精性或病毒性肝炎、肝硬化）、溶血性疾病。
白蛋白	↓见于进展期肝病（肝生物合成功能标志物）。
凝血酶原时间	↑见于进展期肝病（凝血因子合成↓，因此可以衡量肝的生物合成功能）。
血小板	↓见于进展期肝病（血小板生成素↓、肝隔离症）及门静脉高压（脾大/脾隔离症）。

Reye综合征	罕见但常常致命的儿童肝性脑病。 常因病毒感染（尤其是水痘病毒及流感）后接受阿司匹林治疗时诱发。 阿司匹林代谢物通过可逆地抑制线粒体酶活性，使β-氧化↓。 临床表现：线粒体异常、脂肪肝（微泡性脂肪变）、低血糖、呕吐、肝大、昏迷。	除了川崎病患儿，避免对儿童使用阿司匹林。

酒精性肝病

脂肪肝	大泡性脂肪变性 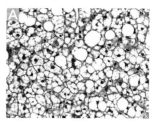，这种改变在戒酒后可以逆转。	
酒精性肝炎	长期大量饮酒导致。肝细胞肿胀、坏死伴中性粒细胞浸润。Mallory小体 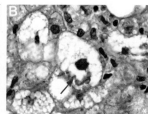（细胞内嗜酸性包涵体，由破坏的角蛋白细丝堆积而成）。	AST>ALT（比例常常>2∶1）。
酒精性肝硬化	酒精性肝病的最终阶段，多不可逆。早期可出现中央静脉周围硬化（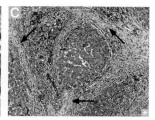 中箭头）。慢性肝损伤导致再生结节伴周围纤维条索形成→门静脉高压及终末期肝病。	

非酒精性脂肪性肝病	代谢综合征（胰岛素抵抗）；肥胖→肝细胞脂肪浸润 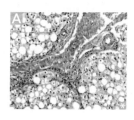 →细胞"气球样变"，最终坏死。可致肝硬化及原发性肝癌。与酒精摄入无关。	ALT>AST

肝性脑病	肝硬化→门体分流→NH₃清除↓→神经精神异常。 可逆性神经精神异常，轻度表现为定向力障碍/扑翼样震颤，重度可有唤醒困难或昏迷。 诱因： • NH₃产生或吸收↑（消化道出血、便秘、感染） • NH₃清除↓（肾衰竭、利尿药、经颈静脉肝内门体分流术［TIPS］后门体分流） 治疗：乳果糖（NH₃→NH₄⁺↑）、利福昔明或新霉素（产NH₃的肠道细菌↓）。

肝细胞癌/肝细胞瘤	最常见的成人原发性肝恶性肿瘤 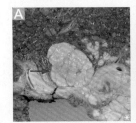。 危险因素有：乙肝病毒感染（+/–肝硬化）以及其他病因所致的肝硬化（丙肝病毒、酒精性和非酒精性脂肪肝、自身免疫病、血色病、肝豆状核变性、α₁-抗胰蛋白酶缺乏）、特定致癌物（如曲霉菌产生的黄曲霉素）。 可导致巴德–基亚里（Budd–Chiari）综合征。 临床表现：黄疸、肝区疼痛、肝肿大、腹水、红细胞增多症、食欲下降。血行转移。 诊断：甲胎蛋白↑，超声或增强CT/MRI 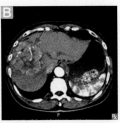，活检。	

其他肝肿瘤

血管肉瘤	内皮起源的恶性肿瘤，与砷剂、氯乙烯暴露有关。
海绵状血管瘤	最常见的肝良性肿瘤（静脉畸形）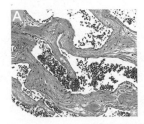，最常发生于30~50岁。因有出血风险，禁忌活检。
肝腺瘤	罕见，肝良性肿瘤，多与口服避孕药或合成代谢类固醇使用有关，可自行消退或破裂（腹痛和休克）。
转移癌	继发于胃肠道恶性肿瘤、乳腺癌和肺癌。是最常见的肝癌类型。转移癌很少为孤立病灶。

巴德–基亚里（Budd–Chiari）综合征	肝静脉血栓形成或受压，导致肝小叶淤血及坏死→淤血性肝病（肝大、腹水、静脉曲张、腹痛、肝衰竭）。无颈静脉怒张。病因有高凝状态、真性红细胞增多症、产后状态、原发性肝癌等。可导致"槟榔肝"（影像上肝密度不均，呈"斑驳样"外观）

α₁-抗胰蛋白酶缺乏 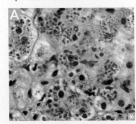	错误折叠的蛋白质聚集在肝细胞内质网→肝硬化伴肝内出现PAS（+）球状小体 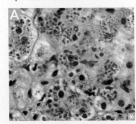。共显性遗传病。多表现为年轻患者肝损伤及呼吸困难，无吸烟史。	在肺部，α₁-抗胰蛋白酶↓→肺泡内弹性蛋白酶不受抑制→弹性组织↓→全小叶型肺气肿。

黄疸

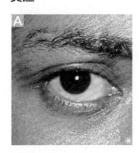

因胆红素沉积，造成皮肤和/或巩膜异常黄染 A。因胆红素生成↑或清除↓（肝摄取、结合、排泌减少）导致高胆红素血症。

造成胆红素↑的常见原因：溶血、肝病、胆道梗阻、肿瘤。

高结合（直接）胆红素血症	胆道梗阻：胆石症、胆管癌、胰腺癌、肝癌、肝吸虫。 胆道疾病： • 原发性硬化性胆管炎 • 原发性胆汁性胆管炎 分泌障碍：Dubin–Johnson综合征、Rotor综合征。
高非结合（间接）胆红素血症	溶血、生理性（新生儿）、Crigler–Najjar综合征、Gilbert综合征。
混合性（直接和间接）高胆红素血症	肝炎、肝硬化。

生理性新生儿黄疸

婴儿出生时，尿苷二磷酸（UDP）–葡糖醛酸转移酶不成熟→高非结合胆红素血症→黄疸/核黄疸（非结合胆红素脂溶性高，在脑内沉积，尤其是基底节区）。

出生24小时后出现，一般1~2周内可自行恢复。

治疗：光疗（紫外光）使非结合胆红素异构为水溶形式。

胆道闭锁

小儿肝移植最常见的适应证。

肝外胆管纤维闭塞性破坏→胆汁淤积。

临床表现：新生儿持续性黄疸超过2周，深色尿，陶土样便，肝大。

实验室检查：直接胆红素↑，谷氨酰转肽酶（GGT）↑。

遗传性高胆红素血症	均为常染色体隐性遗传。	
❶Gilbert综合征	尿苷二磷酸（UDP）–葡糖醛酸转移酶结合活性轻度↓，以及胆红素摄取功能轻度↓。 无症状，或在紧张、疾病或饥饿状态出现轻度黄疸。非结合胆红素↑，无明显溶血。	相对常见，良性病程。
❷Crigler-Najjar综合征，Ⅰ型	尿苷二磷酸-葡糖醛酸转移酶缺乏。起病早，但部分患者较晚才出现神经系统表现。 临床表现：黄疸、核黄疸（胆红素在脑内沉积）、非结合胆红素↑。 治疗：血浆置换或光疗（不能结合非结合胆红素，但使其极性↑及水溶性↑，从而胆红素排泄增加）。肝移植可治愈。	Ⅱ型病情较轻，苯巴比妥治疗反应好（药理作用是使肝酶合成↑）。
❸Dubin-Johnson综合征	因肝排泌障碍造成的高结合胆红素血症。肝外观呈黑色。良性。	❹Rotor综合征与之相似，但临床表现更轻，肝颜色正常。

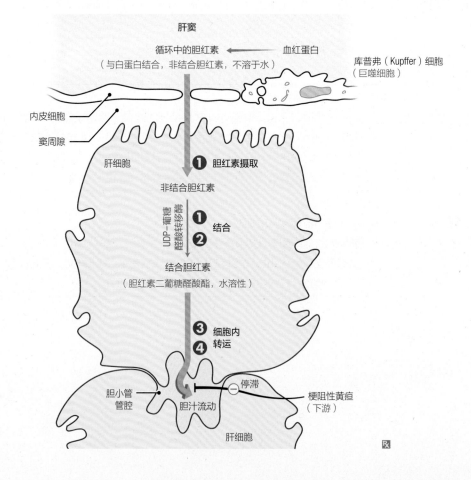

Wilson病

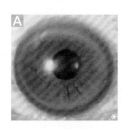

也被称作肝豆状核变性。肝细胞铜转运ATP酶发生常染色体隐性突变（*ATP7B*基因，位于13号染色体）→铜离子与前铜蓝蛋白结合↓，通过胆汁分泌铜↓，血清铜蓝蛋白↓。铜沉积，尤其是沉积在肝、脑、角膜和肾，尿铜↑。

40岁之前出现肝疾病（如肝炎、急性肝衰竭、肝硬化），神经疾病（如构音障碍、肌张力障碍、震颤、帕金森病），精神疾病，Kayser-Fleischer环（角膜后弹力层铜沉积），溶血性贫血，肾疾病（如Fanconi综合征）。

治疗：青霉胺或曲恩汀螯合，口服锌剂。Wilson病相关急性肝衰竭时可行肝移植。

血色病

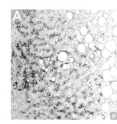

常染色体隐性病。位于6号染色体，*HFE*基因上C282Y突变 > H63D突变，与HLA-A3有关。导致铁感受器异常和肠道吸收↑（铁蛋白↑，血清铁↑，总铁结合力↓→转铁蛋白饱和度↑）。铁过载也可以继发于长期输血治疗（如地中海贫血）。铁在体内沉积，尤其是在肝、胰、皮肤、心脏、垂体和关节。含铁血黄素（铁）可以在肝MRI或活检普鲁士蓝染色时显现。

多在40岁之后起病（全身铁含量>20g）；女性患者由于月经丢失铁，可减缓病情进展。经典三联征：肝硬化、糖尿病、皮肤色素沉着（"青铜色糖尿病"）。也可以引起限制型心肌病（经典）或扩张型心肌病（可逆）、性腺功能减退、关节病（焦磷酸钙沉积，尤其是掌指关节）。原发性肝癌是死亡的主要原因。

治疗：反复放血治疗，铁螯合剂地拉罗司、去铁胺、去铁酮。

胆道疾病

可表现为瘙痒、黄疸、深色尿、浅色便、肝脾大。常有胆汁淤积型的肝功能检查异常（结合胆红素↑，胆固醇↑，ALP↑）。

	病理	流行病学	其他特征
原发性硬化性胆管炎	不明原因的胆管纤维化，表现为"洋葱皮"样同心圆改变→肝内胆管和肝外胆管在内镜逆行胰胆管造影（ERCP）、磁共振胰胆管成像（MRCP）上出现多灶性狭窄和扩张的串珠样改变。	多见于炎性肠病的中年男性患者。	与溃疡性结肠炎有关。核周型抗中性粒细胞胞质抗体（p-ANCA）⊕，IgM↑。可导致继发性胆汁性胆管炎。胆管癌及胆囊癌风险↑。
原发性胆汁性胆管炎	自身免疫反应→淋巴细胞浸润+肉芽肿→小叶间胆管破坏。	多见于中年女性。	抗线粒体抗体⊕，IgM↑。易与其他自身免疫病伴发（如桥本甲状腺炎、类风湿关节炎、乳糜泻）。治疗：熊去氧胆酸。
继发性胆汁性胆管炎	肝外胆道梗阻→肝内胆管压力↑→损伤/纤维化和胆汁淤积。	存在梗阻性病灶的患者（胆结石、胆管狭窄、胰腺癌）。	可并发上行性胆管炎（急性化脓性胆管炎）。

胆石症

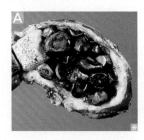

胆固醇和/或胆红素↑、胆盐↓以及胆囊淤积，都可以导致结石。

结石分为2种类型：

- 胆固醇结石（射线可透过，有10%~20%的不透区是因钙化形成的）——占结石的80%。与肥胖、克罗恩病、高龄、雌激素替代治疗、多次生育、快速体重下降、印第安种族有关。
- 色素结石 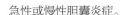（黑色＝不透射线，胆红素钙盐，继发于溶血；棕色＝射线可透过，继发于感染）。与克罗恩病、慢性溶血、酒精性肝硬化、高龄、胆道感染以及全肠外营养有关。

危险因素（4F）：

1. Female（女性）
2. Fat（肥胖）
3. Fertile（多次生育）
4. Forty（40岁）

最常见的并发症是胆囊炎，也可导致急性胰腺炎、上行性胆管炎（急性化脓性胆管炎）。

超声诊断。有症状可择期行胆囊切除术。

有关疾病	特征
胆绞痛	伴有恶心/呕吐和上腹钝痛。神经内分泌受到激活（如进食油腻食物后分泌缩胆囊素），诱发胆囊收缩，促使结石进入胆囊管。实验室指标正常，超声提示胆石症。
胆总管结石	胆结石位于胆总管，常导致ALP、GGT、直接胆红素和/或AST/ALT↑。
胆囊炎	急性或慢性胆囊炎症。 结石性胆囊炎——最常见的类型。由于胆结石嵌入胆囊管导致炎症和胆囊壁增厚（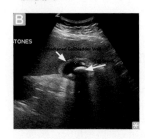中箭头），可导致继发感染。 非结石性胆囊炎——因胆囊收缩不良、低灌注或感染（巨细胞病毒）导致，多见于危重患者。 Murphy征：因右上腹触痛导致吸气停止。疼痛可向右肩部放射（膈神经受到刺激）。如果累及胆管（如上行性胆管炎），ALP↑。 超声或胆道闪烁显像［肝亚氨基二醋酸（HIDA）扫描］可诊断。胆囊在HIDA扫描中不可见则提示梗阻。 胆石性肠梗阻——胆囊和胃肠道之间形成瘘→结石进入胃肠道腔中→在回盲瓣处（最狭窄处）引起梗阻；胆管树可见气体（胆道积气）。
陶瓷样胆囊 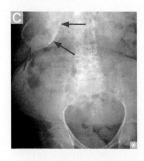	因慢性胆囊炎而钙化的胆囊。多在影像学检查时意外发现 C。 治疗：因增加胆囊癌（多为腺癌）风险，推荐预防性胆囊切除。
上行性胆管炎（急性化脓性胆管炎）	梗阻导致胆汁淤积/细菌生长，继发胆道感染。 胆管炎Charcot三联征：黄疸、发热、右上腹痛。 Reynolds五联征：Charcot三联征 + 意识状态改变 + 休克（低血压）。

急性胰腺炎

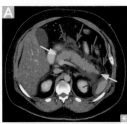

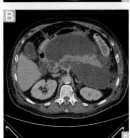

胰酶引起胰腺的自身消化（ 中的黄箭头示胰腺，红箭头示周围水肿）。

病因：特发性、胆结石、酒精、创伤、类固醇、腮腺炎、自身免疫病、蝎螫伤、高钙血症/高甘油三酯血症（＞1 000mg/dL）、ERCP、药物（如磺胺类药物、核苷类逆转录酶抑制剂、蛋白酶抑制剂）。

以下标准3条中满足2条即可诊断：急性上腹痛多向背部放射，血清淀粉酶或脂肪酶↑3倍以上，或特征性影像学表现。

并发症：假性囊肿 （由肉芽组织包裹，而不是上皮组织包裹）、坏死、出血、感染、器官衰竭（急性肺损伤/急性呼吸窘迫综合征、休克、肾衰竭）、低钙血症（钙皂沉积）。

慢性胰腺炎

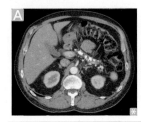

胰腺的慢性炎症，胰腺萎缩、钙化 。病因主要有酗酒和遗传倾向（如囊性纤维化），也可以是特发性的。并发症：胰功能不全和假性囊肿。

胰功能不全（胰腺功能＜10%）：可表现为脂肪泻、脂溶性维生素缺乏、糖尿病。

淀粉酶和脂肪酶可以正常或升高（急性胰腺炎时几乎总是升高）。

胰腺腺癌

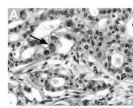

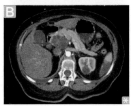

胰腺导管起源的高度侵袭性恶性肿瘤（腺管结构紊乱伴细胞浸润 ）。出现临床表现时多已转移，诊断后平均生存期约1年。

肿瘤多位于胰头部 （→梗阻性黄疸）。CA19-9肿瘤标志物升高（CEA也有诊断价值，但特异性稍差）。

危险因素：

- 吸烟
- 慢性胰腺炎（尤其是＞20年）
- 糖尿病
- 年龄＞50岁
- 犹太人或非裔男性

其他临床表现：

- 腹痛向背部放射
- 体重下降（因吸收不良和厌食）
- 游走性血栓性静脉炎——肢体发红、触痛（Trousseau综合征）
- 梗阻性黄疸伴可触及的无痛性胆囊（Courvoisier征）

治疗：Whipple术（胰十二指肠切除术）、化疗、放疗。

▶ **消化系统——药理学**

抑酸治疗

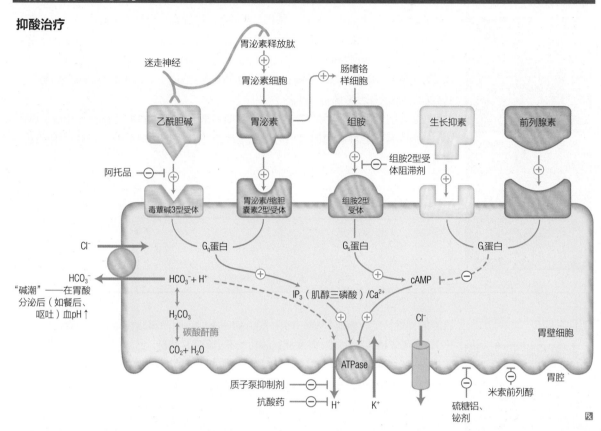

H₂受体阻滞剂	西咪替丁、雷尼替丁、法莫替丁、	在餐前使用组胺H₂受体阻滞剂。
	尼扎替丁	
机制	可逆性结合H₂受体→壁细胞H⁺分泌↓。	
临床应用	消化性溃疡、胃炎、轻度胃食管反流。	
不良反应	西咪替丁可抑制细胞色素P-450（多种药物相互作用）；同时有抗雄激素作用（释放催乳素、男性乳腺发育、阳痿、男性性欲↓）；能透过血脑屏障（意识模糊、头晕、头痛）和胎盘。西咪替丁和雷尼替丁可使肾肌酐清除率↓。其他H₂受体阻滞剂几乎没有这些副作用。	

质子泵抑制剂	奥美拉唑、兰索拉唑、埃索美拉唑、泮托拉唑、右兰索拉唑	
机制	不可逆地抑制胃壁细胞中的H⁺/K⁺ ATP酶。	
临床应用	消化性溃疡、胃炎、胃食管反流、Zollinger-Ellison综合征、幽门螺杆菌治疗的组成部分、应激性溃疡的预防用药。	
不良反应	艰难梭菌感染风险↑、肺炎、急性间质性肾炎。长期使用导致血清Mg²⁺↓和Ca²⁺吸收↓（可增加老年人骨折风险）。	

抗酸药	通过改变胃液或尿液pH或延迟胃排空，来影响其他药物的吸收、生物利用度或经肾排泄。都可导致低钾血症。	
	过度使用可导致以下问题：	
氢氧化铝	便秘、低磷血症、骨营养不良、近端肌无力、癫痫发作。	氢氧化铝自粪便排出。
碳酸钙	高钙血症（乳碱综合征），反跳性泌酸↑。	可以螯合其他药物，使其他药物（如四环素）药效↓。
氢氧化镁	腹泻、反射减弱、低血压、心搏骤停。	

铋剂、硫糖铝

机制	黏附于溃疡表面，形成物理防护并允许HCO_3^-分泌来重建黏膜层的pH梯度。硫糖铝需要酸性环境才能发挥作用，不能与质子泵抑制剂/H_2受体阻滞剂同服。
临床应用	溃疡愈合率↑，可用于治疗旅行者腹泻（铋剂）。铋剂也用于抗幽门螺杆菌四联治疗。

米索前列醇

机制	前列腺素E_1类似物。使胃黏膜屏障的产生和分泌↑，产酸↓。
临床应用	防止非甾体抗炎药相关性消化性溃疡（NSAIDs阻断前列腺素E_1产生）。也用于引产（促宫颈成熟，超说明书应用）。
不良反应	腹泻。备孕妇女禁用（堕胎药）。

奥曲肽

机制	长效生长抑素类似物，抑制多种内脏血管扩张性激素的分泌。
临床应用	急性曲张静脉破裂出血、肢端肥大症、血管活性肠肽瘤、类癌。
不良反应	恶心、腹部绞痛、脂肪泻。由于抑制缩胆囊素，导致胆石症风险↑。

柳氮磺吡啶

机制	磺胺吡啶（抗菌）和5-氨基水杨酸（抗炎）的联合药物。由结肠细菌分解活化。
临床应用	溃疡性结肠炎、克罗恩病（结肠炎部分）。
不良反应	乏力、恶心、磺胺毒性、可逆性少精症。

洛哌丁胺

机制	μ阿片受体拮抗剂；减缓肠道蠕动。中枢神经系统透过率低（成瘾性低）。
临床应用	腹泻。
不良反应	便秘、恶心。

昂丹司琼

机制	5-羟色胺3（5-HT₃）受体拮抗剂；迷走刺激↓。强力中枢性止吐药。
临床应用	术后或癌症化疗患者的止吐。
不良反应	头痛、便秘、QT间期延长、5-羟色胺综合征。

甲氧氯普胺

机制	多巴胺2受体（D₂）拮抗剂。可使胃静息张力、胃收缩力、食管下括约肌张力及胃蠕动↑，促进胃排空。 不影响结肠通过时间。
临床应用	糖尿病和术后肠麻痹、止吐、顽固性胃食管反流。
不良反应	帕金森症状↑，迟发性运动障碍。躁动、困倦、乏力、抑郁、腹泻。 与地高辛以及一些降血糖药有相互作用。小肠梗阻或帕金森病患者禁用（阻断D₂受体）。

奥利司他

机制	抑制胃和胰脂肪酶→食物脂肪分解和吸收↓。
临床应用	减肥药。
不良反应	腹痛、腹胀、排便急迫感、排便次数增多、脂肪泻、脂溶性维生素吸收↓。

泻药

调节肠道蠕动，用于便秘或使用阿片类药物的患者。

	举例	机制	不良反应
容积性泻药	车前草、甲基纤维素	可溶性纤维促进水向肠腔内转移，形成黏性液体促进蠕动	腹胀
渗透性泻药	氢氧化镁、枸橼酸镁、聚乙二醇、乳果糖	产生渗透压促进水向胃肠道转移。乳果糖也用于治疗肝性脑病：肠道菌群降解乳果糖，形成的代谢产物（乳酸、醋酸）促进氮以NH₄⁺形式排泄	腹泻、脱水，可能被贪食症患者滥用
刺激性泻药	番泻叶	刺激肠道神经→结肠收缩	腹泻、结肠黑色素沉着病
润滑性泻药	多库酯钠	促进粪便中水分和脂肪含量增加	腹泻

阿瑞匹坦

机制	P物质拮抗剂。阻断脑内的神经激肽1（NK₁）受体。
临床应用	用于治疗化疗相关恶心、呕吐。

翻译：王家贤、刘润竹、李嘉瑞、俞亦奇、郭若寒、陈炜

审校：陈咏梅、刘伟、吴东

第四章

血液系统与肿瘤

"You're always somebody's type! (blood type, that is)"
— BloodLink

"All the soarings of my mind begin in my blood."
— Rainer Maria Rilke

"The best blood will at some time get into a fool or a mosquito."
— Austin O'Malley

▶ 血液系统与肿瘤——胚胎学

胎儿红细胞生成	胎儿红细胞生成发生于：
	• 卵黄囊（3~8周）
	• 肝（6周~出生）
	• 脾（10~28周）
	• 骨髓（18周~成年）

血红蛋白的变化	胚胎珠蛋白：ζ及ε
	胎儿血红蛋白（HbF）= $\alpha_2\gamma_2$
	成人血红蛋白（HbA1）= $\alpha_2\beta_2$
	因与2,3–BPG的结合不够紧密，胎儿血红蛋白对O_2的亲和力更高，这使得胎儿血红蛋白可以在胎盘从母亲血红蛋白（HbA1和HbA2）获得O_2。HbA2（$\alpha_2\delta_2$）是一种含量较少的成人血红蛋白。

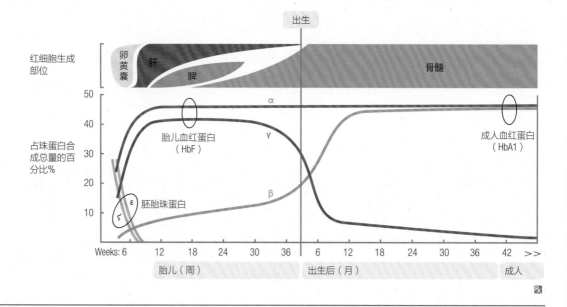

血型

	ABO分型				Rh分型	
	A	B	AB	O	Rh ⊕	Rh ⊖
红细胞类型						
红细胞表面抗原	A ▲	B ●	A和B ▲ ●	无	Rh(D)	无
血浆中的抗体	抗B抗体 IgM	抗A抗体 IgM	无	抗A抗体、抗B抗体 IgM、IgG	无	抗D抗体 IgG
临床相关	接受B或AB型血→溶血反应	接受A或AB型血→溶血反应	红细胞的万能受血者，血浆的万能供血者	接受非O型血→溶血反应 红细胞万能供血者，血浆万能受血者	可接受Rh⊕或Rh⊖血	对孕妇在孕期和产后使用抗D IgG，以防止抗D IgG的形成

新生儿溶血性疾病

又称胎儿成红细胞增多症。

	新生儿Rh溶血病	新生儿ABO溶血病
相互作用	Rh⊖母亲，Rh⊕胎儿。	O型血母亲，A型血或B型血胎儿。
机制	初次妊娠：母亲暴露于胎儿血液（通常在分娩时）→母亲抗D IgG形成。 再次妊娠：抗D IgG通过胎盘→胎儿溶血。	母亲体内已有的抗A和/或抗B IgG抗体穿过胎盘→胎儿溶血。
临床表现	新生儿黄疸、核黄疸、胎儿水肿。	出生后24小时内的新生儿黄疸。与Rh溶血病不同，ABO溶血病可发生在头胎，一般比Rh溶血病的病情轻。
治疗/预防	若胎儿为Rh⊕，在孕晚期和产后早期对孕产妇给予抗D IgG抗体，防止母体产生抗D IgG抗体。	新生儿光疗或换血疗法。

▶ **血液系统与肿瘤——解剖学**

血细胞生成

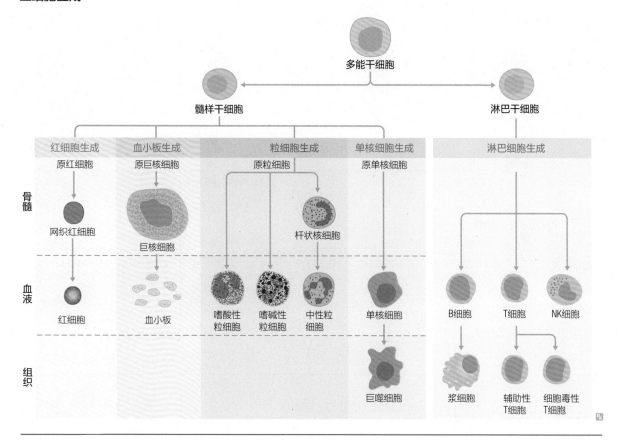

中性粒细胞

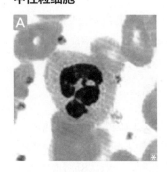

急性炎症反应细胞。细菌感染时数量↑。可吞噬细菌。多叶核 A 。特殊颗粒含有白细胞碱性磷酸酶（LAP）、胶原酶、溶菌酶及乳铁蛋白。嗜天青颗粒（溶酶体）含有蛋白酶、酸性磷酸酶、髓过氧化物酶及β-葡糖醛酸糖苷酶。

在维生素B_{12}或叶酸缺乏症可见多分叶的中性粒细胞（细胞核超过6叶）。

核左移时，杆状核细胞（未成熟的中性粒细胞）↑，反映骨髓增生↑的情况（如细菌感染、慢性粒细胞白血病）。

重要的中性粒细胞趋化因子：C5a、IL-8、白三烯B_4（LTB_4）、激肽释放酶、血小板活化因子。

红细胞

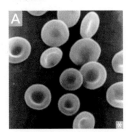

无核、无细胞器、双面形、表面积–体积比高，利于快速气体交换。红细胞将O_2运送到各个组织，并将CO_2运送至肺部 A。寿命120天。能量来源为葡萄糖（90%用于糖酵解，10%用于磷酸己糖旁路）。细胞膜上有Cl^-/HCO_3^-反向转运体，使得红细胞可以排出HCO_3^-并将外周的CO_2转运至肺部排出。

红细胞增多症 = 红细胞比容↑。
红细胞大小不均症 = 红细胞大小不同。
异型红细胞症 = 红细胞形状不同。
网织红细胞 = 未成熟红细胞，反映红细胞增殖情况。
由于有残余核糖体RNA，网织红细胞的瑞氏–吉姆萨染色呈蓝色（多色）。

血小板

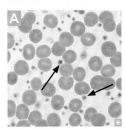

参与初级止血。来自巨核细胞的小细胞质碎片 A。寿命为8~10天。受内皮损伤刺激激活时，血小板聚集，并与纤维蛋白原相互作用，形成血小板栓子。含有致密颗粒（ADP、Ca^{2+}）及α颗粒［血管性假血友病因子（vWF），纤维蛋白原、纤连蛋白、血小板因子4］。约1/3的血小板储存在脾内。

血小板减少症或血小板功能↓导致瘀点。
vWF受体：Gp Ⅰ b。
纤维蛋白原受体：Gp Ⅱ b/ Ⅲ a。
血小板生成素促进巨核细胞增殖。

单核细胞

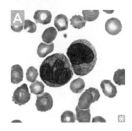

存在于血液中，在组织中分化为巨噬细胞。
细胞体积大，肾形核 A，大量的"毛玻璃"样细胞质。

巨噬细胞

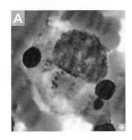

吞噬细菌、细胞碎片和衰老的红细胞。在组织中寿命较长。由血液中的单核细胞分化而来 A。由γ干扰素激活。表达MHC Ⅱ，是抗原呈递细胞。是肉芽肿的重要组成细胞（如结核、结节病）。

不同组织中的名称不同（如肝的Kupffer细胞，结缔组织的组织细胞、皮肤的朗格汉斯细胞、骨组织的破骨细胞、脑的小胶质细胞）。
细菌脂多糖中的脂质A与巨噬细胞的CD14结合，引起感染性休克。

嗜酸性粒细胞

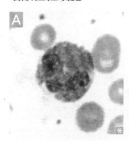

抵御寄生虫感染（主要碱性蛋白）。双叶核。胞质中充满大小均一的嗜酸性颗粒 A。吞噬抗原-抗体复合物的能力较强。产生组胺酶、主要碱性蛋白（MBP，一种寄生虫毒素）、嗜酸性粒细胞过氧化物酶、嗜酸性粒细胞阳离子蛋白以及嗜酸性粒细胞源性神经毒素。

嗜酸性粒细胞增多症见于：寄生虫、哮喘、Churg-Strauss综合征、慢性肾上腺皮质功能不全、骨髓增生性疾病、过敏、肿瘤（如霍奇金淋巴瘤）。

嗜碱性粒细胞

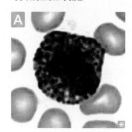

介导过敏反应。致密的碱性颗粒 A 含有肝素（抗凝）和组胺（舒张血管）。需要时合成并释放白三烯。

嗜碱性粒细胞增多不常见。可见于骨髓增生异常，尤其是慢性粒细胞白血病。

肥大细胞

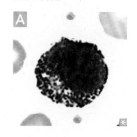

介导局部组织过敏反应。包含嗜碱性颗粒 A。与嗜碱性粒细胞的来源相同，但属于不同的细胞种类。可与IgE的Fc部分在细胞膜上结合。由组织损伤激活，抗原使C3a、C5a、表面IgE交联（IgE受体聚集）→脱颗粒→释放组胺、肝素、类胰蛋白酶以及嗜酸性粒细胞趋化因子。

参与 I 型过敏反应。色甘酸钠可阻止肥大细胞脱颗粒（用于哮喘预防）。万古霉素、阿片类药物和放射性造影剂可引起不依赖IgE的肥大细胞脱颗粒。

树突状细胞

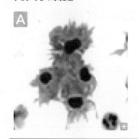

具有较强吞噬能力的抗原呈递细胞 A。在固有免疫系统和适应性免疫系统之间起连接作用。表面表达MHC Ⅱ和Fc受体。

淋巴细胞

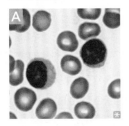

指B细胞、T细胞和NK细胞。T细胞和B细胞介导适应性免疫。NK细胞是固有免疫应答的一部分。细胞核圆形，染色致密；细胞质少，染色浅淡 A。

自然杀伤细胞（NK细胞）

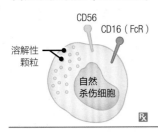

在固有免疫中发挥重要作用，尤其对于细胞内病原体。比B细胞和T细胞体积大，有独特的细胞质溶解颗粒（含有穿孔素及颗粒酶）。这些颗粒一旦释放，可作用于靶细胞，引起细胞凋亡。通过识别细胞表面蛋白来识别健康细胞和被感染的细胞（细胞表面蛋白受到应激、恶性转移或感染诱导）。

B细胞

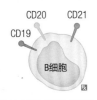

介导体液免疫反应，起源于骨髓中的干细胞并在骨髓中成熟。迁移至外周淋巴组织（淋巴结中的滤泡、脾白髓、无被膜的淋巴组织）。受抗原刺激分化为浆细胞（产生抗体）和记忆细胞。可作为抗原呈递细胞（APC）。

B = 骨髓（Bone marrow）。

T细胞

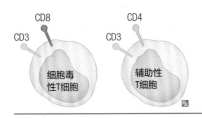

介导细胞免疫反应，起源于骨髓中的干细胞，但在胸腺中成熟。分化为细胞毒性T细胞（表达CD8，识别MHC I）、辅助性T细胞（表达CD4，识别MHC II）以及调节性T细胞。T细胞活化需要CD28（共刺激信号）。循环中的淋巴细胞大多为T细胞（80%）。

T = 胸腺（Thymus）
$CD4^+$ 辅助性T细胞是HIV的主要靶细胞。
MHC II × CD4 = 8；
MHC I × CD8 = 8。

浆细胞

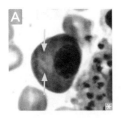

产生大量针对某一特定抗原的抗体。核偏位，染色质呈"钟面"状，丰富的粗面内质网以及发达的高尔基复合体（A 中箭头所指）。见于骨髓中，一般不参与外周血循环。

多发性骨髓瘤是恶性浆细胞病。

▶ 血液系统与肿瘤——生理学

血红蛋白电泳

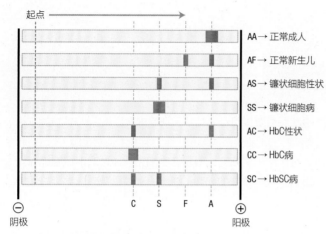

A: 正常血红蛋白 β链
F: 正常血红蛋白 γ链
S: 镰状细胞血红蛋白 β链
C: 血红蛋白C β链

凝胶电泳时，血红蛋白从带负电的阴极迁移至带正电的阳极。HbA迁移的速度最远，其次是HbF，再次为HbS，最后是HbC。这是因为血红蛋白发生错义突变，导致HbS和HbC分别由缬氨酸（不带电）和赖氨酸（带正电）取代了谷氨酸（带负电），使得HbS和HbC比HbA带更多的正电。

血小板止血栓形成（一期止血）

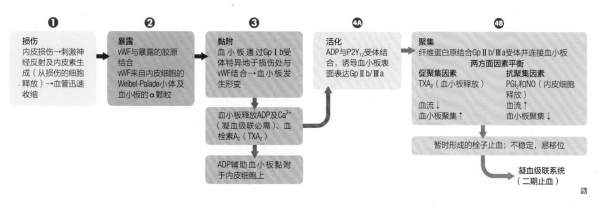

❶ **损伤**
内皮损伤→刺激神经反射及内皮素生成（从损伤的细胞释放）→血管迅速收缩

❷ **暴露**
vWF与暴露的胶原结合
vWF来自内皮细胞的Weibel-Palade小体及血小板的α颗粒

❸ **黏附**
血小板通过GpⅠb受体特异地于损伤处与vWF结合→血小板发生形变

血小板释放ADP及Ca^{2+}（凝血级联必需）、血栓素A_2（TXA_2）

ADP辅助血小板黏附于内皮细胞上

❹A **活化**
ADP与P2Y$_{12}$受体结合，诱导血小板表面表达GpⅡb/Ⅲa

❹B **聚集**
纤维蛋白原结合GpⅡb/Ⅲa受体并连接血小板
两方面因素平衡

促聚集素	抗聚集因素
TXA_2（血小板释放）	PGI_2和NO（内皮细胞释放）
血流↓	血流↑
血小板聚集↑	血小板聚集↓

暂时形成的栓子止血；不稳定，易移位

凝血级联系统（二期止血）

血栓形成

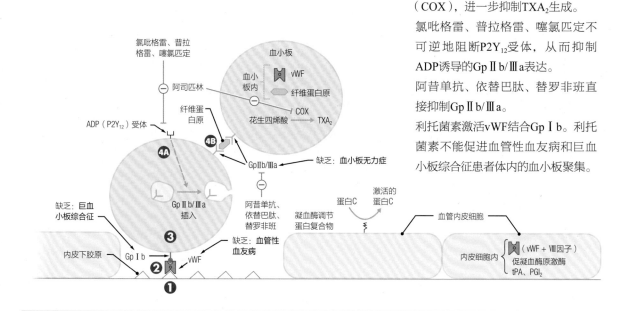

氯吡格雷、普拉格雷、噻氯匹定
阿司匹林
血小板
血小板内 vWF 纤维蛋白原
COX
ADP（P2Y$_{12}$）受体
花生四烯酸 → TXA_2
纤维蛋白原
❹A ❹B
缺乏：血小板无力症
GpⅡb/Ⅲa
缺乏：巨血小板综合征
GpⅡb/Ⅲa插入
阿昔单抗、依替巴肽、替罗非班
蛋白C
激活的蛋白C
血管内皮细胞
❸
缺乏：血管性血友病
内皮下胶原 GpⅠb vWF
凝血酶调节蛋白复合物
内皮细胞内
(vWF + Ⅷ因子)
促凝血酶原激酶
tPA、PGI$_2$
❷ ❶

形成不溶性的纤维蛋白网。

阿司匹林不可逆地抑制环氧合酶（COX），进一步抑制TXA_2生成。

氯吡格雷、普拉格雷、噻氯匹定不可逆地阻断P2Y$_{12}$受体，从而抑制ADP诱导的GpⅡb/Ⅲa表达。

阿昔单抗、依替巴肽、替罗非班直接抑制GpⅡb/Ⅲa。

利托菌素激活vWF结合GpⅠb。利托菌素不能促进血管性血友病和巨血小板综合征患者体内的血小板聚集。

凝血和激肽通路

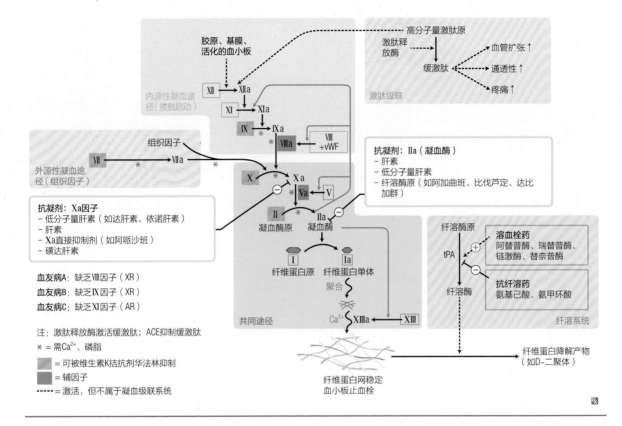

维生素K依赖的凝血成分

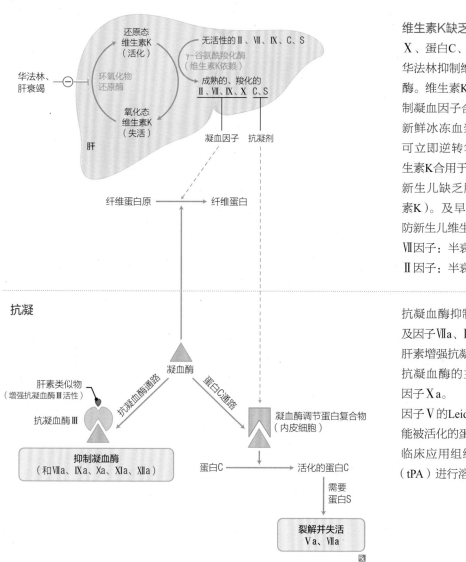

促凝

华法林、肝衰竭 —⊖—

还原态维生素K（活化）

环氧化物还原酶

氧化态维生素K（失活）

肝

γ-谷氨酰羧化酶（维生素K依赖）

无活性的 Ⅱ、Ⅶ、Ⅸ、C、S

成熟的、羧化的 Ⅱ、Ⅶ、Ⅸ、X C、S

凝血因子　抗凝剂

纤维蛋白原 ⟶ 纤维蛋白

抗凝

凝血酶

抗凝血酶通路　蛋白C通路

肝素类似物（增强抗凝血酶Ⅲ活性）

抗凝血酶Ⅲ

抑制凝血酶（和Ⅶa、Ⅸa、Xa、XIa、XIIa）

凝血酶调节蛋白复合物（内皮细胞）

蛋白C ⟶ 活化的蛋白C

需要蛋白S

裂解并失活 Va、Ⅶa

维生素K缺乏：因子Ⅱ、Ⅶ、Ⅸ、X、蛋白C、蛋白S合成↓。

华法林抑制维生素K环氧化物还原酶。维生素K可以逆转华法林的抑制凝血因子合成的作用（延迟）。新鲜冰冻血浆或凝血酶原复合物可立即逆转华法林的作用，与维生素K合用于严重出血。

新生儿缺乏肠道细菌（产生维生素K）。及早注射维生素K可以预防新生儿维生素K缺乏/凝血疾病。

Ⅶ因子：半衰期最短。

Ⅱ因子：半衰期最长。

抗凝血酶抑制凝血酶（因子Ⅱa）及因子Ⅶa、Ⅸa、Xa、XIa、XIIa。肝素增强抗凝血酶的活性。

抗凝血酶的主要靶点：凝血酶和因子Xa。

因子V的Leiden突变，使因子V不能被活化的蛋白C灭活。

临床应用组织型纤溶酶原激活物（tPA）进行溶栓治疗。

▶ 血液系统与肿瘤——病理学

病态红细胞形态

类型	示例	有关疾病	说明
棘形红细胞 A	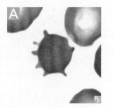	肝病、无β脂蛋白血症（胆固醇代谢异常）。	
泪滴形红细胞 B	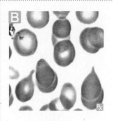	骨髓浸润（如骨髓纤维化）、地中海贫血。	红细胞"泪滴形"是由于红细胞从骨髓的"家"中出来时受到机械挤压。
咬痕细胞 C	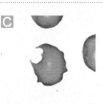	G6PD缺陷。	由脾的巨噬细胞去除红细胞内Heinz小体（变性的血红蛋白颗粒）造成。
棘刺细胞 D	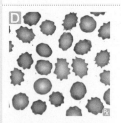	终末期肾病、肝病、丙酮酸激酶缺乏症。	棘刺细胞的突起均一且小，与棘形红细胞不同。
椭圆形红细胞 E	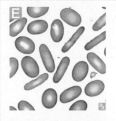	遗传性椭圆形红细胞增多症，通常无症状。因编码红细胞膜蛋白（如血影蛋白）的基因突变引起。	
巨卵圆形红细胞 F	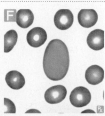	巨幼细胞贫血（伴中性粒细胞多分叶）。	

病态红细胞形态（续）

类型	示例	有关疾病	说明
环形铁粒幼红细胞 G		铁粒幼细胞贫血。线粒体内过多铁沉积（核周环形）。	见于骨髓涂片普鲁士蓝染色，而嗜碱性点彩颗粒见于外周血。
红细胞碎片 H		微血管病性溶血性贫血，包括DIC、TTP/HUS、HELLP综合征、机械性溶血（如心脏瓣膜修复术后）。	破碎的红细胞（如盔形细胞）。
镰状细胞 I		镰状细胞贫血。	脱水、低氧、高海拔可导致镰状变形。
球形红细胞 J		遗传性球形红细胞增多症，药物及感染诱发的溶血性贫血。	细胞小、球形，中心淡染区消失。
靶形红细胞 K		血红蛋白C病、无脾、肝病、地中海贫血。	

红细胞内容物

类型	示例	有关疾病	说明
嗜碱性点彩颗粒 A		铁粒幼细胞贫血（如铅中毒、骨髓增生异常综合征）、地中海贫血。	主要见于外周血涂片，与环形铁粒幼红细胞见于骨髓涂片不同。 是核糖体沉淀物的聚集，不含铁（与含铁小体不同）。
Heinz小体 B		见于G6PD缺乏症。	氧化应激→Hb变性沉淀（Heinz小体）。吞噬细胞去除Heinz小体→咬痕细胞。
Howell-Jolly小体 C		见于脾功能低下或无脾。	红细胞内可见嗜碱性核残留。Howell-Jolly小体由脾的巨噬细胞从红细胞中去除。
含铁小体 D		铁粒幼红细胞内的嗜碱性含铁颗粒，见于铁粒幼细胞贫血。	与嗜碱性点彩颗粒（由核糖体沉淀形成/不含铁）及Heinz小体（含铁/变性的血红蛋白）不同。

贫血

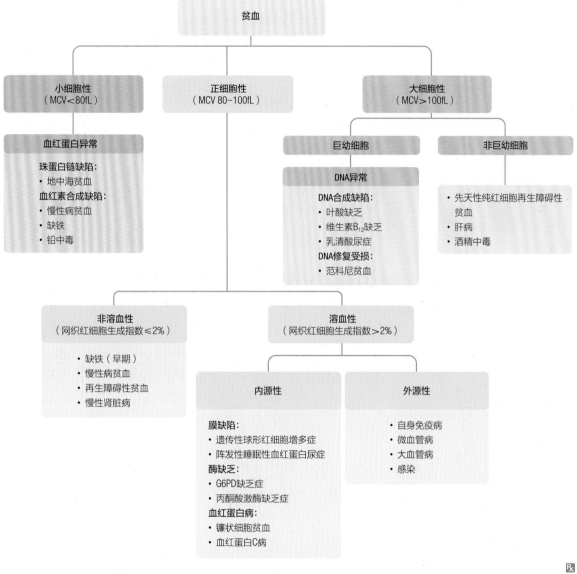

小细胞、低色素性贫血	平均红细胞体积（MCV）<80fL。

缺铁性贫血

由于慢性出血（如胃肠道丢失、月经过多）、营养不良、铁吸收障碍、胃肠道手术（如胃切除术）导致的铁↓，或铁需求↑（如妊娠）→血红素合成的最终步骤↓。

实验室检查：血清铁↓，总铁结合力（TIBC）↑，铁蛋白↓，游离红细胞原卟啉↑，红细胞体积分布宽度↑。红细胞形态呈现小细胞低色素性（中央淡染区扩大）$\boxed{A}$。

症状：乏力、结膜苍白 $\boxed{B}$、异食癖（持续性渴望和强迫性食用非可食性物质）、勺状甲（反甲）。

可有舌炎、唇干裂、Plummer-Vinson综合征（三联征：缺铁性贫血、食管蹼、吞咽困难）。

α-地中海贫血

α-珠蛋白基因缺失→α-珠蛋白合成↓。顺式缺失（缺失发生在同一染色体上）常见于亚洲人，反式缺失（缺失发生在不同的染色体上）常见于非洲人。正常为αα/αα。

缺失的α-珠蛋白基因数	疾病	临床结局
1（αα/α-）	极轻度α-地中海贫血。	无贫血（隐性携带者）。
2（α-/α-，反式）或（αα/--，顺式）	轻度α-地中海贫血。	轻度小细胞低色素性贫血。顺式缺失可导致携带者的后代临床症状加重。
3（--/-α）	血红蛋白H病。过量的β珠蛋白形成β_4四聚体。	中度到重度小细胞低色素性贫血。
4（--/--）	血红蛋白巴氏病。无α血红蛋白，过量的γ珠蛋白形成γ_4四聚体。	胎儿水肿；无法生存。

β-地中海贫血

剪接位点和启动子序列发生点突变→β-珠蛋白合成↓。普遍存在于地中海种族中。

轻型β-地中海贫血（杂合子）：β链低表达。通常无症状。确诊：电泳HbA_2↑（>3.5%）。

重型β-地中海贫血（纯合子）：β链缺失→严重的小细胞低色素性贫血，可见靶形细胞和异形红细胞 $\boxed{C}$，需要输血治疗（继发性血色病）。骨髓扩张（颅骨X线可见"竖发征"）→骨骼畸形（如"花栗鼠"面容）。髓外造血→肝脾大。细小病毒B19感染引发再障危象风险↑。HbF（$\alpha_2\gamma_2$）↑、HbA_2（$\alpha_2\delta_2$）↑。HbF对婴儿具有保护作用，当胎儿血红蛋白在出生6个月后减少时开始出现症状。

镰状血红蛋白/β-地中海贫血杂合：可出现轻度至中度镰状细胞贫血，取决于β珠蛋白的量。

小细胞、低色素性贫血（续）

铅中毒	铅抑制亚铁螯合酶和氨基乙酰丙酸（ALA）脱水酶→血红素合成↓，红细胞内原卟啉↑。同时抑制rRNA降解→红细胞内rRNA的聚集（嗜碱性点彩）。 临床表现： • 牙龈可见铅线［伯顿线（Burton lines）］，X线检查可在长骨干骺端见到铅线 • 脑病 • 腹部绞痛 • 铁粒幼细胞贫血，红细胞嗜碱性点彩 • 垂腕、垂踝 一线治疗：二巯丙醇，乙二胺四乙酸（EDTA）。 二巯丁二酸可用于儿童的螯合治疗。
铁粒幼细胞贫血	病因：遗传性（如X连锁的ALA合成酶基因缺失）、获得性（骨髓增生异常综合征），可逆性［酒精最常见，还有铅中毒、维生素B_6缺乏、铜缺乏、药物（如异烟肼、利奈唑胺）］。 实验室检查：铁离子↑，总铁结合力正常/↓，铁蛋白↑。骨髓可见环形铁粒幼细胞（幼红细胞核周因线粒体内铁沉积，普鲁士蓝染色阳性） 。外周血涂片：可见嗜碱性点彩红细胞。 治疗：吡哆醇（维生素B_6，为ALA合成酶的辅因子）。

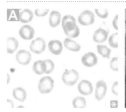
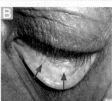
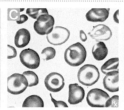
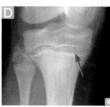
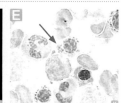

大红细胞性贫血	平均红细胞体积（MCV）＞100fL	
	病因	临床表现
巨幼细胞贫血 	DNA合成受损→骨髓中前体细胞核的成熟，相对滞后于细胞质的成熟。	红细胞体积增大、中性粒细胞多分叶🅰、舌炎。
叶酸缺乏	病因：营养不良（如酗酒）、吸收不良、药物（如甲氨蝶呤、甲氧苄啶、苯妥英）、需求↑（如溶血性贫血、妊娠）。	同型半胱氨酸↑、甲基丙二酸正常。**没有神经系统症状**（与B₁₂缺乏不同）。
维生素B₁₂（钴胺素）缺乏	病因：恶性贫血、吸收不良（如克罗恩病）、胰腺功能不全、胃切除术、摄入不足（如绝对素食者）、阔节裂头绦虫病（鱼绦虫）。	同型半胱氨酸↑、甲基丙二酸↑。 **神经系统症状**：可逆性痴呆、亚急性联合变性（由于B₁₂参与脂肪酸途径和髓磷脂合成）：脊髓小脑束，皮质脊髓侧束，背索功能障碍。 传统诊断为Schilling试验，是一个4阶段试验，协助确定病因是饮食不足还是吸收不良。 由于肝能够储存B₁₂，因此需要数年的摄入不足才会发展为贫血（不同于叶酸不足）。
乳清酸尿症	由于尿苷一磷酸（UMP）合酶缺陷，无法将乳清酸转化为UMP（嘧啶的从头合成途径）。常染色体隐性遗传。	尿中乳清酸增多。 儿童表现为生长不良、发育迟缓，以及补充叶酸和B₁₂无效的巨幼细胞贫血。没有高氨血症（与鸟氨酸转氨甲酰酶缺乏症不同——乳清酸↑伴高氨血症）。 治疗：补充UMP或尿苷三乙酸酯，以绕过突变酶。
非巨幼细胞贫血	DNA合成正常的大细胞贫血。 病因：酗酒、肝病。	红细胞体积增大，但没有多分叶的中性粒细胞。
先天性纯红细胞再生障碍性贫血（Diamond-Blackfan贫血）	由于红系前体细胞内在缺陷，出生1年内迅速发病。	胎儿血红蛋白比例↑（但总血红蛋白↓）。身材矮小、颜面畸形、高达50%的病例有上肢远端畸形（拇指三指节畸形）。

正细胞正色素性贫血	正细胞正色素性贫血可分为非溶血性或溶血性。溶血性贫血可进一步根据溶血的原因（红细胞内源性或外源性因素）和溶血的位置（血管内或血管外溶血）进行分类。溶血可导致乳酸脱氢酶（LDH）、网织红细胞、非结合胆红素、色素性胆结石和尿中的尿胆原增加。
血管内溶血	实验室检查：触珠蛋白↓，血涂片中红细胞碎片↑。特征性的血红蛋白尿、含铁血黄素尿和尿中尿胆原增加。常见原因是机械溶血（如人工心脏瓣膜）、阵发性睡眠性血红蛋白尿症、微血管病性溶血性贫血。
血管外溶血	脾中的巨噬细胞清除红细胞。外周血涂片可见球形细胞（最常见的是遗传性球形红细胞增多症和自身免疫性溶血性贫血），无血红蛋白尿/含铁血黄素尿。可有尿中尿胆原增加。

非溶血性正细胞性贫血

	病因	临床表现
慢性病贫血	炎症（如IL-6↑）→铁调素↑（由肝分泌，在肠黏膜细胞及巨噬细胞结合铁转运蛋白，从而抑制铁转运）→巨噬细胞释放铁↓及肠道吸收铁↓。见于慢性感染、肿瘤、慢性肾脏病和自身免疫病（如系统性红斑狼疮、类风湿关节炎）。	铁↓、总铁结合力↓，铁蛋白↑。红细胞正细胞性或小细胞性。 治疗：寻找炎症的病因，输血需慎重，可考虑使用刺激红细胞生成药物如EPO（如慢性肾脏病）。
再生障碍性贫血 	因造血干细胞生成障碍或受损导致，病因有： • 辐射和药物（如苯、氯霉素、烷化剂、抗代谢药） • 病毒感染（EB病毒、HIV、肝炎病毒） • 范科尼贫血（DNA修复缺陷导致骨髓衰竭；正细胞或大细胞性贫血），伴有身材矮小，肿瘤/白血病的发病率↑，牛奶咖啡斑，拇指/桡骨缺陷 • 特发性（免疫介导、原发性干细胞缺陷）；可发生于急性肝炎之后（肝炎后再生障碍性贫血）	网织红细胞计数↓，EPO↑。 以贫血、白细胞减少和血小板减少为特点的全血细胞减少（不要与再障危象混淆，后者仅导致贫血）。细胞形态正常，但骨髓增生低下、脂肪化 A（骨髓干抽）。 症状：疲劳、乏力，苍白、紫癜、黏膜出血、瘀斑、感染。 治疗：停用可疑药物，免疫抑制治疗（如抗胸腺细胞球蛋白、环孢素）、同种异体骨髓移植、输红细胞/血小板、促进骨髓造血药物[如粒细胞-巨噬细胞集落刺激因子（GM-CSF）]。

红细胞内源性因素所致的溶血性贫血

	病因	临床表现
遗传性球形红细胞增多症	红细胞膜骨架与细胞膜的垂直连接蛋白缺陷（如锚蛋白、带3蛋白、带4.2蛋白、血影蛋白），导致血管外溶血。多为常染色体显性遗传。 小而圆的红细胞，表面积较小，没有淡染区［平均红细胞血红蛋白浓度（MCHC）↑］→红细胞过早被脾清除。	脾大、再障危象（细小病毒B19感染）。 实验室检查：伊红-5-马来酰亚胺（EMA）结合试验的红细胞平均荧光强度↓、渗透脆性试验脆性↑。红细胞MCV正常或↓。 治疗：脾切除术。
葡糖-6-磷酸脱氢酶缺乏症（G6PD）	G6PD缺陷→NADPH↓→还原型谷胱甘肽↓→红细胞对氧化应激的敏感性↑（如磺胺类药物、抗疟药、感染、蚕豆）→溶血。引起血管外和血管内溶血。X连锁隐性遗传。	背痛，氧化应激后数日出现血红蛋白尿。 实验室检查：血涂片可见Heinz小体及咬痕红细胞。
丙酮酸激酶缺乏症	常染色体隐性遗传。丙酮酸激酶缺陷→ATP↓→僵硬的红细胞→血管外溶血。2,3双磷酸甘油酸（2,3-BPG）升高→血红蛋白对O_2的亲和力↓。	新生儿溶血性贫血。
阵发性睡眠性血红蛋白尿症	补体介导的血管内溶血↑［获得性*PIGA*基因突变→糖化磷脂酰肌醇（GPI）锚定蛋白合成障碍，衰变加速因子（DAF/CD55）及反应性溶血膜抑制物（MIRL/CD59）缺失，导致红细胞膜易被补体破坏］。为造血干细胞获得性突变。 急性白血病的发病率↑。	与再生障碍性贫血有关。 三联征：Coombs⊖溶血性贫血、全血细胞减少、静脉血栓形成（如Budd-Chiari综合征）。 患者可出现红色或酱油色尿。 实验室检查：流式细胞仪检测到CD55/59⊖红细胞。 治疗：依库珠单抗（靶向药，特异性键合末端补体蛋白C5）。
镰状细胞贫血 	镰状血红蛋白（HbS）点突变导致β链的单个氨基酸被取代（用缬氨酸取代谷氨酸）。引起血管外和血管内溶血。 病理机制：低氧、高海拔或酸中毒导致镰变（脱氧HbS聚合物）→贫血、血管闭塞性疾病。新生儿的HbF↑及HbS↓，出生时无症状。 杂合子（镰状细胞性状）对疟疾有抗性。 镰状细胞是新月形的红细胞 Ⓐ。由于红骨髓过度增生，颅骨X线显示"竖发征"（地中海贫血也有此表现）。	镰状细胞病的并发症： • 再障危象（细小病毒B19所致的一过性红系造血停滞） • 脾切除术（Howell-Jolly体）→感染有荚膜细菌的风险↑（如肺炎链球菌） • 脾梗死/脾隔离危象 • 沙门菌性骨髓炎 • 痛性血管阻塞危象：指趾炎（手/足肿痛）、阴茎异常勃起、急性胸痛综合征（呼吸窘迫，X线显示肺部新发浸润，为常见的死亡原因）、缺血性坏死、卒中 • 红细胞在肾髓质镰变（氧分压↓）→肾乳头坏死→血尿 诊断：血红蛋白电泳。 治疗：羟基脲（HbF↑），水化。
血红蛋白C病（HbC）	β-珠蛋白中的谷氨酸被赖氨酸取代。	HbSC患者（两种突变基因各有1个）的病情比HbSS患者轻。 纯合子患者的血涂片：红细胞内可见血红蛋白结晶，靶形细胞。

红细胞外源性因素所致的溶血性贫血

	病因	临床表现
自身免疫性溶血性贫血 	温反应性抗体型（IgG）——系统性红斑狼疮、慢性淋巴细胞白血病（CLL）及某些药物（如α-甲基多巴）的慢性贫血。记忆法：高（Gao）温-IgG。 冷凝集素病（IgM及补体）——寒冷诱发急性溶血。见于CLL、肺炎支原体感染和传染性单核细胞增多症。红细胞凝集 A 导致肢端遇冷疼痛，可出现蓝色指/趾。很多温抗体型和冷抗体型自身免疫性贫血都是特发的。	自身免疫性溶血性贫血通常Coombs试验⊕。 直接Coombs试验——抗Ig抗体（Coombs试剂）加到患者的红细胞中。如果红细胞表面有抗红细胞抗体，红细胞发生凝集。 间接Coombs试验——正常红细胞加入到患者血清中。如果血清中具有抗红细胞表面抗体，加入Coombs试剂后红细胞发生凝集。

	患者成分	试剂	→结果⊕（凝集）	结果⊖（不凝集）
直接Coombs试验	红细胞（可能有抗红细胞抗体）	抗人球蛋白（Coombs试剂）	结果⊕ 存在抗红细胞抗体	结果⊖ 不存在抗红细胞抗体
间接Coombs试验	患者血清（可能有抗供者红细胞抗体）	供者红细胞 / 抗人球蛋白（Coombs试剂）	结果⊕ 存在抗供者红细胞抗体	结果⊖ 不存在抗供者红细胞抗体

微血管病性溶血性贫血	发病机制：红细胞在通过阻塞的或狭窄的毛细血管腔时受损。 见于弥散性血管内凝血（DIC）、血栓性血小板减少性紫癜（TTP）/溶血性尿毒症综合征（HUS）、系统性红斑狼疮（SLE）、HELLP综合征、高血压急症。	由于机械损伤，外周血涂片可见红细胞碎片（如盔形细胞）。
大血管病性溶血性贫血	人工心脏瓣膜和主动脉瓣狭窄也可引起继发于红细胞机械破坏的溶血性贫血。	外周血涂片可见红细胞碎片。
感染	红细胞破坏↑（如疟疾、巴贝虫病）。	

铁检查的解读

	铁缺乏	慢性病	血色病	妊娠/口服避孕药
血清铁	↓	↓	↑	—
转铁蛋白或总铁结合力（TIBC）	↑	↓[a]	↓	↑
铁蛋白	↓	↑	↑	—
转铁蛋白饱和度%（血清铁/总铁结合力）	↓↓	—	↑↑	↓

↑↓ = 原发改变。

转铁蛋白——在血液中运输铁。

总铁结合力（TIBC）——间接测量的转铁蛋白。

铁蛋白——体内主要的储存铁的蛋白。

[a]进化推理——病原体利用循环铁生长。机体采用铁存储在机体细胞内的方式以防止病原体利用循环铁。

白细胞减少

细胞种类	细胞计数	病因
中性粒细胞减少	中性粒细胞绝对值<1 500个/mm³。中性粒细胞<500个/mm³时极易发生严重感染。	败血症/感染后、药物（包括化疗）、再生障碍性贫血、系统性红斑狼疮、辐射。
淋巴细胞减少	淋巴细胞绝对值<1 500个/mm³（儿童<3 000个/mm³）。	HIV、DiGeorge综合征、重度联合免疫缺陷病（SCID）、系统性红斑狼疮、皮质类固醇[1]、辐射、败血症、手术后。
嗜酸性粒细胞减少	嗜酸性粒细胞绝对值<30个/mm³。	Cushing综合征、皮质类固醇[1]。

[1]皮质类固醇引起嗜酸性粒细胞减少和淋巴细胞减少，但引起中性粒细胞增多。皮质类固醇使得中性粒细胞黏附分子激活↓，降低从血管迁移到炎症部位的能力。相反，皮质类固醇将嗜酸性粒细胞隔离在淋巴结中，并引起淋巴细胞凋亡。

中性粒细胞核左移	外周血中出现中性粒细胞的前体细胞↑，如杆状核粒细胞和晚幼粒细胞。常见于感染或炎症的急性反应，伴有中性粒细胞增多。当核左移伴有未成熟红细胞时，称为幼白-幼红细胞反应（leukoerythroblastic reaction），见于严重贫血（生理反应）或骨髓反应（如纤维化、肿瘤占据骨髓）。	左移是指在成熟过程中向较不成熟的细胞偏移。

血红素合成、卟啉病和铅中毒	卟啉病是遗传性或获得性血红素合成缺陷疾病，引起血红素前体的积聚。铅抑制血红素合成中所需的特定酶，引起类似症状。

疾病	受累的酶	积聚的物质	症状
铅中毒	亚铁螯合酶和氨基乙酰丙酸（ALA）脱水酶	原卟啉、ALA（血）	小细胞性贫血（外周血涂片可见嗜碱性点彩 A、骨髓中有环形铁粒幼红细胞）、胃肠道和肾脏疾病。 儿童——含铅油漆暴露→精神呆滞。 成人——环境暴露（例如：电池、弹药）→头痛、失忆、脱髓鞘。
急性间歇性卟啉病	卟胆原脱氨酶，曾称为尿卟啉原Ⅰ合成酶（常染色体显性突变）	卟胆原、ALA	症状： • 腹痛 • 葡萄酒色尿 • 多神经病 • 精神障碍 诱因：药物（如细胞色素P-450诱导剂）、酒精、饥饿。 治疗：高铁血红素和葡萄糖。
迟发性皮肤卟啉病	尿卟啉原脱羧酶	尿卟啉（茶色尿）	皮肤光敏性皮疹和色素沉着 B。 是最常见的卟啉病。饮酒可加重。 丙型肝炎可引发此病。 治疗：静脉放血、避光防护、抗疟药（如羟氯喹）。

部位	中间产物	酶	疾病
线粒体	甘氨酸 + 琥珀酰辅酶A B_6 ⊣⊖ 葡萄糖、高铁血红素 氨基乙酰丙酸	氨基乙酰丙酸合成酶（限速步骤）	铁粒幼细胞贫血（X连锁）
	卟胆原	氨基乙酰丙酸脱水酶	铅中毒
		卟胆原脱氨酶	急性间歇性卟啉病
细胞质	羟甲基胆素 尿卟啉原Ⅲ		
	粪卟啉原Ⅲ	尿卟啉原脱羧酶	迟发性皮肤卟啉病
线粒体	原卟啉 Fe^{2+} 血红素	亚铁螯合酶	铅中毒

血红素↓→ALA合成酶活性↑
血红素↑→ALA合成酶活性↓

铁中毒

	急性	慢性
病因	儿童意外摄入的死亡率高（成人铁剂可能看起来像糖果）。	见于原发性（遗传性）或继发性（如因地中海贫血或镰状细胞贫血长期输血）血色病。
机制	自由基形成和膜脂过氧化，引起细胞死亡。	
症状/体征	腹痛、呕吐、胃肠道出血。X线可见不透射线的药片。可进展为阴离子间隙增高型代谢性酸中毒和多器官衰竭。可引起瘢痕形成，导致胃肠道梗阻。	关节病、肝硬化、心肌病、糖尿病、性腺功能减退。
治疗	螯合剂（如去铁胺、地拉罗司）、洗胃。	静脉放血（患者无贫血）或螯合剂。

凝血功能障碍

PT——共同途径与外源性途径的功能试验（Ⅰ、Ⅱ、Ⅴ、Ⅶ和Ⅹ因子）。缺陷→PT↑。

INR（国际标准化比值）——通过PT计算得出。1 = 正常，>1 = 延长。华法林延长INR，INR是使用华法林的患者随访时最常用的检查。

APTT——共同途径与内源性途径的功能试验（除Ⅶ和ⅩⅢ因子外的全部因子）。缺陷→APTT↑。记忆法：A[ei]PTT = 内[nei]源性

凝血功能障碍可因凝血因子缺乏或获得性抑制剂导致。可用纠正试验诊断（在患者血浆中加入正常血浆）。凝血因子缺乏可被纠正（PT或APTT恢复到正常范围），而因子抑制剂不能被纠正。

疾病	PT	APTT	机制和说明
血友病A、B或C 	—	↑	内源性凝血途径缺陷（APTT↑） • A：Ⅷ因子缺乏，X连锁隐性 • B：Ⅸ因子缺乏；X连锁隐性 • C：Ⅺ因子缺乏；常染色体隐性 血友病的出血——关节血肿（血流入关节，如膝关节 ）、易青紫、创伤或术后出血（如牙科手术）。 治疗：去氨加压素 + Ⅷ因子浓缩物（A）、Ⅸ因子浓缩物（B）、Ⅺ因子浓缩物（C）。
维生素K缺乏	↑	↑	普遍凝血缺陷。出血时间正常。 Ⅱ、Ⅶ、Ⅸ、Ⅹ因子、蛋白C和蛋白S的活性↓

血小板疾病 所有血小板疾病均有出血时间（BT）↑、黏膜出血和微出血（如瘀点、鼻出血）。血小板数量（PC）通常减少，但在血小板质量异常时数量可正常。

疾病	PC	BT	说明
巨大血小板综合征	—/↓	↑	黏附缺陷。GpⅠb↓→血小板与vWF的黏附↓。 实验室检查：利托菌素试验异常、巨大血小板。
血小板无力症	—	↑	聚集缺陷。GpⅡb/Ⅲa↓（整合素$\alpha_{IIb}\beta_3$↓）→血小板之间聚集↓，血小板栓子形成缺陷。 实验室检查：血涂片显示无血小板聚集。
免疫性血小板减少症（ITP）	↓	↑	血小板在脾内被破坏。抗GpⅡb/Ⅲa抗体→脾巨噬细胞吞噬血小板。可以是特发的，或继发于自身免疫病（如系统性红斑狼疮）、病毒性疾病（如HIV、HCV）、恶性肿瘤（如慢性淋巴细胞白血病）或药物反应。 实验室检查：骨髓活检示巨核细胞↑、血小板数量↓。 治疗：类固醇激素、静脉注射用免疫球蛋白（IVIG）、利妥昔单抗、血小板生成素（TPO）受体激动剂（如艾曲泊帕、罗米司亭），或对难治性ITP行脾切除术。
血栓性血小板减少性紫癜（TTP）和溶血性尿毒症综合征（HUS）	↓	↑	两者在症状学上有明显重叠。 病理生理学： • TTP：ADAMTS13（一种vWF金属蛋白酶）受抑制或缺乏→vWF多聚体降解↓→大vWF多聚体↑→血小板黏附和聚集↑（微血栓形成）。 • HUS：常因肠出血性大肠埃希菌（EHEC，血清型O157：H7）感染产生的类志贺毒素引起。非典型溶血性尿毒症综合征（aHUS）是由补体基因突变或自身免疫反应引起。 表现：血小板减少、微血管病性溶血性贫血、急性肾损伤三联征。同时： • TTP：五联征（三联征＋发热＋神经症状）。 • HUS：血性腹泻史。 流行病学： • TTP：常见于女性。 • HUS：常见于儿童。 实验室检查：血小板数量↓、溶血性贫血（如红细胞碎片、LDH↑）。PT/APTT正常有助于将HUS和TTP（凝血途径未被激活）与DIC（凝血途径被激活）区分开来。 治疗：血浆置换、类固醇激素、利妥昔单抗。

混合性血小板和凝血功能障碍

疾病	PC	BT	PT	APTT	说明
血管性血友病（von Willebrand病）	—	↑	—	—/↑	内源性凝血途径缺陷：vWF↓→APTT↑（vWF携带/保护Ⅷ因子）。 血小板栓子形成缺陷：vWF↓→血小板与vWF黏附缺陷。 常染色显性遗传。是最常见的遗传出血性疾病。症状轻微。利托菌素辅因子试验无血小板聚集。 治疗：去氨加压素（可释放储存在内皮细胞内的vWF）。
弥散性血管内凝血（DIC）	↓	↑	↑	↑	广泛的凝血激活→凝血因子缺乏→出血状态。 病因：蛇咬伤、脓毒症（革兰氏阴性菌）、创伤、妊娠并发症、急性胰腺炎、恶性肿瘤、肾病综合征、输血。 实验室检查：红细胞碎片、纤维蛋白降解产物（D-二聚体）↑、纤维蛋白原↓、Ⅴ和Ⅷ因子↓。

遗传性血栓形成综合征，导致高凝

疾病	描述
抗凝血酶缺乏症	遗传性抗凝血酶缺乏：对PT、APTT或凝血酶时间无直接影响，但肝素使用后APTT无延长。 也可为获得性：肾衰竭/肾病综合征→抗凝血酶从尿液丢失→对Ⅱa和Ⅹa因子的抑制↓。
莱顿Ⅴ因子	Ⅴ因子的基因突变（鸟嘌呤→腺嘌呤DNA点突变→邻近裂解位点的Arg506Gln突变）。活化蛋白C不能降解突变的Ⅴ因子。高加索人遗传性高凝最常见的原因。并发症有深静脉血栓形成、大脑静脉血栓形成、复发性流产。
蛋白C或蛋白S缺乏症	Ⅴa和Ⅷa因子灭活↓。使用华法林后皮肤血栓性坏死和出血的风险↑。
凝血酶原基因突变	3'端非翻译区突变→凝血酶原产生↑→血浆凝血酶原↑，静脉血栓。

输血治疗

成分	剂量效应	临床应用
浓缩红细胞	使Hb和携氧能力↑。	急性失血、严重贫血。
血小板	使血小板数量↑（↑~5 000/mm³/单位）。	大量出血的止血治疗（血小板减少症、血小板质量缺陷）。
新鲜冰冻血浆（FFP）/凝血酶原复合物浓缩物（PCC）	使凝血因子水平↑。新鲜冰冻血浆含有所有凝血因子和血浆蛋白。凝血酶原复合物浓缩物一般只含有Ⅱ、Ⅶ、Ⅸ和Ⅹ因子，以及蛋白C和蛋白S。	肝硬化、快速逆转抗凝作用。
冷沉淀	含有纤维蛋白原、Ⅷ因子、ⅩⅢ因子、vWF和纤连蛋白。	凝血因子缺乏，包括纤维蛋白原缺乏和Ⅷ因子缺乏。

输血风险有：输血感染（低）、输血反应、铁过量（可引起继发性血色病）、低钙血症（枸橼酸是Ca^{2+}螯合剂）和高钾血症（库存血的红细胞溶解）。

白血病vs淋巴瘤

白血病	淋系或髓系肿瘤，广泛累及骨髓。外周血常可见肿瘤细胞。
淋巴瘤	起源于淋巴结的分散的占位性病变。临床表现各异。

霍奇金淋巴瘤vs非霍奇金淋巴瘤

	霍奇金淋巴瘤	非霍奇金淋巴瘤
	均可有全身"B"症状：低热、盗汗、体重下降。	
	局限的、单组淋巴结受累，连续性播散（分期是最重要的预后因素）。整体预后好于非霍奇金淋巴瘤。	多组淋巴结受累，结外受累常见，非连续性播散。
	特征性的Reed-Sternberg细胞。	大多数为B细胞肿瘤，少数是T细胞来源。
	双峰分布——青年人和>55岁。好发于男性（结节硬化型除外）。	可见于儿童和成人。
	与EB病毒有关。	可能与自身免疫病和病毒感染有关，如HIV、EB病毒、人T细胞白血病病毒。

霍奇金淋巴瘤

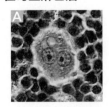

含有Reed-Sternberg细胞（RS细胞）：特异性的大肿瘤细胞，双核或双叶构成镜像（"猫头鹰眼" A）。RS细胞起源于CD15⁺和CD30⁺的B细胞。记忆法：2×15＝30。

亚型	注释
结节硬化型	发达国家最常见
富于淋巴细胞型	预后最好
混合细胞型	嗜酸性粒细胞增多，见于免疫功能低下者
淋巴细胞消减型	见于免疫功能低下者

非霍奇金淋巴瘤

类型	好发人群	遗传学	说明
成熟B细胞肿瘤			
Burkitt淋巴瘤	青少年或青年人	t（8;14）——c-*myc*（8）和Ig重链（14）易位	"星空"现象，大片淋巴细胞间有散在的"着色小体"巨噬细胞（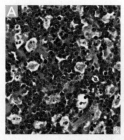箭头）。与EB病毒有关。下颌病变 B 见于非洲地方型。盆腔或腹腔占位见于散发型。
弥漫大B细胞淋巴瘤	常见于老年人，但20%见于儿童	*BCL-2*、*BCL-6*改变	成人非霍奇金淋巴瘤最常见的类型。
滤泡性淋巴瘤	成人	t（14;18）——Ig重链（14）和*BCL-2*（18）易位	惰性病程。Bcl-2抑制凋亡。表现为无痛性淋巴结肿大和消退。
套细胞淋巴瘤	成年男性＞＞成年女性	t（11;14）——细胞周期蛋白D1（11）和Ig重链（14）易位，CD5$^+$	侵袭性强，发现多为晚期。
边缘区淋巴瘤	成人	t（11;18）	与慢性炎症有关［如干燥综合征、慢性胃炎（MALT淋巴瘤）］。
原发中枢神经系统淋巴瘤	成人	常与HIV/AIDS有关。EB病毒参与发病	为艾滋病标志性病变。表现多样：意识错乱、失忆、癫痫。MRI可见占位性病变 C（免疫功能低下者可有环状增强）。需要与弓形虫病鉴别，可用脑脊液分析或其他实验室检查进行区分。
成熟T细胞淋巴瘤			
成人T细胞淋巴瘤	成人	人T细胞白血病病毒（HTLV）引起（与静脉注射毒品有关）	成人表现为皮肤病变。常见于日本、西非和加勒比地区。溶骨性病变、高钙血症。
蕈样肉芽肿/Sézary综合征	成人		蕈样肉芽肿：皮肤斑片和斑块 D（皮肤T细胞淋巴瘤）。特点：具有"脑回状"细胞核的异常CD4$^+$细胞，表皮内肿瘤细胞聚集（Pautrier微脓肿）。可进展为Sézary综合征（T细胞白血病）。

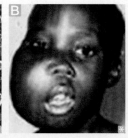
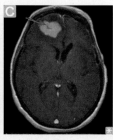
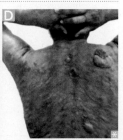

多发性骨髓瘤

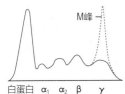

起源于骨髓，单克隆浆细胞（"煎蛋"样）肿瘤，产生大量的IgG（55%）或IgA（25%）。骨髓单克隆浆细胞>10%。是>40~50岁最常见的骨内原发性肿瘤。

导致：

- 感染风险↑
- 原发性淀粉样变（AL）
- X线穿凿样溶骨性病变 A
- 血清蛋白电泳见M峰
- 尿Ig轻链（本周蛋白），尿试纸阴性（只检测白蛋白）
- 红细胞缗钱状形态 B（血涂片中红细胞如扑克筹码堆积）

大量浆细胞 C 含有"表盘"样染色质，胞质内有含免疫球蛋白的包涵体。

意义未明的单克隆丙种球蛋白血症（MGUS）——存在单克隆浆细胞（骨髓单克隆浆细胞<10%），无临床症状，无CRAB表现。每年1%~2%的MGUS患者进展为多发性骨髓瘤。

临床表现：高钙血症（Ca）、肾受累（Renal）、贫血（Anemia）、溶骨性病变/背痛（Bone/Back）。记忆法：CRAB。

与华氏巨球蛋白血症鉴别→M峰＝IgM→高黏滞综合征（如视物模糊、雷诺现象），无CRAB表现。

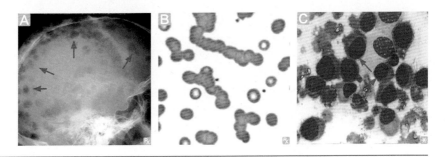

骨髓增生异常综合征

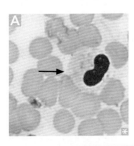

干细胞疾病导致无效造血→非淋系细胞成熟缺陷。由新生突变或环境暴露（如辐射、苯、化疗）引起。有向AML转化的风险。

假双叶核异常——双叶核的中性粒细胞 A。常见于化疗后。

白血病	骨髓内白细胞生长和分化失控→骨髓衰竭→贫血（红细胞↓）、感染（成熟白细胞↓）和出血（血小板↓）。常表现为循环白细胞↑（血液中的恶性白细胞），少数表现为白细胞正常或↓。白血病细胞可浸润肝、脾、淋巴结和皮肤（皮肤白血病）。

类型	说明
淋系肿瘤	
急性淋巴细胞白血病/淋巴瘤（ALL）	最常见于儿童，少数见于成人（预后更差）。T细胞ALL可表现为纵隔肿块（上腔静脉综合征）。与唐氏综合征有关。外周血和骨髓内可见原始淋巴细胞↑↑↑ 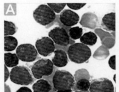。 TdT$^+$（前体T细胞和前体B细胞标志），CD10$^+$（前体B细胞标志）。 大多对治疗敏感。 可播散到中枢神经系统和睾丸。 t（12;21）→预后较好。
慢性淋巴细胞白血病（CLL）/小淋巴细胞淋巴瘤（SLL）	年龄>60岁。最常见的成人白血病。CD20$^+$、CD23$^+$、CD5$^+$ B细胞肿瘤。常无症状，进展慢。外周血涂片可见涂抹细胞 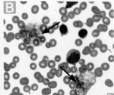，自身免疫性溶血性贫血。 Richter转化——CLL/SLL转化为侵袭性淋巴瘤，最常见弥漫大B细胞淋巴瘤（DLBCL）。
毛细胞白血病（HCL）	成年男性。成熟B细胞肿瘤。细胞具有丝状、毛发状突起（光镜下呈现模糊现象 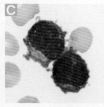）。外周淋巴结病少见。 引起骨髓纤维化→干抽。常有巨脾和全血细胞减少。 TRAP（耐酒石酸酸性磷酸酶）染色⊕。TRAP染色基本被流式细胞仪取代。与*BRAF*基因突变有关。 治疗：克拉立滨、喷司他丁。
髓系肿瘤	
急性粒细胞白血病（AML）	中位发病年龄65岁。Auer小体 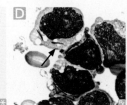，髓过氧化物酶⊕的胞质包涵体最常见于急性早幼粒细胞白血病（APL）（原M3型AML），外周血涂片可见原始粒细胞↑↑↑。 危险因素：烷化剂化疗史、放疗、骨髓增生性疾病、唐氏综合征。 APL：t（15;17），全反式维甲酸（维生素A）和砷剂治疗有效（可诱导早幼粒细胞分化），常有DIC。
慢性粒细胞白血病（CML）	任何年龄可发病，45~85岁为发病高峰，中位诊断年龄64岁。 诊断的核心是费城染色体［t（9;22），*BCR-ABL*］和髓系干细胞增殖。 表现为成熟和成熟过程中的粒细胞异常生成（如中性粒细胞、晚幼粒细胞、中幼粒细胞、嗜碱性粒细胞）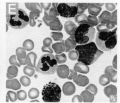和脾大。可进入加速期或急变期（转换为AML或ALL）。 恶性中性粒细胞的活性下降，导致极低的白细胞碱性磷酸酶（LAP）。而对于良性中性粒细胞增多症（类白血病反应），是因应激（如感染、药物、严重出血）引起的白细胞数量↑伴中性粒细胞增多，LAP↑。 治疗：bcr-abl酪氨酸激酶抑制剂（如伊马替尼、达沙替尼）。

慢性骨髓增生性疾病	骨髓增生性疾病（真性红细胞增多症、原发性血小板增多症、骨髓纤维化和CML）属血液系统恶性肿瘤，对白细胞和髓系细胞有不同程度的影响。
真性红细胞增多症	原发性红细胞增多症。红细胞↑。可表现为热水浴后剧烈瘙痒。罕见但典型的症状是红斑性肢痛症（严重的烧灼痛和红蓝肤色），是肢端血管发作性血栓 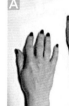 所致。 红细胞生成素（EPO）↓（而对于继发性红细胞增多症，则表现为内源性或药物相关EPO↑）。 治疗：静脉放血，羟基脲，芦可替尼（JAK1/2抑制剂）。
原发性血小板增多症	以巨核细胞和血小板大量增殖为特征。症状为出血和血栓形成。血涂片示血小板数量明显增加，可见巨大或异常形态的血小板 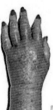。也可有红斑性肢痛症。
骨髓纤维化	骨髓纤维化 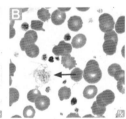，由于成纤维细胞活性↑所致。常有巨脾和"泪滴状"红细胞 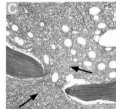。

	红细胞	白细胞	血小板	费城染色体	*JAK2*突变
真性红细胞增多症	↑	↑	↑	⊖	⊕
原发性血小板增多症	—	—	↑	⊖	⊕（30%~50%）
骨髓纤维化	↓	不定	不定	⊖	⊕（30%~50%）
CML	↓	↑	↑	⊕	⊖

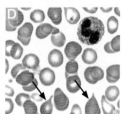

红细胞增多症

	血浆容量	红细胞数量	氧饱和度	EPO水平	有关疾病
相对增多	↓	—	—	—	脱水、烧伤。
绝对增多（适当）	—	↑	↓	↑	肺部疾病、先天性心脏病、高海拔。
绝对增多（不适当）	—	↑	—	↑	外源性EPO：运动员滥用（"血液兴奋剂"）。 异常EPO分泌：恶性肿瘤（如肾细胞癌、肝细胞癌）。
真性红细胞增多症	↑	↑↑	—	↓	由于负反馈抑制肾产生EPO，EPO↓。

↑↓ = 原发改变

染色体易位

易位	有关疾病	说明
t（8;14）	Burkitt淋巴瘤（c-*myc*活化）	14号染色体上的Ig重链基因持续表达。当其他基因（如c-*myc*及*BCL-2*）易位到此重链基因区的邻近区域时，这些基因会过表达。
t（11;14）	套细胞淋巴瘤（细胞周期蛋白D1活化）	
t（11;18）	边缘区淋巴瘤	
t（14;18）	滤泡性淋巴瘤（*BCL-2*活化）	
t（15;17）	APL（M3型AML，全反式维甲酸疗效好）	
t（9;22）（费城染色体）	CML（*BCR-ABL*杂合），ALL（较少见，预后不良）	

朗格汉斯细胞组织细胞增生症	是一组朗格汉斯细胞增殖性疾病。儿童表现为溶骨性病变 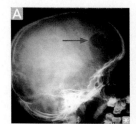 和皮疹，或表现为复发性中耳炎伴乳突内肿块。细胞功能不成熟，不能通过抗原呈递有效刺激初始T细胞。细胞表达S-100（中胚层起源）和CD1a。特征性的Birbeck颗粒（电镜下呈"网球拍"或杆状）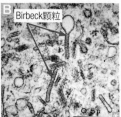。	

溶瘤综合征	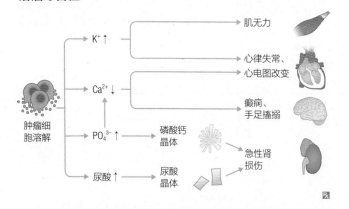	肿瘤细胞大量溶解诱发的肿瘤急症，多见于淋巴瘤/白血病。K^+释放→高钾血症，PO_4^{3-}释放→高磷酸血症，由于PO_4^{3-}的钙封闭作用引起低钙血症。核酸降解↑→高尿酸血症→急性肾损伤。 预防和治疗：充分水化、别嘌醇、拉布立酶。

噬血细胞性淋巴组织细胞增生症

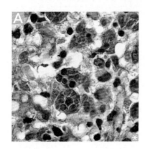

全身性巨噬细胞及细胞毒性T细胞的过度活化→发热、全血细胞减少、肝脾大。可为遗传性，或继发于免疫系统的过度激活（如继发于EB病毒感染、恶性肿瘤）。骨髓活检可见巨噬细胞吞噬血细胞现象 。血清铁蛋白水平↑↑↑。

▶ 血液系统与肿瘤——药理学

肝素

机制	激活抗凝血酶，从而抑制因子 IIa（活化的凝血酶）和因子 Xa 的活性。半衰期短。
临床应用	用于肺栓塞、急性冠脉综合征、心梗、深静脉血栓形成的即刻抗凝。可用于妊娠期（不通过胎盘）。需监测APTT。
不良反应	出血、肝素诱导的血小板减少（HIT）、骨质疏松、药物相互作用。鱼精蛋白是肝素拮抗剂，可迅速逆转肝素的抗凝作用（鱼精蛋白带正电，可结合带负电的肝素分子）。
注意事项	低分子量肝素（LMWH）（如依诺肝素、达肝素钠）主要作用于因子 Xa。磺达肝素仅作用于因子 Xa。低分子量肝素相比于普通肝素，生物利用度更高，半衰期长2~4倍，可皮下注射，无需监测凝血，但其抗凝作用不易被逆转。 肝素诱导的血小板减少（HIT）——由于产生肝素-血小板因子4复合物的IgG抗体。抗体-肝素-血小板因子4复合物激活血小板→血栓形成伴血小板减少。使用普通肝素发生HIT的风险最高。

直接凝血酶抑制剂

	比伐芦定［与水蛭素（水蛭产生的一种抗凝物）有关］、阿加曲班、达比加群（是此类药物中唯一的口服剂型）。
机制	直接抑制游离的/与血块结合的凝血酶。
临床应用	静脉血栓栓塞症、房颤。可用于肝素诱导的血小板减少症患者的抗凝。无需通过监测凝血来调节剂量。
不良反应	出血。艾达司珠单抗可逆转达比加群的抗凝作用。若无可用的拮抗药，可使用凝血酶原复合物浓缩物和/或抗纤溶药物（如氨甲环酸）。

华法林

机制	抑制环氧化物还原酶，影响维生素K依赖的凝血因子γ-羧基化（因子Ⅱ、Ⅶ、Ⅸ、Ⅹ、蛋白C和蛋白S）。其代谢受维生素K环氧化物还原酶复合体基因（*VKORC1*）多态性的影响。主要影响外源性凝血途径，PT↑。半衰期长。	
临床应用	长期抗凝（如预防静脉血栓栓塞，预防房颤患者脑卒中）。孕妇禁用（可通过胎盘）。需监测PT/INR。	
不良反应 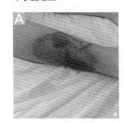	出血，致畸，皮肤/组织坏死 A，药物相互作用。使用药物初期有高凝风险：蛋白C半衰期短于因子Ⅱ和因子Ⅹ，已有蛋白C的耗竭先于因子Ⅱ和因子Ⅹ的耗竭，也先于华法林减少因子Ⅱ和因子Ⅹ的生成→高凝。大剂量华法林使用初期可发生皮肤/组织坏死，机制可能是小血管内微血栓形成。	维生素K可逆转华法林的抗凝作用。新鲜冰冻血浆或凝血酶原复合物可快速逆转华法林的抗凝作用。肝素桥接治疗：开始使用华法林时，往往同时使用肝素。肝素激活抗凝血酶，在华法林使用初期一过性高凝阶段发挥抗凝作用，从而降低复发性静脉血栓栓塞症和皮肤/组织坏死风险。华法林通过细胞色素P-450代谢。

肝素vs华法林

	肝素	华法林
用药途径	静脉或皮下注射	口服
作用部位	血液	肝
起效时间	迅速（数秒）	缓慢，受凝血因子半衰期的影响
机制	激活抗凝血酶，使因子Ⅹa和因子Ⅱa活性↓	减少维生素K依赖性凝血因子——因子Ⅱ、Ⅶ、Ⅳ、Ⅹ、蛋白C和蛋白S的合成
持续时间	数小时	数天
拮抗剂	鱼精蛋白	维生素K、新鲜冷冻血浆、凝血酶原复合物
监测	APTT（内源性途径）	PT/INR（外源性途径）
是否通过胎盘	否	是（致畸）

因子 Xa 直接抑制剂	阿哌沙班、利伐沙班
机制	直接结合并抑制因子 Xa。
临床应用	治疗及预防深静脉血栓形成和肺栓塞，预防房颤患者脑卒中。 口服药物，一般不需要监测凝血。
不良反应	出血。抗凝作用不易被逆转。

溶栓药物	阿替普酶（tPA）、瑞替普酶（rPA）、链激酶、替奈普酶（TNK-tPA）
机制	直接或间接促进纤溶酶原转变为纤溶酶，切割凝血酶及纤维蛋白凝块。使 PT↑，APTT↑，对血小板计数无影响。
临床应用	早期心梗、早期缺血性脑卒中、严重肺栓塞的直接溶栓治疗。
不良反应	出血。禁忌证：活动性出血、颅内出血史、近期手术史、已知出血体质、严重高血压。其纤溶作用可用下列药物非特异性逆转：抗纤溶药物（如氨基己酸、氨甲环酸）、血小板输注、凝血因子（如冷沉淀、新鲜冰冻血浆、凝血酶原复合物）。

ADP受体抑制剂	氯吡格雷、普拉格雷、替格瑞洛（可逆）、噻氯匹定
机制	不可逆阻断血小板ADP（$P2Y_{12}$）受体，抑制血小板聚集。抑制血小板表面糖蛋白 $IIb/IIIa$ 的表达。
临床应用	急性冠脉综合征、冠脉支架术后抗板治疗、降低缺血性卒中的发生和复发风险。
不良反应	中性粒细胞减少（噻氯匹定）。可能发生血栓性血小板减少性紫癜。

抗血小板磷酸二酯酶抑制剂	西洛他唑、双嘧达莫
机制	使血小板内cAMP↑，从而抑制血小板聚集；舒张血管。
临床应用	间歇性跛行、舒张冠脉（双嘧达莫可用于心脏负荷试验）、预防卒中或短暂性脑缺血发作（与阿司匹林合用）。
不良反应	恶心、头痛、面部潮红、低血压、腹痛。

糖蛋白 $IIb/IIIa$ 抑制剂	阿昔单抗、依替巴肽、替罗非班
机制	与活化的血小板表面的糖蛋白受体 $IIb/IIIa$ 结合，抑制血小板聚集。阿昔单抗由单克隆抗体的Fab段制得。
临床应用	不稳定型心绞痛、经皮冠状动脉介入治疗。
不良反应	出血、血小板减少。

抗肿瘤药——细胞周期

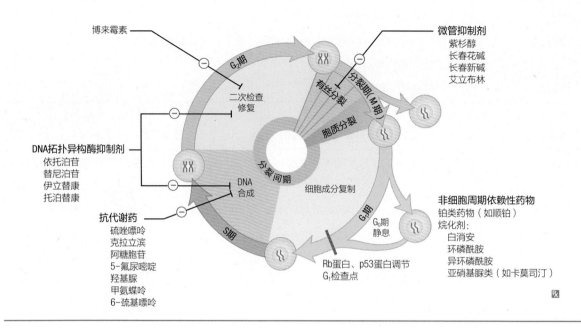

抗肿瘤药——靶点

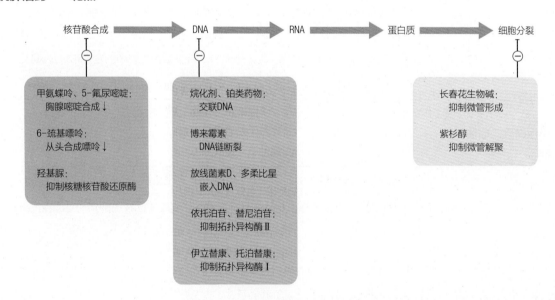

抗肿瘤抗生素

药物	机制	临床应用	不良反应
博来霉素	诱导自由基形成，使DNA链断裂。	睾丸癌、霍奇金淋巴瘤。	肺纤维化、皮肤色素沉着、骨髓抑制作用小。
放线菌素D	嵌入DNA，抑制RNA合成。	Wilms瘤（肾母细胞瘤）、Ewing肉瘤、横纹肌肉瘤。用于儿童期肿瘤。	骨髓抑制。
多柔比星、柔红霉素	产生自由基。嵌入DNA→DNA断裂→细胞复制↓。干扰拓扑异构酶Ⅱ的作用。	实体肿瘤、白血病、淋巴瘤。	心脏毒性（扩张型心肌病）、骨髓抑制、脱发。可用右丙亚胺（铁螯合剂）预防心脏毒性。

抗代谢药

药物	机制[1]	临床应用	不良反应
硫唑嘌呤、6-巯基嘌呤	嘌呤（巯基）类似物→体内从头合成嘌呤↓。由次黄嘌呤鸟嘌呤磷酸核糖基转移酶（HGPRT）激活。硫唑嘌呤被代谢为6-巯基嘌呤。	预防器官移植后排斥反应，治疗类风湿关节炎、炎性肠病、系统性红斑狼疮。用于治疗激素依赖和激素无效的慢性疾病患者。	骨髓抑制，胃肠道反应、肝毒性。硫唑嘌呤和6-巯基嘌呤经黄嘌呤氧化酶代谢，因此与别嘌醇或非布司他同时服用，药物毒性↑。
克拉立滨	嘌呤类似物，有多种作用机制（如抑制DNA聚合酶，导致DNA链断裂）。	毛细胞白血病。	骨髓抑制、肾毒性、神经毒性。
阿糖胞苷	嘧啶类似物→DNA链合成终止。在高浓度下抑制DNA聚合酶活性。	白血病（急性粒细胞白血病）、淋巴瘤。	伴巨幼细胞贫血的骨髓抑制。阿糖胞苷导致全血细胞减少。
5-氟尿嘧啶	嘧啶类似物，在体内被代谢为5-氟脱氧尿苷一磷酸，后者与胸苷酸合成酶以及叶酸形成共价复合物。卡培他滨是前体药物。上述共价复合物抑制胸苷酸合成酶→dTMP↓→DNA合成↓。	结肠癌、胰腺癌、光线性角化病、（局部）基底细胞癌。与亚叶酸合用药效增强。	骨髓抑制、掌跖红斑感觉异常（手足综合征）。
甲氨蝶呤	叶酸类似物，竞争性抑制二氢叶酸还原酶→dTMP→DNA合成↓。	肿瘤：白血病（急性淋巴细胞白血病）、淋巴瘤、绒毛膜癌、肉瘤。非肿瘤性疾病：异位妊娠、药物流产（与米索前列醇合用）、类风湿关节炎、银屑病、炎性肠病、血管炎。	骨髓抑制，可用亚叶酸逆转（"解救"）。肝毒性。黏膜炎（如口腔溃疡）。肺纤维化。叶酸缺乏，若不额外补充叶酸可致畸（神经管发育异常）。肾毒性。

[1]：除了克拉立滨为非细胞周期特异性药物以外，其他均为S期特异性药物。

烷化剂

药物	机制	临床应用	不良反应
白消安	交联DNA。	骨髓移植前清髓。	严重骨髓抑制（几乎发生于所有患者）、肺纤维化、色素沉着。
环磷酰胺、异环磷酰胺	氮芥类药物。在鸟嘌呤处交联DNA。需要经肝代谢激活。	实体肿瘤、白血病、淋巴瘤、风湿性疾病（如系统性红斑狼疮、肉芽肿性多血管炎）。	骨髓抑制、抗利尿激素分泌失调综合征、范科尼综合征（异环磷酰胺）。出血性膀胱炎和膀胱癌，预防可用美司钠（美司钠的巯基可结合毒性代谢产物）以及充分水化。
亚硝基脲类（如卡莫司汀、洛莫司汀）	交联DNA。需要通过体内代谢激活。可通过血脑屏障进入中枢神经系统。	脑肿瘤（包括多形性胶质母细胞瘤）。	中枢神经系统毒性（抽搐、头晕、共济失调）。
丙卡巴肼	非细胞周期依赖性烷化剂，其药理机制暂不明确。	霍奇金淋巴瘤、脑肿瘤。	骨髓抑制、肺毒性、白血病、双硫仑样反应。

微管抑制剂

药物	机制	临床应用	不良反应
紫杉醇、其他紫杉烷	在细胞分裂期过度稳定聚合的微管，因此有丝分裂的纺锤体无法解聚（无法到达分裂后期）。	卵巢癌、乳腺癌。	骨髓抑制、周围神经病变、超敏反应。
长春新碱、长春花碱	长春花生物碱类药物，与β微管蛋白结合，抑制β微管蛋白聚合成微管→抑制有丝分裂纺锤体形成（细胞停滞于M期）。	实体肿瘤、白血病、霍奇金淋巴瘤和非霍奇金淋巴瘤。	长春新碱：神经毒性（反射消失、周围神经炎）、便秘（包括麻痹性肠梗阻）。长春花碱：骨髓抑制。

顺铂、卡铂、奥沙利铂

机制	交联DNA。
临床应用	睾丸癌、膀胱癌、卵巢癌、胃肠道肿瘤、肺癌。
不良反应	肾毒性（包括范科尼综合征）、周围神经病变，耳毒性。预防肾毒性：氨磷汀（自由基清除剂）、盐水利尿。

依托泊苷，替尼泊苷

机制	抑制拓扑异构酶Ⅱ→DNA降解↑。
临床应用	实体肿瘤（尤其是睾丸癌、小细胞肺癌）、白血病、淋巴瘤。
不良反应	骨髓抑制、脱发。

伊立替康、托泊替康

机制	抑制拓扑异构酶Ⅰ，抑制DNA解旋和复制。
临床应用	结直肠癌（伊立替康）、卵巢癌和小细胞肺癌（托泊替康）。
不良反应	严重骨髓抑制、腹泻。

羟基脲

机制	抑制核糖核苷酸还原酶→DNA合成↓（特异性作用于S期）。
临床应用	骨髓增生性疾病（如CML、真性红细胞增多症）、镰状细胞病（胎儿型血红蛋白↑）。
不良反应	严重骨髓抑制。

贝伐珠单抗

机制	抗血管内皮生长因子（VEGF）的单克隆抗体。抑制血管新生。
临床应用	实体肿瘤（如结直肠癌、肾细胞癌）、湿性年龄相关性黄斑变性。
不良反应	出血、血栓、伤口愈合慢。

厄洛替尼

机制	表皮生长因子受体（EGFR）酪氨酸激酶抑制剂。
临床应用	非小细胞肺癌。
不良反应	皮疹。

西妥昔单抗、帕木单抗

机制	抗表皮生长因子受体（EGFR）的单克隆抗体。
临床应用	Ⅳ期结直肠癌（*KRAS*基因野生型）、头颈部肿瘤。
不良反应	皮疹、肝酶升高、腹泻。

伊马替尼、达沙替尼

机制	抑制bcr-abl蛋白（由CML的费城染色体融合基因编码）和c-*kit*蛋白（常见于胃肠道间质肿瘤）的酪氨酸激酶抑制剂。
临床应用	CML、胃肠道间质肿瘤（GIST）。
不良反应	水钠潴留。

利妥昔单抗

机制	CD20的单克隆抗体。CD20见于多数肿瘤性B细胞。
临床应用	非霍奇金淋巴瘤、CLL、ITP、类风湿关节炎。
不良反应	发生进展性多灶性脑白质病的风险↑。

硼替佐米、卡非佐米

机制	蛋白酶体抑制剂，将细胞周期阻断于G2/M期，诱导细胞凋亡。
临床应用	多发性骨髓瘤、套细胞淋巴瘤。
不良反应	周围神经病变、带状疱疹病毒再激活。

他莫昔芬、雷洛昔芬

机制	选择性雌激素受体调节剂：在乳腺为拮抗剂，在骨为激动剂。阻止雌激素与表达雌激素受体的细胞结合。
临床应用	乳腺癌的治疗（仅他莫昔芬）和预防。雷洛昔芬也用于预防骨质疏松。
不良反应	他莫昔芬是子宫内膜雌激素受体的部分激动剂，子宫内膜癌风险↑，潮热。 雷洛昔芬是子宫内膜雌激素受体的拮抗剂，不增加子宫内膜癌风险。 两者均增加血栓栓塞风险（如深静脉血栓形成、肺栓塞）。

曲妥珠单抗

机制	抗HER-2酪氨酸激酶受体的单克隆抗体。通过抑制HER-2起始细胞信号转导以及抗体依赖性细胞毒作用，杀死过度表达HER-2的肿瘤细胞。
临床应用	HER-2⊕的乳腺癌和胃癌。
不良反应	心脏毒性。

达拉非尼、维罗非尼

机制	小分子抑制剂，用于*BRAF*原癌基因⊕的黑色素瘤。维罗非尼用于BRAF V600E突变。常与MEK抑制剂（如曲美替尼）合用。
临床应用	转移性黑色素瘤。

拉布立酶

机制	人重组尿酸酶，催化尿酸代谢为尿囊素。
临床应用	预防和治疗溶瘤综合征。

化疗药物的毒性

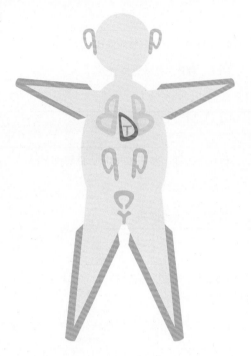

顺铂、卡铂：肾耳毒性（Pt）

长春新碱：周围神经病变（长长的肢体）

博来霉素、白消安：肺纤维化（声母B）

多柔比星、曲妥珠单抗：心脏毒性（声母D、声母T）

环磷酰胺：出血性膀胱炎（圆圆的膀胱）

翻译：雷曙槟、刘华祯、杜建华、洪汝萍、高学敏、刘曼歌

审校：陈咏梅、陈苗、杨辰、张炎、冯俊

第五章

骨骼肌肉、皮肤和结缔组织

"Rigid, the skeleton of habit alone upholds the human frame."
— Virginia Woolf

"Beauty may be skin deep, but ugly goes clear to the bone."
— Redd Foxx

"The function of muscle is to pull and not to push, except in the case of the genitals and the tongue."
— Leonardo da Vinci

"To thrive in life you need three bones. A wishbone. A backbone. And a funny bone."
— Reba McEntire

405

▶ 骨骼肌肉、皮肤和结缔组织——解剖学和生理学

肩袖肌肉

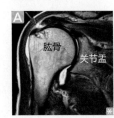

肱骨　关节盂

组成肩袖的肌肉包括：

- 冈上肌（肩胛上神经）——启动臂部外展（在三角肌之前发挥作用）；肩袖损伤最常发生的部位（损伤或退化、撞击→肌腱损伤或撕裂［A 中箭头］），查体用"倒罐头试验"评估。
- 冈下肌（肩胛下神经）——臂外旋；投掷伤。
- 小圆肌（腋神经）——臂内收和外旋。
- 肩胛下肌（肩胛下神经上、下支）——臂内旋和内收。

以上肌肉由C5~C6神经支配。

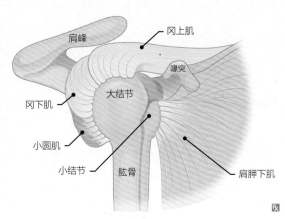

肩峰　冈上肌　喙突　大结节　冈下肌　小圆肌　小结节　肱骨　肩胛下肌

臂外展

角度	肌肉	神经
0°~15°	冈上肌	肩胛上神经
15°~100°	三角肌	腋神经
>90°	斜方肌	副神经
>100°	前锯肌	胸长神经

腕部

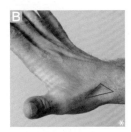

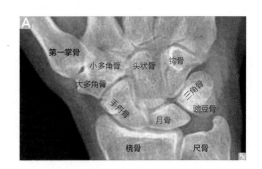

手舟骨、月骨、三角骨、豌豆骨、大多角骨、小多角骨、头状骨、钩骨 A。记忆法：舟月三角豆，大小头状钩。

手舟骨骨折是最常见的腕骨骨折，常因摔倒时伸手支撑导致（可在解剖鼻烟壶触及手舟骨 B）。近端手舟骨骨折的并发症：缺血性坏死和骨折不愈合（桡动脉分支逆行供血）。手舟骨骨折的早期X线可正常。

月骨错位可导致急性腕管综合征。

手部肌肉

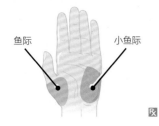

鱼际肌（正中神经）——拇对掌肌、拇短展肌、拇短屈肌浅头（深头由尺神经支配）。

小鱼际肌（尺神经）——小指对掌肌、小指展肌、小指短屈肌。

骨间背侧肌（尺神经）——外展手指。

骨间掌侧肌（尺神经）——内收手指。

蚓状肌（第1、2蚓状肌由正中神经支配，第3、4蚓状肌由尺神经支配）——屈掌指关节，伸近侧和远侧指间关节。

两组肌肉的功能相同：对掌、外展手指、屈手指。

上肢神经

神经	损伤原因	临床表现
腋神经 （C5~C6）	肱骨外科颈骨折。 肩关节前脱位。	三角肌萎缩。 臂外展功能丧失（>15°）。 三角肌表面和臂外侧皮肤感觉丧失。
肌皮神经 （C5~C7）	臂丛神经上干受压。	肱二头肌（C5~6）和肱三头肌（C7）反射↓。 前臂屈曲和旋后功能减弱。 前臂外侧皮肤感觉丧失。
桡神经 （C5~T1）	腋部受压，如使用拐杖，或手臂搭在椅背上睡觉。 肱骨中部骨折。 前臂重复旋前旋后的动作，如使用螺丝刀（"垂指"）。	垂腕：伸肘、伸腕、伸指功能丧失。 握力↓（手指屈肌动作的最大化需要伸腕）。 臂后侧和前臂后侧的皮肤感觉丧失，手背皮肤感觉丧失。
正中神经 （C5~T1）	正中神经近端损伤：肱骨髁上骨折。 正中神经远端损伤：腕管综合征和腕部撕裂伤。	"猿手"。 屈腕、屈桡侧手指、拇指对掌功能丧失，示指和中指的蚓状肌功能丧失。 鱼际皮肤感觉丧失，近端损伤时桡侧3个半手指的掌侧和手背侧皮肤感觉丧失。
尺神经 （C8~T1）	尺神经近端损伤：肱骨内上髁骨折。 尺神经远端损伤：摔倒时手撑地导致钩骨骨折。	伸指时"爪形手"。 近端损伤导致屈腕时手向桡侧偏斜。 屈腕、屈尺侧手指、外展和内收手指（骨间肌）功能丧失，尺侧2个蚓状肌功能丧失。 小鱼际皮肤感觉丧失，尺侧1个半手指皮肤感觉丧失。
正中神经返支 （C5~T1）	手掌浅层撕裂伤。	"猿手"。 鱼际肌功能丧失：拇指屈、外展、对掌功能受损 无感觉丧失。

肱骨骨折，从近端到远端依次损伤：腋神经、桡神经、正中神经（Axillary→Radial→Median，ARM）

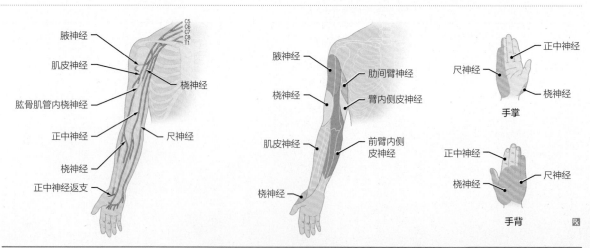

臂丛损伤

❶Erb麻痹（"小费手"）

❷Klumpke麻痹（爪形手）

❸垂腕

❹翼状肩

❺三角肌瘫痪

❻垂腕

❼屈肘困难，感觉丧失

❽拇指功能减弱，"猿手"

❾手固有肌功能损伤，爪形手

记忆法：
根干股束支

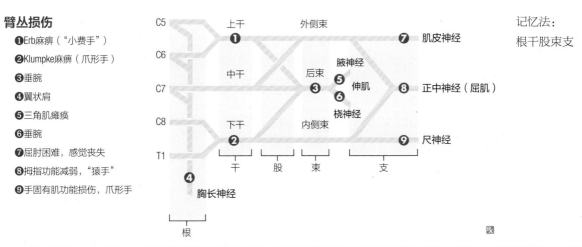

症状	神经损伤	病因	肌肉损伤	功能损伤	临床表现
Erb麻痹（"小费手"）	臂丛上干的牵拉伤或撕裂伤：C5~C6。	婴儿——分娩时向侧方牵拉颈肩部。成人——外伤。	三角肌、冈上肌。	臂外展功能受损（手臂悬在体侧）。	
			冈下肌。	臂外旋功能受损（手臂内旋）。	
			肱二头肌。	屈肘、前臂外旋功能受损（伸前臂并旋前）。	
Klumpke麻痹	臂丛下干的牵拉伤或撕裂伤：C8~T1。	婴儿——分娩时向上牵拉手臂。成人——外伤（如摔落过程中抓住树枝）。	手固有肌：蚓状肌、骨间肌、鱼际肌、小鱼际肌。	爪形手：蚓状肌功能受损，不能屈掌指关节，不能伸远端指间关节和近端指间关节。	
胸廓出口综合征	臂丛下干和肩胛下血管受压，最常见于斜角肌三角。	颈肋综合征（Ⓐ中箭头）、肺上沟癌。	与Klumpke麻痹相同。	手固有肌萎缩，血管受压导致缺血、疼痛和水肿。	
翼状肩胛	胸长神经损伤，C5~C7。	乳腺切除术淋巴结清扫、刺伤。	前锯肌。	肩胛骨无法紧贴胸廓→不能将手臂外展到水平位置以上Ⓑ。	

手畸变

静息时，手的外部屈肌和伸肌之间保持相互平衡，同时也和手固有肌——尤其是蚓状肌（屈掌指关节、伸指间关节）之间保持平衡。

"爪形手"——在正中神经或尺神经远端损伤时表现得最明显。此时蚓状肌功能丧失，而前臂屈指肌的功能正常，使蚓状肌的功能缺陷表现得更加明显→伸掌指关节，屈指骨间关节。

神经近端损伤时，手形异常较不明显，仅在手指随意屈指时有缺陷。

手形	尺神经的爪形手	猿手	正中神经的爪形手	OK手形
表现				
发作情境	伸手指/静息时	握拳时	伸手指/静息时	握拳时
损伤部位	尺神经远端	正中神经近端	正中神经远端	尺神经近端

注：正中神经损伤时可有大鱼际萎缩（拇指不能对掌→"猿手"）。尺神经损伤时可有小鱼际萎缩。

膝查体

股骨外侧髁至胫骨前方：前交叉韧带。

股骨内侧髁至胫骨后方：后交叉韧带。

对外自谦（前），在内厚（后）积。

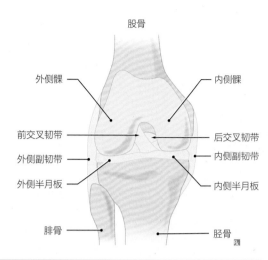

股骨

外侧髁 ———— ———— 内侧髁

前交叉韧带 ———— ———— 后交叉韧带

外侧副韧带 ———— ———— 内侧副韧带

外侧半月板 ———— ———— 内侧半月板

腓骨 ———— ———— 胫骨

试验	做法		
前抽屉试验	90°屈膝，胫骨（相对于股骨）向前滑动↑，提示前交叉韧带有损伤。Lachman检查也可检查前交叉韧带功能，更敏锐［30°屈膝胫骨（相对于股骨）向前滑动↑］。		前交叉韧带撕裂
后抽屉试验	90°屈膝，胫骨向后滑动↑，提示后交叉韧带有损伤。		后交叉韧带撕裂
非正常被动外展/侧搬试验	伸膝或屈膝30°，外侧力（膝外翻）→胫骨内侧间隙扩大→内侧副韧带损伤。	外展力	内侧副韧带撕裂
非正常被动内收/侧搬试验	伸膝或屈膝30°，内侧力（膝内翻）→胫骨外侧间隙扩大→外侧副韧带损伤。	内收力	外侧副韧带撕裂
麦氏（McMurray）试验	屈膝和伸膝过程中旋转胫骨或足： • 有痛感，内旋发出声响→外侧半月板撕裂（内旋时外侧半月板受力）。 • 有痛感，外旋发出声响→内侧半月板撕裂（外旋内侧半月板受力）。	内旋 外旋	外侧半月板撕裂 内侧半月板撕裂

下肢神经

神经	支配	损伤原因	表现/讲解
髂腹下神经（T12~L1）	感觉——耻骨上区 运动——腹横肌、腹内斜肌	腹部手术	手术切口处灼痛或刺痛，放射至腹股沟区和耻骨上区。
生殖股神经（L1~L2）	感觉——阴囊/大阴唇，大腿内侧区 运动——提睾肌	腹腔镜手术	大腿内侧上部、腹股沟韧带下大腿前部（股三角的外侧部分）感觉↓，提睾反射消失。
股外侧皮神经（L2~L3）	感觉——大腿前侧和外侧	紧身裤、肥胖、妊娠、盆部手术	大腿前侧和外侧感觉↓。
闭孔神经（L2~L4）	感觉——大腿内侧区 运动——闭孔外肌、长收肌、短收肌、股薄肌、耻骨肌、大收肌	盆部手术	大腿内侧感觉↓，内收↓。
股神经（L2~L4）	感觉——大腿前侧、小腿内侧 运动——股四头肌、髂肌、耻骨肌、缝匠肌	盆部骨折	伸膝↓（膝反射↓）。
坐骨神经（L4~S3）	运动——半腱肌、半膜肌、股二头肌、大收肌	椎间盘突出、髋关节后脱位	分支为腓总神经和胫神经。
腓总神经（L4~S2）	腓浅神经： • 感觉——足背（除拇趾和第二趾相对面） • 运动——腓骨长肌和腓骨短肌 腓深神经： • 感觉——拇趾和第二趾相对面 • 运动——胫骨前肌	外伤或小腿外侧受压，腓骨颈骨折	足背皮肤感觉消失。 **垂足**——静息状态足内翻趾屈，丧失外翻和背屈功能；"跨阈步态"，"马蹄内翻足"。
胫神经（L4~S3）	感觉——足底 运动——股二头肌（长头）、腓肠三头肌、趾肌、腘肌、足屈肌	膝外伤、Baker囊肿（近端损伤）、踝管综合征（远端损伤）	受损时，无法踮脚站立。无法屈趾，足底感觉消失；近端损伤时，静息状态足外翻，丧失内翻和趾屈功能。

下肢神经（续）

神经	支配	损伤原因	表现/讲解
臀上神经（L4~S1） 	运动——臀中肌、臀小肌、阔筋膜张肌	在臀部内上部位肌内注射，引起医源性损伤（应在外上1/4部位注射以避免，常选择前外侧区）。	Trendelenburg征/步态——由于承重腿在髋部外展时不能维持骨盆位置，引起骨盆倾斜患侧是下降髋关节侧的对侧，是患者站立侧的同侧。
臀下神经（L5~S2）	运动——臀大肌	髋关节后脱位。	上台阶困难，坐位起身困难，伸髋功能丧失。
阴部神经（S2~S4）	感觉——会阴区 运动——尿道外括约肌、肛门外括约肌	分娩时牵拉伤。	会阴区和生殖区感觉↓，可导致大小便失禁。 分娩时可用局麻药阻滞该神经，以坐骨棘作为阻滞标志。

髋关节肌肉运动

运动	肌肉
外展	臀中肌、臀小肌
内收	大收肌、长收肌、短收肌
伸	臀大肌、半腱肌、半膜肌
屈	髂腰肌、股直肌、阔筋膜张肌、耻骨肌、缝匠肌
内旋	臀中肌、臀小肌、阔筋膜张肌
外旋	髂腰肌、臀大肌、梨状肌、闭孔肌

踝关节扭伤

距腓前韧带——最常见的踝关节扭伤部位，属于低位踝扭伤，因足的过度内翻或旋后所致。

下胫腓前韧带——最常见的高位踝扭伤。

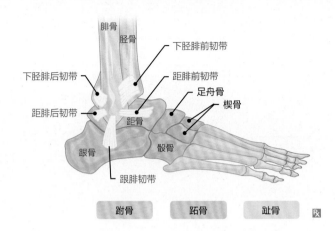

| 跗骨 | 跖骨 | 趾骨 |

腰骶部神经根病

与特定腰骶段脊神经相关的麻木与迟缓。由于在椎体中线处，后纵韧带较薄而前纵韧带较厚，椎间盘（髓核）会通过纤维环（外环）向后外侧突出至中央管。

受影响的神经通常在突出部位的下方。

椎间盘突出的部位	L3~L4	L4~L5	L5~S1
受影响的神经根	L4	L5	S1
受影响的皮区			
临床表现	伸膝功能减弱，膝反射↓	背屈功能减弱，用足跟行走困难	趾屈功能减弱，用足趾走困难，跟腱反射↓

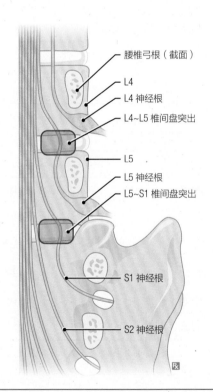

神经血管伴行

神经和动脉常常与其邻近的骨/区域同名。以下为例外：

位置	神经	动脉
腋区/胸外侧	胸长	胸外侧
肱骨外科颈	腋	旋肱后
肱骨干中段	桡	肱深
肱骨远端/肘窝	正中	肱
腘窝	胫	腘
内踝后方	胫	胫后

运动神经元动作电位引起肌肉收缩

横小管由肌膜延伸形成，和肌质网相贴，使横纹肌可以协调收缩。

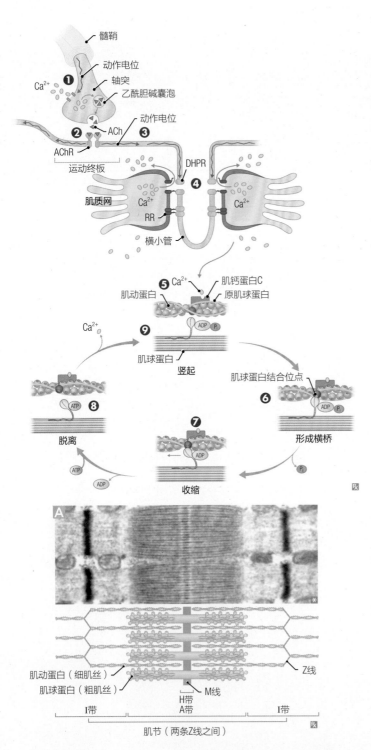

❶动作电位使突触前电压门控Ca^{2+}通道打开，导致乙酰胆碱（ACh）的释放。

❷乙酰胆碱结合到突触后乙酰胆碱受体（AChR）上，导致运动终板处的肌细胞去极化。

❸去极化传导至整个肌细胞，并经由横小管传至细胞内部。

❹细胞膜的去极化诱导了电压敏感型二氢吡啶受体（DHPR）的构象变化，导致其机械偶联的雷诺丁受体（RR）构象改变→Ca^{2+}从肌质网释放到胞质中。

❺原肌球蛋白占据了肌动蛋白上的肌球蛋白结合位点。释放的Ca^{2+}与肌钙蛋白C（TnC）结合，原肌球蛋白移动，暴露肌球蛋白结合位点。

❻肌球蛋白头部强力结合到肌动蛋白上，形成横桥。磷酸分子释放，启动收缩过程。

❼在收缩过程中，肌球蛋白拉动细肌丝产生拉力 A。肌肉变短，表现为H带和I带变短，两条Z线之间变短。A带的长度保持不变。ADP在收缩的最后释放。

❽新ATP分子的结合导致肌球蛋白头部从肌动蛋白丝上脱离。Ca^{2+}被转运回肌质网。

❾ATP水解为ADP和磷酸分子，造成肌球蛋白头部回到高势能状态（竖起）。如果Ca^{2+}充足，肌球蛋白头部可以结合到肌动蛋白的新位置，形成横桥。

肌纤维的类型

Ⅰ型肌（红肌纤维）	收缩缓慢。由于线粒体和肌红蛋白↑，纤维呈红色（氧化磷酸化↑）→收缩持久。在耐力训练后比例↑。
Ⅱ型肌（白肌纤维）	收缩快。由于线粒体和肌红蛋白↓，纤维呈白色（无氧糖酵解↑）。在举重/抗阻训练或短跑后比例↑。

血管平滑肌的收缩和舒张

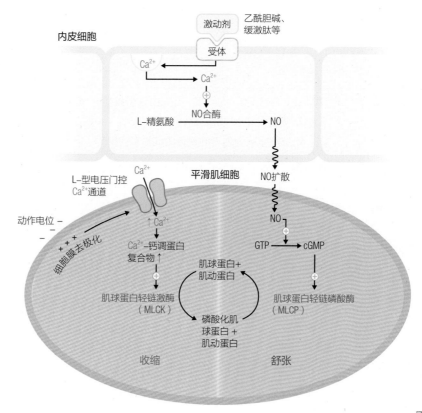

肌肉本体感受器

特化的感觉受体，传导肌肉的活动。

本体感受器	功能	位置/神经支配
肌梭	感受肌肉拉伸的长度变化和速度。促进协同肌收缩和拮抗肌舒张，以防止过度拉伸。 长度↑（拉伸）→肌肉产生阻力。	肌腹/Ⅰa和Ⅱ型感觉神经元末梢。
高尔基腱器	感觉张力。协助抑制肌肉的活动，从而降低肌肉和肌腱的张力。 张力↑→肌肉舒张。	肌腱/Ⅰb型感觉神经元末梢。

骨的形成

软骨内成骨	中轴骨、四肢骨和颅底骨。首先由软骨细胞形成软骨雏形。破骨细胞和成骨细胞随后替代编织骨，并重塑成板层骨。在成人中，编织骨仅在骨折后出现，或者见于Paget病患者。软骨发育不全患者的软骨内成骨发生障碍。
膜内成骨	颅盖骨、颜面骨和锁骨。编织骨在无软骨的情况下直接形成，然后重塑成板层骨。

骨的细胞生物学

成骨细胞	生成骨组织，机制为分泌胶原，并在碱性环境中催化类骨质的矿化作用（分泌碱性磷酸酶）。由骨外膜中的间充质干细胞分化而来。成骨细胞活性由以下指标衡量：骨的碱性磷酸酶、骨钙蛋白、Ⅰ型前胶原蛋白的前肽。
破骨细胞	溶解骨组织，机制为分泌H^+和胶原酶。由单核–巨噬细胞系统中的前体细胞融合并分化而来。破骨细胞上的RANK受体会被成骨细胞表达的RANK配体（RANKL）激活。骨保护蛋白（OPG，一种RANKL诱饵受体）可以结合RANKL，从而阻止RANK–RANKL的相互作用→破骨细胞活性↓。
甲状旁腺激素	低浓度或中等浓度时，通过作用于成骨细胞和破骨细胞（间接），表现出合成骨组织的作用。慢性甲状旁腺激素增高（原发性甲状旁腺功能亢进）引起骨组织的分解（囊性纤维性骨炎）。
雌激素	抑制成骨细胞的凋亡，促进破骨细胞的凋亡。青春期引起骺板的关闭。雌激素不足（手术造成或绝经后）→骨吸收和重塑周期↑→骨质疏松风险↑。

▶骨骼肌肉、皮肤和结缔组织——病理学

肘关节过度使用的损伤

内上髁炎（高尔夫肘）	反复屈肘（正手击打）或特发性→内上髁附近疼痛。
外上髁炎（网球肘）	反复伸肘（反手击打）或特发性→外上髁附近疼痛。

腕和手的损伤

掌骨颈骨折 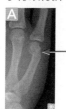	也称拳击手骨折。较常见，由握拳时击打导致（如捶打墙壁）。多为第4和第5掌骨 A。
腕管综合征 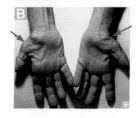	正中神经穿行于腕管中（腕横韧带和腕骨之间）→神经受压→感觉异常、疼痛，以及正中神经分布区麻木。大鱼际萎缩 B，但大鱼际的皮肤感觉正常（因为掌侧的皮神经从腕管外进入手部）。 Tinel征⊕（叩击腕关节，引起刺痛）以及屈腕试验⊕（屈腕90°引起刺痛）提示腕管综合征。 容易发生腕管综合征的疾病有：妊娠（引起水肿）、类风湿关节炎、甲状腺功能减退、糖尿病、肢端肥大症、透析相关的淀粉样变性。过度使用腕部可导致腕管综合征。
腕尺管综合征	尺神经在腕部受压迫。典型诱因是骑自行车时受到车把的压迫。

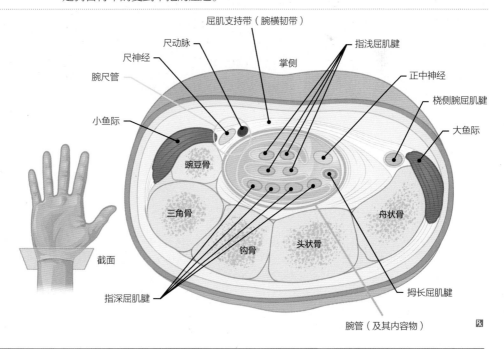

屈肌支持带（腕横韧带）
尺动脉
尺神经
腕尺管
小鱼际
豌豆骨
掌侧
指浅屈肌腱
正中神经
桡侧腕屈肌腱
大鱼际
三角骨
舟状骨
钩骨
头状骨
截面
指深屈肌腱
拇长屈肌腱
腕管（及其内容物）

常见的髋关节和膝关节疾病

股骨大转子疼痛综合征（大转子滑囊炎）	臀肌肌腱和滑囊在股骨大转子外侧的炎症。疼痛治疗有非甾体抗炎药、热敷、拉伸缓解。
"恐怖三联征"	对抗性运动中常见的损伤。站立时，从侧面对膝关节处施加外力导致。由前交叉韧带 A、内侧副韧带和内侧半月板（与内侧副韧带相连）的损伤组成。然而外侧半月板和前交叉韧带、内侧副韧带一起的损伤更为常见。表现为急性膝部疼痛、关节受损/关节稳定性下降。 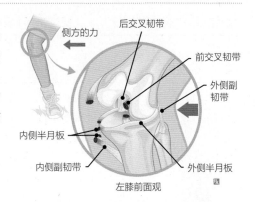
髌前滑囊炎	膝前方髌前滑囊的炎症（ B 中红色箭头）。反复创伤或久跪可致（又称"女仆膝"）。
腘窝囊肿	液体积聚在腘窝的腓肠肌–半膜肌滑囊处（ C 中红色箭头），和关节腔相通。与慢性关节疾病（如骨关节炎、类风湿关节炎）有关。

后交叉韧带　前交叉韧带　外侧副韧带　内侧半月板　内侧副韧带　外侧半月板　侧方的力　左膝前面观

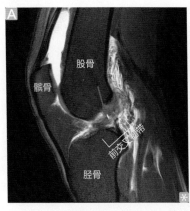

股骨　髌骨　前交叉韧带　胫骨

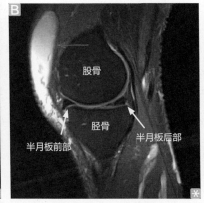

股骨　胫骨　半月板前部　半月板后部

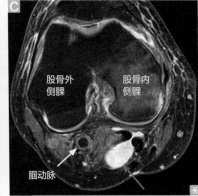

股骨外侧髁　股骨内侧髁　腘动脉

常见肌肉骨骼疾病

桡骨茎突狭窄性腱鞘炎 （de Quervain腱鞘炎）	拇长展肌腱和拇短伸肌腱的非炎性增厚，伴有桡骨茎突的疼痛或压痛。Finkelstein试验⊕（主动或被动拉伸拇指肌腱，桡骨茎突疼痛）。新手母亲、高尔夫运动员、球拍类运动员风险↑。
腱鞘囊肿	关节或腱鞘充满液体的包块，最常见于手腕背侧。源自致密结缔组织的疝出。
髂胫束综合征	过度使用膝外侧导致的损伤，最常见于跑步运动员。疼痛继发于髂胫束与股骨外上髁的摩擦。
肢体骨筋膜室综合征	某一肢体骨筋膜室的压力↑（定义为骨筋膜室与舒张压的压力差≤30mmHg）→静脉回流受阻和小动脉破裂→组织缺氧和坏死。病因有：严重的长骨骨折、再灌注损伤、动物毒液等。表现为严重的疼痛和压痛、肢体肿胀、屈曲受限。运动功能受损提示晚期不可逆的肌肉和神经损伤。
胫骨内侧应力综合征	也叫夹胫痛。导致胫骨疼痛和弥漫压痛，常见于跑步运动员和新兵。机制为胫骨皮质的骨吸收速度超过骨生成速度。
足底筋膜炎	足底腱膜的炎症，表现为足跟痛（特别是晨起时第一步，或长时间不活动后的第一步）和压痛。

儿童肌肉骨骼疾病

髋关节发育不良	新生儿髋臼发育异常，导致髋关节不稳定/脱位。查体常用Ortolani和Barlow试验（活动新生儿髋关节发出声响）。用超声确诊（由于软骨未骨化，X线4~6月龄后才使用）。治疗：夹板/护具。
股骨头骨骺骨软骨病 （Legg-Calvé-Perthes病）	股骨头的特发性非血管性坏死。常见于5~7岁儿童，隐匿起病，髋关节疼痛可导致跛行。男性多发（男、女比例为4∶1）。早期X线表现通常正常。
牵拉性骨突炎 （Osgood-Schlatter病）	胫骨粗隆近端次级骨化中心的反复牵拉和慢性撕裂所致。青少年快速生长后好发。跑步和跳跃运动员常见。表现为进展性前膝痛。
髌股综合征	过度使用导致膝前区痛，常见于年轻女性运动员。久坐或屈膝承重后加重。治疗：非甾体抗炎药、大腿肌肉锻炼。
桡骨头半脱位 	又称保姆肘。 5岁以下儿童常见的肘部损伤。突然牵拉手臂→未成熟的环状韧带脱离桡骨头。受伤的手臂位于伸/轻度屈曲和旋前位。
股骨头骨骺滑脱症	常见于12岁左右的超重儿童，表现为髋部/膝部疼痛和步态改变。股骨头轴向力增加→骨骺相对股骨颈移位（就像冰激凌沿蛋卷下滑）。X线确诊。治疗：手术。

儿科常见骨折

青枝骨折	受到弯曲的力，导致横向不完全延伸的骨折 。骨在张力侧断裂，压力侧正常（与膨隆骨折对比）。骨折处像小嫩枝。	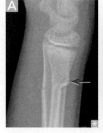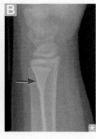
膨隆（带扣）骨折	轴向力作用于未成熟骨，导致皮质在压力侧（凹侧）堆积骨折 。张力侧（凸侧）正常。	

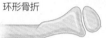

正常　　　　　青枝骨折　　　　　环形骨折　　　　　完全骨折

软骨发育不全

长骨纵向生长（软骨内成骨）失败→四肢较短。膜内成骨不受影响→头相对四肢较大。成纤维细胞生长因子受体（FGFR3）组成型激活，抑制了软骨细胞增殖。超过85%为散发突变；常染色体显性遗传为完全外显（纯合致死）。与父母年龄↑相关。是短肢侏儒症最常见的病因。

骨质疏松

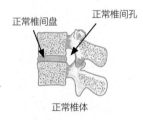

正常椎间盘　　正常椎间孔

正常椎体

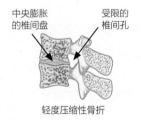

中央膨胀的椎间盘　　受限的椎间孔

轻度压缩性骨折

骨小梁（骨松质）和骨皮质密度降低，但是具有正常的骨矿化和实验室指标（血Ca^{2+}和PO_4^{3-}）。

最常见的病因是雌激素↓和年龄↑导致的骨吸收↑。可继发于药物（如皮质醇、酒精、抗癫痫药、抗凝血药、甲状腺激素替代疗法）或其他疾病（如甲状旁腺功能亢进、甲状腺功能亢进、多发性骨髓瘤、吸收不良综合征）。

采用DEXA（双能X射线吸收法）对腰椎、全髋、股骨颈进行骨密度测定，T值≤−2.5或发生髋部/椎体的脆性骨折（如站立时摔倒、微小创伤）可诊断。≥65岁的女性推荐进行筛查。

预防：规律的负重锻炼，整个成年期摄入充足的钙和维生素D。

治疗：双膦酸盐、特立帕肽、选择性雌激素受体调节剂，很少用降钙素；地舒单抗（抗RANKL单克隆抗体）。

可导致椎体压缩性骨折 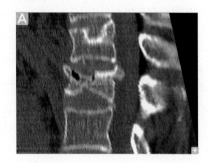 ——急性背痛，身高下降和脊柱后凸。也可表现为股骨颈骨折、桡骨远端骨折（Colles骨折）。

骨硬化病

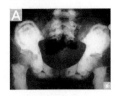

破骨细胞缺乏，导致骨吸收障碍→骨增厚、致密、易骨折。突变（如碳酸酐酶Ⅱ）导致破骨细胞产生酸性环境的能力受损，而这种酸性环境是骨吸收所必需的。过度生长的骨皮质充满骨髓腔→全血细胞减少、髓外造血。可导致颅孔变窄、脑神经受累、麻痹。

X线表现为弥漫对称的骨硬化（骨内骨，骨石样变 A）。骨髓移植可治愈该病（破骨细胞源自单核细胞）。

骨软化症/佝偻病

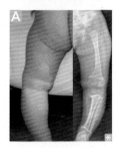

类骨质矿化缺陷（软骨病），或软骨生长板矿化缺陷（佝偻病，只发生于儿童）。最常见的病因是维生素D缺乏。

X线可见骨软化症的骨质减少和"疏松带"（假性骨折），佝偻病则可见骨骺增宽、干骺端呈杯状／磨损。佝偻病儿童下肢呈病理性弯曲（膝内翻 A）、肋软骨连接处呈豆状（肋骨串珠 B）、颅骨软化（软颅）。

维生素D↓→血清Ca^{2+}↓→甲状旁腺素分泌↑→血清PO_4^{3-}↓。

成骨细胞高活性→ALP↑。

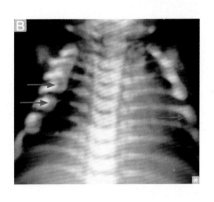

畸形性骨炎

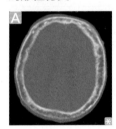

又称Paget骨病。是一种常见的局部的骨重塑疾病。机制是破骨细胞活性↑，继发成骨细胞活性↑，导致形成低质量的骨。血Ca^{2+}、磷、甲状旁腺激素水平正常。ALP↑。编织骨和板层骨镶嵌分布（骨细胞在排列混乱的陷窝内）。长骨骨折（类似粉笔折断）。动静脉短路↑导致血流↑，可导致高输出量性心衰。骨肉瘤风险↑。

颅骨增厚 A 可导致帽子尺寸增加。常见听神经孔狭窄导致的听力下降。

Paget病的分期：
- 溶解期——破骨细胞
- 混合期——破骨细胞＋成骨细胞
- 硬化期——成骨细胞
- 静止期——破骨细胞/成骨细胞活性很低。

治疗：双膦酸盐。

骨缺血性坏死

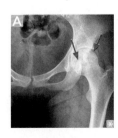

骨和骨髓的梗死，常有剧烈疼痛。最常见的部位是股骨头（分水岭区）A（由于旋股内侧动脉供血不足）。病因有：糖皮质激素、酒精、镰状细胞贫血、外伤、系统性红斑狼疮、减压病、股骨头骨骺骨软骨病（特发性）、Gaucher病、股骨头骨骺滑脱症。

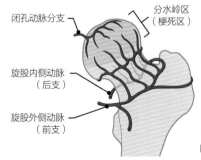

闭孔动脉分支　分水岭区（梗死区）

旋股内侧动脉（后支）

旋股外侧动脉（前支）

骨病的实验室指标

疾病	血Ca^{2+}	PO_4^{3-}	ALP	PTH	说明
骨质疏松	—	—	—	—	骨量↓。
骨硬化病	—/↓	—	—	—	致密、脆弱的骨。Ca^{2+}↓见于严重的恶性疾病。
Paget骨病	—	—	↑	—	异常的"马赛克"状骨结构。
纤维囊性骨炎					骨被纤维替代，导致"棕色瘤"。骨膜下变薄。
原发性甲状旁腺功能亢进	↑	↓	↑	↑	特发性，或甲状旁腺增生、腺瘤、癌。
继发性甲状旁腺功能亢进	↓	↑	↑	↑	常见于慢性肾脏病的代偿（PO_4^{3-}分泌↓，以及活性维生素D的生成）。
骨软化症/佝偻病	↓	↓	↑	↑	骨质软。维生素D缺乏也会导致继发性甲状旁腺功能亢进。
维生素D过多	↑	↑	—	↓	补充过度，或肉芽肿性疾病（如结节病）。

↑↓表示原发性改变

原发性骨肿瘤　转移瘤相比原发骨肿瘤更常见。良性骨肿瘤在男孩中更常见。

肿瘤类型	流行病学	部位	特点
良性肿瘤			
骨软骨瘤	最常见的良性骨肿瘤。<25岁男性。	长骨干骺端。	生长板外侧的骨性突起（与骨髓腔延续），被软骨帽覆盖 A。很少转化为骨肉瘤。
骨瘤	中年人。	面颅骨表面。	与Gardner综合征有关。
骨样骨瘤	<25岁的成人。男性>女性。	长骨皮质。	表现为骨痛（夜晚加重），可用非甾体抗炎药缓解。骨质团块（<2cm）中带有能透X射线的类骨质核心 B。
成骨细胞瘤	男性>女性。	椎体。	组织学特点与骨样骨瘤相似。更大（>2cm），骨痛对非甾体抗炎药无反应。
软骨瘤		手和足的小骨的髓质。	软骨的良性肿瘤。
骨巨细胞瘤	20~40岁。	长骨干骺端（常在膝部）。	局部侵袭性良性肿瘤。肿瘤性单核细胞表达RANKL并激活多核巨细胞（形似破骨细胞）。又称"破骨细胞瘤"。X线可见"肥皂泡"样改变 C。

原发性骨肿瘤（续）

肿瘤类型	流行病学	部位	特点
恶性肿瘤			
骨肉瘤（骨源性肉瘤）	占原发性恶性骨肿瘤的20%。 在 <20岁男性的原发肿瘤中发病率最高。 老年人较少见；通常继发于诱发因素，如Paget骨病、骨梗死、辐射、家族性视网膜母细胞瘤、Li-Fraumeni综合征。	长骨干骺端（常见于膝部）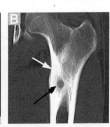。	多形性类骨质合成细胞（恶性成骨细胞）。 表现为痛性逐渐增长的肿块，或病理性骨折。 X线可见Codman三角（从骨膜处突起）或日光征。 侵袭性。原发性治疗反应好（手术、化疗），继发性预后差。
软骨肉瘤		骨盆、近端股骨和肱骨的髓质。	恶性软骨细胞肿瘤。
尤因（Ewing）肉瘤	白种人最常见。常见于<15岁的男孩。	长骨骨干（尤其是股骨），骨盆扁骨。	间质来源的间变性小蓝细胞（类似淋巴细胞）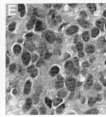。 t（11,22）检测（融合蛋白EWS-FLI 1）可用于诊断，与形态相似的其他疾病（如淋巴瘤、慢性骨髓炎）鉴别。 "洋葱皮"骨膜反应（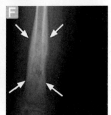 白色箭头）。 侵袭性，转移早，但对化疗反应好。

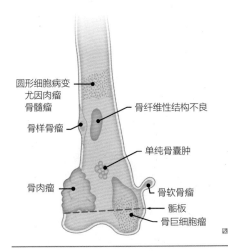

圆形细胞病变
尤因肉瘤
骨髓瘤

骨样骨瘤

骨纤维性结构不良

单纯骨囊肿

骨肉瘤

骨软骨瘤

骺板

骨巨细胞瘤

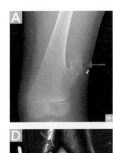

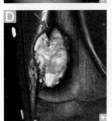

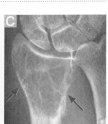

骨关节炎vs类风湿关节炎

	骨关节炎	类风湿关节炎
发病机制	机械性——磨损破坏关节软骨（退行性关节损害）→不全修复伴随炎症过程。软骨细胞介导退化和不全修复。	自身免疫——炎症 A 诱导血管翳（增生性肉芽组织）的产生，从而侵蚀关节软骨和骨组织。
易感因素	年龄、女性、肥胖、关节外伤。	女性、HLA-DR4、吸烟。类风湿因子⊕（抗IgG Fc片段的IgM抗体，见于80%的类风湿关节炎患者）、抗环瓜氨酸肽抗体（更特异）。
临床表现	负重关节活动后疼痛（如白天结束时），休息后可改善。非对称性关节受累。膝关节软骨损伤始于内侧（"弓形腿"）。没有系统性症状。	疼痛，肿胀，晨僵>1h，活动后可改善。对称性关节受累。有全身系统性症状（发热、乏力、体重下降）。关节外表现常见[1]。
关节表现	骨赘（骨刺）形成、关节间隙狭窄、软骨下硬化及囊性变。关节液检查提示非炎性改变（白细胞<2 000/mm³）。赫伯登结节 B （Heberden nodes，累及远端指间关节），布夏尔结节 C （Bouchard nodes，累及近端指间关节）、第一腕掌关节。掌指关节不受累。	骨侵蚀、关节周围骨质减少、软组织肿胀、软骨下囊性变、关节间隙狭窄。关节畸形：颈椎半脱位、尺侧偏斜、天鹅颈畸形 D 、纽扣花畸形 E 。累及掌指关节、近端指间关节、腕关节。无远端指间关节及第一腕掌关节受累。关节液检查示炎性改变。
治疗	调整运动、对乙酰氨基酚、非甾体抗炎药，关节腔内注射糖皮质激素。	非甾体抗炎药、糖皮质激素、改善病情的慢作用抗风湿药（甲氨蝶呤、硫唑嘌呤、羟氯喹、来氟米特），生物制剂（如TNF-α抑制剂）。

[1]关节外表现有：类风湿结节（纤维素样坏死，伴栅栏状组织细胞）分布于皮下组织及肺部（＋尘肺病→Caplan综合征）、肺间质病、胸膜炎、心包炎、慢性病贫血、白细胞减少＋巨脾（Felty综合征）、AA型淀粉样变、干燥综合征、巩膜炎、腕管综合征。

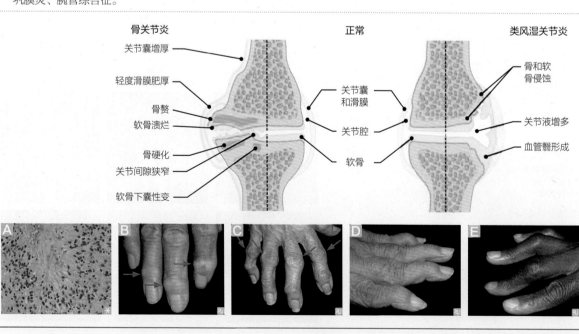

骨关节炎　　　　　　　正常　　　　　　　类风湿关节炎

关节囊增厚
轻度滑膜肥厚
骨赘
软骨溃烂
骨硬化
关节间隙狭窄
软骨下囊性变

关节囊和滑膜
关节腔
软骨

骨和软骨侵蚀
关节液增多
血管翳形成

痛风

发病机制与实验室检查	单钠尿酸盐结晶沉积于关节导致的急性炎性单关节炎 Ⓐ。 危险因素：男性、高血压、肥胖、糖尿病、血脂异常、饮酒。 最密切的危险因素为高尿酸血症，可由以下原因导致： • 尿酸排泄障碍（90%的患者）——大多数为特发性，肾衰竭时可加重，某些药物（如噻嗪类利尿药）可加重病情。 • 尿酸生成过多（10%的患者）——Lesch–Nyhan综合征、磷酸核糖焦磷酸（PRPP）过量、细胞代谢↑（如溶瘤综合征）、糖原贮积症Ⅰa型。 针尖状结晶，偏振光下双折光⊖（平行光下为黄色，垂直光下为蓝色 Ⓑ）。急性痛风发作时，血尿酸水平可正常。
症状	非对称性关节受累。关节红肿，疼痛。经典表现为第一跖趾关节疼痛（痛风足）。 痛风石 Ⓒ（常存在于外耳、鹰嘴囊或跟腱）。 急性痛风发作常见于：食用富含嘌呤的食物（如红肉、海鲜）、外伤、手术、脱水、利尿、饮酒（酒精代谢产物与尿酸竞争肾排泄位点→尿酸排泄↓，在血液中积累）。
治疗	急性期：非甾体抗炎药（如吲哚美辛）、糖皮质激素、秋水仙碱。 慢性期（预防发作）：黄嘌呤氧化酶抑制剂（如别嘌醇、非布司他）。

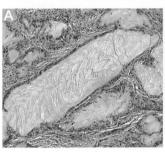 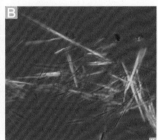 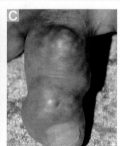

焦磷酸钙沉积病

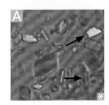

曾称为假性痛风，为焦磷酸钙结晶沉积在关节腔内导致。常见于＞50岁人群，男女患病率相同。常为特发性，有时与血色病、甲状旁腺功能亢进及关节外伤有关。

急性：关节疼痛肿胀（假性痛风）。

慢性：退行性改变（假性骨关节炎）。

膝关节受累最常见。

X线表现为软骨钙质沉着（软骨钙化）。

结晶为菱形。偏振光下双折光轻度⊕（平行光下蓝色）Ⓐ。

急性期治疗：非甾体抗炎药、秋水仙碱、糖皮质激素。

预防用药：秋水仙碱。

全身型幼年特发性关节炎

在<12岁儿童中的系统性关节炎。常表现为每日高热、粉色红斑样皮疹、关节炎（通常累及两个关节以上）。实验室检查：白细胞增多、血小板增多、贫血、红细胞沉降率↑、C反应蛋白↑。治疗：非甾体抗炎药、类固醇激素、甲氨蝶呤、TNF抑制剂。

干燥综合征

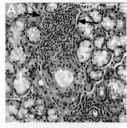

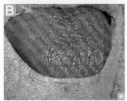

自身免疫病，特征为外分泌腺体受到破坏（常累及泪腺和唾液腺），淋巴细胞浸润 A。主要累及40~60岁女性。

临床表现为：

- 炎性关节痛
- 干燥性角膜结膜炎（泪液产生↓，导致角膜损伤）
- 口干（唾液腺分泌↓）→黏膜萎缩，裂纹舌 B
- 存在自身抗体，如抗核抗体、类风湿因子（无类风湿关节炎时也可为阳性）、抗核糖核蛋白抗体：SS-A（抗Ro抗体）或SS-B（抗La抗体）
- 双侧腮腺肿大

抗SSA和抗SSB抗体也可见于SLE。

常为原发，也可继发于其他自身免疫病（如类风湿关节炎、SLE、系统性硬化）

并发症：龋齿、黏膜相关淋巴组织性（MALT）淋巴瘤（可表现为腮腺肿大）。

唇腺活检示局灶性淋巴细胞性涎腺炎可确诊。

化脓性关节炎

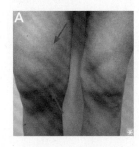

常见病原体：金黄色葡萄球菌、链球菌、淋病奈瑟菌。受累关节肿胀 A，发红，疼痛。脓性关节液（WBC>50 000/mm^3）。

淋球菌性关节炎——性传播疾病，表现为化脓性关节炎（如膝关节），或多关节痛、腱鞘炎（如手）、皮炎（如脓疱）三联征。

血清阴性脊柱关节病	类风湿因子阴性的关节炎（无抗IgG抗体）。与HLA-B27（MHC I 类分子）密切相关。不同疾病亚型的各种临床表现的发生率不同：炎性腰背痛（晨僵，活动后可改善）、外周关节炎、附着点炎（肌腱附着处的炎症，如跟腱炎）、指/趾炎（"腊肠指"）、葡萄膜炎。	
银屑病关节炎	与皮肤银屑病及指甲银屑病有关。关节受累非对称，散在分布 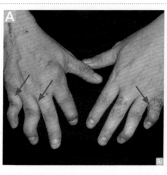。X线表现为指/趾炎及"铅笔帽"样远端指间关节畸形 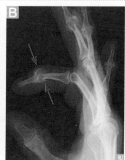。	见于不到1/3的银屑病患者。
强直性脊柱炎	对称性脊柱及骶髂关节受累→关节强直（关节融合）、葡萄膜炎、主动脉瓣反流。	竹节样改变（脊椎融合）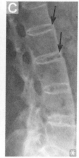。肋椎关节强直及胸肋关节强直可导致限制性肺病。可通过监测胸壁扩张度来评估限制性肺病的严重程度。在男性中更常见。
炎性肠病	克罗恩病及溃疡性结肠炎常并发脊柱关节病。	
反应性关节炎	曾称为赖特（Reiter）综合征。典型三联征： • 结膜炎 • 尿道炎 • 关节炎	"看不见、尿不出、蹲不下"。志贺菌、耶尔森菌、衣原体、弯曲菌、沙门菌。

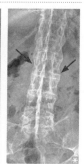

系统性红斑狼疮（SLE）　系统性，复发缓解性自身免疫病。器官受累主要来源于Ⅲ型或Ⅱ型（小部分）超敏反应。与早期补体蛋白（如C1q、C4、C2）缺乏有关→免疫复合物清除能力↓。
临床表现：育龄期女性，皮肤红斑、关节痛、发热等。

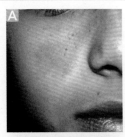

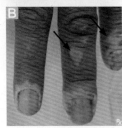

疣状心内膜炎（Libman-Sacks Endocarditis）——二尖瓣或主动脉瓣无菌性疣状血栓。可出现在瓣膜的任意一面（但通常位于瓣膜的底面）。
狼疮肾炎（DNA-抗DNA免疫复合物沉积于肾小球）：可表现为肾炎或肾病（导致血尿和蛋白尿）。最常见也是最严重的病理表型为弥漫增生型。
常见死因：肾病（最常见）、感染、心血管疾病（速发的心血管疾病）。
孕妇抗SSA抗体⊕，其胎儿患新生儿狼疮风险↑→胎儿表现为：先天性心脏传导阻滞、眶周/弥漫性红斑、转氨酶升高、血细胞减少。

诊断标准（11条中有4条可诊断）：
蝶形红斑 A
盘状红斑 B
光过敏
口腔溃疡（常为无痛性）
关节炎（非侵袭性）
浆膜炎（如胸膜炎、心包炎）
肾病变
神经系统损害（如癫痫、精神错乱）
血液系统表现（例如：血三系降低）
免疫学异常（抗ds-DNA抗体、抗Sm抗体）
抗核抗体（ANA）阳性
记忆法："蝶盘光口，关浆肾，神血免核"。

混合性结缔组织病	具有SLE、系统性硬化和/或多发性肌炎的特征。与抗U1RNP抗体有关（斑点型抗核抗体）。

抗磷脂综合征　原发或继发性自身免疫病（常见于SLE）。
诊断主要依据血栓形成（动脉或静脉）或自然流产的病史，以及实验室检查显示有狼疮抗凝物、抗心磷脂抗体、抗β_2糖蛋白Ⅰ抗体。
治疗：系统性抗凝。

抗心磷脂抗体可导致梅毒非特异性血清学检查VDRL/RPR假阳性。
狼疮抗凝物可导致APTT延长，并且加入正常血浆不能被纠正。

风湿性多肌痛

临床表现	四肢近端肌肉的疼痛和僵硬（如肩部、臀部），常有发热、乏力、体重下降。不会导致肌无力。较多见于>50岁的女性，可伴有巨细胞动脉炎。
实验室检查	血沉↑、C反应蛋白升高↑，肌酸激酶正常。
治疗	对低剂量糖皮质激素反应好。

纤维肌痛	最常见于20~50岁女性。慢性、广泛的肌肉骨骼疼痛，常有"压痛点"，关节僵硬、感觉异常、失眠、乏力、认知障碍。 治疗：规律运动、抗抑郁药（三环类、5-羟色胺和去甲肾上腺素再摄取抑制剂）、治疗神经痛药物（如加巴喷丁）。

多发性肌炎/皮肌炎	非特异性：ANA⊕，肌酸激酶↑。 特异性：抗Jo-1抗体（Jo-1：组氨酰-tRNA合成酶）、抗SRP抗体（SRP：信号识别颗粒）、抗Mi-2抗体（Mi-2：解旋酶）。
多发性肌炎	进行性对称性近端肌无力，特征为CD8$^+$T细胞浸润的肌内膜炎症。最常累及肩带肌。
皮肌炎	临床表现类似多发性肌炎，但存在皮肤受累，如Gottron丘疹 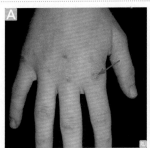A、见光区面部红斑（如向阳疹——眼睑处红斑水肿 B）、"披肩征" C、技工手（指尖两侧皮肤增厚且颜色变暗，产生不规则的"污"痕）。 恶性肿瘤发生率↑。CD4$^+$T细胞浸润导致的肌纤维周围炎症及萎缩。

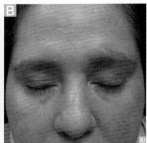 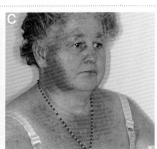

神经肌肉接头疾病

	重症肌无力	Lambert-Eaton肌无力综合征
发病率	最常见的神经肌肉接头疾病。	不常见。
病理生理	抗突触后乙酰胆碱受体的自身抗体。	抗突触前Ca^{2+}通道的自身抗体→乙酰胆碱释放↓。
临床表现	上睑下垂、复视、肌无力（呼吸肌受累→呼吸困难，延髓肌受累→吞咽困难、咀嚼障碍）。 肌肉活动后症状加重。	近端肌无力、自主神经症状（口干、阳痿）。 肌肉活动后症状改善。
伴发疾病	胸腺瘤、胸腺增生。	小细胞肺癌。
胆碱酯酶抑制剂的效果	可逆转肌无力症状（用吡斯的明治疗）。	效果甚微。

雷诺现象

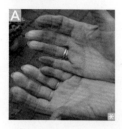

在寒冷或紧张刺激下，小动脉（小血管）痉挛导致皮肤血流↓：皮肤颜色改变，先变白（缺血），后变紫（缺氧），最后变红（再灌注）。

通常在手指 🅰 或足趾出现。原发性（特发性）称为**雷诺病**，继发性称为**雷诺综合征**，例如继发于混合性结缔组织病、SLE或CREST综合征（系统性硬化病的一种局限型亚型）。继发性雷诺病可有指端溃疡（严重缺血）。

治疗：Ca^{2+}通道拮抗剂。

硬皮病

系统性硬化病。三联征：自身免疫、非炎症性血管病，以及胶原沉积伴纤维化。硬化表现常见于皮肤，表现为皮肤肿胀、皮肤紧绷 🅰、无褶皱。指尖凹陷 🅱。可有其他系统受累，如肾（硬皮病肾危象，用ACEI治疗）、肺（肺间质纤维化、肺动脉高压）、消化道（食管运动障碍及反流）、心血管。75%患者为女性。

两种主要类型：

- **弥漫性硬皮病**：广泛皮肤受累，进展迅速，早期内脏受累。与抗Scl-70抗体（抗DNA拓扑异构酶Ⅰ抗体）及抗RNA聚合酶Ⅲ抗体有关。
- **局限性硬皮病**：受累部位局限于手指及面部皮肤。可有CREST综合征（Calcinosis皮肤钙质沉着症 🅲、anti-Centromere antibody抗着丝粒抗体、Raynaud phenomenon雷诺现象、Esophageal dysmotility食管运动障碍、Sclerodactyly指端硬化，以及Telangiectasia毛细血管扩张）。临床病程更良性。

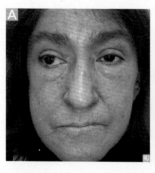
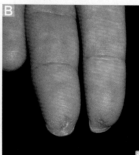
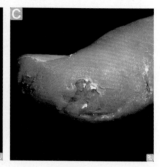

▶ **骨骼肌肉、皮肤和结缔组织——皮肤病**

皮肤层次　皮肤有三个层次：表皮、真皮、皮下脂肪（皮下组织）。

表皮从表层到底层分为 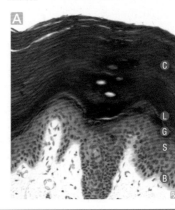：

- 角质层
- 透明层（掌跖部位最为明显）
- 颗粒层
- 棘层（桥粒）
- 基底层（干细胞部位）

记忆法：角质很透明，颗粒挤（棘）在基底。

C = 角质层

L = 透明层
G = 颗粒层
S = 棘层

B = 基底层

表皮细胞连接

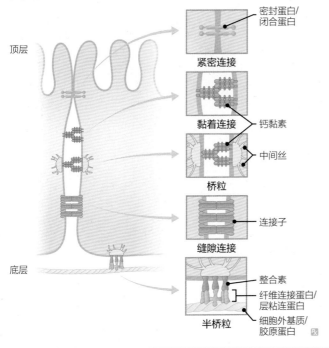

顶层

密封蛋白/闭合蛋白

紧密连接

黏着连接

钙黏素

中间丝

桥粒

连接子

缝隙连接

整合素

纤维连接蛋白/层粘连蛋白

细胞外基质/胶原蛋白

半桥粒

底层

紧密连接（闭锁小带）A——可以防止溶质在细胞周围运动；由密封蛋白和闭合蛋白组成。

黏着连接（带状桥粒）B——通过钙黏素（Ca^{2+}依赖性黏着蛋白）形成的"黏合带"来连接相邻细胞，构建肌动蛋白细胞骨架。E-钙黏素的缺失可促进癌细胞转移。

桥粒（点状桥粒、黏着斑）C——通过锚住中间丝形成支撑结构。桥粒黏蛋白1和/或3的自身抗体→寻常型天疱疮。

缝隙连接 D——通道蛋白（"连接子"）允许电信号和化学信号在细胞之间传递。

半桥粒 E——连接基底细胞的角蛋白与其下方的基膜。自身抗体→大疱性类天疱疮。

整合素——是膜蛋白，与基膜中的胶原蛋白、层粘连蛋白和纤维连接蛋白结合，以维持基膜外侧的完整性。

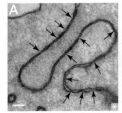
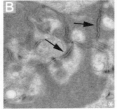
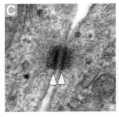
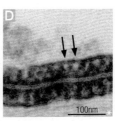
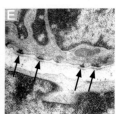

皮肤病大体描述术语

皮损	特征	举例
斑疹	境界清楚的伴皮肤颜色改变的扁平皮损，<1cm	雀斑、唇部黑斑 A
斑片	>1cm的斑疹	大胎记（先天性色素痣）B
丘疹	隆起的可触及皮损，<1cm	痣 C、痤疮
斑块	>1cm的丘疹	银屑病 D
水疱	含有液体的小疱，<1cm	水痘、带状疱疹 E
大疱	含有液体的大水疱，>1cm	大疱性类天疱疮 F
脓疱	含有脓液的水疱	脓疱型银屑病 G
风团	一过性的光滑丘疹或斑块	荨麻疹 H
鳞屑	脱落的角质层	湿疹、银屑病、鳞状细胞癌 I
痂	干燥的渗出物	脓疱病 J

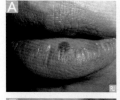
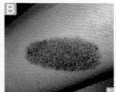
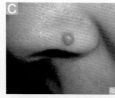
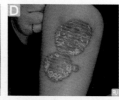
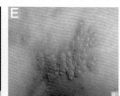
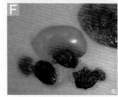
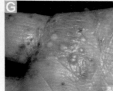
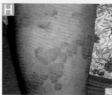
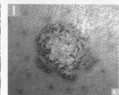
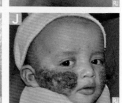

皮肤病镜下描述术语

皮损	特征	举例
角化过度	角质层厚度↑	银屑病、胼胝
角化不全	角质层有残留的细胞核	银屑病、光化性角化病
颗粒层增厚	颗粒层厚度↑	扁平苔藓
海绵水肿	表皮内细胞间水肿	湿疹性皮炎
棘层松解	表皮细胞间分离	寻常型天疱疮
棘层增厚	棘层↑，导致表皮增厚	黑棘皮病

色素性皮肤病

白化病	黑色素细胞数目正常，黑色素生成↓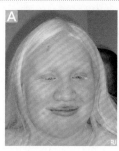。机制为酪氨酸酶活性↓，或酪氨酸转运缺陷。患皮肤癌的风险↑。
黄褐斑	与妊娠或口服避孕药有关的获得性色素沉着（"妊娠面具"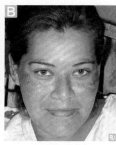）。较常见于深肤色的女性。
白癜风	完全脱色的不规则斑块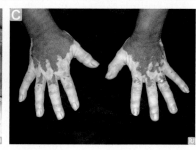，因黑色素细胞的破坏导致（可能为自身免疫性）。与其他自身免疫病有关。

脂溢性皮炎

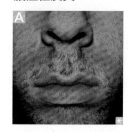

境界清楚的红斑 A，伴有油腻的黄色鳞屑，多见于皮脂腺丰富的区域，如头皮、面部和眼周。婴儿（乳痂）和成人都常见，可与帕金森病伴发。皮脂腺虽无炎症，但与疾病进展有关。可能与马拉色菌有关。治疗：外用抗真菌药和皮质类固醇药膏。

常见皮肤疾病

痤疮	多种致病因素：皮脂/雄激素产生↑、角质细胞剥脱异常、毛囊皮脂腺单位的定植痤疮丙酸杆菌（粉刺）以及炎症（丘疹/脓疱 A、结节、囊肿）。治疗：维A酸、过氧苯甲酰、抗生素。
特应性皮炎（湿疹）	瘙痒性皮疹，常见于皮肤皱褶处。与其他特应性疾病（哮喘、过敏性鼻炎、食物过敏）有关，血IgE↑。丝聚蛋白基因突变可致此病（导致皮肤屏障功能障碍）。多见于婴儿面部 B，其次是儿童和成人的肘窝 C。
变应性接触性皮炎	Ⅳ型超敏反应，继发于接触性过敏原（如金属镍 D、毒常青藤、新霉素 E）。
黑色素痣	常见的良性痣，但先天性色素痣或不典型痣可恶变导致黑色素瘤。皮内痣是丘疹 F，交界痣是扁平斑疹 G。
须部假性毛囊炎	异物反应性炎症性面部皮肤疾病，表现为坚硬的色素沉着性丘疹和脓疱，伴疼痛和瘙痒。位于颊部、下颌和颈部。通常由剃须引起（剃须刀结节），主要见于非洲裔男性。
银屑病	具有银色鳞屑的丘疹和斑块 H，尤其好发于膝部和肘部。棘层松解，伴有角化不全（角质层仍有细胞核）的鳞屑，Munro微脓肿。棘层增厚，颗粒层变薄，Auspitz征阳性 I——刮掉表皮鳞屑后有真皮乳头层的点状出血。可伴有甲凹陷和银屑病关节炎。
酒渣鼻（玫瑰痤疮）	炎症性面部皮肤疾病，表现为红斑丘疹和脓疱 J，无粉刺。可能与外部刺激（如饮酒、热）引起的面部潮红有关。肥大型酒渣鼻可导致鼻赘（鼻部结节性肥大变形）。
脂溢性角化病	扁平油腻的色素性鳞状上皮增生，由未成熟的角质形成细胞增生伴角蛋白囊肿（角囊肿）K 构成。"黏着样"外观。见于头部、躯干和四肢。是老年人常见的良性肿瘤。Leser–Trélat征 L——迅速增多的多发性脂溢性角化病，提示可能存在内脏恶性肿瘤（如胃肠道腺癌）。
疣	疣由低危型HPV引起。为柔软的棕褐色菜花状丘疹 M。表皮增生，角化过度，挖空细胞形成。尖锐湿疣见于肛门或生殖器 N。
荨麻疹	肥大细胞脱颗粒后形成的瘙痒性风团 O。表现为浅表的真皮水肿和淋巴管扩张。

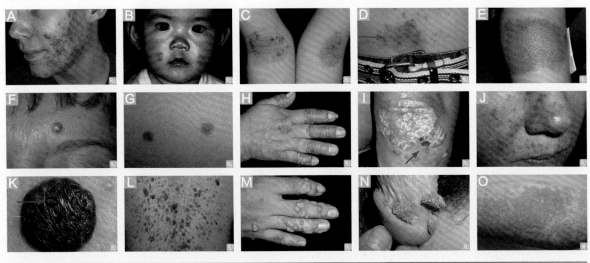

皮肤血管肿瘤

血管肉瘤	罕见的血管恶性肿瘤，通常位于头部、颈部和乳房。常见于老年人的日光暴露部位。与放疗和乳房切除术后的慢性淋巴水肿有关。肝血管肉瘤与氯乙烯和砷的暴露有关。由于诊断不及时，侵袭性极强而难以切除。
杆菌性血管瘤病	良性毛细血管皮肤丘疹 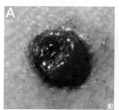，见于艾滋病患者，由巴尔通体感染引起，易误诊为卡波西肉瘤，但有中性粒细胞浸润。
樱桃状血管瘤	良性毛细血管瘤 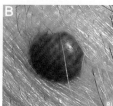，多见于中年人，不会自行消退，发病率随年龄而↑。
血管球瘤	良性，伴疼痛的红蓝色肿瘤，通常在指甲下 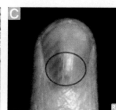，起源于调节体温的血管球体的变异的平滑肌细胞。
卡波西肉瘤	内皮细胞恶性肿瘤，最常累及皮肤、口腔、胃肠道、呼吸道。典型见于东欧老年男性、艾滋病患者和器官移植患者。与人类疱疹病毒8型（HHV-8）和HIV有关。少见情况下可误诊为杆菌性血管瘤病，但有淋巴细胞浸润。
化脓性肉芽肿	息肉样分叶状毛细血管瘤 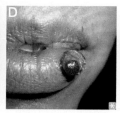，可有溃疡和出血。与创伤和妊娠有关。
草莓状血管瘤	婴儿期的良性毛细血管瘤 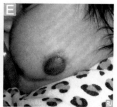，见于出生后的几周内（1/200新生儿）。生长迅速，5~8岁时可自行消退。

皮肤感染

细菌感染

脓疱病	非常表浅的皮肤感染，病原体常为金黄色葡萄球菌或化脓链球菌。高度传染性。蜂蜜色痂皮 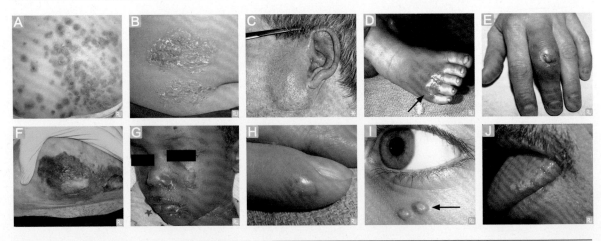A。 大疱性脓疱病 B 有大疱样皮损，常由金黄色葡萄球菌引起。
丹毒	累及真皮上部和浅表淋巴管的感染，病原体常为化脓链球菌。表现为边界清楚、高出皮面的红斑 C。
蜂窝织炎	真皮深层和皮下组织的急性、疼痛性、播散性感染。病原体常为化脓链球菌或金黄色葡萄球菌。常继发于皮肤外伤或其他感染导致的皮肤破损 D。
脓肿	深层皮肤内的局限性脓液积聚，周围有脓壁 E。病原体常为金黄色葡萄球菌。
坏死性筋膜炎	深部组织损伤，病原体常为厌氧菌或化脓链球菌。与体格检查不相符的剧烈疼痛。由于感染产生甲烷和二氧化碳而有捻发音。"嗜肉菌"。引起大疱和皮肤坏死→紫色大疱，周围皮肤坏死 F。外科急症。
葡萄球菌烫伤样皮肤综合征	外毒素仅破坏颗粒层的角质形成细胞之间的连接（与中毒性表皮坏死松解症鉴别，破坏表皮–真皮连接）。特征为发热和泛发性红斑，伴有上层表皮脱落 G，可完全愈合。尼氏征⊕（手推压皮肤时表皮可分离）。多见于新生儿和肾功能不全的儿童/成人。

病毒感染

疱疹	皮肤的疱疹病毒感染（HSV1和HSV2），可发生于从黏膜表面到正常皮肤的任何地方。包括唇疱疹、生殖器疱疹、疱疹性瘭疽 H（手指）。
传染性软疣	由痘病毒引起的脐状丘疹 I。常见于儿童，成人可通过性接触传播。
水痘带状疱疹病毒	引起水痘和带状疱疹。水痘的皮损呈现多种形态，包括从水疱到结痂的不同发展阶段。带状疱疹是潜伏的病毒被再次激活，皮损按照皮节区分布（也可为播散性）。
毛状白斑	舌侧缘的不规则白色无痛性斑块，不可被刮除 J。EBV介导。见于HIV阳性患者和器官移植受者。需要与鹅口疮（可刮除）和白斑（癌前病变）鉴别。

自身免疫性大疱性疾病

	寻常型天疱疮	大疱性类天疱疮
病理生理	潜在致死性。最常见于老年患者。Ⅱ型超敏反应。 抗桥粒芯蛋白–1和/或桥粒芯蛋白–3（桥粒组分，连接棘细胞层的角质形成细胞）的IgG抗体。	严重程度比寻常型天疱疮轻。最常见于老年患者。Ⅱ型超敏反应。 抗半桥粒（表皮基膜）的IgG抗体。
大体形态学	棘层松解导致的表皮内松弛性大疱 A。角质形成细胞分离，HE染色呈"墓碑样排列"）。口腔黏膜受累。尼氏征⊕。	紧张性水疱 C，含嗜酸性粒细胞。口腔黏膜正常。尼氏征⊝。
免疫荧光	表皮细胞周围呈网状模式 B。	表皮–真皮交界处呈线性模式 D。

其他水疱大疱性皮肤病

疱疹样皮炎	瘙痒性丘疹、水疱、大疱（常见于肘部、膝部、臀部）A。IgA沉积于真皮乳头顶端。经常伴发乳糜泻。治疗：氨苯砜、无麸质饮食。
多形红斑	与感染（如肺炎支原体、HSV）、药物（如磺胺类、β–内酰胺类、苯妥英）有关。多种皮损表现——斑疹、丘疹、水疱、靶形皮损（外观像多环靶形，且中心处颜色较深伴表皮破损）B。
Steven-Johnson综合征（SJS）	特征为发热、大疱形成及坏死、真皮表皮交界处剥脱（尼氏征⊕），死亡率高。常有黏膜受累 C D。可出现与多形红斑相同的靶形皮损。常与药物不良反应有关。中毒性表皮坏死松解症（TEN）E F为更严重类型的SJS，受累体表面积>30%。10%~30%为SJS–TEN重叠。

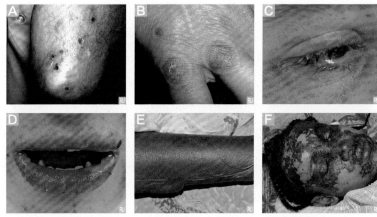

其他皮肤疾病

黑棘皮病	表皮细胞增生导致的对称性皮肤色素沉着伴增厚，尤以腋下、颈部为著 A B。可见于胰岛素抵抗（如糖尿病、肥胖、库欣综合征、PCOS）及内脏恶性肿瘤（如胃腺癌）。
光化性角化病	日晒导致的癌前病变。较小、表面粗糙、红色或棕色丘疹或斑块 C D。进展为鳞状细胞癌的风险与表皮异常增生的程度成正比。
结节性红斑	痛性、突出皮面的皮下脂肪炎症性病变（脂膜炎），常见于胫前。多为特发性，但可与结节病、球孢子菌病、组织胞浆菌病、结核、链球菌感染 E、麻风 F、炎性肠病有关。
扁平苔藓	扁平苔藓的皮疹特点：瘙痒、紫红色、多边形、扁平、丘疹及斑块 G H。黏膜受累表现为Wickham纹（网状白线）和颗粒层增厚。淋巴细胞在真皮–表皮交界处呈锯齿状浸润。与丙型肝炎有关。
玫瑰糠疹	"先驱斑"（母斑）I 出现数日后出现其他覆有鳞屑状的红色斑块，常在躯干呈"圣诞树"状分布 J。多发粉色斑块伴领圈状鳞屑。6~8周内自愈。
日晒伤	由于紫外线过度暴露引发的急性皮肤炎性反应。导致DNA突变，诱发角质形成细胞坏死。UVB（中波紫外线）是引发日晒伤的作用光谱。UVA（长波紫外线）引发晒黑和光老化。UVA和UVB的暴露使皮肤癌风险↑。

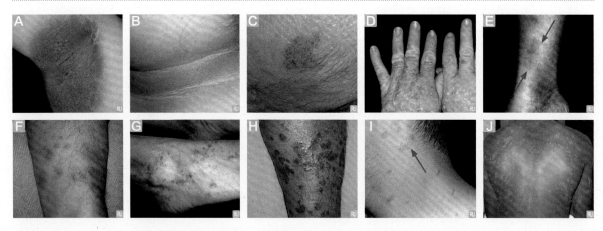

烧伤分级

Ⅰ度烧伤	浅表，表皮全层（如常见日晒伤）。	疼痛、红斑、按压泛白。
Ⅱ度烧伤	全层表皮和部分真皮。 皮肤可见水疱，通常愈合后**不留瘢痕**。	疼痛、红斑、按压泛白。
Ⅲ度烧伤	表皮、真皮至皮下组织全层烧伤。 伤口愈合后形成**皮肤瘢痕**。	无痛，呈蜡样或皮革样外观，按压不泛白。

皮肤癌	基底细胞癌更常见于上唇。 鳞状细胞癌更常见于下唇。
基底细胞癌	最常见的皮肤癌。常位于日光暴露部位（如面部）。局部侵袭性生长，但极少转移。蜡样、粉色、珍珠样结节，常伴有毛细血管扩张，波浪样边界 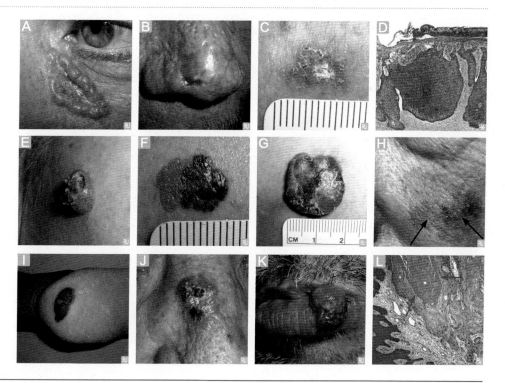A，中央结痂或破溃。基底细胞癌也可表现为不愈合的溃疡伴浸润性生长 B 或伴脱屑的斑块（浅表型基底细胞癌）C。基底细胞癌可见"栅栏状"细胞核 D。
角化性棘皮瘤	见于中年及老年患者。生长迅速，与鳞状细胞癌相似。表现为中央充满角蛋白的穹顶状结节。进展迅速（4~6周），可有自发消退 E。
黑色素瘤	常见的有严重转移风险的肿瘤。肿瘤标志物S-100阳性。与日光暴露及发育不良痣有关，浅肤色人群患病风险↑。肿瘤浸润深度（Breslow厚度）与转移风险相关。表现为ABCDE（记忆法）：不对称（Asymmetry）、边界不规则（Border irregularity）、颜色不均匀Color variation）、直径（Diameter）> 6 mm，以及随时间进展（Evolution over time）。至少存在4种不同类型的黑色素瘤，包括浅表播散型 F、结节型 G、恶性雀斑样痣 H、以及肢端雀斑样痣（非洲人及亚洲人发病率最高）I。常因BRAF激酶活性突变导致。主要治疗手段为扩大相应切缘的手术切除。转移性或无法切除的黑色素瘤患者，如伴有*BRAF* V600E突变，使用针对BRAF激酶抑制剂维罗非尼可能获益。
鳞状细胞癌	第二常见的皮肤癌。与日光过度暴露、免疫抑制、慢性不愈合伤口或砷接触有关。常见于面部 J、下唇 K、耳部、手部。局部侵袭，可播散至淋巴结，偶见远处转移。溃疡性红色皮损。组织病理学：角蛋白珠 L。 **光化性角化病**，表现为覆鳞屑的斑块，为鳞状细胞癌的癌前病变。

▶骨骼肌肉、皮肤和结缔组织——药理学

花生四烯酸通路

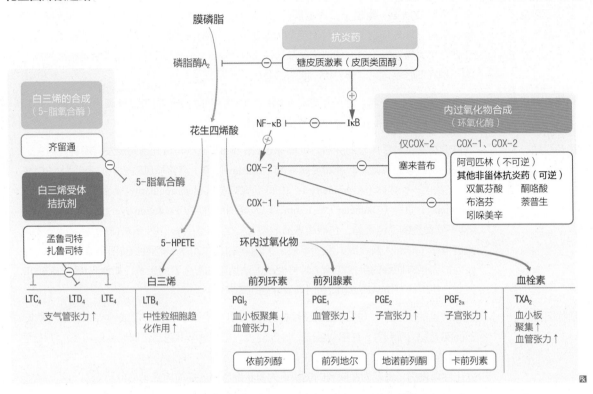

注：NF–κB = 核因子κB，IκB = 核因子κB抑制剂，COX = 环氧化酶，5–HPETE = 5–氢过氧化廿碳四烯酸，LT = 白三烯，PGI = 前列环素，PGE = 前列腺素E，TXA = 血栓素A。

对乙酰氨基酚

机制	可逆性地抑制环氧化酶，主要作用在中枢神经系统。在外周失活。
临床应用	解热、镇痛，但不抗炎。在儿童病毒感染时，为避免瑞氏综合征（Reye Syndrome）而替代阿司匹林使用。
不良反应	过量可导致肝坏死，对乙酰氨基酚代谢物（NAPQI）消耗谷胱甘肽并在肝内形成组织毒性副产物。N–乙酰半胱氨酸为解毒剂（再合成谷胱甘肽）。

阿司匹林

机制	非甾体抗炎药（NSAID），通过乙酰化共价结合，不可逆地抑制环氧化酶（COX-1和COX-2）→TXA_2及前列腺素的合成↓。出血时间↑。不影响PT和APTT。效果维持至新的血小板产生。
临床应用	低剂量（<300mg/日）：血小板聚集↓。中等剂量（300~2 400mg/日）：解热镇痛。高剂量（2 400~4 000mg/日）：抗炎。
不良反应	胃溃疡、耳鸣（影响听神经）、过敏反应（尤其是哮喘或鼻息肉患者）。长期使用可导致急性肾损伤、间质性肾炎、消化道出血。病毒感染的儿童使用阿司匹林有发生瑞氏综合征的风险。中毒剂量早期可引起呼吸性碱中毒，继而转变为混合型酸碱平衡紊乱（代谢性酸中毒-呼吸性碱中毒）。

塞来昔布

机制	可逆地、选择性地抑制环氧化酶（COX）2型异构体。COX-2存在于炎症细胞和血管内皮细胞中，介导炎症及疼痛反应。不抑制COX-1，有助于维护胃黏膜，因而不像其他NSAIDs药物对胃肠道屏障有腐蚀作用。不影响血小板功能（TXA_2的产生依赖COX-1）。
临床应用	类风湿关节炎、骨关节炎。
不良反应	血栓形成风险↑。磺胺过敏者禁用。

其他非甾体抗炎药　布洛芬、萘普生、吲哚美辛、酮咯酸、美洛昔康、吡罗昔康

机制	可逆地抑制环氧化酶（COX-1和COX-2），阻断前列腺素的合成。
临床应用	解热、镇痛、抗炎。吲哚美辛用于治疗动脉导管未闭（PDA）。
不良反应	间质性肾炎、胃溃疡（前列腺素保护胃黏膜）、肾缺血（前列腺素扩张入球小动脉）、再生障碍性贫血。

来氟米特

机制	可逆地抑制二氢乳清酸脱氢酶，阻碍嘧啶合成。抑制T细胞增殖。
临床应用	类风湿关节炎、银屑病关节炎。
不良反应	腹泻、高血压、肝毒性、致畸。

双膦酸盐　阿仑膦酸钠、伊班膦酸钠、利塞膦酸钠、唑来膦酸钠

机制	焦磷酸盐类似物。结合骨质中的羟基磷灰石，抑制破骨细胞活性。
临床应用	骨质疏松、高钙血症、Paget骨病、恶性肿瘤骨转移、成骨不全。
不良反应	食管炎（若口服，需要用水吞服，且保持直立位30分钟）、下颌骨坏死、非典型股骨骨折。

特立帕肽

机制	重组甲状旁腺激素类似物。脉冲式给药，能使成骨细胞活性↑。
临床应用	骨质疏松。与抗重吸收疗法（如双膦酸盐）不同，可使骨质生长↑。
不良反应	骨肉瘤的风险↑（避免用于Paget骨病或不明原因碱性磷酸酶升高的患者）。避免用于既往有肿瘤病史或接受放疗的患者。一过性高钙血症。

痛风药物

慢性痛风药物（预防性）

丙磺舒	在近曲小管处抑制尿酸重吸收（同时抑制青霉素的排泌）。可沉淀尿酸结石。
别嘌呤醇	黄嘌呤氧化酶的竞争性抑制剂→次黄嘌呤及黄嘌呤向尿酸盐的转化↓。也可用于淋巴瘤和白血病患者以预防溶瘤相关的尿酸盐肾病。黄嘌呤氧化酶活性代谢产物、硫唑嘌呤和6-巯基嘌呤的浓度↑。
培戈洛酶	重组型尿酸酶，催化尿酸向尿囊素（水溶性高的产物）转化。
非布司他	抑制黄嘌呤氧化酶。

急性痛风药物

非甾体抗炎药	任何一种非甾体抗炎药均可。使用水杨酸盐时需谨慎（可降低尿酸排泄，尤其在低剂量时）。
糖皮质激素	口服、关节腔内注射、肌内注射或静脉注射。
秋水仙碱	结合并稳定微管蛋白，以抑制微管聚合；阻碍中性粒细胞的趋化作用及脱颗粒。急性期和预防使用。不良反应有胃肠道反应和神经肌病。

TNF-α抑制剂

药物	机制	临床应用	不良反应
依那西普	融合蛋白（TNF-α + IgG$_1$ Fc的诱饵受体），是利用重组DNA技术生产的。	类风湿关节炎、银屑病、强直性脊柱炎	易患感染，包括潜伏期结核再激活（TNF对肉芽肿的形成和稳定起重要作用）。可导致药物性狼疮。
英夫利昔单抗、阿达木单抗、赛妥珠单抗、戈利木单抗	抗TNF-α单克隆抗体。	炎性肠病、类风湿关节炎、强直性脊柱炎、银屑病	

翻译：王铎霖、万梓琪、聂永都、徐乐吟、向奕蓉、董芮嘉、徐梦华

审校：刘伟、陈咏梅、王炜、黄晓明、张舒

第六章

神经系统及特殊感觉器官

"We are all now connected by the Internet, like neurons in a giant brain."

— Stephen Hawking

"Anything's possible if you've got enough nerve."
— J.K. Rowling, *Harry Potter and the Order of the Phoenix*

"I like nonsense; it wakes up the brain cells."

— Dr. Seuss

"I believe in an open mind, but not so open that your brains fall out."
— Arthur Hays Sulzberger

"The chief function of the body is to carry the brain around."

— Thomas Edison

"Exactly how [the brain] operates remains one of the biggest unsolved mysteries, and it seems the more we probe its secrets, the more surprises we find."

— Neil deGrasse Tyson

▶神经系统及特殊感觉器官——胚胎学

神经发育

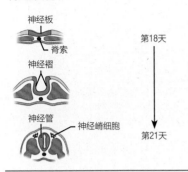

第18天

第21天

脊索诱导其上所覆外胚层分化为神经外胚层，并形成神经板。
神经板产生神经管和神经嵴细胞。
脊索在成人体内成为椎间盘髓核。

翼板（背侧）：感觉 ⎫
　　　　　　　　　　 ⎬ 与脊髓定位相同
基板（腹侧）：运动 ⎭

发育过程的脑区域划分

由前向后依次为：端脑、间脑、中脑、后脑、末脑。

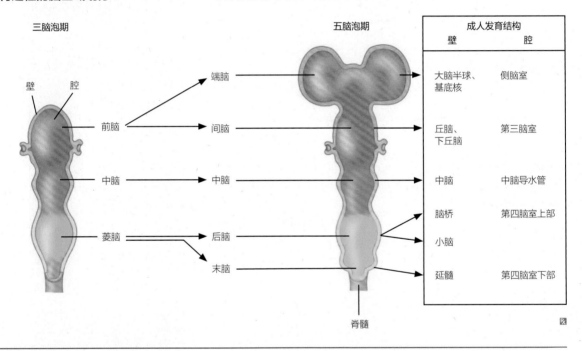

中枢神经系统和周围神经系统起源

神经管中的神经上皮——中枢神经系统神经元、室管膜细胞（脑室内衬层，生成脑脊液）、少突胶质细胞、星形胶质细胞。
神经嵴——周围神经系统神经元、施万细胞。
中胚层——小胶质细胞（类似巨噬细胞）。

神经管缺陷	神经孔未闭合（第4周）→羊膜腔和脊髓腔始终连通。与孕妇糖尿病和叶酸缺乏相关。羊水和母体血清中甲胎蛋白（AFP）↑，（隐性脊柱裂除外，AFP正常）。羊水中乙酰胆碱酯酶（AChE）↑可用于确诊检查。
隐性脊柱裂	尾侧神经孔未闭合，但不形成疝。常见于较低椎骨水平。硬脊膜完整。在骨缺损处通常有成簇毛发或皮肤凹陷。
脊膜膨出	脊膜（不包括神经组织）通过骨缺损处膨出。
脊髓脊膜膨出	脊膜和神经组织（如马尾神经）通过骨缺损处膨出。
脊髓裂	未融合的神经组织暴露，无皮肤和脊膜覆盖。
无脑畸形	前神经孔未闭合→无前脑，颅开放。临床表现：羊水过多（胎儿脑内无吞咽中枢）。

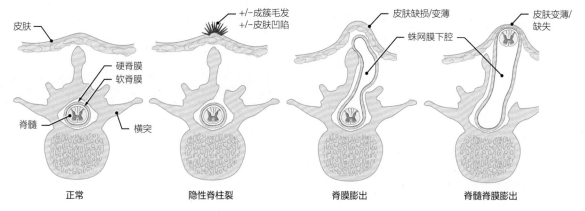

前脑无裂畸形	胚胎前脑未能分成两个大脑半球，通常发生在第5~6周。可能与Sonic Hedgehog信号通路中的突变有关。中度异常有唇/腭裂，极严重异常会导致独眼畸形。见于13-三体综合征和胎儿酒精综合征。 MRI显示单脑室 A，以及基底核融合（A 中五角星）。

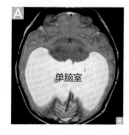

无脑回畸形	神经元迁移障碍，导致缺乏脑沟和脑回的"光滑脑"。可伴有小头畸形、脑室扩大。

颅后窝畸形

Ⅰ型小脑扁桃体下疝畸形	小脑扁桃体（1种结构）异位，下降至枕骨大孔以下 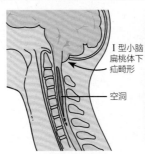A。先天性畸形，通常在儿童期无症状，在成年期表现为头痛和小脑症状。伴有脊髓空腔化（如脊髓空洞症）。
Ⅱ型小脑扁桃体下疝畸形	小脑蚓部和扁桃体（2种结构）通过枕骨大孔疝出，伴中脑导水管狭窄→梗阻性脑积水。通常伴有腰骶水平的脊髓脊膜膨出（可表现为损伤水平及以下的麻痹/感觉丧失）。
第四脑室孔闭塞综合征	小脑蚓部发育不全，导致第四脑室囊性扩张（B 中箭头），充填在扩大的颅后窝。伴有梗阻性脑积水、脊柱裂。

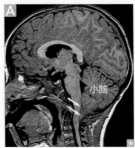
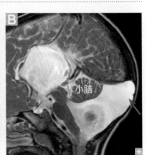

Ⅰ型小脑扁桃体下疝畸形

空洞

小脑

小脑

脊髓空洞症

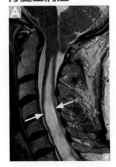

A 中黄色箭头示脊髓中央管内的囊腔（空洞）。在白质前连合交叉的纤维（脊髓丘脑束）往往首先受损。导致"披肩状"双侧对称的上肢痛觉和温觉丧失（保留良好的触觉）。伴有Ⅰ型小脑扁桃体下疝畸形（A 中红色箭头示低位小脑扁桃体）和其他先天畸形。后天性病因包括外伤和肿瘤。发生位置：颈部＞胸部＞＞腰部。

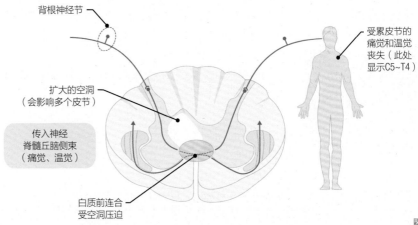

背根神经节

扩大的空洞
（会影响多个皮节）

传入神经
脊髓丘脑侧束
（痛觉、温觉）

白质前连合
受空洞压迫

受累皮节的痛觉和温觉丧失（此处显示C5~T4）

舌的发育

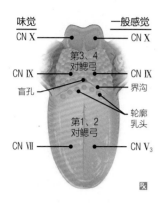

味觉
CN X ——— CN X 一般感觉

第3、4
对鳃弓
CN IX ——— CN IX
盲孔 界沟
轮廓乳头
第1、2
对鳃弓
CN VII ——— CN V₃

图

CN：脑神经
CN V₃：三叉神经下颌支（舌神经），
CN VII：面神经，CN IX：舌咽神经，
CN X：迷走神经

第1对和第2对鳃弓形成前2/3（因此**舌神经**支配一般感觉，**面神经鼓索**支配味觉）。第3对和第4对鳃弓形成后1/3（因此一般感觉和味觉主要由**舌咽神经**支配，最后端由**迷走神经**支配）。

运动的神经支配：由**舌下神经**支配舌骨舌肌（缩舌和降舌）、颏舌肌（伸舌）和茎突舌骨肌（吞咽时抬舌）；由**迷走神经**支配腭舌肌（吞咽时抬升舌后部）。

味觉——第 VII、IX、X 对脑神经（孤束核）。

痛觉——第 V₃、IX、X 对脑神经。

运动——第 X、XII 对脑神经。

▶ 神经系统及特殊感觉器官——解剖学及生理学

神经元

神经系统的信号传递细胞。永久性细胞——成年期不分裂。
具有树突（接受传入信号）、细胞体和轴突（发送输出信号）。经尼氏染色（粗面内质网着色）可见细胞体和树突。轴突处没有粗面内质网。

星形胶质细胞

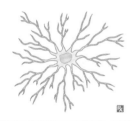

中枢神经系统中最常见的神经胶质细胞类型。有物理支持、修复、细胞外钾离子缓冲、清除多余神经递质、组成血脑屏障、糖原能量储备缓冲等多种作用。神经损伤后，发生反应性胶质增生。

来源于神经外胚层。
星形胶质细胞标志物：胶质纤维酸性蛋白（GFAP）。

小胶质细胞

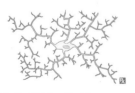

中枢神经系统的吞噬清除细胞（中胚层，单核细胞来源）。组织损伤后被激活→释放炎症介质（如NO、谷氨酸）。尼氏染色不易分辨。

人类免疫缺陷病毒（HIV）感染的小胶质细胞融合，形成中枢神经系统中的多核巨细胞。

室管膜细胞

排布在脑室和脊髓中央管表面的单层纤毛柱状上皮细胞。近腔面覆盖纤毛（参与脑脊液循环）和微绒毛（协助脑脊液吸收）。特化的室管膜细胞（脉络丛）产生脑脊液。

髓鞘

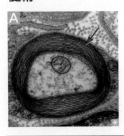

沿轴突传播的信号，传导速度↑→动作电位在钠离子通道高度聚集的郎飞结之间跳跃式传导。

在中枢神经系统（包括第Ⅱ对脑神经），髓鞘由少突胶质细胞形成；在周围神经系统（包括第Ⅲ～Ⅻ对脑神经），髓鞘由施万细胞形成。

包裹轴突并使轴突绝缘（ A 中箭头）：空间常数↑，传导速度↑。

施万细胞

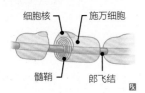

促进轴突再生。神经嵴来源。

1个施万细胞只包裹1个周围神经元的轴突。

吉兰-巴雷综合征中施万细胞受损。

少突胶质细胞

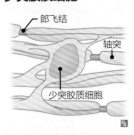

包卷中枢神经系统的神经元轴突形成髓鞘。每个少突胶质细胞能够包卷多个轴突（～30）。白质中主要的神经胶质细胞类型。

神经外胚层来源。组织学上有"煎蛋"样外观。少突胶质细胞受损见于多发性硬化、进行性多灶性白质脑病（PML）、脑白质营养不良。

感觉受体

受体种类	感觉神经纤维类型	位置	感觉
游离神经末梢	Aδ——快适应感受器，有髓神经纤维。 C——慢适应感受器，无髓神经纤维。	所有皮肤、表皮，某些内脏	痛觉、温觉
触觉小体	较大，有髓神经纤维；快适应感受器。	无毛的皮肤	动态刺激、精细触觉、位置觉
环层小体	较大，有髓神经纤维；快适应感受器。	皮肤深层、韧带、关节	振动觉、压觉
梅克尔（Merkel）触盘	较大，有髓神经纤维；慢适应感受器。	指尖、皮肤浅层	压觉、深部静态触觉（如形状、边缘）、位置觉
鲁菲尼（Ruffini）小体	有被囊的树突末梢；慢适应感受器。	指尖、关节	压觉、物体沿皮肤表面的滑动、关节角度变化

周围神经

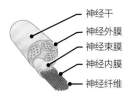

神经干
神经外膜
神经束膜
神经内膜
神经纤维

神经内膜——薄层支持性结缔组织，包裹并支持单条有髓神经纤维。

神经束膜（血-神经屏障）——包裹一束神经纤维。断肢再植显微手术时需要修复。

神经外膜——致密结缔组织，包裹在整条神经外面（神经纤维束和血管）。

尼氏体溶解

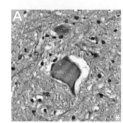

轴索损伤时神经元胞体的反应。本质是蛋白质合成增加以修复损伤的轴突。特点包括：

- 胞体变圆胀大 A
- 核边置
- 尼氏体散布于胞质中

沃勒（Waller）变性——损伤远端的轴索和髓鞘崩解消失，巨噬细胞吞噬崩解产物。损伤的近端轴突收缩，胞体向其他神经元伸出新的突起以备神经修复。是轴突再生和功能恢复的基础。

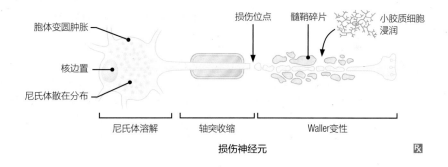

胞体变圆肿胀
核边置
尼氏体散在分布
损伤位点
髓鞘碎片
小胶质细胞浸润

尼氏体溶解 | 轴突收缩 | Waller变性

损伤神经元

疾病引起的神经递质变化

	合成位置	焦虑	抑郁	精神分裂症	阿尔茨海默病	亨廷顿病	帕金森病
乙酰胆碱	迈纳特（Meynet）基底核				↓	↓	↑
多巴胺	腹侧被盖、黑质致密部	↓		↑		↑	↓
GABA	伏隔核	↓				↓	
去甲肾上腺素	蓝斑（脑桥）	↑	↓				
5-羟色胺	中缝核（延髓）	↓	↓				↓

脑脊膜

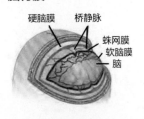

硬脑膜　桥静脉
蛛网膜
软脑膜膜
脑

共有三层膜包绕并保护脑与脊髓：
- 硬膜——紧贴颅骨的坚实外层膜。中胚层来源。
- 蛛网膜——中层，有网状连接。神经嵴来源。
- 软膜——薄层纤维内层膜，紧贴在脑与脊髓表面。神经嵴来源。

脑脊液位于蛛网膜与软膜之间的腔隙，即蛛网膜下腔。
硬膜外隙——硬膜与颅骨/脊柱之间的潜在腔隙，内含脂肪与血管。脑膜中动脉损伤时的积血处。

血-脑屏障

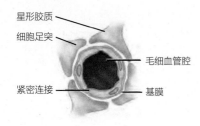

星形胶质
细胞足突
紧密连接
毛细血管腔
基膜

阻止血液循环中的物质（如细菌、药物）进入脑脊液/中枢神经系统。
包括三层结构：
- 无孔毛细血管内皮细胞间的紧密连接
- 基膜
- 星形胶质细胞足突

葡萄糖与氨基酸通过载体介导的运输机制缓慢通过血脑屏障。
非极性/脂溶性物质通过扩散机制快速通过血脑屏障。

脑室周围器处是有孔的毛细血管，无血-脑屏障，血液中分子可通过并影响脑功能（如最后区——化疗后呕吐，终板血管器——渗透压感受器），或使神经内分泌产物进入循环（如神经垂体——释放抗利尿激素）。
梗死和/或肿瘤破坏内皮细胞的紧密连接→血管源性水肿。
其余的重要屏障包括：
- 血-睾屏障
- 母婴胎盘屏障

呕吐中枢

由延髓的孤束核协调，接受来自化学感受器触发带（位于第四脑室最后区内）、胃肠道（通过迷走神经）、前庭系统和中枢神经系统的信号。
化学感受器触发带与相邻的呕吐中枢核团接受的传入信号来自5个主要受体：毒蕈碱（M_1）、多巴胺（D_2）、组胺（H_1）、5-羟色胺（$5-HT_3$）、神经激肽（NK-1）受体。
- $5-HT_3$、D_2和NK-1拮抗剂用于治疗化疗引起的呕吐。
- H_1和M_1拮抗剂用于治疗晕动病；H_1拮抗剂用于治疗妊娠剧吐。

睡眠生理	睡眠周期由昼夜节律调控。下丘脑的视交叉上核是昼夜节律的起搏器。昼夜节律控制ACTH、催乳素、褪黑素、去甲肾上腺素的夜间释放：视交叉上核→去甲肾上腺素释放→松果体→褪黑素↑。视交叉上核由环境因素调控（如光照）。	
	两个阶段：快速眼动（REM）睡眠和非快速眼动（non-REM）睡眠。	
	酒精、苯二氮䓬类和苯巴比妥类药物引起REM睡眠↓和慢波睡眠；去甲肾上腺素亦使REM睡眠↓。	
	苯二氮䓬类药物通过使N3和REM睡眠↓，有效治疗夜惊与梦游。	

睡眠阶段（年轻人各阶段占总睡眠时间的%）	描述	脑电图波形与注解
觉醒（睁眼）	警觉，精神活跃集中。	β波（高频、低波幅）
觉醒（闭眼）		α波
非快速眼动（Non-REM）睡眠		
N1期（5%）	浅睡眠。	θ波
N2期（45%）	比N1期睡眠深些；磨牙症发生在此期。	睡眠纺锤波和K复合波
N3期（25%）	最深的非快速眼动睡眠（慢波睡眠）；梦游、夜惊、遗尿发生在此期。	δ波（低频、高波幅）
快速眼动（REM）睡眠（25%）	肌张力减弱，脑耗氧量↑，脉搏/血压波动，乙酰胆碱↑。梦、噩梦和阴茎/阴蒂勃起发生在此期；可能参与记忆的加工。 脑桥旁正中网状结构/共轭凝视中枢的活动引起眼外肌运动。 每90分钟出现一次，持续时长在一夜中逐渐增加。	β波 老年人：REM睡眠时长↓，REM潜伏期↑，N3↓。 抑郁症患者：REM睡眠时长↑，REM潜伏期↓，N3↓，反复中途觉醒，早醒（末期失眠症）。

下丘脑	维持机体稳态，包括：调节渴觉与水平衡，控制腺垂体（垂体前叶）分泌及下丘脑合成后贮存于神经垂体（垂体后叶）的激素释放，并调控饥饿（摄食）、自主神经系统、体温、性冲动、睡眠等。 记忆法：食眠性、温神汗（水平衡）。 传入（无血–脑屏障的区域）：下丘脑终板血管器（感受渗透压变化）、最后区（位于延髓，感受催吐剂刺激）。

外侧核	摄食中枢。损毁→厌食、成长受阻（婴儿）。受生长激素促进，而被瘦素抑制。	记忆法：室外运动饿了想摄食。
腹内侧核	饱食中枢。损毁（如颅咽管瘤）→摄食过量。受瘦素促进。	记忆法：回到室内，饱食一顿吃撑了。
前核	降温，副交感。	
后核	升温，交感。	记忆法：人与人交往总是前期冷淡；相处久了到后期变得热情。
视交叉上核	昼夜节律。	钟表（生物钟）挂在视线上面。
视上核和室旁核	合成抗利尿激素和催产素。	抗利尿激素和催产素由后叶激素运载蛋白沿轴突运至垂体后叶储存并释放。
视前核	温度调节，性活动。分泌促性腺激素释放激素（GnRH）。嗅窝中产生GnRH的神经元不能正常迁移→卡尔曼综合征。	

丘脑	除嗅觉以外的全部上行感觉信息的主要中继站。

核团	传入	感觉	终点	记忆法
腹后外侧核	脊髓丘脑束、后索–内侧丘系	振动觉、痛觉、压觉、本体感觉、轻触觉、温觉	初级躯体感觉皮质	
腹后内侧核	三叉丘系、味觉传导通路	面部感觉、味觉	初级躯体感觉皮质	
外侧膝状体核	第二对脑神经、视交叉、视束	视觉	初级视皮质（距状沟）	
内侧膝状体核	上橄榄核、顶盖下丘	听觉	颞叶听皮质	记忆法：外表用眼看，内在则用心聆听。
腹外侧核	小脑、基底节	运动	大脑运动皮质区	

边缘系统	与情绪、长期记忆、嗅觉、行为调节、自主神经系统功能有关的神经结构。 包括海马（ 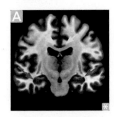 中红色箭头）、杏仁体、乳头体、丘脑前核、扣带回（ 中黄色箭头）、内嗅区。

多巴胺能通路	常受药物（如抗精神病药）和运动障碍（如帕金森病）影响。	
通路	改变后引起的症状	注释
中脑皮质通路	活动↓→"阴性"症状（如迟滞、情感淡漠、自发性缺乏）。	抗精神病药的疗效有限。
中脑边缘通路	活动↑→"阳性"症状（如妄想、幻觉）。	抗精神病药的主要治疗目标→阳性症状（如精神分裂症）↓。
黑质纹状体通路	活动↓→锥体外系症状（如肌张力障碍、静坐不能、帕金森综合征、迟发性运动障碍）。	脑内主要的多巴胺能通路。显著受到运动障碍和抗精神病药的影响。
结节漏斗通路	活动↓→催乳素↑→性欲↓、性功能障碍、溢乳、男性乳腺发育。	

小脑	调控运动。辅助运动的协调与躯体平衡 A。 传入： ● 对侧皮质通过小脑中脚传入。 ● 来自脊髓的同侧本体感觉信息通过小脑下脚传入。 传出： ● 小脑皮质的唯一传出＝浦肯野细胞（抑制信号）→小脑深部核团→通过小脑上脚传至对侧皮质。 ● 深部核团（外侧→内侧）——齿状核、栓状核、球状核、顶核。	外侧损伤——影响四肢的自主运动（外侧肢体）；损伤时影响同侧的运动。 内侧损伤（如蚓部、顶核、绒球小结叶）——躯干性共济失调（宽基底小脑步态）、眼球震颤、头部倾斜。一般引起双侧运动障碍，主要影响中轴和近端肢体（内侧肢体）。

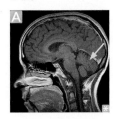

基底节	对于自主运动和姿势调节有重要作用。
	接受皮质的传入，提供负反馈信号以调节运动。
	纹状体 = 壳（运动）+ 尾状核（认知）。
	豆状核 = 壳 + 苍白球。
	直接（兴奋性）通路——黑质通过黑质纹状体多巴胺能通路将信号传入纹状体，纹状体释放GABA，抑制苍白球内侧部释放GABA，从而解除苍白球对丘脑的抑制（运动↑）。
	间接（抑制性）通路——黑质通过黑质纹状体多巴胺能通路将信号传入纹状体，纹状体释放GABA，抑制苍白球外侧部，解除外侧部对丘脑底核的抑制。丘脑底核促进苍白球内侧部对丘脑的抑制（运动↓）。
	多巴胺结合D$_1$受体时促进兴奋性通路，结合D$_2$受体时则阻断抑制性通路→运动↑。

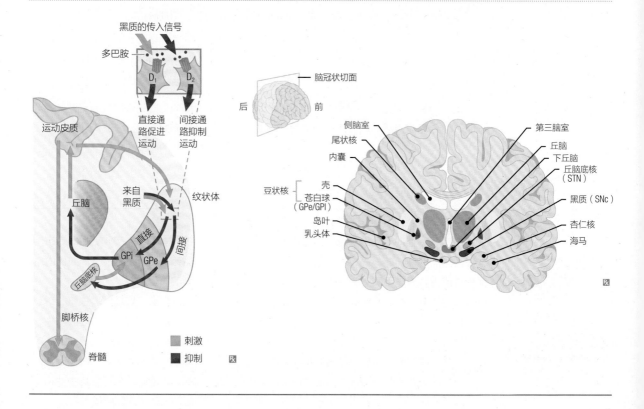

大脑皮质分区

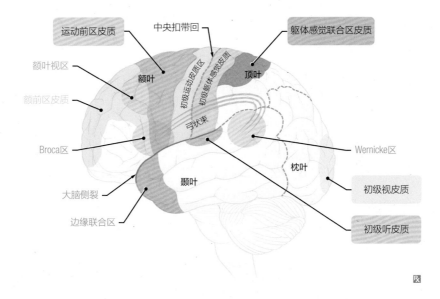

脑灌注

脑灌注依赖于精密的自身调节：主要由二氧化碳分压驱动（在严重缺氧时，氧分压也能够调控脑灌注）。也依赖于平均动脉压和颅内压的压力差。血压↓或颅内压↑→脑灌注压↓。

治疗性过度通气→二氧化碳分压↓→血管收缩→大脑血流量↓→颅内压↓。可用于治疗对其他干预无反应的急性脑水肿（如继发于卒中的急性脑水肿）。

脑灌注压 = 平均动脉压−颅内压。如果脑灌注压 = 0，则没有脑灌注→脑死亡。

只有当氧分压<50mmHg时，低氧血症才会使脑灌注压升高。

脑灌注压与二氧化碳分压成正比，直到二氧化碳分压>90mmHg。

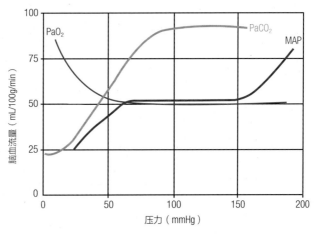

PaO$_2$：氧分压　PaCO$_2$：二氧化碳分压　MAP：平均动脉压

皮质矮人　下图所示的是大脑皮质运动以及感觉区域。图中畸形的表现是由于某些部位有丰富的神经支配，因此在皮质矮人图中所占比例较大。

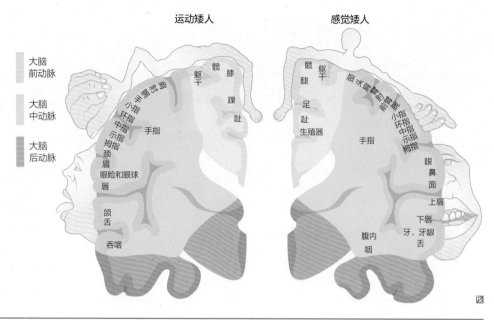

脑动脉——皮质分布

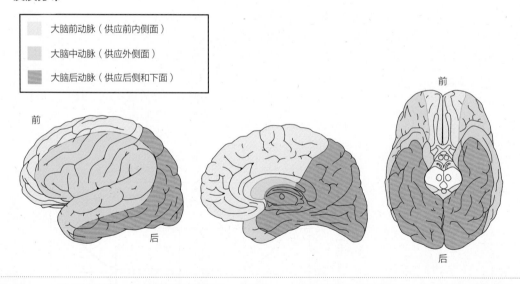

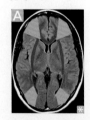

分水岭区　位于大脑前、中动脉以及大脑后、中动脉的皮质交界处（Ⓐ中的蓝色区域），也可出现在大脑中动脉深、浅供血区之间（内部交界区）（Ⓐ中的红色区域）。

严重低血压导致梗死→近端上肢及下肢无力（"桶人综合征"），高级视觉障碍（见于大脑后/中动脉皮质交界区卒中）。

Willis环

大脑前、后部血供的吻合系统。

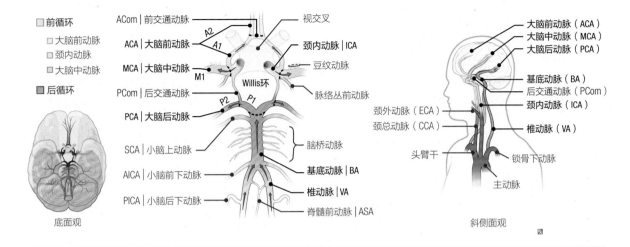

□ 前循环
  □ 大脑前动脉
  □ 颈内动脉
  □ 大脑中动脉
■ 后循环

底面观

ACom｜前交通动脉
ACA｜大脑前动脉
MCA｜大脑中动脉
PCom｜后交通动脉
PCA｜大脑后动脉
SCA｜小脑上动脉
AICA｜小脑前下动脉
PICA｜小脑后下动脉

视交叉
颈内动脉｜ICA
豆纹动脉
脉络丛前动脉
脑桥动脉
基底动脉｜BA
椎动脉｜VA
脊髓前动脉｜ASA

Willis环

大脑前动脉（ACA）
大脑中动脉（MCA）
大脑后动脉（PCA）
基底动脉（BA）
后交通动脉（PCom）
颈内动脉（ICA）
椎动脉（VA）
颈外动脉（ECA）
颈总动脉（CCA）
头臂干
锁骨下动脉
主动脉

斜侧面观

硬脑膜静脉窦

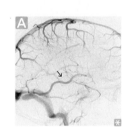

A 中所示的是穿过硬脑膜骨膜层和脑膜层的大静脉。硬脑膜静脉接受来自大脑的静脉血（箭头所示）以及来自蛛网膜颗粒的脑脊液，之后注入颈内静脉。

静脉窦血栓形成——伴有颅内压增高的症状、体征（如头痛、癫痫、视乳头水肿、局灶神经功能障碍）。可导致静脉出血。常与高凝状态有关（如妊娠、口服避孕药、Ⅴ因子Leiden突变）。

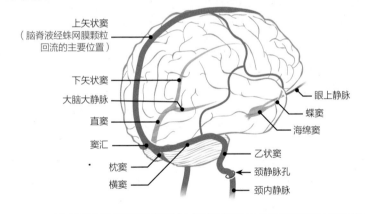

上矢状窦（脑脊液经蛛网膜颗粒回流的主要位置）
下矢状窦
大脑大静脉
直窦
窦汇
枕窦
横窦
眼上静脉
蝶窦
海绵窦
乙状窦
颈静脉孔
颈内静脉

脑室系统

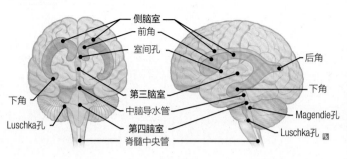

侧脑室
前角
室间孔
第三脑室
中脑导水管
第四脑室
脊髓中央管
下角
Luschka孔
后角
下角
Magendie孔
Luschka孔

侧脑室→经左、右室间孔进入第三脑室。

第三脑室→经中脑导水管进入第四脑室。

第四脑室→进入蛛网膜下腔，通过：

- 外侧经由Luschka孔。
- 内侧经由Magendie孔。

脑脊液由脉络丛生成。脉络丛位于侧脑室和第4脑室。脑脊液经由Luschka孔和Magendie孔进入蛛网膜下腔，被蛛网膜粒吸收，然后流入硬脑膜静脉窦。

脑干——腹面观

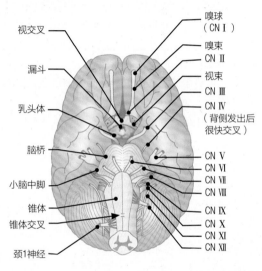

视交叉
漏斗
乳头体
脑桥
小脑中脚
锥体
锥体交叉
颈1神经
嗅球（CN Ⅰ）
嗅束
CN Ⅱ
视束
CN Ⅲ
CN Ⅳ（背侧发出后很快交叉）
CN Ⅴ
CN Ⅵ
CN Ⅶ
CN Ⅷ
CN Ⅸ
CN Ⅹ
CN Ⅺ
CN Ⅻ

CN：脑神经

4对脑神经在脑桥以上（Ⅰ, Ⅱ, Ⅲ, Ⅳ）。

4对脑神经从脑桥发出（Ⅴ, Ⅵ, Ⅶ, Ⅷ）。

4对脑神经位于延髓（Ⅸ, Ⅹ, Ⅺ, Ⅻ）。

4对脑神经在内侧（Ⅲ, Ⅳ, Ⅵ, Ⅻ）。

记忆法：3、4、6、12是除了1和2之外的12的因数。

脑干——背面观（移去小脑）

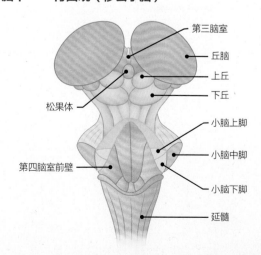

松果体
第四脑室前壁
第三脑室
丘脑
上丘
下丘
小脑上脚
小脑中脚
小脑下脚
延髓

松果体——分泌褪黑素，昼夜节律。

上丘——直接调整眼动，以应答视觉、听觉与躯体感觉的刺激。

下丘——听觉。

记忆法：眼睛在耳朵上面，上丘（视觉）也在下丘（听觉）上面。

脑神经核团

位于脑干被盖区（腹侧和背侧之间）：

- 中脑——Ⅲ、Ⅳ脑神经核团
- 脑桥——Ⅴ、Ⅵ、Ⅶ、Ⅷ脑神经核团
- 延髓——Ⅸ、Ⅹ、Ⅻ脑神经核团
- 脊髓——第Ⅺ脑神经核团

外侧核=感觉（翼板）。

--界沟--

内侧核=运动（基板）。

脑神经及血管路径

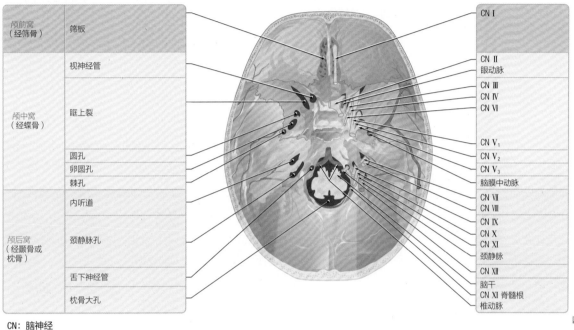

颅前窝 （经筛骨）	筛板
颅中窝 （经蝶骨）	视神经管
	眶上裂
	圆孔
	卵圆孔
	棘孔
颅后窝 （经颞骨或 枕骨）	内听道
	颈静脉孔
	舌下神经管
	枕骨大孔

CN I

CN II
眼动脉

CN III
CN IV
CN VI

CN V₁
CN V₂
CN V₃
脑膜中动脉

CN VII
CN VIII

CN IX
CN X
CN XI
颈静脉

CN XII

脑干
CN XI 脊髓根
椎动脉

CN：脑神经

脑神经

神经	脑神经	功能	类型
嗅神经	I	嗅觉（唯一不通过丘脑中继至皮质的脑神经）	感觉
视神经	II	视觉	感觉
动眼神经	III	眼动（上直肌、下直肌、内直肌、下斜肌），缩瞳（瞳孔括约肌：E-W核，毒蕈碱受体），调节，睁眼（上睑提肌）	运动
滑车神经	IV	眼动（上斜肌）	运动
三叉神经	V	咀嚼，面部感觉（眼支、上颌支、下颌支），舌前2/3躯体感觉，抑制噪音（鼓膜张肌）	复合
展神经	VI	眼动（外直肌）	运动
面神经	VII	面部运动，舌前2/3味觉（鼓索支），流泪，泌涎（下颌下腺及舌下腺），闭眼（眼轮匝肌），听觉音量调节（镫骨肌）	复合
前庭蜗神经	VIII	听觉，平衡	感觉
舌咽神经	IX	舌后1/3味觉及躯体感觉，吞咽，泌涎（腮腺），颈动脉体、颈动脉窦的化学及压力感受器，咽/喉抬升（颈突咽肌）	复合
迷走神经	X	声门以上味觉，吞咽，软腭抬升，悬雍垂居中，说话，咳嗽反射，胸腹内脏副交感，主动脉弓的化学及压力感受器	复合
副神经	XI	转头，耸肩（胸锁乳突肌、斜方肌）	运动
舌下神经	XII	舌运动	运动

记忆法：一嗅二视三动眼，四滑五叉六外展，七面八听九舌咽，迷走及副舌下全。
运动三四六感觉一二八，十一十二都运动。

迷走神经核团

核团	功能	脑神经
孤束核	内脏**感觉**（如味觉、压力感受器、内脏扩张）	VII、IX、X
疑核	咽、喉、食管上部**运动**支配（如吞咽、抬腭）	IX、X、XI（颅部）
迷走神经背核	发出自主神经纤维（**副交感**）至心脏、肺及上消化道	X

脑神经反射

反射	传入神经	传出神经
角膜反射	眼神经 V_1（鼻睫支）	双侧面神经（颞支——眼轮匝肌）
流泪	眼神经 V_1（反射消失后不影响动情落泪）	面神经
下颌反射	下颌神经 V_3（感觉——咬肌肌梭）	下颌神经 V_3（运动——咬肌）
瞳孔反射	视神经	动眼神经
咽反射	舌咽神经	迷走神经

咀嚼肌

3块闭颌肌肉：咬肌、颞肌、翼内肌。
1块开颌肌肉：翼外肌。
均由三叉神经支配（ V_3 ）。

记忆法：让人闭嘴需要的肌肉更多。

脊神经

共31对脊神经：颈神经C1~C8，胸神经T1~T12，腰神经L1~L5，骶神经S1~S5，尾神经Co1。C1~C7从对应椎骨上方的椎间孔穿出，C8从C7和T1之间穿出。其余脊神经均从对应椎骨下方的椎间孔穿出（如C3从第三颈椎的上方穿出，L2从第二腰椎的下方穿出）。

脊髓——下部

成年人脊髓终止于L1~L2椎体下缘。蛛网膜下腔（内含脑脊液）延伸至S2椎体下缘。故经常在L3~L4或L4~L5（马尾水平）进行腰穿。

腰穿的目的是在不损伤脊髓的情况下获取脑脊液样本。为了维持脊髓的完整，进针在L3~L5之间。

进针依次穿过：

❶皮肤
❷筋膜和脂肪
❸棘上韧带
❹棘间韧带
❺黄韧带
❻硬膜外隙（硬膜外麻醉针头终止于此）
❼硬脊膜
❽蛛网膜
❾蛛网膜下腔（在此收集脑脊液）

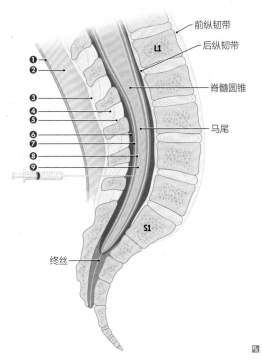

脊髓及神经束 腰骶部皮质脊髓侧束、脊髓丘脑束在外侧 A。后索与身体结构相符——"上肢（楔束）在外，下肢（薄束）在内"。

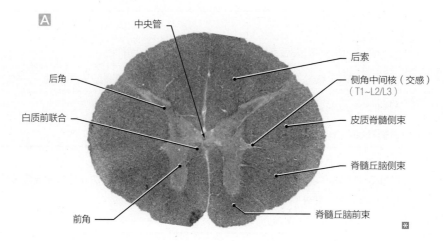

中央管
后角
白质前联合
前角
后索
侧角中间核（交感）
（T1~L2/L3）
皮质脊髓侧束
脊髓丘脑侧束
脊髓丘脑前束

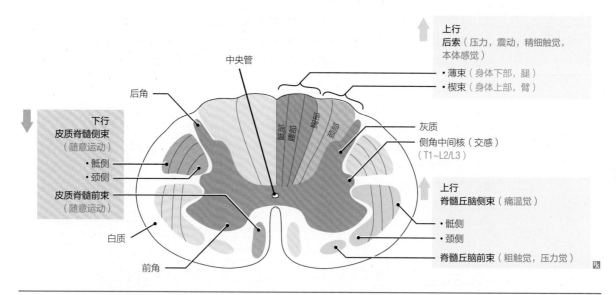

上行
后索（压力，震动，精细触觉，本体感觉）
· 薄束（身体下部，腿）
· 楔束（身体上部，臂）

中央管
后角

下行
皮质脊髓侧束
（随意运动）
· 骶侧
· 颈侧
皮质脊髓前束
（随意运动）

灰质
侧角中间核（交感）
（T1~L2/L3）

上行
脊髓丘脑侧束（痛温觉）
· 骶侧
· 颈侧

白质
前角

脊髓丘脑前束（粗触觉，压力觉）

骶部 腰部 胸部 颈部

脊髓神经束的解剖及功能　上行神经束先形成突触联系，后再交叉。

神经束	功能	一级神经元	突触1	二级神经元	突触2＋投射
上行神经束					
后索	压觉，震动觉，精细触觉，本体感觉。	感觉神经末梢→背根神经节的双向假单级胞体→脊髓→后索同侧上行。	薄束核，楔束核，（同侧延髓）。	延髓交叉→对侧上行形成内侧丘系。	腹后外侧核（丘脑）→感觉皮质。
脊髓丘脑束	侧束：痛温觉。前束：粗触觉、压觉。	感觉神经末梢（Aδ和C纤维）→背根神经节的双向假单级胞体→脊髓。	同侧灰质（脊髓）。	脊髓的白质前联合交叉→对侧上行。	
下行神经束					
皮质脊髓侧束	对侧肢体随意运动。	上运动神经元：初级运动皮质的胞体→同侧下行（经内囊后肢），多数在延髓下段交叉（锥体交叉）→对侧下行。	前角胞体（脊髓）。	下运动神经元：离开脊髓。	神经肌肉接头→肌纤维。

临床反射

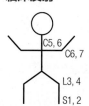

跟腱反射＝S1、S2	其他反射：
膝反射＝L3、L4	提睾反射＝L1、L2
肱二头肌和肱桡肌反射＝C5、C6	肛门反射＝S3、S4
肱三头肌反射＝C6、C7	

原始反射　健康婴儿存在的反射，但在神经发育成熟之后消失。通常在出生1年内消失。这些"原始反射"随额叶发育成熟而被抑制。成年人额叶损伤时→失去抑制，原始反射重新出现。

拥抱反射	受惊时外展/伸开双臂，然后屈曲内收至胸前。
觅食反射	触碰脸颊或嘴，头会转到同侧（寻乳反射）。
吸吮反射	触碰口腔，会出现吸吮反应。
抓握反射	触碰手掌，手指弯曲。
跖反射	刺激足底，姆趾背屈，其他足趾张开。 Babinski征——成年人出现此反射，提示上运动神经元损伤。
侧弯反射	婴儿俯卧位（脸向下），刺激脊柱一侧皮肤，婴儿身体下部会弯向同侧。

皮节标志

皮节	特征	
C2	头后侧。	
C3	"高领衫"。 膈肌和胆囊的疼痛，通过膈神经牵涉到右肩。 C3、C4、C5 维持膈的功能。	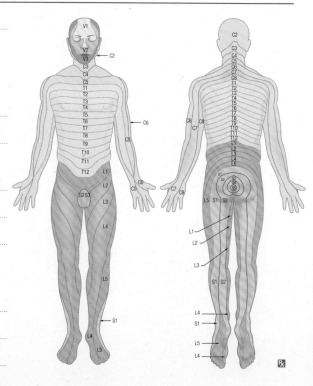
C4	"低领衫"。	
C6	包括拇指。 记忆法：左手握拳举起拇指像个"6"。	
T4	平对乳头。	
T7	平对剑突。	
T10	平脐。 T10区牵涉痛是早期阑尾炎的重要体征。	
L1	平对腹股沟韧带。	
L4	包括髌骨。	
S2、S3、S4	阴茎和肛门区感觉。	

▶ 神经系统及特殊感觉器官——病理学

常见脑损伤

病变部位	表现	举例/注释
额叶	脱抑制和注意力、定向力、判断力障碍，可重新出现原始反射。	
额叶视区	大脑中动脉卒中等破坏性病变：双眼向病灶侧（或偏瘫侧）凝视。 癫痫发作等刺激性病变：双眼向抖动的上、下肢凝视。	
脑桥旁正中网状结构	双眼向偏瘫侧凝视。	同侧凝视麻痹（无法向病灶侧注视）。
内侧纵束	核间眼肌麻痹（同侧眼球内收障碍，对侧眼球外展时眼震）。	多发性硬化。
优势侧顶叶皮质	失写症、失算症、手指失认症、左右定向力障碍。	格斯特曼（Gerstmann）综合征。
非优势侧顶叶皮质	对侧空间失认症。	偏侧空间忽略综合征。
海马（双侧）	顺行性遗忘症——无法形成新的记忆。	
基底节	可导致静止性震颤、舞蹈病、手足徐动症。	帕金森病、亨廷顿病。
丘脑底核	对侧偏身投掷症。	
乳头体（双侧）	韦尼克-科尔萨科夫（Wernicke-Korsakoff）综合征——神志不清、共济失调、眼球震颤、眼肌麻痹、记忆力丧失（顺行性和逆行性失忆）、虚构症、性格改变。	
杏仁核（双侧）	克吕弗-布西（Klüver-Bucy）综合征——脱抑制行为（如食欲旺盛、性欲亢进、暴食）。	单纯疱疹病毒1型脑炎。
背侧中脑	帕里诺（Parinaud）综合征——垂直凝视麻痹、瞳孔光-近反射分离、眼睑退缩、集合-退缩性眼球震颤。	卒中、脑积水、松果体瘤。
网状激活系统（中脑）	觉醒程度降低（如昏迷）。	
小脑半球	意向性震颤、肢体共济失调、失去平衡；小脑受损→同侧病变，向病灶侧跌倒。	
红核（中脑）	去皮质状态（屈肌）——红核以上病变，表现为上肢屈曲和下肢伸展。 去大脑状态（伸肌）——红核以下病变，表现为上、下肢伸展。	去大脑状态的预后更差。
小脑蚓部	躯干共济失调（宽步基、醉汉步态），眼球震颤。	与长期饮酒有关。

缺血性脑病/卒中

缺氧5分钟后，脑部开始出现不可逆的神经损伤。最脆弱的部位：海马、新皮质、小脑（浦肯野细胞）、分水岭区。

卒中影像：平扫CT以排除出血（在给予tPA之前）。CT能在6~24小时内检测出缺血变化。弥散加权磁共振成像可在3~30分钟内检测出缺血改变。

缺血事件后时间	12~24小时	24~72小时	3~5天	1~2周	>2周
组织学特征	嗜酸性细胞质＋固缩核（红色神经元）	坏死＋中性粒细胞	巨噬细胞（小胶质细胞）	反应性胶质增生（星形胶质细胞）＋血管增生	胶质瘢痕

缺血性卒中

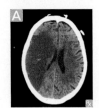

急性血管阻塞→血流中断导致缺血→液化性坏死。

3种类型：

- 血栓形成型——在梗死部位直接形成血栓（通常是大脑中动脉 A ），血栓通常在破裂的动脉粥样硬化斑块上形成。
- 栓塞型——来自身体另一部位的栓子阻塞血管。可影响多个血管区域。如房颤、颈动脉狭窄、深静脉血栓形成伴卵圆孔未闭、感染性心内膜炎。
- 缺氧型——低灌注或低氧血症。在心血管手术中常见，往往影响分水岭区。

治疗：tPA（发病后3~4.5小时以内，并且无出血/出血风险）和/或取栓术（若有大动脉闭塞）。通过药物治疗（如阿司匹林、氯吡格雷）降低风险；控制血压、血糖、血脂；治疗使发病风险↑的其他情况（如房颤、颈动脉狭窄）。

短暂性脑缺血发作

短暂、可逆的局灶性神经功能障碍，无急性梗死（MRI⊖），多在15分钟内缓解；损害由局部缺血引起。

新生儿脑室内出血

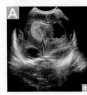

脑室出血（冠状位经颅超声，A 中箭头示右脑室内出血，并蔓延至室周白质）。早产儿和低出生体重儿的风险增加。来自生发层（脑室下区高度血管化的区域）。早产儿神经胶质纤维支持减少和血压自动调节功能受损导致。可表现为意识水平改变、囟门膨出、低血压、癫痫、昏迷。

颅内出血

硬膜外血肿	脑膜中动脉破裂（上颌动脉分支），常继发于颅骨骨折（中红圈示），累及翼点（颅骨侧面最薄的区域）。可出现短暂的意识丧失→意识恢复（"中间清醒期"）→由于血肿扩张而迅速恶化，再次意识丧失。体循环动脉压下，头皮血肿（A 中箭头示）和颅内血肿快速扩张（B 中箭头示）→小脑幕切迹疝，动眼神经麻痹。 CT表现为**双凸形**高密度血肿 B，**不越过颅缝**。	
硬膜下血肿	桥静脉破裂。可以是急性（外伤、高能量冲击→CT示高密度）或慢性（轻度外伤、脑萎缩、老年、酒精中毒→CT示低密度）。也可见于被摇晃的婴儿。发病诱因：脑萎缩、外伤。 **越过颅缝**的新月形出血（C 和 D 中的红色箭头）。可引起中线偏移（C 中黄色箭头），可见"慢性中急性"出血（D 中蓝色箭头）。	
蛛网膜下腔出血	因外伤、动脉瘤破裂（如囊状动脉瘤 E）或动静脉畸形出血所致 E F。进展迅速。患者诉"一生中最厉害的头痛"。腰椎穿刺见脑脊液血性或黄色。 首次出血后3~10天，可因血液分解或再出血而发生血管痉挛→缺血性梗死；用尼莫地平预防/减少血管痉挛。发生交通性和/或梗阻性脑积水的风险↑。	
脑实质内出血	最常见的原因是高血压。也见于淀粉样血管病（见于老年人的复发性脑叶出血性卒中）、血管炎、肿瘤。可继发于缺血性卒中中的再灌注损伤。 高血压性出血（Charcot-Bouchard微动脉瘤）多发生在基底核区的壳核（豆纹动脉 G），其次是丘脑、脑桥和小脑 H。	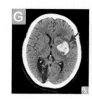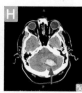

卒中的影响

动脉	损伤区域	症状	注释
前循环			
大脑中动脉	运动和感觉皮质 **A** ——上肢和面部。颞叶（Wernicke区），额叶（Broca区）。	对侧瘫痪和感觉丧失——面部和上肢。若病变累及优势半球（通常是左半球）表现为失语症。若病变累及非优势半球（通常是右半球）表现为偏侧忽视。	Wernicke失语症与颞叶受累导致的右上象限视野缺损有关。
大脑前动脉	运动和感觉皮质——下肢。	对侧瘫痪和感觉丧失——下肢，尿失禁。	
豆纹动脉	纹状体、内囊。	对侧瘫痪。无皮质体征（如忽视、失语、视野缺损）。	纯运动性脑卒中。腔隙性梗死的常见部位 **B**，由控制不佳的高血压所致的玻璃样动脉硬化（脂质玻璃样变性）引起。
后循环			
脊髓前动脉	皮质脊髓侧束。内侧丘系。延髓下段——舌下神经。	对侧瘫痪——上肢和下肢。对侧本体感觉↓。同侧舌下神经功能障碍（舌向同侧偏）。	延髓内侧综合征——由脊髓前动脉和/或椎动脉的旁正中支梗死引起。
小脑后下动脉	外侧延髓：疑核（脑神经Ⅸ、Ⅹ、Ⅺ）。前庭神经核。脊髓丘脑侧束，三叉神经脊束核。交感神经纤维。小脑下脚。	吞咽困难、声音嘶哑、咽反射↓、呃逆。呕吐、眩晕、眼球震颤。对侧身体、同侧面部的痛温觉↓。同侧Horner综合征。同侧共济失调、辨距不良。	延髓外侧（Wallenberg）综合征。疑核受累是小脑后下动脉损伤的特异性表现 **C**。也供应小脑下脚（小脑的一部分）。
小脑前下动脉	脑桥外侧：面神经核。前庭神经核。脊髓丘脑束，三叉神经脊束核。交感神经纤维。小脑中脚和小脑下脚。迷路动脉。	面瘫（下运动神经元病变，不同于皮质脑卒中的上运动神经元病变），流泪↓、流涎↓及舌前2/3味觉↓。呕吐、眩晕、眼球震颤。对侧身体、同侧面部的痛温觉↓。同侧Horner综合征。同侧共济失调、辨距不良。同侧感觉神经性耳聋、眩晕。	脑桥外侧综合征。面神经核受累是小脑前下动脉损伤的特征性表现。也供应小脑中脚和小脑下脚（小脑的一部分）。

卒中的影响（续）

动脉	损伤区域	症状	注释
基底动脉	脑桥、延髓、中脑下部。	网状激活系统未受累，因此意识保留。	闭锁综合征。
	皮质脊髓束和皮质延髓束。	四肢瘫痪，失去面、口和舌的随意运动。	
	眼部脑神经核，脑桥旁正中网状结构。	失去水平眼球运动，但垂直眼球运动保留。	
大脑后动脉	枕叶 D。	对侧偏盲伴黄斑回避；不伴失写症的失读症（优势半球）。	

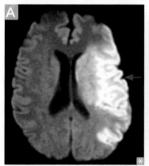 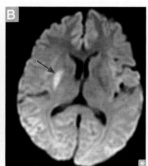 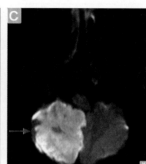 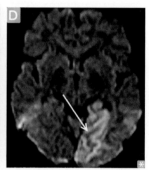

中枢性卒中后疼痛综合征　丘脑病变引起的神经性疼痛。最初的感觉异常会在数周到数月内发展成痛觉超敏（无痛刺激引发疼痛）和对侧感觉障碍。见于10%的卒中患者。

弥漫性轴突损伤　在迅速加速和/或迅速减速期间由创伤性剪切力引起（如机动车事故）。一般引起破坏性神经病变，常导致昏迷或持续性植物人状态。
MRI A 显示累及白质束的多发病灶（点状出血）。

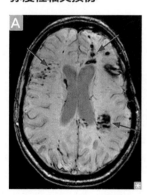

失语症

失语症——高阶语言缺陷（不能正确理解/发出/使用语言）；由优势侧大脑半球（通常为左半球）的病变引起。

构音障碍——运动能力不足所致言语障碍（运动障碍）。

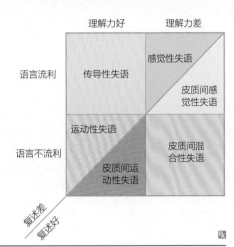

类型	说明
Broca失语（运动性失语）	累及额叶额下回的Broca区。患者口语表达障碍，但理解力好。
Wernicke失语（感觉性失语）	累及颞叶颞上回的Wernicke区。患者理解力差。
传导性失语	可因弓状束受累引起。
整体性失语	弓状束、Broca区和Wernicke区均可受累。
皮质间运动性失语	影响Broca区周围的额叶，但Broca区未受累。
皮质间感觉性失语	影响Wernicke区周围的颞叶，但Wernicke区未受累。
皮质间混合性失语	Broca区、Wernicke区和弓状束完好，周围分水岭区受累。

动脉瘤

由于血管壁薄弱而出现动脉异常扩张。

囊状动脉瘤

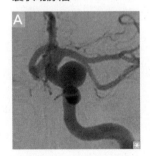

又称浆果动脉瘤 A。发生在Willis环的分叉处。最常见的位置是前交通动脉和大脑前动脉的交界处。可伴有常染色体显性遗传多囊肾和Ehlers-Danlos综合征。其他危险因素有：高龄、高血压、吸烟、种族（非裔美国人的风险高）。

最常见的并发症是动脉瘤破裂。破裂前通常无症状→蛛网膜下腔出血（"一生中最严重的头痛"或"雷击样头痛"）→局灶神经功能障碍。也可因动脉瘤生长，直接压迫周围结构而引起症状。

- 前交通动脉受压→双眼颞侧偏盲（视交叉受压迫），视力下降；破裂→大脑前动脉分布区域缺血→对侧下肢偏瘫，感觉障碍。
- 大脑中动脉破裂→大脑中动脉分布区域缺血→对侧上肢和下面部偏瘫，感觉障碍。
- 后交通动脉受压→同侧动眼神经麻痹→瞳孔散大；也可出现上睑下垂，眼球向下向外凝视。

Charcot-Bouchard微动脉瘤

常见，与慢性高血压有关。影响小血管（如供应基底节和丘脑的豆纹动脉），并可引起出血性脑实质卒中。血管造影不可见。

癫痫发作	以同步的高频神经元放电为特征。形式多样。	
部分性（局灶性）癫痫发作	影响大脑的单个区域。起源于颞叶内侧最为常见。类型： • 简单部分癫痫发作（意识完整）——运动、感觉、自主、精神 • 复杂部分癫痫发作（意识受损，自动症）	癫痫——一种无端的反复病性发作的疾病（高热惊厥不是癫痫）。 癫痫持续状态——持续（≥5分钟）或反复癫痫发作，可能导致脑损伤。 发病原因按年龄分类： • 儿童——遗传性、感染性（发热）、外伤、先天性、代谢 • 成人——肿瘤、外伤、卒中、感染 • 老年—卒中、肿瘤、外伤、代谢、感染
全身性癫痫发作	弥散。类型： • 失神型（癫痫小发作）——3Hz棘慢波发放，两眼发直，无发作后意识不清 • 肌阵挛型——快速、反复抽搐 • 强直-阵挛型（大发作）——僵直和运动交替，发作后神志不清、尿失禁、舌咬伤 • 强直型——僵直 • 失张力型——"猝倒型"癫痫发作（向地面跌倒）；常被误认为晕厥	

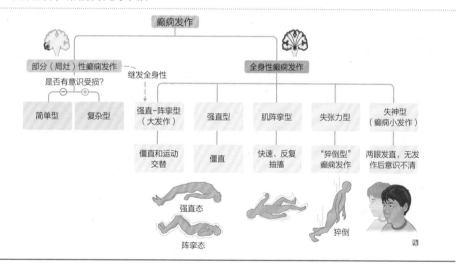

发热vs中暑

	发热	中暑
病理生理	炎症（如感染）时细胞因子激活	身体无法散热（如劳累）
体温	通常<40℃	通常>40℃
并发症	热性惊厥（良性，通常是自限性）	中枢神经系统功能障碍（如意识模糊）、靶器官损害、急性呼吸窘迫综合征、横纹肌溶解
治疗	对乙酰氨基酚或布洛芬对症（无法预防热性惊厥发作），必要时加用抗生素	快速外部降温，补液和纠正电解质紊乱

头痛			由于硬脑膜、脑神经或颅外结构刺激引起的疼痛。女性更常见（除外丛集性头痛）。	
分类	部位	持续时间	症状	治疗
丛集性头痛[1]	单侧	15分钟~3小时，反复发作	伴有流泪、流涕的剧烈眶周疼痛（"自杀性头痛"）。可出现Horner综合征。在男性中更常见。	急性：舒马曲坦，100%O$_2$。预防：维拉帕米。
偏头痛	单侧	4~72小时	伴有恶心、畏光或畏声的搏动性疼痛。可能有"先兆"。因三叉神经、脑膜或血管[释放血管活性神经肽（如P物质、降钙素基因相关肽）]受到刺激。	急性：非甾体抗炎药、曲坦类药物、双氢麦角胺。预防：改善生活方式（如睡眠、锻炼、饮食），β受体阻滞剂、阿米替林、托吡酯、丙戊酸钠、注射肉毒杆菌毒素。
紧张性头痛	双侧	>30分钟（一般4~6小时），持续的	持续的"带状"疼痛。无畏光或畏声。无先兆。	急性：镇痛药、非甾体抗炎药、对乙酰氨基酚。预防：三环类抗抑郁药（如阿米替林）、行为疗法。

其他引起头痛的原因有：蛛网膜下腔出血（"一生中最严重的头痛"）、脑膜炎、脑积水、肿瘤、巨细胞（颞）动脉炎。

[1]与三叉神经痛不同，三叉神经痛会在三叉神经的分布区域中产生反复的、单侧的、类似电击的疼痛，这种疼痛可由咀嚼、说话和触摸面部某些部位触发。通常持续数秒到数分钟，但随着时间的推移，发作的强度和频率往往会增加。一线治疗：卡马西平。

运动障碍病

疾病	表现	特征性病变	说明
静坐不能	焦躁不安和强烈的运动冲动。		见于服用精神安定药或帕金森病治疗的不良反应。
扑翼样震颤	腕部伸展引起"扑翼"样动作。		与肝性脑病、Wilson病和其他代谢紊乱有关。
手足徐动症	缓慢的、如蚯蚓爬行的扭动样动作，尤其见于手指。	基底节	见于Huntington病。
舞蹈症	突发的、剧烈的、无目的运动。	基底节	见于Huntington病和急性风湿热（Sydenham舞蹈病）。
肌张力障碍	持续的非随意肌收缩。		书写痉挛、眼睑痉挛、斜颈。治疗：肉毒杆菌毒素。
特发性震颤	固定姿势（如伸直的双臂）时的高频震颤，活动或焦虑时加重。		常为家族性。患者常用酒精自行治疗，以降低其震颤的幅度。治疗：非选择性β受体阻滞剂（如普萘洛尔）、扑米酮。
偏身投掷	单侧手和/或同侧腿突发的粗大投掷样运动。	对侧丘脑底核（如腔隙卒中）	病变在对侧。
意向性震颤	当指向或伸向目标时缓慢的之字形运动。	小脑功能障碍	
肌阵挛	突发的、短暂的、无法控制的肌肉收缩。		痉挛；呃逆；常见于代谢异常，如肾衰竭和肝衰竭。
静止性震颤	远端肢体（手部最为明显）不受控制的运动；随意活动时震颤减轻。	黑质（帕金森病）	震颤发生在休息时。帕金森病有"搓丸样震颤"。
下肢不宁综合征	休息/夜间加重，运动时缓解。		与缺铁、慢性肾脏病有关。治疗：多巴胺激动剂（普拉克索、罗匹尼罗）。

神经退行性疾病	认知能力、记忆力或完整的意识功能↓。 必须排除抑郁症引起的痴呆（假性痴呆）。其他引起痴呆的可逆性原因有：甲状腺功能减退、维生素B$_{12}$缺乏、神经梅毒。	
疾病	描述	组织学/大体表现
帕金森病	帕金森病特点： 　震颤（静止时"搓丸样"震颤） 　强直（齿轮样强直） 　少动（运动迟缓） 　姿势平衡障碍 　拖曳步态 MPTP（1-Methyl-4-phenyl-1,2,3,6-tetrahydropyridine，1-甲基-4-苯基-1,2,3,6-四氢吡啶），是毒品中的一种杂质，可代谢为MPP＋，损害黑质。	黑质致密区的多巴胺能神经元丢失（即色素脱失）。 路易体：由α-突触核蛋白构成（细胞内嗜酸性包涵体 A）。
亨廷顿（Huntington）病	常染色体显性遗传，位于4号染色体 huntingtin（*HTT*）基因上的三核苷酸（CAG）$_n$重复序列拷贝数异常增多。症状多于20~50岁之间显现，包括舞蹈样不自主运动、手足徐动、攻击行为、抑郁、痴呆（易被误诊）。	尾状核、壳核萎缩，以及空泡性脑室扩大。脑内多巴胺↑，GABA↓，乙酰胆碱↓。通过NMDA受体结合以及谷氨酸兴奋性毒性，介导神经元死亡。
阿尔茨海默病	老年人痴呆最常见的病因。唐氏综合征患者患阿尔茨海默病的风险↑，原因为APP基因位于21号染色体。 乙酰胆碱↓。 与以下蛋白质异常有关： • ApoE-2：散发性发病风险↓ • ApoE-4：散发性发病风险↑ • APP、presenilin-1（衰老蛋白-1）、presenilin-2：早发家族性（占10%）	广泛的皮质萎缩（正常皮质 B，阿尔茨海默病患者皮质 C），特别是海马区萎缩（B 及 C 中箭头）。脑回变窄，脑沟增宽。 脑灰质老年斑 D：细胞外β-淀粉样蛋白核，可引起淀粉样脑血管病→颅内出血。β-淀粉样蛋白由淀粉样蛋白前体（APP）酶切形成。 神经原纤维缠结 E：细胞内过度磷酸化的tau蛋白＝无法溶解的细胞骨架成分。缠结数目与痴呆严重程度相关。
额颞叶痴呆	旧称皮克（Pick）病。早发症状包括性格及行为改变（行为异常）及失语（原发性进行性失语）。 可伴有其他运动障碍疾病（如帕金森病）。	额颞叶退行性改变 F。 病理可见过度磷酸化的tau蛋白（圆形皮克小体 G）或泛素化TDP-43。
路易体痴呆	视幻觉、波动性认知功能障碍、REM睡眠行为障碍以及帕金森综合征。若认知功能障碍与运动系统症状出现间隔<1年，则为路易体痴呆；否则认为是继发于帕金森病的痴呆。	细胞内路易体 A，主要见于皮质。

神经退行性疾病（续）

疾病	描述	组织学/大体表现
血管性痴呆	病因为多发性动脉梗死和/或慢性缺血。阶梯式认知功能下降，并伴有迟发型记忆障碍。是老年人痴呆的第二常见病因。	MRI或CT可见多发皮质和/或皮质下梗死。
克–雅（Creutzfeldt-Jakob）病	快速进展型痴呆（数周至数月）伴肌阵挛（"惊吓性肌阵挛"）及共济失调。脑电图常见周期性尖波，脑脊液14-3-3蛋白↑。	海绵状皮质。 朊病毒［PrP^c→PrP^{sc}折叠片（抗蛋白酶的β–折叠片）］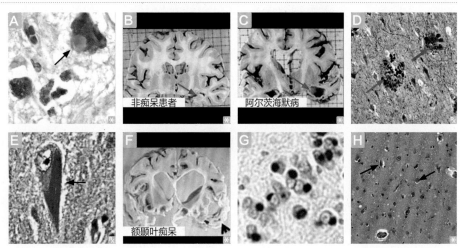

非痴呆患者 | 阿尔茨海默病 | 额颞叶痴呆

特发性颅内压增高症 亦称假性脑瘤。颅内压↑，且影像结果无特殊表现。危险因素有：女性、四环素、肥胖、维生素A过量、达那唑。

临床表现：头痛、耳鸣、复视（常因展神经麻痹），精神状态无变化。视神经轴质流受损→视盘水肿。视野检查示扩大的盲区及周围视野受限。腰椎穿刺测得压力↑，并可暂时缓解患者头痛。

治疗：减重、乙酰唑胺，难治患者可行侵入式操作（如放置脑脊液分流器，失明患者行视神经开窗术）。

脑积水	脑脊液体积↑→脑室扩张±颅内压↑。
交通性脑积水	
交通性脑积水	蛛网膜颗粒吸收脑脊液量↓（如脑膜炎后蛛网膜瘢痕形成）→颅内压↑、视乳头水肿、脑疝。
正常压力脑积水	多见于老年人。特发性，偶发的脑脊液压力升高，但不造成蛛网膜下腔体积增大。脑室的扩张 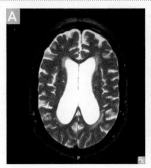 造成放射冠纤维扭曲→三联征：尿失禁、步态障碍（磁性步态）和认知障碍。症状在脑脊液分流术后有可能恢复。
非交通性（梗阻性）	
非交通性脑积水	脑室系统内，脑脊液循环存在结构性阻塞（如中脑导水管狭窄、胶样囊肿阻塞室间孔、肿瘤 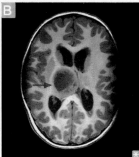）。
与脑积水相似的疾病	
空泡性脑室扩大	看似脑脊液↑ 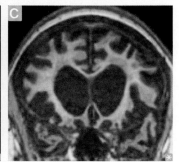，实则由于脑组织↓及神经元萎缩（如阿尔茨海默病、进展期艾滋病、皮克病、亨廷顿病等）造成。颅内压正常，没有正常压力脑积水的三联征。

多发性硬化	中枢神经系统（脑与脊髓）的自身免疫性炎症及脱髓鞘改变，并继发轴索损伤。可表现为： • 急性视神经炎（单侧视力丧失及眼痛，伴有Marcus Gunn瞳孔） • 脑干/小脑症状［如复视、共济失调、言语断续、意向性震颤、眼球震颤/核间性眼肌麻痹（双侧＞单侧）］ • 锥体束脱髓鞘表现（如无力、肌痉挛） • 脊髓综合征［如屈颈时沿颈背部下传的电击样感觉（莱尔米Lhermitte征）、神经源性膀胱、下肢瘫痪，累及躯干或单个、多个肢体的感觉异常］ 体温升高时症状加重（如热水浴、运动）。复发缓解型是最常见的临床分型。多累及二三十岁的女性及高纬度居民。
临床表现 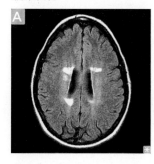	脑脊液中IgG及髓鞘碱性蛋白↑。寡克隆带具有诊断意义。MRI是诊断金标准。可见脑室周围斑块 Ⓐ（少突胶质细胞缺失及反应性胶质增生）。白质病灶具有时间及空间多发性。
治疗	疾病修饰治疗（如β干扰素、格拉默、那他珠单抗）可减少复发及延缓疾病进展。静脉注射类固醇治疗急性发作。对症治疗：神经源性膀胱（尿管置入、抗毒蕈碱药物），肌痉挛（巴氯芬、$GABA_B$受体激动剂），疼痛（三环类抗抑郁药、抗惊厥药）。

其他脱髓鞘或髓鞘发育不良疾病

渗透性脱髓鞘综合征 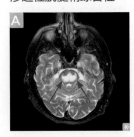	又称脑桥中央髓鞘溶解症。因渗透压快速改变而继发的大量脑桥白质轴突神经元脱髓鞘 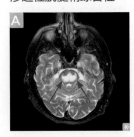。多与医源性纠正低钠血症相关，也包括其他渗透物（如葡萄糖）的快速改变。急性瘫痪、构音障碍、吞咽困难、复视、意识丧失。可导致"闭锁综合征"。 纠正血钠浓度过快： • "由低到高，脑桥遭殃"（渗透性脱髓鞘综合征） • "由高到低，大脑肿胀"（脑水肿/脑疝）
急性炎性脱髓鞘性多发性神经根神经病	吉兰-巴雷（Guillain-Barré）综合征最常见的亚型。 自身免疫系统通过炎症反应破坏施万细胞，并导致运动纤维、感觉纤维、外周神经（包括脑神经 Ⅲ~Ⅻ）脱髓鞘。可因疫苗或应激导致的分子模拟机制引起。尽管与感染有关［如空肠弯曲杆菌，病毒（如寨卡病毒）］，未发现明确的致病病原体。 该病引起对称性进行性肌无力/瘫痪，自下而上，首先起自下肢的腱反射减弱/消失。常有面瘫（多为双侧）及呼吸衰竭。可有自主神经功能障碍（如心律失常、高血压、低血压）或感觉异常。绝大多数患者可存活；大多数患者几周至几个月可完全康复。 脑脊液蛋白质↑，细胞计数正常（蛋白细胞分离）。 恢复前的呼吸支持至关重要。疾病修饰治疗：血浆置换或静脉免疫球蛋白。类固醇类药物无效。
急性播散性（感染后）脑脊髓炎	感染或预防接种后引起的多灶性炎症及脱髓鞘改变。常表现为急性进展性多灶性神经系统症状及意识状态改变。
夏科-马里-图思（Charcot-Marie-Tooth）病	又称遗传性运动感觉神经病。是一组遗传性进展性神经病，与影响周围神经及髓鞘结构及功能的蛋白合成异常有关。多为常染色体显性遗传，可有足部畸形（如高足弓、锤状趾）、下肢无力（如足下垂）及感觉障碍。CMT1A是最常见的类型，由*PMP22*基因重复造成。
进展性多灶性白质脑病 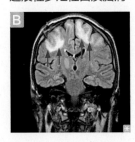	由于少突胶质细胞受损（继发于JC病毒感染后再激活）引发的中枢神经系统脱髓鞘 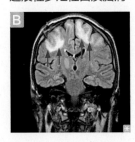。见于2%~4%的艾滋病患者。急性进展，常致死。主要累及顶叶及枕叶，常有视觉相关症状。那他珠单抗可使发病风险↑。
其他疾病	克拉伯（Krabbe）病、异染性脑白质营养不良、肾上腺脑白质营养不良。

神经皮肤疾病

疾病	基因	临床表现	注释
斯德奇-韦伯（Sturge-Weber）综合征	神经脊衍生物的先天性非遗传性异常。由体细胞*GNAQ*基因嵌合突变导致。	毛细血管受累→三叉神经眼支/上颌支分布区域出现葡萄酒色斑 A（焰色痣或非肿瘤性胎记），同侧软脑膜血管瘤 B→惊厥/癫痫，智力障碍，巩膜外层血管瘤→眼内压升高→早发性青光眼。	又称脑三叉神经血管瘤病。
结节性硬化	常染色体显性遗传，临床表现多样。9号染色体上*TSC1*突变或16号染色体上*TSC2*突变。	中枢神经系统或皮肤的错构瘤、血管纤维瘤 C、二尖瓣反流、叶状白斑 D、心脏横纹肌瘤、智力障碍、肾血管平滑肌脂肪瘤 E、癫痫、鲨革斑。	室管膜下巨细胞星形胶质细胞瘤和甲周纤维瘤发生率↑。
神经纤维瘤病Ⅰ型	常染色体显性遗传，100%外显。17号染色体的*NF1*抑癌基因突变（编码神经纤维瘤蛋白，对RAS进行负向调控）。	牛奶咖啡斑 F、智力障碍、皮肤神经纤维瘤 G、利舍（Lisch）结节（色素性虹膜错构瘤 H）、视神经胶质瘤、嗜铬细胞瘤、癫痫/局灶性神经体征（常继发于脑膜瘤）、骨病（如蝶骨发育不良）。	
神经纤维瘤病Ⅱ型	常染色体显性遗传。22号染色体*NF2*抑癌基因突变。	双侧前庭神经鞘瘤、青少年白内障、脑膜瘤、室管膜瘤。	记忆法：NF2影响2只耳、2只眼、2部分脑。
冯希佩尔-林道（von Hippel-Lindau）病	常染色体显性遗传。3p染色体的*VHL*基因缺失。pVHL促进缺氧诱导因子-1a泛素化。	视网膜、脑干、小脑、脊髓 J 的血管母细胞瘤（血管密度高且细胞核深染 I），血管瘤病，双侧肾细胞癌，嗜铬细胞瘤。	多发良性和恶性肿瘤。

成人原发性脑肿瘤

肿瘤	描述	组织学
多形性胶质母细胞瘤	Ⅳ级星形细胞瘤。常见，高度恶性的原发性脑肿瘤。中位生存期约1年。常见于大脑半球 A。可以横跨胼胝体（"蝴蝶状胶质瘤"）。	起源于星形细胞，GFAP⊕。在出血、坏死和/或微血管增生的边缘区域，有"假栅栏状"排列的多形性肿瘤细胞 B。
少突神经胶质瘤	相对少见，缓慢生长。多位于额叶 C。钙化常见。	少突胶质细胞来源。"煎蛋样"细胞（圆细胞核＋透明细胞质 D）。"鸡笼样"的毛细血管。
脑膜瘤	常见，常为良性。女性＞男性。常见于脑表面和矢状窦旁区域。常为轴外肿块（在脑实质之外），可有肿瘤边缘硬膜增厚并逐渐变薄（"脑膜尾征" E）。常无症状，可有癫痫或局灶神经系统体征。切除和/或放疗。	蛛网膜细胞来源。细胞呈纺锤形，同心排列成螺旋状 F；砂粒体（板层样钙化）。
血管母细胞瘤	常见于小脑 G。可有von Hippel–Lindau综合征（发现视网膜血管瘤）。可分泌促红细胞生成素→继发红细胞增多症。	血管来源。紧密排列的薄壁毛细血管，细胞间的间质少 H。
垂体腺瘤	可以是无功能的或有功能的（有激素分泌）。无功能垂体瘤表现为占位效应［如双颞侧偏盲（肿瘤压迫视交叉），J 上图为正常视野，下图为患者的视野］。垂体卒中→垂体功能亢进或减退。催乳素瘤主要表现为溢乳、闭经、女性骨密度↓（抑制雌激素）、男性性欲↓或不育。治疗：多巴胺激动剂（如溴隐停、卡麦角林），经蝶窦入路手术切除。	垂体中仅有一种内分泌细胞的增生。最常见的是源自催乳素细胞 I→高催乳素血症。其他较常见的来源有：生长激素细胞（生长激素）→肢端肥大症、巨人症；促肾上腺皮质激素细胞（ACTH）→库欣病。罕见的来源：促甲状腺素细胞（TSH）、促性腺激素细胞（FSH、LH）。
神经鞘瘤	常见于小脑脑桥角 K，可同时累及面神经和听神经，也可累及其他任何周围神经。常位于内耳道内的听神经处→前庭神经鞘瘤（可出现听力下降和耳鸣）。双侧前庭神经鞘瘤可见于神经纤维瘤病2型。手术切除或立体定位放疗。	施万细胞来源 L。S-100⊕。双相成分：由梭形细胞组成的致密、富细胞区与黏液状、寡细胞区交替排列。

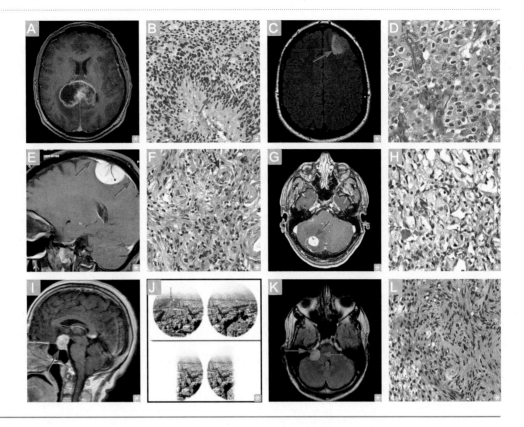

儿童原发性脑肿瘤

肿瘤	描述	组织学
毛细胞型星形细胞瘤	低级别星形细胞瘤。儿童最常见的原发性脑肿瘤。常分界清楚。儿童中最常见于颅后窝 A（如小脑）。可位于幕上。良性，预后好。	星形细胞起源，GFAP⊕。Rosenthal 纤维：嗜酸性、螺旋形纤维 B。大体呈囊性＋实性。
髓母细胞瘤	儿童最常见的恶性脑肿瘤。常累及小脑 C。可压迫第四脑室，导致非交通性脑积水→头痛、视乳头水肿。脊髓可出现"泪滴状转移灶"。	属于原始神经外胚层肿瘤（PNET）。Homer-Wright菊形团，小而蓝的细胞 D。
室管膜瘤	最常见于第四脑室 E。可导致脑积水。预后差。	室管膜细胞起源。特征性血管周围假菊形团 F。核周可见杆状生毛体。
颅咽管瘤	儿童最常见的幕上肿瘤。易与垂体腺瘤混淆（均可导致双颞侧偏盲）。	起源于残余的Rathke囊（外胚层）。钙化常见 G H。肿瘤内"机油"样液体中有胆固醇结晶。
松果体瘤	松果体的肿瘤。可导致帕里诺（Parinaud）综合征（顶盖受压→垂直凝视麻痹）、梗阻性脑积水（中脑导水管受压）、男性性早熟（hCG分泌）。	与生殖细胞肿瘤（如睾丸精原细胞瘤）类似。

脑疝综合征

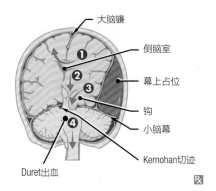

❶扣带回大脑镰下疝	可压迫大脑前动脉。
❷中央型/下行性小脑幕切迹疝	脑干向下移位→旁正中基底动脉分支破裂→Duret出血。通常致命。
❸钩回性小脑幕切迹疝	钩回=颞叶内侧。早期脑疝→同侧瞳孔扩大，对侧偏瘫。晚期脑疝→昏迷、Kernohan现象（压迫对侧Kernohan切迹导致对侧瞳孔扩大，同侧偏瘫）。
❹小脑扁桃体枕骨大孔疝	当脑疝压迫脑干时，可致昏迷及死亡。

运动神经元体征

体征	上运动神经元损伤	下运动神经元损伤	注释
无力	+	+	下运动神经元损伤=所有都下降（肌容量↓、肌张力↓、反射↓、足趾下垂）。 上运动神经元损伤=所有都上升（肌张力↑、深反射↑、足趾向上）。 婴儿正常可有Babinski征阳性。
肌萎缩	−	+	
肌束震颤	−	+	
反射	↑	↓	
肌张力	↑	↓	
Babinski征	+		
痉挛性瘫痪	+		
松弛性瘫痪	−	+	
折刀式强直	+	−	

脊髓病变

受累部位	疾病	特点
	脊髓性肌萎缩	先天性脊髓前角变性。仅下运动神经元损伤，对称性无力。"松软儿"，明显肌张力减低（软瘫）及舌肌纤颤。常染色体隐性遗传，*SMN1*基因突变。 脊髓性肌萎缩也称作Werdnig-Hoffmann病。
	肌萎缩侧索硬化（Lou Gehrig病）	上运动神经元（皮质延髓束/皮质脊髓束）＋下运动神经元（延髓/脊髓）变性。无感觉或排尿/排便障碍。 可由过氧化物歧化酶1缺陷导致。 由于脊髓前角受累导致下运动神经元损伤（如构音障碍、吞咽障碍、非对称性肢体无力、肌束震颤、肌萎缩）和上运动神经元损伤［假性延髓麻痹（如构音障碍、吞咽障碍、强哭强笑、痉挛步态、阵挛）］。致命。 治疗：利鲁唑。
脊髓后动脉 脊髓前动脉	脊髓前动脉完全闭塞	后索和背外侧束不受累。中胸段脊髓前动脉支配区域是分水岭区，因为前根髓动脉供应T8以下的脊髓前动脉。主动脉瘤修复术可致此病。表现为病变平面以下的上运动神经元（皮质脊髓束）损伤和痛温觉（脊髓丘脑束）消失，病变平面的下运动神经元（脊髓前角）损伤。
	脊髓痨	3期梅毒所致。后索和后根变性/脱髓鞘→进行性感觉性共济失调（本体感觉受损→协调性差）。 Romberg征⊕，深反射消失。 可伴有Charcot关节、针刺样疼痛、阿-罗瞳孔。
	脊髓空洞症	空洞扩大，破坏脊髓丘脑束的白质前联合（第二级神经元）→双侧对称性披肩样痛温觉消失。常见于Chiari畸形Ⅰ型。可累及其他传导束。
	维生素B_{12}缺乏	亚急性联合变性——脊髓小脑束、皮质脊髓侧束、后索的脱髓鞘病变。共济失调步态、感觉异常、振动觉/位置觉异常。
马尾 受压	马尾综合征	L2及以下平面神经根受压，病因常为椎间盘突出或肿瘤压迫。根性疼痛，膝、踝反射消失，膀胱和肛门括约肌功能异常，鞍区感觉障碍。 治疗：急诊手术和类固醇激素。

脊髓灰质炎	由脊髓灰质炎病毒引起（粪–口传播）。病毒先在口咽和小肠中复制，之后通过血流扩散到中枢神经系统。感染破坏脊髓前角细胞（下运动神经元死亡）。 下运动神经元损伤后体征：不对称无力、肌张力减低、松弛性瘫痪、肌束震颤、反射减弱、肌肉萎缩。呼吸肌受累可致呼吸衰竭。感染症状：乏力、头痛、发热、恶心等。 脑脊液检查显示WBC↑（脑脊液淋巴细胞增多）和轻微的蛋白质↑（脑脊液的葡萄糖没有变化）。病毒可在粪便或咽喉中检测到。

布郎-塞卡（Brown-Sequard）综合征

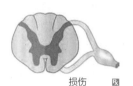

损伤 ☒

脊髓半切综合征。临床表现有：

❶同侧损伤水平处所有感觉丧失。

❷同侧损伤水平处出现下运动神经元损伤症状（如软瘫）

❸同侧损伤水平以下出现上运动神经元损伤症状（皮质脊髓束受损）

❹同侧损伤水平以下出现本体感觉、振动觉、触觉、两点辨别觉丧失（后索受损）

❺对侧损伤平面以下出现痛温觉、粗触觉丧失（脊髓丘脑束受损）

若损伤高于T1，患者可因眼交感通路受损而出现同侧Horner综合征。

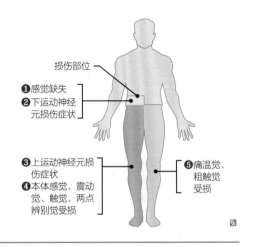

损伤部位

❶感觉缺失
❷下运动神经元损伤症状

❸上运动神经元损伤症状
❹本体感觉、震动觉、触觉、两点辨别觉受损

❺痛温觉、粗触觉受损

☒

弗里德赖希（Friedreich）共济失调

常染色体隐性遗传。9号染色体上编码共济蛋白（一种铁结合蛋白）的基因出现三核苷酸重复异常$(GAA)_n$，导致线粒体功能障碍。引起以下结构变性：皮质脊髓侧束（硬瘫）、脊髓小脑束（共济失调）、后索（振动觉和本体感觉↓）、背根神经节（腱反射消失）。蹒跚步态、频繁跌倒、眼球震颤、构音障碍、弓形足、锤状趾、糖尿病、肥厚型心肌病（常导致死亡）。儿童可合并脊柱侧弯 Ⓐ Ⓑ。

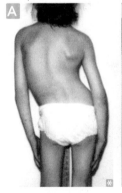
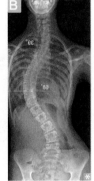

常见脑神经损伤

三叉神经运动纤维损伤	由于无法对抗健侧翼状肌，导致下颌向患侧偏斜。
迷走神经损伤	悬雍垂向健侧偏斜。病侧塌陷，悬雍垂远离。
副神经损伤	向健侧转头无力（胸锁乳突肌）。同侧耸肩无力（斜方肌）。 左侧胸锁乳突肌收缩使头向右转。
舌下神经损伤	下运动神经元损伤。由于患侧舌肌无力，导致伸舌向患侧偏斜。记忆法："舔舐伤口"。

面神经损伤

贝尔（Bell）麻痹是周围性面瘫的最常见原因 A。常与单纯疱疹病毒再激活有关。治疗：糖皮质激素±阿昔洛韦。大多数患者可逐渐恢复功能，但可发生异常的神经再生。周围性面瘫的其他病因有：莱姆病、带状疱疹（Ramsay Hunt综合征）、结节病、肿瘤（如腮腺肿瘤）、糖尿病。

	上运动神经元损伤	下运动神经元损伤
损伤部位	运动皮质、运动皮质到脑桥面神经核的传导束	面神经核、面神经
受累侧	对侧	同侧
受累肌肉	面下部表情肌	面上、下表情肌
前额是否受累	不受累（由双侧上运动神经元支配）	受累
其他症状	无	闭眼不全（眼干燥、角膜溃疡）、听觉过敏、舌前味觉减退

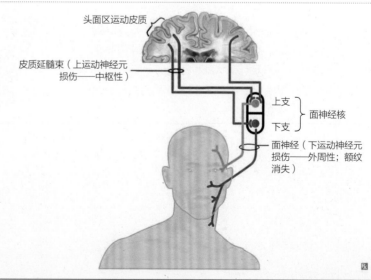

▶神经系统及特殊感觉器官——耳科学

听觉生理学

外耳	耳的可见部分（耳郭），包括外耳道和鼓膜。通过鼓膜振动传递声波。
中耳	含气腔，内有三块听小骨（锤骨、砧骨、镫骨）。听小骨将声音从鼓膜放大并传导到内耳。
内耳	蜗牛状、充满液体的耳蜗。声波引起耳蜗基底膜的振动。振动通过毛细胞转换→听神经产生信号→脑干。不同频率的声波引起基底膜不同部位产生最大振幅（频率拓扑）： • 蜗顶区主要感受低频声音（宽而有弹性）。 • 蜗底区主要感受高频声音（薄而僵硬）。

听力损失的诊断

	韦伯（Weber）试验	林纳（Rinne）试验
正常	两侧相等	正常（气导＞骨导）
传导性听力损失	偏向患耳	骨导＞气导
感音神经性听力损失	偏向健耳	均减弱，气导＞骨导

听力损失的类型

噪声性聋	科尔蒂（Corti）器毛细胞的静纤毛损伤。首先出现高频听力损失。爆震性噪声可引起鼓膜破裂，从而导致听力损失。
老年性聋	年龄相关的进行性双侧/对称性感音神经性听力损失（通常是高频听力受损）。由于耳蜗基部的毛细胞受损所致（蜗顶区低频听力保留）。

胆脂瘤 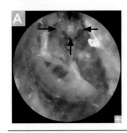	中耳腔内脱落的上皮及角化物碎屑过度堆积（A 中箭头），可侵蚀听小骨、乳突气房→传导性听力损失。常表现为无痛性耳漏。

眩晕	在静止状态下，有旋转的主观感觉。属于"头晕"的一种，但不同于"头重脚轻"。
外周性眩晕	较为常见。多由内耳病变导致［如半规管耳石、前庭神经感染、梅尼埃（Ménière）病（三联征：感音神经性听力损失、眩晕、耳鸣；膜迷路积水→内耳的内淋巴↑），可合并良性阵发性位置性眩晕（BPPV）］。治疗：抗组胺药、抗胆碱药、止吐药（缓解症状），低盐饮食±利尿药（梅尼埃病），Epley复位法（BPPV）。
中枢性眩晕	脑干或小脑病变（如累及前庭神经核的卒中，或颅后窝肿瘤）。临床表现和体征：垂直性眼球震颤，眼球反向偏斜（眼球在垂直方向的偏斜），复视、辨距不良。局灶神经系统症状。

▶ 神经系统及特殊感觉器官——眼科学

眼的解剖

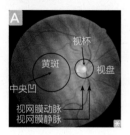

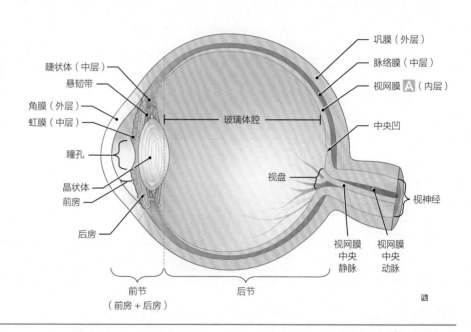

结膜炎

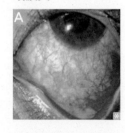

结膜炎症→眼红 。

过敏——眼痒，双侧。

细菌——脓性分泌物，用抗生素治疗。

病毒——最常见，通常是腺病毒。稀薄的黏液性分泌物，耳前淋巴结肿大。自限性。

屈光不正	视力下降的最常见原因，可通过配戴眼镜矫正。
远视	角膜和晶状体的屈光力小于眼轴轴长，光线聚焦在视网膜后。利用凸透（聚光）镜矫正。
近视	角膜和晶状体的屈光力大于眼轴轴长，光线聚焦在视网膜前。利用凹透（散光）镜矫正。
散光	角膜曲率异常→不同径线上屈光度不同。利用柱镜矫正。

老视	与老化相关的调节能力（聚焦近处物体的能力）受损，主要是由于晶状体弹性↓、晶状体曲率变化、睫状肌肌力↓。患者通常需要配戴"花镜"（放大镜）。

白内障	常表现为双侧、无痛的晶状体混浊 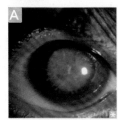，导致眩光和视力↓，尤其是夜视下降显著。获得性危险因素：年龄↑、吸烟、酗酒、日晒过多、长期使用糖皮质激素、糖尿病、外伤、感染。先天性危险因素：经典型半乳糖血症、半乳糖激酶缺乏症、三体综合征（13、18、21）、ToRCHeS感染（如风疹病毒）、马方（Marfan）综合征、Alport综合征、强直性肌营养不良、神经纤维瘤病。

房水循环

小梁网途径（90%）
经过小梁网流出→Schlemm管→巩膜表面血管。
M₃受体激动剂（如卡巴胆碱、毛果芸香碱）可使房水排出↑

葡萄膜巩膜途径（10%）
经过葡萄膜和巩膜流出。
前列腺素激动剂（如拉坦前列素、贝美前列素）可使房水排出↑

房水
由睫状体非色素上皮分泌，受到β受体阻滞剂（如噻吗洛尔）、α₂受体激动剂（如溴莫尼定）和碳酸酐酶抑制剂（如乙酰唑胺）的抑制

前房角　角膜
巩膜表面血管
Schlemm管　小梁网
巩膜
睫状体
虹膜
前房
后房
晶状体
玻璃体腔

虹膜
瞳孔开大肌（α₁）
瞳孔括约肌（M₃）

晶状体
通过悬韧带悬吊在睫状体上，睫状体中的肌纤维调节晶状体的形状和位置。

青光眼	视盘萎缩，具有特征性的视杯改变（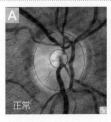 为正常视盘，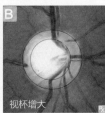 为视盘外缘变薄），通常伴有眼内压升高。若不及时进行治疗，会导致进行性外周视野缺损。治疗：通过药物或手术降低眼内压。

开角型青光眼	高龄与家族史增加患病风险。无痛。 原发性——病因不明。 继发性——由于白细胞（如葡萄膜炎）、红细胞（如玻璃体积血）、视网膜因素（如视网膜脱离）导致小梁网阻塞。

闭角型或窄角型青光眼	原发性——晶状体膨胀或前移，压迫中央虹膜（瞳孔缘）→阻碍房水正常通过瞳孔→房水积聚于虹膜后，将虹膜边缘推向角膜 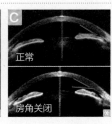，阻塞房水通过小梁网。 继发性——视网膜疾病（如糖尿病、静脉阻塞）导致低氧，诱发虹膜长出新生血管，使房角变窄。 慢性闭角型青光眼——通常无症状，但存在视神经和视野的损害。 急性闭角型青光眼——真正的眼科急症。眼内压↑推动虹膜前移→房角骤然关闭。患者出现剧烈眼痛、眼红 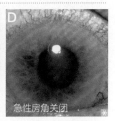、视力骤降、虹视、额部头痛、瞳孔固定并中度扩大、恶心和呕吐。禁用散瞳剂。

正常

视杯增大

正常

房角关闭

急性房角关闭

葡萄膜炎 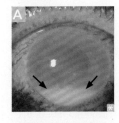	葡萄膜的炎症；根据受累的部位进一步分类。前葡萄膜炎：虹膜炎；后葡萄膜炎：脉络膜炎和/或视网膜炎。可有前房积脓（前房中积聚脓液 A）或结膜充血。与全身性炎症性疾病有关（如结节病、类风湿关节炎、幼年性特发性关节炎、HLA-B27相关疾病）。

年龄相关性黄斑变性 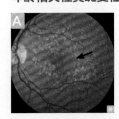	黄斑（视网膜中央区域）变性。导致视物扭曲（变形），最终中心视力丧失（盲点）。 干性（非渗出性，>80%）——黄色的细胞外物质（"玻璃膜疣"）沉积在Bruch膜和视网膜色素上皮之间 A，视力逐渐下降。可以通过多种维生素和抗氧化剂延缓疾病进展。 湿性（渗出性，10%~15%）——由于脉络膜新生血管继发出血，视力迅速下降。注射抗VEGF（血管内皮生长因子）进行治疗（如贝伐珠单抗、雷珠单抗）。

糖尿病视网膜病变

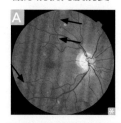

慢性高血糖引起的视网膜病变。分为两种类型：

- 非增殖性——受损毛细血管的血液渗漏→脂质和液体渗入视网膜中→出血（箭头）和黄斑水肿。治疗：控制血糖。
- 增殖性——慢性缺氧导致新生血管形成，牵拉视网膜。治疗：注射抗VEGF药物、周边视网膜激光光凝、手术治疗。

高血压性视网膜病变

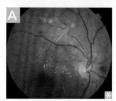

慢性高血压控制不佳引起的视网膜病变。

火焰状视网膜出血、动静脉压迹、微动脉瘤、黄斑部星芒状渗出（渗出物，A 红色箭头）、棉絮斑（A 蓝色箭头）。若出现视神经乳头水肿，需要立即降低血压。与卒中、冠心病、肾疾病的风险↑相关。

视网膜静脉阻塞

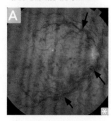

由于邻近动脉粥样硬化压迫，导致视网膜中央静脉或分支静脉阻塞。视网膜出血和静脉充血（A 箭头），病变区域出现视网膜水肿。

视网膜脱离

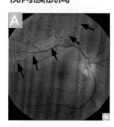

视网膜神经感觉层（包括视杆细胞和视锥细胞的光感受器）与外层的色素上皮层分离（遮挡多余的光线，支撑视网膜）→光感受器变性→视力受损。可继发于视网膜裂孔、糖尿病视网膜病变增殖牵拉、炎症性渗出。眼底镜检查可见视网膜组织皱褶 A 和血管扭曲。

在高度近视和/或有头部外伤史的患者中更常见。视网膜脱离前常有玻璃体后脱离（"闪光感"和"漂浮物"）。视网膜脱离最终造成单眼视力丧失，好像眼前有"帷幕拉下"。是眼外科急症。

视网膜中央动脉阻塞

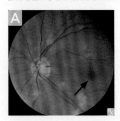

急性、无痛性单眼视力丧失。视网膜灰白水肿，血管变细，中央凹处（黄斑中心）有"樱桃红"点 。评估栓子来源（如颈动脉粥样硬化、心脏赘生物、卵圆孔未闭）。

视网膜色素变性

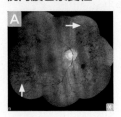

遗传性视网膜变性。首发症状多为夜盲（主导外周视力的视杆细胞最先受累），之后出现无痛性、渐进性视力受损。黄斑周围可见骨针状沉积物 。

视神经乳头水肿

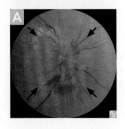

颅内压增高导致视盘水肿（通常为双侧）。盲点扩大，视盘隆起，边缘模糊 。

白瞳症

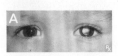

红光反射消失（变白）。儿童患病的主要原因有视网膜母细胞瘤 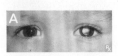、先天性白内障、弓形虫病。

瞳孔控制

瞳孔缩小	副交感神经： • 第一级神经元：E-W核通过动眼神经到睫状神经节 • 第二级神经元：睫状短神经到瞳孔括约肌 睫状短神经缩短瞳孔直径。
瞳孔对光反射	光照任一侧视网膜，其信号通过视神经向中脑顶盖前区核传导（图中虚线），兴奋双侧E-W核，引起双侧瞳孔收缩（直接光反射、间接光反射）。 结果：光照射一只眼，引起双侧瞳孔缩小。 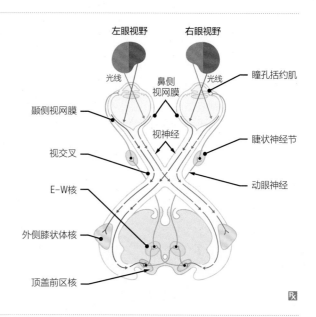
瞳孔散大	交感神经： • 第一级神经元：下丘脑至Budge睫状体脊髓中枢（C8~T2） • 第二级神经元：从T1发出至颈上神经节（沿颈交感链走行，位于肺尖及锁骨下血管旁） • 第三级神经元：神经丛沿颈内动脉分布，穿过海绵窦；进入眶内后更名为睫状长神经，支配瞳孔开大肌。交感神经纤维也支配眼睑平滑肌（次要的提睑肌）以及前额和面部的汗腺。 睫状长神经增长瞳孔直径。
Marcus Gunn瞳孔	也称相对性传入性瞳孔障碍（relative afferent pupillary defect，RAPD）。光照正常眼，同侧瞳孔（直接光反射）和对侧瞳孔（间接光反射）均缩小。然而光源扫向患侧眼时，双瞳孔均散大而非缩小。其机制在于患眼的视神经受损，无法将光信号正常传入。

图中标注（对光反射图）：
左眼视野　右眼视野
光线　鼻侧视网膜　光线　瞳孔括约肌
颞侧视网膜　视神经　睫状神经节
视交叉　动眼神经
E-W核
外侧膝状体核
顶盖前区核

Horner
综合征

交感神经对面部失神经支配，导致：
- 上睑下垂（眼睑轻度下垂：上睑板肌）
- 无汗、患侧颜面潮红
- 瞳孔缩小

病因为交感链损伤：
- 第一级神经元：脑桥出血、延髓背外侧综合征、T1以上脊髓损伤（如Brown-Séquard综合征、晚期脊髓空洞症）
- 第二级神经元：肺上沟瘤压迫星状神经节
- 第三级神经元：颈动脉夹层（伴疼痛）

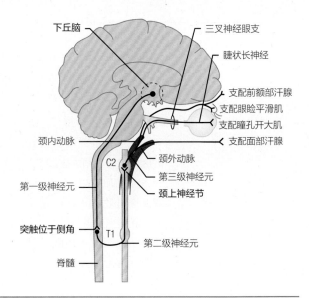

眼球运动

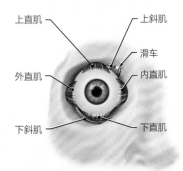

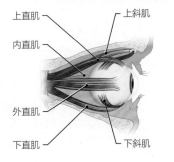

展神经支配外直肌。滑车神经支配上斜肌。动眼神经支配其余肌肉。

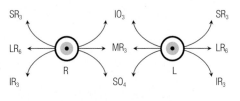

（图注：S="上"，I="下"，L="外"，M="内"，R="直肌"，O="斜肌"）
记忆法：斜肌运动朝反向（向右注视时检查左上斜肌、左下斜肌，向上注视时检查下斜肌）。

动眼神经、滑车神经、展神经麻痹

动眼神经损伤	动眼神经含有运动纤维（位于中央）及副交感神经纤维（位于外周）成分。常见病因有： • 缺血→瞳孔不受影响（运动纤维受到的影响大于副交感神经纤维） • 钩回疝→昏迷 • 后交通动脉瘤→突发头痛 • 海绵窦血栓形成→眼球突出，滑车神经、三叉神经的眼支/上颌支、展神经受累 • 中脑卒中→对侧偏瘫 运动纤维（支配眼外肌）：主要受到血管性疾病的影响（如糖尿病中，葡萄糖→山梨醇），由于血管网分布在神经纤维外表面，受损后使得氧气与营养物质向神经纤维内部的弥散减少。体征：上睑下垂，向下向外凝视。 副交感神经纤维：位于外周，外压后首先受累（如后交通动脉瘤、钩回疝）。体征：瞳孔对光反射迟钝或消失，瞳孔散大常伴向下向外凝视 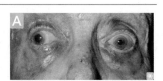。	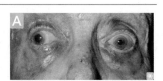
滑车神经损伤	患侧眼瞳孔位置较高 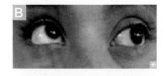。特征性的头偏向对侧/健侧，以代偿患眼内旋不足。 滑车神经损伤难以看到地面。	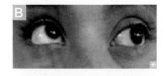
展神经损伤	患眼无法外展，第一眼位时患眼向内侧凝视 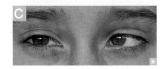。	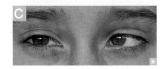

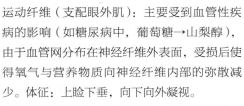

动眼神经

视野缺损

1. 右眼盲
2. 双颞侧偏盲（垂体病变，视交叉受累）
3. 左侧同向偏盲
4. 左上象限盲（右颞叶病变，大脑中动脉MCA）
5. 左下象限盲（右顶叶病变，大脑中动脉MCA）
6. 左侧偏盲伴黄斑回避（右枕叶病变，大脑后动脉PCA）
7. 中心暗点（如黄斑变性）

Meyer环——对应下半视网膜，此环绕过侧脑室下角。
背侧视辐射——对应上半视网膜，经最短路线穿过内囊。

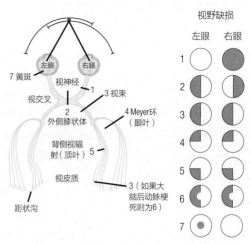

注：当图像传至初级视皮质时，图像的上下、左右是颠倒的。

海绵窦

由分布在垂体两侧的静脉窦构成。来自眼和浅层皮质的血液→海绵窦→颈内静脉。

动眼神经、滑车神经、三叉神经眼支/上颌支、展神经和支配瞳孔的节后交感神经纤维均经由海绵窦入眶。颈内动脉海绵窦段也在此。

海绵窦综合征——表现为不同程度的眼肌麻痹、角膜感觉↓、Horner综合征，偶有上颌感觉减退。继发于垂体肿物占位效应、颈内动脉海绵窦瘘，或与感染相关的海绵窦血栓形成。

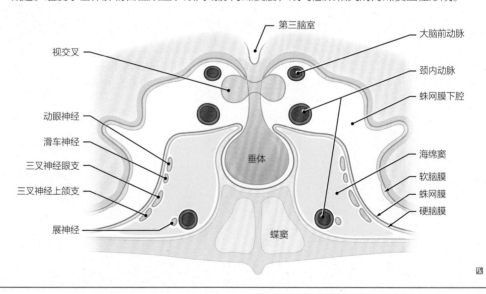

核间性眼肌麻痹

内侧纵束：一对联络展神经核与动眼神经核的传导束，从而协调双眼在水平方向上的同向运动。富含髓鞘（为使双眼同时运动，必须保证传导速度足够快）。损害可以是单侧的或双侧的（经典的双侧损害见于多发性硬化、卒中）。

内侧纵束损害＝核间性眼肌麻痹，是一种水平的共轭凝视麻痹。在核团间联络缺失的情况下，展神经核激动引起同侧外直肌收缩，而对侧动眼神经核却无法激动引起内直肌收缩。外展的眼球出现眼球震颤（展神经冲动过强，激动动眼神经）。辐辏动作是正常的。

向左注视时，左侧展神经核激动，引起左侧外直肌收缩，同时通过右侧的内侧纵束激动对侧（右侧）动眼神经核，从而引起右侧内直肌收缩。

术语中的方向（如"右侧核间性眼肌麻痹"、"左侧核间性眼肌麻痹"）指无法内收的一侧。

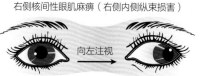

右侧核间性眼肌麻痹（右侧内侧纵束损害）

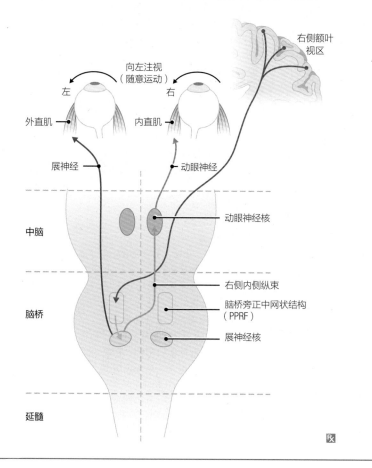

▶ 神经系统及特殊感觉器官——药理学

癫痫药物

	部分性（局灶性）	全身性		续状态（癫痫持）	机制	副作用	说明
		强直-阵挛型	失神型				
苯二氮䓬类				** √	使GABA$_A$作用↑	镇静、耐受、依赖、呼吸抑制	也用于子痫抽搐（一线用药为硫酸镁）
卡马西平	* √				阻滞钠离子通道	复视、共济失调、骨髓抑制（粒细胞减少、再生障碍性贫血）、肝毒性、胎儿畸形（唇腭裂、脊柱裂），诱导细胞色素P-450、抗利尿激素分泌失调综合征、Stevens-Johnson综合征	三叉神经痛的一线用药
乙琥胺			* √		阻滞丘脑的T型钙通道	乏力、胃肠道不适、头痛、瘙痒（荨麻疹）、Stevens-Johnson综合征	记忆法："安神"——乙琥胺用于失神发作
加巴喷丁	√				主要阻滞高电压激活型钙通道，为GABA类似物	镇静、共济失调	也用于周围神经病、疱疹后神经痛
拉莫三嗪	√	√			阻滞电压门控钠通道，抑制谷氨酸释放	Stevens-Johnson综合征（需缓慢滴定给药）、噬血细胞性淋巴组织细胞增生症（黑框警告）	
左乙拉西坦	√	√			未知。可能是调控GABA和谷氨酸释放，阻滞电压门控钙通道	神经精神症状（如人格改变）、乏力、困倦、头痛	
苯巴比妥	√	√		√	使GABA$_A$作用↑	镇静、耐受、依赖、诱导细胞色素P-450、呼吸循环抑制	新生儿一线用药。记忆法：苯巴比妥——baby）
苯妥英、磷苯妥英	√	* √		*** √	阻滞钠离子通道；零级动力学	诱导细胞色素P-450、多毛、牙龈增生、眼球震颤、皮肤变黄、胎儿畸形（胎儿乙内酰脲综合征）、骨质减少、叶酸吸收障碍、神经病变；罕见：Stevens-Johnson综合征、药物疹伴嗜酸性粒细胞增多和系统症状（DRESS），系统性红斑狼疮样综合征。药物毒性可导致复视、共济失调、镇静	
托吡酯	√	√			阻滞钠离子通道；使GABA作用↑	镇静、认知障碍、肾结石、消瘦、青光眼、语言障碍	也用于预防偏头痛
丙戊酸	√	* √	√		使钠离子通道失活↑，通过抑制GABA氨基转移酶而使GABA浓度↑	胃肠道不适、肝毒性少见但致命（需监测肝功能）、胰腺炎、神经管缺陷、震颤、体重增加，孕期禁用	也用于肌阵挛型发作、双相情感障碍、预防偏头痛
氨己烯酸	√				使GABA↑。不可逆抑制GABA氨基转移酶	永久视觉丧失（黑框警告）	

*= 常用，**= 急性发作的一线用药，***= 预防反复发作的一线用药。

巴比妥类	苯巴比妥、戊巴比妥、硫喷妥钠、司可巴比妥
机制	通过使Cl⁻通道开放的时间↑，易化GABA$_A$作用，从而抑制神经元放电。
临床应用	镇静药，用于焦虑、癫痫、失眠、麻醉诱导（硫喷妥钠）。
不良反应	呼吸及循环抑制（可致命），中枢神经系统抑制（与酒精同服时加重），依赖性，药物相互作用（诱导细胞色素P-450）。 药物过量：支持治疗（辅助呼吸，维持血压）。 卟啉病患者禁用。

苯二氮䓬类	地西泮、劳拉西泮、三唑仑、替马西泮、奥沙西泮、咪达唑仑、氯氮䓬、阿普唑仑
机制	通过使Cl⁻通道开放的频率↑，易化GABA$_A$作用。快速眼动睡眠↓。多数药物半衰期较长，且代谢产物有活性（例外：阿普唑仑、三唑仑、奥沙西泮、咪达唑仑是短效的。这些短效药物的潜在成瘾性较高）。
临床应用	焦虑、惊恐障碍、痉挛状态、癫痫持续状态（劳拉西泮、地西泮、咪达唑仑）、子痫、药物戒断（尤其是戒酒，用于酒精戒断导致的震颤性谵妄）、夜惊、梦游、全身麻醉（遗忘、肌肉松弛）、催眠（用于失眠）。劳拉西泮、奥沙西泮、替马西泮的首过效应较小，可用于肝病患者和酗酒者。
不良反应	依赖性。可与酒精和巴比妥类药物的中枢神经系统抑制作用叠加（均作用于GABA$_A$）。与巴比妥类相比，呼吸抑制和昏迷的风险较低。药物过量可用氟马西尼解救（GABA苯二氮䓬受体的竞争性拮抗剂）。苯二氮䓬类药物突然停药可引起惊厥。

非苯二氮䓬类催眠药	唑吡坦、扎来普隆、艾司佐匹克隆
机制	作用于GABA的BZ$_1$受体亚型。其作用可被氟马西尼逆转。与苯二氮䓬类药物相比，睡眠周期受到的影响较小。
临床应用	失眠。
不良反应	共济失调、头痛、意识模糊。因其可被肝迅速代谢，不良反应的持续时间较短。与传统的镇静催眠药相比，次日的精神运动抑制及遗忘较轻。比苯二氮䓬类药物的依赖性风险↓。

苏沃雷生

机制	食欲素受体拮抗剂。
临床应用	失眠。
不良反应	中枢神经系统抑制（嗜睡）、头痛、睡眠行为异常。禁忌证：发作性睡病，与强效细胞色素3A4抑制剂合用。不推荐用于肝病患者。躯体依赖及药物滥用风险较低。

雷美替胺

机制	褪黑素受体激动剂，与视交叉上核的褪黑素受体（MT1和MT2）结合。
临床应用	失眠。
不良反应	眩晕、恶心、乏力、头痛。没有依赖性（非管制药物）。

曲坦类药物 | 舒马曲坦

机制	5-羟色胺受体$_{1B/1D}$激动剂。抑制三叉神经兴奋，血管活性肽的释放减少，导致血管收缩。
临床应用	急性偏头痛、丛集性头痛发作。
不良反应	冠状动脉痉挛（冠心病及血管痉挛性心绞痛患者禁用）、轻度感觉异常、5-羟色胺综合征（与其他5-羟色胺激动剂合用）。

作用	药物

抗帕金森药

帕金森病由多巴胺能神经元减少及胆碱能活动过度导致。溴隐亭、金刚烷胺、左旋多巴（与卡比多巴合用）、司来吉兰［与儿茶酚-氧位-甲基转移酶（COMT）抑制剂合用］、抗毒蕈碱药。

作用	药物
激动多巴胺受体	麦角碱类——溴隐亭。 非麦角碱类（首选）——普拉克索、罗匹尼罗。毒副作用：冲动控制障碍（如赌博）、直立性低血压、幻觉、意识错乱。
提高多巴胺浓度	金刚烷胺（多巴胺释放↑，多巴胺再摄取↓）。毒副作用：外周性水肿、网状青斑、共济失调。
提高左旋多巴浓度	抑制外周（血脑屏障以外）的左旋多巴降解→进入中枢神经系统的左旋多巴↑→中枢神经系统中可用于合成多巴胺的左旋多巴↑。 • 左旋多巴/卡比多巴：卡比多巴抑制多巴脱羧酶，阻止外周的左旋多巴向多巴胺转化，同时减少该转化所导致的副作用（如恶心、呕吐）。 • 恩他卡朋通过抑制COMT减少外周左旋多巴降解为3-氧位-甲基多巴（3-OMD）。与左旋多巴合用。
抑制多巴胺分解	抑制中枢（血脑屏障内）多巴胺分解。 • 司来吉兰、雷沙吉兰：选择性抑制单胺氧化酶B（MAO-B），从而抑制多巴胺转化为二羟基苯乙酸。 • 托卡朋：抑制中枢COMT，阻碍多巴胺转化为3-甲氧酪胺（3-MT）。
抑制胆碱能过度活动	苯扎托品、苯海索（抗毒蕈碱作用。改善震颤和僵直，但对运动迟缓无效）。

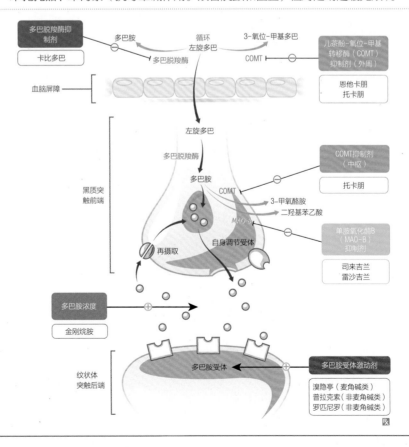

卡比多巴/左旋多巴

机制	提高脑内多巴胺浓度。不同于多巴胺，左旋多巴能通过血脑屏障，并在中枢神经系统内由多巴脱羧酶转化为多巴胺。卡比多巴是一种外周多巴脱羧酶的抑制剂，与左旋多巴合用时能提高左旋多巴在脑内的生物利用度，并减少外周的不良反应。
临床应用	帕金森病。
不良反应	恶心、幻觉、直立性低血压。随着疾病进展，左旋多巴会引起"开-关"现象——当患者对左旋多巴反应不佳或药效逐渐消退后，运动能力仅在"开"期有所改善，而在"关"期症状加重。

司来吉兰、雷沙吉兰

机制	选择性抑制MAO-B（分解多巴胺）→多巴胺浓度↑。
临床应用	作为左旋多巴的辅助用药，用于治疗帕金森病。
不良反应	可能加重左旋多巴的不良反应。

神经退行性疾病的治疗药物

疾病	药物	机制	说明
阿尔茨海默病	多奈哌齐、卡巴拉汀、加兰他敏	乙酰胆碱酯酶抑制剂。	一线用药。不良反应：恶心、眩晕、失眠。
	美金刚	N-甲基-D-天冬氨酸（NMDA）受体拮抗剂，防止钙离子介导的兴奋性毒性。	用于中到重度痴呆。不良反应：眩晕、意识错乱、幻觉。
肌萎缩侧索硬化	利鲁唑	减少谷氨酸对神经元的兴奋性毒性。	延长生存时间。
亨廷顿病	丁苯那嗪	抑制囊泡单胺转运体（VMAT）→多巴胺囊泡包装和释放↓。	可用于亨廷顿舞蹈症和迟发性运动障碍。

麻醉药概述　能作用于中枢神经系统的药物必须是脂溶性的（以穿过血脑屏障），或能被主动转运。

药物在血液中溶解度低 = 诱导和苏醒时间短。

药物脂溶性高 = 效能高（效能 = $\frac{1}{MAC}$）。

MAC：最低肺泡有效浓度。吸入麻醉药使得50%患者在伤害性刺激（如切皮）时无体动的最低肺泡浓度。

例：N_2O的血液溶解度和脂溶性较低，因此诱导快，效能低。相比之下，氟烷的血液溶解度和脂溶性较高，因此诱导慢，效能高。

吸入麻醉药	地氟醚、氟烷、恩氟醚、异氟醚、七氟醚、甲氧氟烷、N_2O
机制	机制不清。
药效	心肌抑制、呼吸抑制、术后恶心/呕吐、脑血流量↑、脑代谢率↓。
不良反应	肝毒性（氟烷）、肾毒性（甲氧氟烷）、癫痫（恩氟醚可引发癫痫），扩大体内闭合性气腔（N_2O）。 恶性高热——罕见但致命。吸入麻醉药或琥珀酰胆碱诱发高热及强烈肌肉收缩。易感性多为常染色体显性遗传，外显率多变。电压门控的雷诺丁受体（*RYR1*基因）突变导致内质网Ca^{2+}释放↑。 治疗：丹曲林（雷诺丁受体拮抗剂）。

静脉麻醉药

药物	机制	麻醉应用	说明
硫喷妥钠	易化$GABA_A$（巴比妥类）。	麻醉诱导，短时程手术。	大脑血流量↓。高脂溶性。药效消失是因其快速在组织和脂肪重分布。
咪达唑仑	易化$GABA_A$（苯二氮䓬类）。	临床操作的镇静（如内镜检查），麻醉诱导。	可导致严重的术后呼吸抑制、血压↓、顺行性遗忘。
丙泊酚	加强$GABA_A$作用。	快速麻醉诱导，短时程手术，ICU镇静。	可致呼吸抑制、低血压。
氯胺酮	NMDA受体拮抗剂。	分离麻醉，拟交感作用。	脑血流量↑。可有定向障碍、幻觉及过于真实的梦境。

局部麻醉药	酯类：普鲁卡因、丁卡因、苯佐卡因、氯普鲁卡因。 酰胺类：利多卡因、甲哌卡因、布比卡因、罗哌卡因。
机制	通过与Na^+通道内部结构的特定受体结合，阻碍Na^+内流。对快速活化状态的神经元更有效。叔胺类局麻药以不带电荷的形式跨膜，以带电荷的形式与离子通道结合。 可与血管收缩剂（通常是肾上腺素）同时给药，可加强局部作用——出血↓、全身浓度↓，但麻醉效果↑。 在感染（酸性）组织中，碱性局麻药带电荷，不能有效跨膜→需要加大局麻药量。 神经阻滞的先后顺序：细神经纤维＞粗神经纤维。有髓神经纤维＞无髓神经纤维。神经纤维的粗细优先于有无髓鞘，因此，细的有髓纤维＞细的无髓纤维＞粗的有髓纤维＞粗的无髓纤维。 感觉消失的先后顺序：（1）痛觉，（2）温觉，（3）触觉，（4）压觉。
临床应用	小手术、椎管内麻醉。如果对酯类过敏，则用酰胺类。
不良反应	中枢神经系统兴奋、严重心血管毒性（布比卡因）、高血压、低血压、心律失常（可卡因）、高铁血红蛋白血症（苯佐卡因）。

神经肌肉阻滞剂（肌松药）	在术中或机械通气时维持肌肉松弛。选择性作用于神经肌肉接头的Nm型烟碱受体，而不是自主神经的Nn受体。
去极化肌松药	琥珀酰胆碱——强的乙酰胆碱受体拮抗剂。产生持续的去极化作用并阻止肌肉收缩。 为可逆性阻滞： • Ⅰ相（延长去极化）——无拮抗药，胆碱酯酶抑制剂可加强阻滞效果。 • Ⅱ相（已经复极化，但仍然处在阻滞状态；乙酰胆碱受体可结合乙酰胆碱，但敏感性下降）——可被胆碱酯酶抑制剂拮抗。 并发症：高钙血症、高钾血症、恶性高热。
非去极化肌松药	阿曲库铵、顺式阿曲库铵、泮库溴铵、罗库溴铵、筒箭毒碱、维库溴铵——竞争性乙酰胆碱拮抗剂。 可被新斯的明（必须同时给予阿托品或格隆溴铵预防毒蕈碱样反应，如心动过缓）、滕喜龙和其他胆碱酯酶抑制剂拮抗。

解痉药

药物	机制	临床应用	说明
巴氯芬	脊髓GABA$_B$受体激动剂。	肌肉痉挛，肌张力障碍，多发性硬化。	
环苯扎林	作用于中枢神经系统，主要作用在脑干。	肌肉痉挛。	与三环类药物结构有相似之处。可导致抗胆碱能副作用，有镇静作用。
丹曲林	通过抑制雷诺丁受体，抑制骨骼肌内质网释放Ca^{2+}。	恶性高热（吸入麻醉药及琥珀酰胆碱的毒性作用）及神经阻滞剂恶性综合征（抗精神病药的毒性作用）。	
替扎尼定	α_2受体激动剂，作用于中枢。	肌肉痉挛，多发性硬化，肌萎缩侧索硬化，脑瘫。	

阿片类镇痛药

机制	作用于阿片受体（μ = β内啡肽，δ = 脑啡肽，κ = 强啡肽），调控突触传递——关闭突触前膜Ca^{2+}通道，打开突触后膜K^+通道→突触传递受阻。抑制乙酰胆碱、去甲肾上腺素、5-羟色胺、谷氨酸、P物质的释放。
药效	完全激动剂：吗啡、海洛因、哌替啶、美沙酮、可待因。 部分激动剂：丁丙诺啡。 混合性激动/拮抗剂：纳布啡、喷他佐辛、布托啡诺。 拮抗剂：纳洛酮、纳曲酮、溴甲纳曲酮。
临床应用	中重度或难治性疼痛，腹泻（洛哌丁胺、地芬诺酯），急性肺水肿，海洛因上瘾的脱毒维持治疗（美沙酮、丁丙诺啡＋纳洛酮）。
不良反应	恶心、呕吐、皮肤瘙痒、成瘾、呼吸抑制、便秘、Oddi括约肌痉挛、瞳孔缩小（除外哌替啶→瞳孔散大）、与其他药物合用时中枢神经系统抑制作用可叠加。耐受后不会导致瞳孔缩小。 纳洛酮（阿片受体拮抗剂）可用于中毒治疗。戒毒后，可用纳曲酮预防复吸。

混合型阿片受体激动–拮抗剂

药物	机制	临床应用	说明
喷他佐辛	κ–阿片受体激动剂 + μ–阿片受体弱拮抗剂或部分激动剂。	中度至重度疼痛。	如果患者同时使用完全性阿片受体激动剂，可导致阿片戒断症状（竞争阿片受体）。
布托啡诺	κ–阿片受体激动剂 + μ–阿片受体部分激动剂。	重度疼痛（如偏头痛、分娩痛）。	与完全性阿片受体激动剂相比，不易导致呼吸抑制。与完全性阿片受体激动剂同时使用可导致戒断。纳洛酮不易拮抗。

曲马多

机制	很弱的阿片受体激动剂，也抑制去甲肾上腺素和5–羟色胺的再摄取。
临床应用	慢性疼痛。
不良反应	与阿片类药物类似；降低癫痫发作的阈值；5–羟色胺综合征。

青光眼药物

通过减少房水量（抑制房水的生成/分泌，或增加房水排出），使眼内压↓。

药物分类	举例	机制	不良反应
β受体阻滞剂	噻吗洛尔、倍他洛尔、卡替洛尔。	房水生成↓。	无瞳孔变化或视力变化。
α受体激动剂	肾上腺素（α_1）、安普乐定、溴莫尼定（α_2）。	促进血管收缩，从而使房水生成↓（肾上腺素）。房水生成↓（安普乐定、溴莫尼定）。	瞳孔散大（α_1）；不可用于闭角型青光眼。视物模糊、眼部充血、异物感、眼部过敏反应、眼部瘙痒。
利尿药	乙酰唑胺。	抑制碳酸酐酶，从而使房水生成↓。	无瞳孔变化或视力变化。
前列腺素类	贝美前列素、拉坦前列素（$PGF_{2\alpha}$）。	通过减少葡萄膜巩膜途径的阻力，使房水流出↑。	虹膜颜色加深（褐变），睫毛增长。
拟胆碱药（M_3）	直接：毛果芸香碱、卡巴胆碱。间接：毒扁豆碱、碘依可酯。	睫状肌收缩，开放小梁网，使房水流出↑。毛果芸香碱可用于急性闭角型青光眼——可有效开放小梁网，房水流入Schelmm管。	瞳孔缩小（收缩瞳孔括约肌），调节痉挛（睫状肌收缩）。

翻译：冯芸颖、许卓然、李亚囡、舒美钧、耿畅、刘怡钒、冯时、刘雨桐、陈楱、向奕蓉
审校：陈咏梅、谢曼青、牛燕燕、耿爽、裴丽坚

▶ 笔记

第七章

精神病学

"Words of comfort, skillfully administered, are the oldest therapy known to man."

— Louis Nizer

"All men should strive to learn before they die what they are running from, and to, and why."

— James Thurber

"The sorrow which has no vent in tears may make other organs weep."

— Henry Maudsley

"It's no use going back to yesterday, because I was a different person then."

— Lewis Carroll, Alice in Wonderland

▶ 精神病学——心理学

经典条件反射	条件的或习得的刺激（如铃声）与非条件刺激（如食物）结合出现后，形成条件刺激，从而引发自然反应（如唾液分泌）的学习方式。	通常为**不自主反应**。经典实验为"巴普洛夫的狗"——铃响刺激唾液分泌。
操作性条件反射	某一特定行为因其可导致惩罚或奖赏而被引出的一种学习方式。通常为**自主反应**。	

强化	目标行为（反应）之后，有期望的奖赏（正强化）或厌恶性刺激的去除（负强化）。	斯金纳操作性条件反射象限图：
惩罚	重复应用厌恶性刺激（正惩罚）或去除期望的奖赏（负惩罚），以去除不希望的行为。	
消退	终止强化（正向的或负向的），最终使行为消除。操作性条件反射和经典条件反射均可出现消退。	

斯金纳操作性条件反射象限图：

	使行为增加	使行为减少
添加一种刺激	正强化	正惩罚
去除一种刺激	负强化	负惩罚

移情与反移情

移情	患者将自己对于养育者或其他生命中重要人物的感情投射到医生身上（如将精神科医生视为父母）。
反移情	医生将自己对于养育者或其他生命中重要人物的感情投射到患者身上（如患者让医生想起了自己的弟弟妹妹）。

自我防御

用于解决冲突和阻拦不想要的感受（如焦虑、抑郁）的想法和行为（自主或非自主地）。

不成熟的防御机制	描述	举例
付诸行动	潜意识地通过行动而非反思或感受来应对压力源或情感冲突。	患者在面对过去时感到极度不适，之后就不再前来心理治疗了。
否认	避免觉察到令人痛苦的现实。	一位癌症患者已经被告知化疗期间会有明显的疲劳感，却仍给自己安排了全职工作的日程。
转移	将情绪或冲动转向无关的人或物（与"投射"相对）。	一名老师被校长骂了，她没有直接与校长对抗，而是回家批评丈夫对晚餐的选择。
分裂	短暂且剧烈地改变个性、记忆、意识或运动行为，以避免情感压力。患者对于创伤事件记忆不完整，或完全没有记忆。	遭受性虐待的受害者在暴露于施虐者时，突然显得麻木和超然。

自我防御（续）

不成熟的防御机制	描述	举例
固着	部分保持于一种更幼稚的发育水平（与"退行"相对）。	一位外科医生由于最后一台手术持续至很晚而在手术室里发脾气。
理想化	对自我和他人表达极其积极的想法而忽视消极想法。	一位患者夸耀自己的医生及其成就，而忽视其不足。
认同	很大程度上无意识地采纳他人或群体的特征、品质或特质。	一名住院医生开始像他最喜欢的主治医生那样把听诊器放进口袋，而不再像以前那样把它挂在脖子上。
理智化	利用事实和逻辑让自己在情感上远离应激情境。	癌症确诊患者讨论该病的病理生理学。
（情感）隔离	将感受与想法及事件分开。	不带任何情绪反应地详细描述一场谋杀。
被动攻击	以非对抗的方式表现敌对情绪，间接地表达反对。	一名心怀不满的员工多次上班迟到，但不会承认这是他对经理的报复。
投射	将不可接受的内心冲动归结到一个外部来源（与"转移"相对）。	一个想背叛妻子的男子指责他的妻子不忠。
合理化	对因其他原因发生的事件坚持貌似正确的解释，通常是为了避免自责。	被解雇后声称该工作一点都不重要。
反向形成	把不能接受的想法或感受转化为（无意识产生的）相反行为（与"升华"相对）。	一个有淫念的患者进入修道院。
退行	不自主地将成熟的模式调回到早期的应对世界的模式（与"固着"相对）。	见于因患病、惩罚或新弟弟妹妹出生而具有压力的儿童（如先前受过如厕训练的儿童再次尿床）。
压抑	不自主地克制一种想法或感受，使自己意识不到（与"压制"相对）。	一个20岁的人不记得自己10年前在父母离婚时曾做过心理咨询。
分裂	由于无法容忍模糊状态，而在不同时间认为人是绝对的好或绝对的坏。通常见于边缘型人格障碍。	一位患者说所有的护士都是冷漠且麻木的，但医生们都热情友好。

成熟的防御机制	描述	举例
升华	用一种社会可接受的行为方式取代不可接受的愿望，且这种行为方式与不可接受的愿望是类似的（与"反向形成"相对）。	一青少年因其父母期望过高而对他们有攻击性，但转化为在体育上的突出表现。
利他	通过自发的慷慨行为减轻负面情绪，这提供了满足感（与"反向形成"相对）。	一黑帮老大向慈善机构捐款。
压制	有意隐瞒有意识觉知中的想法或感受（与"压抑"相对）。是暂时的。	选择不去担忧一场大赛，直到比赛开始。
幽默	轻松地表达不舒服的感受，以将内心的关注点从痛苦上转移开。	一位紧张的学生开校长的玩笑。

记忆法：成熟的人会省（升华）力（利他）压（压制）油（幽默）。

▶ 精神病学——病理学

| 婴儿剥夺效应 | 长期情感剥夺可导致：
• 生长迟缓
• 语言/社交能力差
• 缺乏基本的信任
• 反应性依恋障碍（婴儿对舒适表现退缩或无反应）
• 社交活动脱抑制（儿童不加选择地依恋陌生人） | 剥夺时间>6个月可导致不可逆改变。严重的剥夺可导致婴儿死亡。 |

儿童虐待

	身体虐待	性虐待	情感虐待
证据	骨折、瘀伤或烧伤。伤病往往处于愈合的不同阶段，或像是用器具造成的伤害。包括头部虐伤（婴儿摇晃综合征），特征为硬脑膜下血肿或视网膜出血。看护人可能会推延就医，或在解释时前后不一，或与孩子的年龄或受伤形式不符。	性传播感染，尿路感染，以及生殖器、肛门或口腔创伤。很多时候并没有体征，因而在没有躯体创伤时，不应排除性虐待的可能。 儿童经常表现出与其年龄不符的性知识或行为。	婴儿或幼儿可能缺乏与看护人的联结，但对不太熟悉的成年人过于依恋。他们可能对儿童和动物具有攻击性或异常地焦虑。 年龄较大的孩子通常情绪不稳定且容易生气。他们可能会疏远照护者和其他儿童。 他们可有模糊的躯体症状，但无法找到医学原因。
施虐者	通常是生母。	受害者认识的人，通常为男性。	男性或女性看护者。
流行病学	与儿童虐待或忽视有关的死亡，40%发生于1岁以内。	发生率在9~12岁最高。	遭受过儿童情感虐待的青少年有80%在21岁前符合≥1条精神疾病的标准。

| 儿童忽视 | 未能为儿童提供充足的食物、住所、监护、教育和/或情感。是最常见的儿童不良对待形式。证据：卫生状况差、营养不良、退缩、社交/情感发展受损、生长迟滞。
与虐待儿童一样，涉嫌忽视儿童也必须上报至当地儿童保护服务处。 |

| 脆弱儿童综合征 | 父母发现孩子特别容易患病或受伤。通常发生在儿童经历过一次重病或危及生命的事件之后。可导致缺课或过度使用医疗服务。 |

儿童期和早发精神障碍

注意缺陷多动障碍（ADHD）	12岁之前发病。≥6个月的注意力分散和/或冲动控制不良。特征为在多种环境下（如学校、家）的多动、冲动和/或注意力不集中。智力正常，但常伴有学习困难。部分会持续到成年期。治疗：兴奋剂（如哌甲酯）±认知行为疗法（CBT）；替代疗法有托莫西汀、胍法辛、可乐定。
孤独症谱系障碍	以缺乏社交互动、交流障碍、重复/仪式化行为、兴趣局限为特征。必须出现于童年早期，可伴有智力障碍，极小部分具有不寻常的能力（成为某领域的专家）。更常见于男孩，与头或大脑的尺寸↑有关。
品行障碍	反复出现各种违反社会规范或侵犯他人基本权利的行为（如攻击人和动物、破坏财产、偷窃）。18岁后需重新归类为反社会人格障碍。治疗方法：心理治疗（如认知行为疗法）。
破坏性情绪失调障碍	10岁以前发病。严重的、反复的发脾气，且与情景不成比例。在两次发脾气之间，孩子一直处于生气和易激惹的状态。治疗：兴奋剂、抗精神病药。
智力障碍	广泛的认知障碍（与"特定学习障碍"相对），影响逻辑、记忆、抽象思维、判断、语言及学习。适应性功能受损，导致学业、就业、沟通、社会化和独立方面的巨大困难。治疗：全面的、多学科的支持以改善总体功能（如特殊教育、心理治疗、言语治疗、职业治疗）。
对立违抗性障碍	对权威持久的敌对、挑衅行为，但不会严重违反社会规范。治疗方法：心理治疗（如认知行为疗法）。
选择性缄默症	5岁前发病。焦虑症且在某些情况下不说话，但在其他情景（通常是更舒适的环境）下说话，持续一个月以上。典型的不会有发育（如言语和语言）受损。影响社交、学业和职业。常与社交焦虑症共同存在。治疗：行为、家庭和游戏疗法，选择性5-羟色胺再摄取抑制药（SSRIs）。
分离焦虑症	对于离开家或依恋对象的巨大恐惧持续≥4周。可以直到3~4岁之前行为仍正常。可有伴装身体不适以逃避上学。治疗：认知行为疗法、游戏疗法、家庭疗法。
特殊学习障碍	在学龄期发病。尽管有针对性的干预，但仍无法以年龄匹配的能力掌握某一学科（如数学、阅读、写作）≥6个月。一般功能和智力通常正常（与"智力障碍"不同）。常与慢性疾病、精神疾病（如注意缺陷多动障碍、孤独症）及其他学习障碍伴发。治疗：学业支持、咨询、课外活动。
抽动秽语综合征	18岁以前发病。以突然、快速、反复发作、无节律的刻板运动和发声抽搐为特征，持续>1年。秽语症（非自主秽语）仅发生于40%的患者，与强迫症和多动症有关。治疗：心理教育、行为疗法。对于难治性的抽搐，可使用强效抗精神病药（如氟哌啶醇、氟奋乃静）、丁苯那嗪、α_2-激动剂（如胍法辛、可乐定）或非典型抗精神病药。

定向力	患者能够知道自己是谁，在哪里，以及日期和时间。 定向力丧失的常见原因：酒精、药物、水电解质紊乱、头部外伤、低血糖、感染、营养缺乏、缺氧。	定向力丧失的发展顺序：时间→地点→人物。

遗忘症

逆行性遗忘	无法记起中枢神经系统受损前发生的事情。
顺行性遗忘	无法记起中枢神经系统受损后发生的事情（提取新记忆的能力下降）。
柯萨科夫（Korsakoff）综合征	由维生素B_1缺乏引起，与乳头体破坏有关的遗忘症（顺行性遗忘＞逆行性遗忘）。可见于酗酒者，表现为Wernicke脑病的晚期神经精神病学表现。以虚构为主要特征。

分离性障碍

人格解体/现实解体	持久感受到与自己的身体、思想、感觉和行为（人格解体）或与自己的环境（现实解体）的脱离或隔离。有完整的现实检验（与"精神病"不同）。
分离性遗忘	无法回忆重要的个人信息，常发生在严重的创伤或压力之后。可伴有分离性漫游症（与创伤情景有关时突然出走或游荡）。
人格分裂症	以前称为多重人格障碍。存在≥2个不同的身份或人格状态。更常见于女性。与性虐待、创伤后应激障碍、抑郁、药物滥用、边缘人格、躯体形式障碍等有关。

谵妄	急性起病，出现意识水平的波动，以及注意力范围和唤醒水平的迅速↓。特征为思维紊乱、幻觉（通常是视幻觉）、错误知觉（如错觉）、睡眠觉醒周期紊乱、认知功能障碍、躁动。 通常继发于其他疾病（如中枢神经系统疾病、感染、创伤、物质滥用/戒断、代谢/电解质紊乱、出血、尿/粪潴留）。 最常见的是住院时精神状态变化，特别是在ICU以及长期住院期间。脑电图可有弥漫性背景节律减慢。 治疗旨在识别和治疗潜在的疾病。按需紧急使用抗精神病药。避免可能使谵妄恶化的药物（如抗胆碱药、苯二氮䓬类药物、阿片类药物）。	可由药物（如抗胆碱药）导致，尤其是老年人。可逆。

精神病状态	对现实的歪曲的感知，具体可表现为妄想、幻觉以及思维或言语紊乱。可以发生在内科疾病、精神疾病或两者均有的患者。
妄想	错误的、固定的、怪异的信念，尽管有相反证据，仍对自己的信念坚信不疑，并非患者的文化或宗教的典型信念（如患者相信他人可阅读自己的想法）。具体分类包括色情妄想、夸大妄想、嫉妒妄想、被害妄想、躯体妄想、混合妄想和未分类型等。
思维紊乱	患者的言语不连贯（"思维的杂拌"）、离题或内容联系松散。
幻觉	在没有外界客观刺激下出现的知觉体验（如看到实际上不存在的光）。 幻觉与错误知觉（如错觉）的不同在于，错误知觉是对客观事物的错误感知，即存在外界刺激。幻觉的类型包括： • 听幻觉——更常见于精神疾病而非内科疾病，如精神分裂症。 • 视幻觉——更常见于内科疾病而非精神疾病，如药物中毒。 • 触幻觉——常见于酒精戒断或使用兴奋剂时，如"可卡因虫爬感"是一种典型的寄生虫幻觉。 • 嗅幻觉——见于颞叶癫痫前兆（如闻到烧焦的橡胶味），或脑肿瘤。 • 味幻觉——少见，可见于癫痫。 • 睡前幻觉——发生于入睡前，可见于发作性睡病。 • 醒前幻觉——发生于苏醒过程中（晨起时涌现），可见于发作性睡病。

精神分裂症谱系障碍

精神分裂症

造成严重功能损害的慢性疾病。症状分类：

- 阳性症状——妄想、幻觉、思维方式异常、言语紊乱、行为表现明显异常
- 阴性症状——情感淡漠/迟钝、冷漠、快感缺乏、失语、社交减少
- 认知症状——理解或计划能力下降、工作记忆减低、注意力不集中

诊断需要下列活动性症状≥2项，包括第1~3项中的≥1项：

1. 妄想
2. 幻觉，常为听幻觉
3. 言语紊乱
4. 紊乱或紧张的行为
5. 阴性症状

要求过去6个月中≥1个月表现出活动性症状；症状首发时间距今≥6个月。

短暂精神病性障碍——≥1个阳性症状，持续<1个月，常与压力有关。

精神分裂样障碍——≥2个症状，持续1~6个月。

与多巴胺能活性↑、血清素活性↑、树突分支↓有关。影像学可有脑室扩大。终生患病率——1.5%（男性>女性）。男性发病较早（男性20岁左右，女性30岁左右）。自杀风险↑。

青少年精神病状态、精神分裂症与频繁使用大麻有关。

治疗：一线用药为非典型抗精神病药（如利培酮）。

治疗后阳性症状常能缓解，但阴性症状常常持续。

分裂情感障碍

同时具有精神分裂症及心境障碍（如重性抑郁障碍或双向情感障碍）的症状。需要与伴有精神病特征的心境障碍相鉴别：分裂情感障碍患者无躁狂或抑郁发作，存在精神症状的时间需超过2周。

妄想性障碍

存在≥1种妄想>1个月，但不伴有心境障碍或其他精神症状。日常功能（如社交）可受患者坚定的病理信念影响，但其他方面不受影响。关系亲密的个体之间可同时存在该障碍（感应性精神病）。

分裂型人格障碍

可归于精神分裂症谱系的A型人格障碍。

心境障碍

以异常的情绪或内在情感状态无法自控为特点。强烈的情绪可引发患者的痛苦，并影响其社会及工作能力。包括重性抑郁障碍、双相情感障碍、恶劣心境以及环形心境。发作时可叠加精神病症状，包括妄想、幻觉、言语/行为紊乱等。

躁狂发作

明显的发作期，异常/持续的心境高涨、自大、易激惹，以及异常且持续的活动或活力↑≥1周。诊断：病情严重到需要住院治疗或功能显著受损，伴有≥3条下列表现：

- 注意力分散
- 易冲动/轻率——不计后果地追求快感
- 夸张——自尊心膨胀
- 思维奔逸
- 目标导向的行为/精神运动性激越↑
- 睡眠需求↓
- 爱说话或强制言语

轻躁狂发作	与躁狂发作类似，但没有严重到显著损害社会或工作能力，不需要接受住院治疗。无精神病特点。持续≥4天。

双相障碍	双相障碍Ⅰ型——≥1次躁狂发作±一次轻躁狂或抑郁发作（时间间隔可为任意长短）。 双相障碍Ⅱ型——1次轻躁狂发作 + 一次抑郁发作（无躁狂发作史）。 患者的心境和功能在两次发作之间通常无异常。使用抗抑郁药可以降低心境稳定性。高自杀风险。治疗：心境稳定剂（如锂盐、丙戊酸、卡马西平、拉莫三嗪）、非典型抗精神病药。 环形心境障碍——双相障碍的较轻表现，心境起伏于轻度抑郁和轻躁狂之间。必须持续≥2年，其中超过一半时间存在症状，每段缓解期≤2个月。

重性抑郁障碍（MDD）

发作时间持续≥2周，表现为9条诊断性症状中≥5条（必须包含患者自诉抑郁心境或快感缺失）。筛查患者躁狂或轻躁狂发作病史，以排除双相障碍。

治疗：一线治疗为认知行为疗法（CBT）和选择性5-羟色胺再摄取抑制药（SSRIs）。也可考虑应用选择性5-羟色胺和去甲肾上腺素再摄取抑制剂（SNRIs）、米氮平以及安非他酮。对难治性患者采用电休克疗法（ECT）。

诊断性症状：

- 抑郁心境
- 睡眠障碍
- 兴趣缺失（快感缺失）
- 罪恶感或无价值感
- 精力下降和疲乏感
- 注意力降低
- 食欲/体重改变
- 精神运动性迟滞或激越
- 自杀念头

MDD伴精神病特征——MDD伴有妄想或幻觉。精神病特征通常与患者的心境相一致（抑郁主题：无能、罪恶感、惩罚、虚无、疾病或死亡）。精神病特征只在重性抑郁障碍的情况下发生（与分裂情感障碍不同）。治疗：抗抑郁药加非典型抗精神病药，电休克疗法。

持续性抑郁障碍（心境恶劣）——通常较轻，≥2项抑郁症状，持续≥2年，其间无抑郁症状的时间不超过2个月。

MDD伴季节特征——曾称为季节性情感障碍。持续≥2年，有≥2次季节相关的重型抑郁发作（常发生于冬季），且无季节无关的抑郁发作。常有不典型症状（如睡眠过度、饮食过多、灌铅样瘫痪）。

抑郁障碍伴不典型特征	以心境反应（主要是抑郁，但患者能够对正向事件产生反应，体验短暂的心境改善）、睡眠过度、饮食过多、灌铅样瘫痪（感觉四肢沉重），长期对人际拒绝敏感等。是抑郁最常见的亚型。治疗：一线治疗为CBT和SSRIs。单胺氧化酶抑制剂有效，但由于药物不良反应，非一线用药。

围产期心境障碍	发生在妊娠期或产后4周内。有心境障碍病史者发病风险↑。
产后抑郁	发病率50%~85%。以产后2~3天出现的抑郁情感、流泪和乏力为特点。通常10天内缓解。治疗：支持治疗。随访，可能有产后发病的重性抑郁障碍。
产后发病的重性抑郁障碍	发病率10%~15%。曾称为产后抑郁。特点为持续≥2周的抑郁心境、焦虑以及注意力不集中。治疗：一线治疗为CBT和SSRIs。
产后精神病	发病率0.1%~0.2%。特征为与心境一致的妄想、幻觉、伤婴或自伤倾向。危险因素有：双相障碍或精神病病史、初次妊娠、家族史、近期停用精神药物等。治疗：住院，非典型抗精神病药；若效果不佳，可使用电休克疗法。
悲伤	Kübler–Ross模型提出悲伤分为五个阶段：否认期、愤怒期、协议期（讨价还价）、抑郁期、接受期（顺序不限）。其他正常的悲伤症状有：震惊、内疚、伤心、焦虑、想念及其他波动性躯体化症状。出现对已故者的简单幻觉（如听到已故者说话）比较常见。关于死亡的念头局限于希望与已故者一起死（与复杂性悲伤不同）。持续时长不等，通常在6~12个月内缓解。 复杂性悲伤是持久的，导致功能受损，可达到重性抑郁发作的诊断标准。
电休克疗法	起效速度快，用于治疗难治性抑郁症、伴精神症状的抑郁症、紧张症和急性自杀倾向。在患者被麻醉及神经肌肉阻滞后，诱发强直阵挛发作。不良反应有定向力缺失、头痛、部分顺行或逆行性遗忘，通常6个月内缓解。无绝对禁忌证。用于孕妇和老年人是安全的。
自杀成功的危险因素	男性 年轻成人或老年人 抑郁 曾有过自杀未遂（最高危） 酒精或药物依赖 精神病状态 患病（内科疾病） 有条理的自杀计划 无配偶或其他社会关系支持 陈述了将要自杀的意图
	女性尝试自杀更为多见，但男性自杀成功的更多。 其他的危险因素有：近期的精神病住院史、以及自杀成功的家族史。
焦虑障碍	与压力程度不一致的不适宜的恐惧、担心或其他躯体表现。症状不能归结为其他精神疾病或医疗状况（如甲状腺功能亢进）或非物质滥用。包括惊恐发作、恐惧症、广泛性焦虑症和选择性缄默症。治疗：CBT、SSRIs、SNRIs。

惊恐障碍	反复惊恐发作，表现为极度恐惧及不适+/−已知的诱因。发作通常在10分钟内达峰，有≥4项下列症状：心悸、感觉异常、人格解体或现实解体、腹部不适或恶心、对死亡的极度恐惧、对失去控制或发疯的极度恐惧、头晕目眩、胸痛、寒战、窒息、出汗、发抖、气短。有较强的遗传因素。自杀风险↑。	诊断要求患者有惊恐发作，发作后存在≥1项下列表现并持续≥1个月： • 持续担心出现更多次的发作 • 担心发作的后果 • 发作相关的行为改变 症状为恐惧的系统性表现。 治疗：一线治疗为CBT、SSRIs和文拉法辛。苯二氮䓬类药偶用于急性发作。

恐惧症 — 因特定事物或场景的出现或预感它的出现，而发生的严重且持续（≥6个月）的恐惧或焦虑。患者通常能意识到恐惧是过度的。治疗：CBT + 暴露疗法。

社交焦虑障碍——对于社交情境（如公众演讲、使用公共卫生间等）中的尴尬感到过度恐惧。治疗：CBT、SSRIs、文拉法辛。对于表现型的患者（如焦虑仅限于公众演讲时），可根据需要使用β受体阻滞剂或苯二氮䓬类药。

广场恐惧症——因面对或预计要面对特定情境而出现的不合理的恐惧/焦虑，要求≥2种特定情景（如开阔/封闭的场所、排队、人群、公共交通等）。严重时患者可能会拒绝离开家。与惊恐障碍有关。治疗：CBT、SSRIs。

广泛性焦虑症 — 对日常生活（持续≥6个月）的不同方面（如工作、学业或子女）出现过度的焦虑和担忧。成人有≥3个下列表现（儿童≥1个）：坐立不安、易怒、睡眠障碍、乏力、肌肉紧张、难以集中精神。治疗：一线治疗有CBT、SSRIs、SNRIs。二线治疗为丁螺酮、三环类抗抑郁药和苯二氮䓬类药。

强迫症 — 强迫观念是一种反复出现的思维，表现为想法或冲动等，可导致严重的痛苦，可通过强迫行为部分缓解（重复做某件事）。自我矛盾：与某人的信仰和态度相矛盾的行为（不同于强迫性人格障碍的自我协调）。与Tourette综合征有关。治疗：CBT和SSRIs，二线治疗有氯米帕明和文拉法辛。

躯体变形障碍——专注于轻微的或假想的外观缺陷，引起显著的情绪困扰和重复的外表相关行为（如照镜子、过度修饰）。常见于进食障碍者。治疗：CBT。

拔毛症 — 患者强迫地拔除自己的毛发。尽管患者试图停止，症状仍然会持续并造成很大痛苦。临床表现为身体任何部位的局部毛发变少或消失，最常见于头皮。任何年龄均可发病，儿童发病率最高。治疗：一线为精神治疗，可考虑应用药物（如氯米帕明）。

创伤及应激相关障碍

适应障碍	在可识别的心理社会应激（如离婚、疾病等）之后3个月内发生的情绪症状（如焦虑、抑郁），应激源结束后症状持续＜6个月。如果症状在应激源结束后持续＞6个月，则诊断广泛性焦虑症。症状不符合重性抑郁障碍标准。治疗：CBT、SSRIs。
创伤后应激障碍	经历可能危及生命的情况（如严重创伤、强奸、目睹死亡）→持续的过度觉醒、回避相关刺激、侵入性的关于事件的再体验（如梦魇、闪回）、认知或情绪的变化（如害怕、极度恐惧、痛苦）。持续＞1个月，伴有严重的痛苦或功能受损。治疗：一线治疗为CBT、SSRIs和文拉法辛。哌唑嗪可以减少噩梦。 急性应激障碍——持续3天至1个月。治疗：CBT，通常无药物治疗指征。

依据症状持续时间的诊断标准

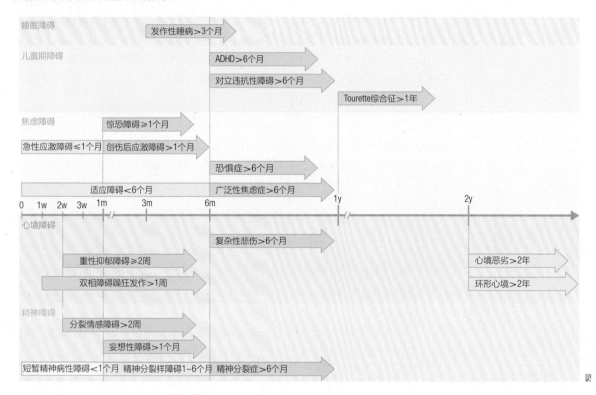

人格

人格特质	人在感知、互动和思考自身及周围环境时持久并反复的模式。
人格障碍	不灵活、适应不良且僵化地一以贯之的行为模式，导致主观痛苦感受或功能受损；患者本人通常不会意识到存在问题（自我和谐）。通常在成年早期即出现。 分为三型：A型、B型、C型。

偏执型人格障碍	对他人指责和猜疑，极度地愤世嫉俗。	
A型人格障碍	患者奇怪或反常，无法发展有意义的社会关系。没有精神病状态。与精神分裂症遗传有关。	A型：指责、冷淡、怪异。
分裂样	自愿性社交退缩，情绪表达局限，满足于社会隔离（与回避不同）。	
分裂型	外表古怪，信仰或思维奇特，人际互动怪异。	包含在精神分裂症谱系内。
B型人格障碍	戏剧性、情绪化或不稳定；与心境障碍和物质滥用遗传有关。	
反社会型	无视他人的权利且无悔意，包括犯罪、冲动、敌意和操纵。男性＞女性。必须≥18岁，并且在15岁之前即有行为障碍。如果＜18岁，诊断为行为障碍。	记忆法：恶的（Bad）。
边缘型	不稳定的情绪和人际关系，害怕被遗弃，冲动、自残、自杀、情绪空虚感。女性＞男性。分裂是主要的防御机制。	治疗：辩证行为疗法。记忆法：边（Bian）缘的。
表演型	寻求关注、戏剧性的言语和情感表达、浅薄和不稳定的情绪、性挑逗。通过外表寻求关注。	记忆法：表（Biao）演的。
自恋型	自大，自觉有特权；缺乏共情，需要他人高度的赞美；经常要求"最好的"，并对批评作出愤怒和/或防御性反应。自尊心脆弱。经常嫉妒别人。	记忆法：最好的（Best）。
C型人格障碍	焦虑或害怕。与焦虑障碍遗传有关。	
回避型	对拒绝和批评过于敏感，社交不积极，胆小、自觉能力不足，渴望与他人的关系（与精神分裂症不同）。	记忆法：挫（Cuo）败。
强迫型	专注于秩序、完美主义和控制感，自我协调，行为与自己的信念和态度相一致（与强迫症不同）。	记忆法：控制（Control）。
依赖性	过度需要支持，自信心低。患者经常陷入受虐关系中。	记忆法：从（Cong）属。

诈病	症状是**故意的**，动机是**故意的**。患者有意识地伪造、极度夸大或声称患有疾病，以得到相应的**继发性获益（外部获益）**（如避免工作、获得补偿等）。对治疗或随访的依从性差。主诉在获益后停止（与做作性障碍不同）。
做作性障碍	症状是**故意的**，动机是**无意识的**。患者有意识地产生身体和/或心理症状，以便进入"病态角色"并获得医疗关注和同情（**原发性获益，内部获益**）。
施加于自己的做作性障碍	又称孟乔森（Munchausen）综合征。慢性的做作性障碍，主要表现为生理的症状和体征。以反复出入多家医院和愿意接受侵入性手术为特征。更常见于女性和医护人员。
施加于他人的做作性障碍	也被称为代理孟乔森综合征。儿童或老年患者的病症，是其照护者引起或制造的。动机是使自己获得照顾患者的角色。是虐待儿童/老年人的一种形式。
躯体症状和相关障碍	症状是**无意识的**，动机是**无意识的**。此类疾病以引起显著痛苦和损伤的身体症状为特征。症状不是故意产生或假装的。
躯体症状障碍	各种各样的身体不适（如腹痛、疲劳等）持续数月至数年。伴随着对症状过度且持久的想法和焦虑。可与躯体疾病同时发生。治疗：定期就诊于同一位内科医生，结合心理治疗。
转换障碍	也称为功能性神经系统症状障碍。通常在急性应激之后丧失感觉或运动功能（如瘫痪、失明、失声）；患者可能意识到症状，但对症状无动于衷。更常见于女性、青少年和年轻成人。
疾病焦虑障碍	又称疑病症。尽管经过医学评估和保证，但仍然先入为主地认为自己正在患上或已患有严重疾病。很少有躯体症状。

进食障碍	多见于年轻女性。
神经性厌食	因对体重增加极度恐惧、过度追求苗条、身体意象扭曲而限制能量摄入，导致体重显著减轻。 暴食-清除型——反复的清除行为（如滥用泻药或利尿药、催吐），或过去3个月内有暴食行为。 限制型——节食、禁食和/或运动过度等异常行为，过去3个月内无反复催泻或暴食行为。 再喂养综合征——通常发生于极度营养不良患者突然增加能量摄入。进食→胰岛素↑→低磷、低钾、低镁→心脏并发症、横纹肌溶解、癫痫。
神经性贪食	反复发作的暴食，伴有补偿性清除行为，过去3个月至少每周1次。患者通常BMI正常或轻度超重（不同于厌食）。可见腮腺肥大（可有血清淀粉酶↑）、牙釉质腐蚀、电解质紊乱（低钾、低氯等）、代谢性碱中毒，因抠吐致手背胼胝形成（Russell征）。 治疗：心理治疗、营养康复、抗抑郁药（如SSRIs）。禁用安非他酮，有致癫痫风险。
暴食症	反复发作的暴食，无清除行为，过去3个月至少每周1次。患糖尿病风险↑。是成人最常见的进食障碍。 治疗：心理治疗（一线）、SSRIs、利右苯丙胺。
异食癖	过去1个月内反复发作的异食（如泥土、毛发、涂料），且无法用文化背景、发育情况解释。可能从异食中得到临时的情绪宣泄。儿童及孕妇常见。与营养不良、贫血、发育异常、情感创伤有关。 治疗：取决于年龄和病因，但通常为心理治疗＋营养康复（一线），二线为SSRIs。

性别焦虑症	生理性别与自我认知性别严重不一致，持续＞6个月并持续因此痛苦。患者可自认为是另一种性别，希望通过手术或激素治疗来消除第一/第二性征，或以另一种性别生活。性别错位本身并不属于精神疾病。 跨性别者——渴望并经常改变生活方式，以不同性别生活。在性别过渡期间使用医学干预（如激素治疗、变性手术）使自己的外观与其性别认知匹配。 异装癖——通过穿异性服装获得性快感。异装障碍——因异装癖导致严重的痛苦或影响日常功能。这是一种性反常行为（性心理障碍），而非性别焦虑。

性功能障碍	包括性欲障碍（性欲减退或性厌恶）、性唤起障碍（勃起功能障碍）、性高潮障碍（性快感障碍、早泄）、性疼痛障碍（性交困难、阴道痉挛）。 鉴别诊断包括： ● 心理（仍有夜间勃起） ● 内分泌（如糖尿病、睾酮水平低） ● 神经源性（如术后、脊髓损伤） ● 供血不足（如动脉粥样硬化） ● 药物（如降压药、抗抑郁药、酒精）

梦魇症	半夜发作的极度恐惧伴尖叫。常见于儿童。发生于慢波或深度非快速眼动睡眠期（即N3期）。梦魇症醒后没有夜惊发作的记忆，与快速眼动睡眠期发生的噩梦不同（醒后能够回忆）。诱因有：情绪应激、发热、缺少睡眠。通常为自限性。
遗尿	>5岁，不自主排尿≥2次/周，持续时间≥3个月。一线治疗：行为矫正（如定时排尿、限制夜间入量）和正向强化。难治性：尿床警报器、口服去氨加压素（抗利尿激素类似物，比丙咪嗪副作用少）。
发作性睡病	白天睡眠过多（尽管是在休息很好后醒来），且在过去3个月内反复出现快速发作的不可抗睡意≥3次/周。病因是下丘脑外侧区分泌的食欲肽↓，睡眠觉醒周期失调。可伴有： • 入睡前或觉醒前（清晨涌现）幻觉 • 夜间或发作性睡眠从快速眼动睡眠期开始（睡眠瘫痪） • 猝倒（强烈情绪刺激后完全丧失肌张力，例如大笑） 治疗：良好的睡眠卫生（定时小憩、规律睡眠），日间中枢兴奋剂（如苯丙胺、莫达非尼）和/或夜间羟丁酸钠。
物质使用障碍	不良的物质使用方式，过去一年中涉及以下≥2项： • 耐受 • 戒断症状 • 强烈的渴望，无法专心于其他事情 • 使用该物质比原本打算的更多或更久 • 对该物质持久的、无法消减的渴望 • 花费大量时间获取、使用该物质，或从使用该物质中恢复 • 影响工作、学习或家庭 • 产生社会或人际冲突 • 娱乐活动减少 • 因使用该物质导致危险>1次（如无保护性行为、功能受损状态下驾驶等） • 尽管意识到有害，仍继续使用
克服成瘾的阶段变化模型	1. 深思前阶段——否定问题 2. 深思阶段——承认问题，但不愿改变 3. 准备/决定阶段——为改变行为做准备 4. 行动/毅力阶段——改变行为 5. 维持阶段——维持变化 6. 复发阶段——（若出现）放弃变化，重拾旧习 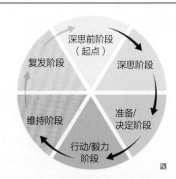

精神科急症

	病因	表现	治疗
5-羟色胺综合征	任何能使5-羟色胺水平升高的药物。 精神类药物：单胺氧化酶（MAO）抑制剂、SSRIs、SNRIs、TCA、维拉佐酮、沃替西汀。 非精神类药物：曲马多、昂丹司琼、曲坦类、利奈唑胺、二亚甲基双氧苯丙胺（摇头丸）、右美沙芬、哌替啶、圣约翰草提取物。	神经肌肉活跃：阵挛、腱反射亢进、肌张力增高、震颤、癫痫。 自主神经不稳：高热、大汗、腹泻。 意识状态改变。	赛庚啶（5-HT$_2$受体拮抗剂）。
高血压危象	使用MAO抑制剂的同时摄入富含酪胺的食物（如熟奶酪、腌肉、葡萄酒、巧克力）。	高血压危象（突触间隙中，酪胺取代去甲肾上腺素等其他神经递质，导致交感神经兴奋）。	酚妥拉明。
神经阻滞剂恶性综合征	抗精神病药+遗传因素。	肌红蛋白尿、发热、脑病、生命体征不稳定、酶（如肌酶）↑、肌强直（铅管样）。	丹曲林、多巴胺激动剂（如溴隐亭）、停用致病药物。
震颤性谵妄	酒精戒断，出现在戒酒后2~4日。 常见于住院患者（在院期间喝不到酒）。	精神状态改变、幻觉、自主神经功能亢进、焦虑、癫痫、震颤、精神运动性兴奋、失眠、恶心。	苯二氮䓬类（如氯氮䓬、劳拉西泮、地西泮）。
急性肌张力障碍	典型抗精神病药、抗惊厥药（如卡马西平）、甲氧氯普胺。	药物使用后数小时至数天突然发生肌肉痉挛、僵硬和/或动眼危象；可导致喉痉挛，需要插管。	苯扎托品或苯海拉明。
锂中毒	锂盐剂量↑，肾清除↓（如急性肾损伤），影响锂剂清除的药物（如ACEI、噻嗪类利尿药、NSIADs等）。治疗窗窄。	恶心、呕吐、言语不清、反射亢进、癫痫、共济失调、肾性尿崩症。	停用锂剂、用等渗盐水积极水化、透析。
三环类抗抑郁药（TCA）中毒	TCA过量。	呼吸抑制、高热、QT间期延长（抑制钠离子通道导致心律失常）。	支持治疗、心电监护、NaHCO$_3$（预防心律失常）、活性炭。

精神活性药物中毒及撤药反应

药物	中毒	撤药表现
抗抑郁药		
	非特异性：情绪高涨、焦虑↓、镇静、行为脱抑制、呼吸抑制。	非特异性：焦虑、震颤、癫痫、失眠。
酒精	情绪不稳定、言语不清、共济失调、昏迷、黑矇。血γ-谷氨酰转移酶（GGT）是酒精摄入的敏感指标。	距末次饮酒： 　3~36小时：震颤、失眠、胃肠道不适、出汗、轻度躁动 　6~48小时：撤药性癫痫发作 　12~48小时：酒精性幻觉症（通常为视幻觉） 　48~96小时：震颤性谵妄 治疗：苯二氮䓬类药。
巴比妥类药	安全范围小，呼吸抑制明显。治疗：对症（如辅助呼吸、升压药）。	谵妄、致命的心血管衰竭。
苯二氮䓬类药	安全范围大。共济失调、轻度呼吸抑制。治疗：氟马西尼（苯二氮䓬受体拮抗剂，因诱发癫痫而较少使用）。	睡眠障碍、抑郁。
阿片类药	欣快感、呼吸和中枢神经系统抑制、咽反射↓、瞳孔收缩（针尖样瞳孔）、癫痫（过量时）。是药物过量致死的最常见的原因。治疗：纳洛酮。	出汗、瞳孔散大、竖毛（突然戒除）、流涕、流泪、打哈欠、恶心、胃痉挛、腹泻（流感样症状）。治疗：对症治疗、美沙酮、丁丙诺啡。
兴奋剂		
	非特异性：情绪高涨、食欲↓、精神运动性兴奋、失眠、心律失常、心动过速、焦虑。	非特异性：撤药后"崩溃"，包括抑郁、昏睡、食欲↑、睡眠障碍、逼真的噩梦。
苯丙胺	欣快感、话多、瞳孔扩张、清醒、注意力集中、高血压、偏执、发热。去氧麻黄碱导致皮肤瘙痒。严重者：心脏停搏、癫痫。治疗：躁动和癫痫可用苯二氮䓬类。	
咖啡因	不安、多尿、肌肉颤搐。	头痛、注意力难以集中、流感样症状。
可卡因	判断力下降、瞳孔扩张、幻觉（包括触幻觉）、偏执、心绞痛、心源性猝死。长期使用可致鼻中隔穿孔（血管收缩、缺血性坏死）。治疗：苯二氮䓬类，混合性α/β阻滞剂（如拉贝洛尔）用于治疗高血压和心动过速。纯的β受体阻滞剂作为一线治疗尚有争议。	
尼古丁	焦躁不安。	烦躁、焦虑、焦躁不安、注意力难以集中。治疗：尼古丁贴片、口香糖或含片糖，安非他酮或伐尼克兰。

精神活性药物中毒及撤药反应（续）

药物	中毒	撤药表现
致幻剂		
麦角酸二乙酰胺（LSD）	感知扭曲（视觉、听觉）、人格解体、焦虑、偏执、精神病状态、闪回（通常不造成困扰）。	
大麻	欣快、焦虑、偏执妄想、感觉时间变缓慢、判断力下降、回避社交、食欲↑、口干、结膜充血、幻觉。药用的屈大麻酚用作止吐剂（化疗）和食欲兴奋剂（艾滋病）。	激惹、焦虑、抑郁、失眠、焦躁不安、食欲↓。
摇头丸（MDMA）	致幻类兴奋剂：欣快、脱抑制、多动、感觉和时间感扭曲、夜间磨牙症。可致命的作用有：高血压、心动过速、高热、低钠血症、5-羟色胺综合征。	抑郁、疲劳、食欲改变、注意力不集中、焦虑。
苯环利定（PCP）	暴力倾向、冲动、精神运动性兴奋、眼球震颤、心动过速、高血压、痛觉缺失、精神病状态、谵妄、癫痫。最常见的并发症是外伤。	
酒精中毒	对酒精产生生理耐受和依赖，停止摄入会产生戒断症状。 并发症：酒精性肝硬化、肝炎、胰腺炎、周围神经病、睾丸萎缩。 治疗：双硫仑（产生不适感使患者避免饮酒）、阿坎酸、纳曲酮（降低饮酒欲望）。加入支持性团体，例如匿名戒酒互助会，有助于维持戒酒，以及对患者及家属提供支持。	
Wernicke-Korsakoff 综合征	由维生素B_1（硫胺素）缺乏导致。意识错乱、眼肌麻痹、共济失调三联征（Wernicke脑病）。可发展为不可逆的记忆丧失、虚构、人格改变（Korsakoff综合征）。维生素B_1缺乏的患者还未补充维生素B_1之前就输注葡萄糖可导致此类症状。与脑室周围出血/乳头体坏死有关。治疗：（在输注葡萄糖前）静脉给予维生素B_1。	

▶ 精神病学——药理学

特定精神疾病的首选 药物	精神疾病	首选药物
	注意缺陷多动障碍 （ADHD）	中枢神经系统兴奋剂（哌甲酯、苯丙胺）
	酒精戒断	苯二氮䓬类（如氯氮䓬、劳拉西泮、地西泮）
	双相障碍	锂剂、丙戊酸、卡马西平、拉莫三嗪、非典型抗精神病药
	神经性贪食	SSRIs（选择性5-羟色胺再摄取抑制剂）
	抑郁症	SSRIs
	广泛性焦虑症	SSRIs、SNRIs（5-羟色胺和去甲肾上腺素再摄取抑制剂）
	强迫症	SSRIs、文拉法辛、氯丙咪嗪
	惊恐障碍	SSRIs、文拉法辛、苯二氮䓬类
	创伤后应激障碍	SSRIs、文拉法辛
	精神分裂症	非典型抗精神病药
	社交焦虑症	SSRIs、文拉法辛 仅表现型：β受体阻滞剂、苯二氮䓬类
	抽动秽语综合征	抗精神病药（如氟奋乃静、利培酮）、丁苯那嗪

中枢神经系统兴奋剂	哌甲酯、右苯丙胺、甲基苯丙胺、利右苯丙胺
机制	突触间隙的儿茶酚胺↑，尤其是去甲肾上腺素和多巴胺。
临床应用	注意缺陷多动障碍、发作性睡病、暴食症。
不良反应	神经紧张、激越、焦虑、失眠、厌食、心动过速、高血压、体重减轻、抽搐。

典型抗精神病药	氟哌啶醇、匹莫齐特、三氟拉嗪、氟奋乃静、硫利达嗪、氯丙嗪
机制	阻断多巴胺能D_2受体（cAMP↑）。
临床应用	精神分裂症（阳性症状为主）、精神病状态、双相情感障碍、谵妄、抽动秽语综合征、亨廷顿病、强迫症。痴呆患者慎用。
效价	高效价：氟哌啶醇、三氟拉嗪、氟奋乃静——不良反应以神经症状多见（如锥体外系症状）。 低效价：氯丙嗪、硫利达嗪——不良反应以抗胆碱、抗组胺、α_1受体阻断效应多见。
不良反应	脂溶性好→储存在脂肪中→药物在体内消除缓慢。 内分泌：多巴胺受体拮抗作用→高催乳素血症→溢乳、闭经、男性乳腺发育。 代谢：血脂异常、体重增加、高血糖。 抗毒蕈碱：口干、便秘。 抗组胺：镇静。 α_1受体阻滞：直立性低血压。 心脏：QT间期延长。 眼：氯丙嗪——角膜沉积，硫利达嗪——视网膜沉积。 神经阻滞剂恶性综合征。 锥体外系症状： <ul><li>数小时至数日：急性肌张力障碍（肌肉痉挛、僵硬、眼动危象）。治疗：苯扎托品、苯海拉明</li><li>数日到数月：<ul><li>静坐不能。治疗：β受体阻滞剂、苯扎托品、苯二氮䓬类。</li><li>帕金森综合征（运动迟缓）。治疗：苯扎托品、金刚烷胺。</li></ul></li><li>数月至数年：迟发性运动障碍（舞蹈症，尤见于口面部）。治疗：非典型抗精神病药（如氯氮平）、缬苯那嗪、氘代丁苯那嗪。</li></ul>

非典型抗精神病药	阿立哌唑、阿塞那平、氯氮平、奥氮平、喹硫平、伊洛哌酮、帕利哌酮、利培酮、鲁拉西酮、齐拉西酮
机制	未完全明确。大部分为$5-HT_2$和D_2拮抗剂，阿立哌唑为D_2受体部分激动剂。对α和H_1受体作用各不相同。
临床应用	精神分裂症——阳性症状和阴性症状均适用。亦可用于双相障碍、强迫症、焦虑障碍、抑郁症、躁狂症、抽动秽语综合征。　氯氮平用于难治性精神分裂症、分裂情感障碍及精神分裂症患者自杀行为。
不良反应	普遍存在的不良反应：QT间期延长，与典型抗精神病药相比锥体外系症状和抗胆碱能的不良反应较少。 各种"平"——代谢综合征（体重增加、糖尿病、高脂血症）。 氯氮平——粒细胞缺乏（经常监测白细胞）、癫痫（剂量相关）。 利培酮——高催乳素血症（闭经、溢乳、男性乳腺发育）。

锂盐

机制	不明。可能与抑制磷酸肌醇级联反应有关。
临床应用	作为心境稳定剂,治疗双相障碍;治疗躁狂急性发作或预防复发。
不良反应	震颤、甲状腺功能异常(如甲状腺功能减退)、多尿(可引起肾性尿崩症)、致畸。孕期服用会导致新生儿三尖瓣下移畸形(Ebstein畸形)。治疗窗窄,因此需要密切监测血药浓度。几乎全部由肾排泄,大部分在近曲小管通过Na^+通道重吸收。噻嗪类、NSAIDs和其他影响肾清除的药物可导致锂剂中毒。

丁螺酮

机制	兴奋$5-HT_{1A}$受体。
临床应用	广泛性焦虑症。无镇静、成瘾或耐受。1~2周起效。与酒精没有相互作用(与巴比妥类、苯二氮䓬类药不同)。

抗抑郁药

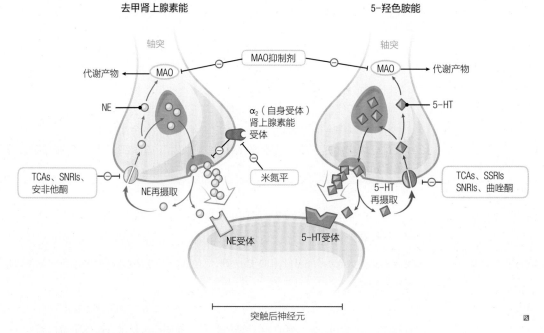

NE = 去甲肾上腺素,5-HT = 5-羟色胺,TCA = 三环类抗抑郁药,SSRIs = 选择性5-羟色胺再摄取抑制药,SNRIs = 5-羟色胺和去甲肾上腺素再摄取抑制剂,MAO = 单胺氧化酶。

选择性5-羟色胺再摄取抑制药（SSRIs）	氟西汀、氟伏沙明、帕罗西汀、舍曲林、艾司西酞普兰、西酞普兰	
机制	抑制5-羟色胺再摄取。	显著起效通常需要4~8周
临床应用	抑郁症、广泛性焦虑症、惊恐障碍、强迫症、神经性贪食、暴食症、社交焦虑症、创伤后应激障碍、早泄、经前焦虑症。	
不良反应	比三环类抗抑郁药少。5-羟色胺综合征、胃肠道不适、抗利尿激素分泌失调综合征、性功能障碍（性快感障碍、性欲↓）。	

5-羟色胺和去甲肾上腺素再摄取抑制剂（SNRIs）	文拉法辛、地文拉法辛、度洛西汀、左米那普仑、米那普仑
机制	抑制5-羟色胺和去甲肾上腺素再摄取。
临床应用	抑郁症、广泛性焦虑症、糖尿病神经病变。文拉法辛亦可用于社交焦虑症、惊恐障碍、创伤后应激障碍、强迫症。度洛西汀和米那普仑可用于纤维肌痛症。
不良反应	血压↑、兴奋、镇静、恶心。

三环类抗抑郁药（TCA）	阿米替林、去甲替林、丙咪嗪、地昔帕明、氯米帕明、多塞平、阿莫沙平
机制	抑制5-羟色胺和去甲肾上腺素再摄取。
临床应用	重性抑郁障碍、周围神经病、慢性疼痛、偏头痛（预防）、强迫症（氯米帕明）、夜间遗尿症（丙咪嗪，但因不良反应而使用有限）。
不良反应	镇静、α_1阻滞作用（包括直立性低血压）、类阿托品（抗胆碱能）副作用（心动过速、尿潴留、口干）。第三代TCA（阿米替林）比第二代TCA（去甲替林）抗胆碱能作用更强。可致QT间期延长。 三环（3-Cycle）：惊厥（Convulsions）、昏迷（Coma）、心脏毒性（Cardiotoxicity，抑制Na^+通道，导致心律失常）。呼吸抑制、高热。老年人更易发生意识混乱和幻觉（抗胆碱能副作用，去甲替林等第二代TCA耐受性相对好）。治疗：$NaHCO_3$治疗心律失常。

单胺氧化酶抑制剂（MAO抑制剂）	反苯环丙胺、苯乙肼、异卡波肼、司来吉兰（选择性MAO-B抑制剂）
机制	非选择性抑制MAO→胺类神经递质水平↑（去甲肾上腺素、5-羟色胺、多巴胺）。
临床应用	非典型抑郁、焦虑、帕金森病（司来吉兰）。
不良反应	兴奋中枢神经系统，高血压危象（特别是服药同时摄入酪胺）。禁止与SSRI、TCA、圣约翰草提取物、哌替啶、右美沙芬、利奈唑胺同时服用（避免导致5-羟色胺综合征）。 MAO抑制剂停用至少2周后，才能开始用5-羟色胺能药物或停止饮食限制。

非典型抗抑郁药

安非他酮	抑制去甲肾上腺素和多巴胺再摄取。亦可用于戒烟。毒性：兴奋作用（心动过速、失眠）、头痛，贪食患者可发生癫痫。较少导致性功能障碍。
米氮平	$α_2$-拮抗剂（去甲肾上腺素和5-羟色胺释放↑），强效$5-HT_2$和$5-HT_3$受体拮抗剂，以及H_1拮抗剂。毒性：镇静（在失眠的抑郁患者可能是需要的）、食欲↑、体重增加（在消瘦患者可能是需要的）、口干。
曲唑酮	主要阻断$5-HT_2$、$α_1$和H_1受体，对5-HT再摄取有较弱的抑制作用。主要用于失眠，需要较大剂量才能发挥抗抑郁作用。毒性：镇静、恶心、阴茎异常勃起、直立性低血压。
伐尼克兰	烟碱型胆碱受体部分激动剂。用于戒烟。毒性：睡眠障碍、抑郁情绪。
维拉佐酮	抑制5-HT再摄取，$5-HT_{1A}$受体部分激动剂。用于重性抑郁障碍。毒性：头痛、腹泻、恶心、抗胆碱能作用。与其他5-羟色胺能药物合用可导致5-羟色胺综合征。
沃替西汀	抑制5-HT再摄取，$5-HT_{1A}$受体激动剂和$5-HT_3$受体拮抗剂。用于重性抑郁障碍。毒性：恶心、性功能障碍、睡眠障碍、抗胆碱能作用。与其他5-羟色胺能药物合用可导致5-羟色胺综合征。

抗抑郁药停药综合征	使用抗抑郁药过程中，突然减少剂量或停药后的急性症状。可出现烦躁不安、疲劳、胃肠道不适、流感样症状、平衡失调。与TCA类停药相比，SSRI突然停药更常出现感觉障碍（"电击感"）和烦躁。MAO抑制剂突然减药可导致精神病状态。治疗：重新开始抗抑郁药治疗或增加剂量，然后逐渐减量。

阿片类撤药与脱毒	静脉毒瘾者，患肝炎、HIV、脓肿、菌血症、右心内膜炎的风险↑。
美沙酮	长效口服阿片类药，可用于海洛因脱毒或长期维持治疗。
丁丙诺啡	部分激动剂，舌下含服预防复吸。
纳洛酮	短效阿片类拮抗剂，可肌内注射、静脉注射或鼻腔喷雾给药，治疗急性阿片过量，尤其用于逆转呼吸抑制和中枢神经系统抑制。
纳曲酮	长效口服阿片类拮抗剂，用于戒毒后预防复吸。

翻译：程成、华天瑞、肖瑶
审校：赵晓晖

第八章

泌尿系统

"But I know all about love already. I know precious little still about kidneys."

— Aldous Huxley, *Antic Hay*

"This too shall pass. Just like a kidney stone."

— Hunter Madsen

"I drink too much. The last time I gave a urine sample it had an olive in it."

— Rodney Dangerfield

▶ 泌尿系统——胚胎学

肾胚胎发育

前肾——第4周出现，之后退化。

中肾——作为早孕期的临时肾，之后组成男性生殖系统。

后肾——永久器官；在妊娠第5周出现；肾组织的形成持续至妊娠32~36周。

- 输尿管芽（后肾憩室）——来源于中肾管的尾端；发育成输尿管、肾盂、肾盏、集合管；在妊娠第10周完全管化
- 后肾间充质（即生后肾原基）——输尿管芽与该组织有相互作用；这种相互作用诱导肾小球到远曲小管的分化和形成
- 以上两种组织相互作用的异常可致先天性肾功能异常（如肾缺如、多囊性肾发育不良）

输尿管肾盂连接部——最后管化的部分→最常见的梗阻位置（表现为肾盂积水，可在产前超声检测到）。

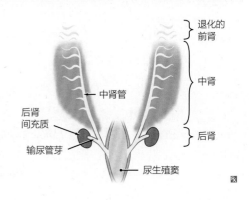

退化的前肾

中肾

中肾管

后肾间充质

后肾

输尿管芽

尿生殖窦

波特（Potter）序列征（综合征）

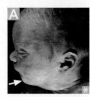

羊水过少→发育中的胎儿受压→四肢畸形、面部异常（如低位耳、颌后缩 A、鼻扁平），胸腔受压导致进入胎儿肺的羊水量少→肺发育不良（导致死亡）。

病因有：常染色体隐性遗传多囊肾（ARPKD）、梗阻性尿路病（如后尿道瓣膜）、双肾缺如、慢性胎盘功能不足。

马蹄肾

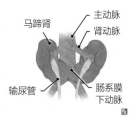

马蹄肾　主动脉
肾动脉
输尿管　肠系膜
下动脉
图

双侧肾下端异常融合形成马蹄肾 **A**。在胎儿发育过程中，肾从骨盆中上升，马蹄肾会被肠系膜下动脉挡住而无法继续上升，保持在腹部的低位。肾功能正常。可伴有肾盂积水（如肾盂输尿管连接部梗阻）、肾结石、感染、染色体非整倍体综合征（如Turner综合征，13、18、21三体综合征）、肾癌（罕见）。

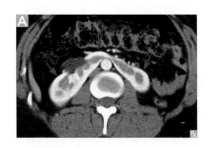

先天性功能性孤立肾

自出生就只有一个有功能的肾。多数人无症状，伴有对侧肾代偿性肥大，但常见对侧肾异常。常可在产前超声时发现。

单侧肾缺如

输尿管芽没有发育，也没有诱导后肾间充质的分化→一侧肾和输尿管完全缺失。

多囊性肾发育不良

输尿管芽未能诱导后肾间充质的分化→形成的肾没有功能，内部由囊肿和结缔组织构成。一般累及单侧肾，且不遗传；若累及双肾，则导致Potter综合征。

双集合系统

输尿管芽在进入生后肾原基之前分叉，会产生Y形的分叉输尿管。双集合系统也可以在两侧输尿管芽接近生后肾原基或与生后肾原基相互作用的过程中产生。常伴有膀胱输尿管反流和/或输尿管梗阻，尿路感染的风险↑。

后尿道瓣膜

在男性尿道后部的膜性残留组织；它的持续存在会导致尿道阻塞。后尿道瓣膜可在产前通过超声发现肾盂积水和扩张的/厚壁的膀胱而诊断。后尿道瓣膜是男性婴儿膀胱出口梗阻最常见的原因。

▶泌尿系统——解剖学

肾的解剖和肾小球结构

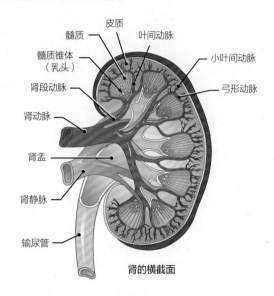

髓质
皮质
叶间动脉
髓质锥体
（乳头）
小叶间动脉
肾段动脉
弓形动脉
肾动脉
肾盂
肾静脉
输尿管

肾的横截面

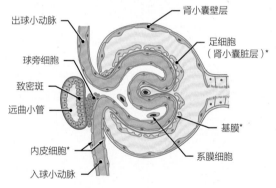

出球小动脉
肾小囊壁层
球旁细胞
足细胞
（肾小囊脏层）*
致密斑
远曲小管
基膜*
内皮细胞*
系膜细胞
入球小动脉

*是肾小球滤过屏障的组成部分

肾小球的横截面 A Ⓡ

左肾有更长的肾静脉，因此常被用来进行活体供者肾移植。

肾血流：肾动脉→肾段动脉→叶间动脉→弓形动脉→小叶间动脉→入球微动脉→肾小球→出球微动脉→直小血管/肾小管周围毛细血管→静脉回流。

左肾静脉收集两个额外静脉属支：左肾上腺静脉和左性腺静脉。

尽管肾的总血流量很大，但流经肾髓质的血流量明显少于肾皮质→肾髓质对低氧很敏感→易有缺血性损伤。

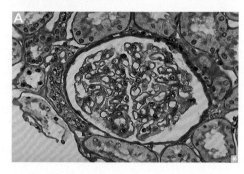

输尿管走行

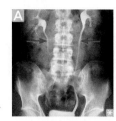

输尿管走行 A：起始于肾盂，走行于性腺动脉下方→髂总动脉上方→子宫动脉/输精管下方（腹膜后）。

妇产科手术（如结扎子宫血管或卵巢血管）可能损伤输尿管→输尿管梗阻或尿漏。

输尿管壁内部的肌纤维防止尿液反流。

输尿管的血供：

- 上段——肾动脉
- 中段——生殖动脉、腹主动脉、髂总及髂内动脉
- 下段——髂内动脉和膀胱上动脉
- 输尿管梗阻的三个常见位置：肾盂输尿管连接部，骨盆入口处，输尿管膀胱连接部。

输尿管（水）走行在子宫动脉/输精管（桥）下方。

记忆法：水在桥下流。

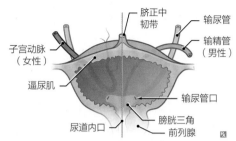

▶ 泌尿系统——生理学

体液构成

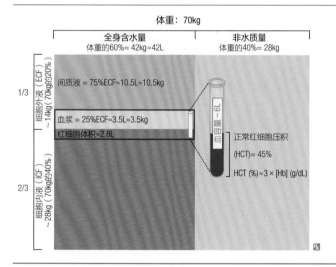

细胞内K^+含量高，细胞外Na^+含量高。

"60-40-20规则"（体液占正常人身体重量的百分比）：

- 60%是全身含水量
- 40%是细胞内液，主要含K^+、Mg^{2+}、有机磷酸盐（如ATP）
- 20%是细胞外液，主要含Na^+、Cl^-、HCO_3^-、白蛋白

血浆容量可以通过放射标记的白蛋白测量。

细胞外液体积可以通过菊粉或甘露醇测量。

血清渗透压 = 285~295mOsm/kg H_2O。

肾小球滤过屏障

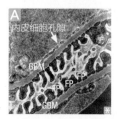

GBM：肾小球基膜；FP：足突

按照分子大小与电荷，选择性地进行血浆滤过。

包括：

- 毛细血管内皮（有孔）
- 基膜（含有Ⅳ型胶原链和硫酸乙酰肝素）
- 脏层上皮（由足细胞的足突组成）A

电荷屏障——3层都包含带负电荷的糖蛋白，阻止带有负电荷的分子（如白蛋白）通过。

机械屏障——有孔毛细血管内皮（阻止>100 nm的分子或血细胞通过）；足细胞足突插入基膜中；裂孔膜（阻止>50-60 nm的分子通过）。

肾清除率

$C_X = (U_X V)/P_X$ = 肾在单位时间内，将多少体积血浆中的某物质清除出去。

如果$C_X <$ GFR：肾小管存在净吸收或X不能自由滤过。

如果$C_X >$ GFR：肾小管存在净分泌。

如果$C_X =$ GFR：肾小管无净吸收或净分泌。

C_X = X的清除率（mL/min）。

U_X = X的尿浓度（如mg/mL）。

P_X = X的血浆浓度（如mg/mL）。

V = 尿流率（mL/min）。

肾小球滤过率（GFR）

菊粉可以用来计算肾小球滤过率，因其可以自由滤过，并且既没有重吸收也没有分泌。

$$GFR = U_{菊粉} \times V/P_{菊粉} = C_{菊粉}$$
$$= K_f [(P_{GC} - P_{BS}) - (\pi_{GC} - \pi_{BS})]$$

（GC = 肾小球毛细血管，BS = 肾小囊，π_{BS}通常为0；K_f = 滤过系数）。

正常GFR≈100 mL/min。

肌酐清除率可作为GFR的近似测量值。因为肾小管会分泌少量肌酐，肌酐清除率比实际GFR略高。

用GFR的逐渐减少定义慢性肾脏病的分期。

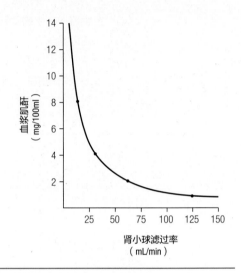

肾有效血浆流量（eRPF）

肾有效血浆流量可以用对氨基马尿酸（PAH）清除率进行估计。除了滤过和分泌，所有进入肾的PAH不被肾小管重吸收，几乎100%被排泄。

$$eRPF = U_{PAH} \times V/P_{PAH} = C_{PAH}$$

肾血流量（RBF）= RPF/（1–Hct）。通常占心输出量的20%~25%。

eRPF比实际的肾血浆流量略低。

滤过

滤过分数（FF）= 肾小球滤过率（GFR）/ 肾血浆流量（RPF）。

正常FF = 20%。

滤过负荷（mg/min）= GFR（mL/min）× 血浆浓度（mg/mL）。

GFR可用肌酐清除率估计。

RPF可用PAH清除率估计。

前列腺素扩张入球微动脉，血管紧张素Ⅱ收缩出球微动脉。

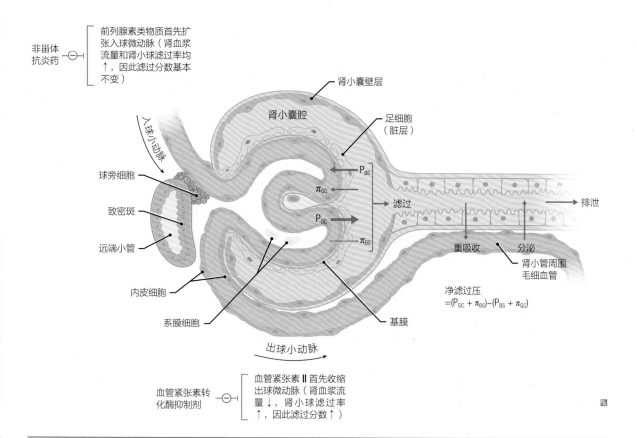

净滤过压
$= (P_{GC} + \pi_{BS}) - (P_{BS} + \pi_{GC})$

非甾体抗炎药 —⊖⊣ 前列腺素类物质首先扩张入球微动脉（肾血浆流量和肾小球滤过率均↑，因此滤过分数基本不变）

血管紧张素转化酶抑制剂 —⊖⊣ 血管紧张素Ⅱ首先收缩出球微动脉（肾血浆流量↓，肾小球滤过率↑，因此滤过分数↑）

肾小球血流动力学变化

效果	GFR	RPF	FF（GFR/RPF）
入球微动脉收缩	↓	↓	—
出球微动脉收缩	↑	↓	↑
血浆蛋白浓度↑	↓	—	↓
血浆蛋白浓度↓	↑	—	↑
输尿管收缩	↓	—	↓
脱水	↓	↓↓	↑

重吸收速率和分泌速率的计算	滤过负荷 = GFR × P_X。

滤过负荷 = GFR × P_X。

排泄速率 = V × U_X。

重吸收速率 = 滤过的 – 排泄的。

分泌速率 = 排泄的 – 滤过的。

Fe_{Na} = 钠的排泄分数。

$$Fe_{Na} = \frac{排泄的钠离子}{滤过的钠离子} = \frac{V \times U_{Na}}{GFR \times P_{Na}} = \frac{P_{Cr} \times U_{Na}}{U_{Cr} \times P_{Na}}, \text{ 其中 } GFR = \frac{U_{Cr} \times V}{P_{Cr}}$$

葡萄糖清除率

血浆正常水平的葡萄糖（60~120mg/dL）在近曲小管通过Na^+/葡萄糖协同转运蛋白被全部重吸收。

成年人的血浆葡萄糖浓度达到约200mg/dL时开始出现糖尿（肾糖阈）。葡萄糖转运速率达到约375mg/min时，所有转运蛋白完全饱和（T_m）。

妊娠时正常情况下GFR↑。由于包括葡萄糖在内的所有物质的滤过↑，肾糖阈值会在更低的血浆葡萄糖浓度出现→正常血浆葡萄糖浓度也出现糖尿。

钠–葡萄糖协同转运蛋白2（SGLT2）抑制剂（如列净类药物）可导致血浆葡萄糖浓度<200mg/dL时出现糖尿。

糖尿是糖尿病的重要临床提示。

斯扑莱伊（splay）现象——由于肾单位的异质性，葡萄糖的T_m是逐步达到的而不是突然的（即，不同的肾单位具有不同的T_m）。表现为滴定曲线上阈值和T_m之间的部分。

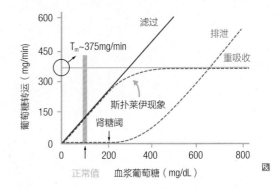

肾单位转运的生理过程

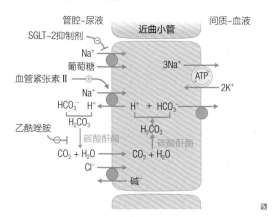

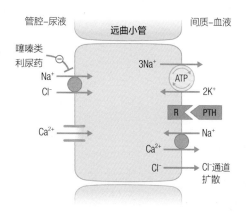

近曲小管（PCT）前段——具有刷状缘。重吸收所有葡萄糖、氨基酸以及大部分HCO_3^-、Na^+、Cl^-、PO_4^{3-}、K^+、H_2O和尿酸。等渗吸收。生成和分泌NH_3，进而肾能够分泌更多H^+。

甲状旁腺激素（PTH）——抑制Na^+/PO_4^{3-}协同转运→PO_4^{3-}排泄。

血管紧张素Ⅱ——促进Na^+/H^+交换→Na^+、H_2O和HCO_3^-重吸收↑（可造成浓缩性碱中毒）。

65%~80%的Na^+被重吸收。

髓袢降支细段——通过髓质的高渗环境（Na^+不能透过）被动吸收H_2O。浓缩段。使尿液高渗。

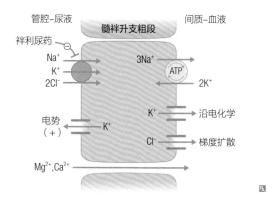

髓袢升支粗段——重吸收Na^+、K^+和Cl^-。通过K^+回漏，使管腔正电位，间接促进Mg^{2+}和Ca^{2+}从细胞旁重吸收。水不能透过。在尿液上升过程中，浓缩程度下降。

10%~20%的Na^+被重吸收。

远曲小管（DCT）前段——重吸收Na^+、Cl^-。水不能透过。使尿液充分稀释（低渗）。

甲状旁腺激素（PTH）——Ca^{2+}/Na^+交换↑→Ca^{2+}重吸收。

5%~10%的Na^+被重吸收。

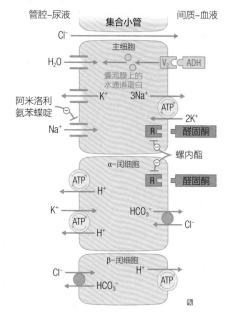

集合管——重吸收Na^+，分泌K^+和H^+（受醛固酮调节）。

醛固酮——作用于盐皮质激素受体→mRNA→蛋白质合成。在主细胞中：管腔膜K^+电导率↑，Na^+/K^+泵↑，上皮Na^+通道（ENaC）活性↑→管腔负电位→K^+分泌。在α-闰细胞中：管腔负电位→H^+-ATP酶活性↑→H^+分泌↑→HCO_3^-/Cl^-转运活性↑。

抗利尿激素（ADH）——作用在V_2受体上→在管腔膜侧插入水通道蛋白。

3%~5%的Na^+被重吸收。

肾小管缺陷

记忆法：Fanconi是第一个（first），其他几种缺陷在肾小管上的位置沿字母顺序排序。

	缺陷	表现	病因	说明
范科尼（Fanconi）综合征	近曲小管广泛的重吸收缺陷→氨基酸、葡萄糖、HCO_3^-、PO_4^{3-}以及所有由近曲小管重吸收的物质排泄↑。	可导致代谢性酸中毒（近端肾小管性酸中毒）、低磷血症、骨量减少。	遗传缺陷（如Wilson病、高酪氨酸血症、糖原贮积症）、缺血、多发性骨髓瘤、肾毒性药物（如异环磷酰胺、顺铂）、铅中毒。	
巴特（Bartter）综合征	髓袢升支粗段重吸收缺陷（影响$Na^+/K^+/2Cl^-$协同转运蛋白）。	代谢性碱中毒、低钾血症、高钙尿症。	常染色体隐性遗传。	表现与长期使用袢利尿药相似。
吉特曼（Gitelman）综合征	远曲小管NaCl重吸收缺陷。	代谢性碱中毒、低镁血症、低钾血症、低尿钙。	常染色体隐性遗传。	表现与终生使用噻嗪类利尿药相似。比巴特综合征轻。
利德尔（Liddle）综合征	功能获得突变→Na^+通道活性↑→集合管的Na^+重吸收↑。	代谢性碱中毒、低钾血症、高血压、醛固酮↓。	常染色体显性遗传。	表现和高醛固酮血症类似，但醛固酮水平很低。用阿米洛利治疗。
表观盐皮质激素过多综合征（SAME）	皮质醇激活盐皮质激素受体。11β–HSD将皮质醇转化为皮质酮（对盐皮质激素受体无活性）。遗传性11β–HSD缺陷→皮质醇↑→盐皮质激素受体活性↑。	代谢性碱中毒、低钾血症、高血压。血浆醛固酮水平↓。	常染色体隐性遗传。可因甘草致病（甘草次酸抑制11β–HSD活性）。	治疗用保钾利尿药（盐皮质激素效果↓）或皮质类固醇（外源性皮质类固醇使得内源性皮质醇的产生↓→盐皮质激素受体激活↓）。

沿近曲小管的相对浓度

[肾小管液/血浆]＞1，溶质重吸收的速率比水慢，或溶质被分泌。

[肾小管液/血浆]＝1，溶质和水以相同的速率被重吸收。

[肾小管液/血浆]＜1，溶质重吸收的速率比水快。

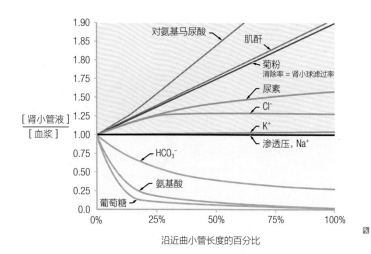

由于水的重吸收，沿近曲小管的菊粉浓度（不是总量）↑。

在近曲小管前段，Cl⁻重吸收的速率比Na⁺慢，随后两者重吸收速率相同。因此在达到稳定前，Cl⁻的相对浓度较高。

肾素-血管紧张素-醛固酮系统（RAAS）

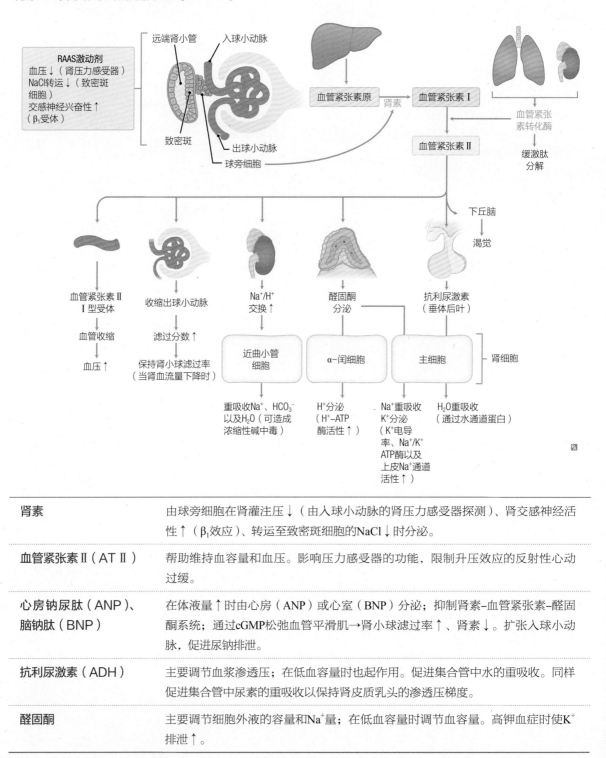

肾素	由球旁细胞在肾灌注压↓（由入球小动脉的肾压力感受器探测）、肾交感神经活性↑（β₁效应）、转运至致密斑细胞的NaCl↓时分泌。
血管紧张素Ⅱ（ATⅡ）	帮助维持血容量和血压。影响压力感受器的功能，限制升压效应的反射性心动过缓。
心房钠尿肽（ANP）、脑钠肽（BNP）	在体液量↑时由心房（ANP）或心室（BNP）分泌；抑制肾素-血管紧张素-醛固酮系统；通过cGMP松弛血管平滑肌→肾小球滤过率↑、肾素↓。扩张入球小动脉，促进尿钠排泄。
抗利尿激素（ADH）	主要调节血浆渗透压；在低血容量时也起作用。促进集合管中水的重吸收。同样促进集合管中尿素的重吸收以保持肾皮质乳头的渗透压梯度。
醛固酮	主要调节细胞外液的容量和Na⁺量；在低血容量时调节血容量。高钾血症时使K⁺排泄↑。

| 球旁器 | 组成：球旁细胞（入球小动脉中特化的平滑肌）、致密斑（NaCl感受器，位于髓袢的远端）及系膜细胞。球旁细胞在肾内血压↓和交感神经兴奋性（β₁）↑时分泌肾素。致密斑细胞能够感受转运至远曲小管NaCl↓→肾素释放↑→出球小动脉血管收缩→肾小球滤过率↑。 | 球旁器通过肾素–血管紧张素–醛固酮系统，维持肾小球滤过率。β受体阻滞剂除了舒张血管，降血压的机制还有抑制球旁器β₁受体→肾素释放↓。 |

肾内分泌功能

促红细胞生成素	在低氧时由肾小管周围毛细血管床的间质细胞释放。	促进骨髓中的红细胞增殖。慢性肾脏病常需补充促红细胞生成素。补充促红细胞生成素可导致高血压。
钙化醇（维生素D）	近曲小管细胞将25-羟维生素D_3转化为1,25-二羟维生素D_3（骨化三醇，活性形式）。	$$25\text{-OH D}_3 \xrightarrow[1\alpha\text{-羟化酶}]{} 1,25\text{-(OH)}_2\text{D}_3$$ ⊕ 甲状旁腺激素
前列腺素	旁分泌，舒张入球小动脉，提高肾血流量。	前列腺素具有肾保护作用。NSAIDs阻碍前列腺素的合成→入球小动脉收缩，肾小球滤过率↓；在肾血流量低时可造成急性肾损伤。
多巴胺	由近曲小管细胞分泌，促进尿钠排泄。低剂量时，舒张小叶间动脉、入球小动脉、出球小动脉→肾血流量↑，肾小球滤过率几乎无变化。高剂量时，收缩血管。	

作用于肾的激素

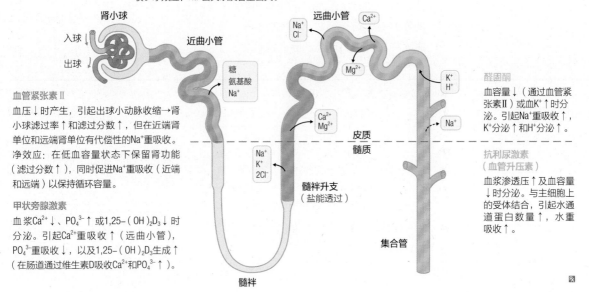

心房钠尿肽
心房压力↑时分泌。引起肾小球滤过率↑和Na⁺滤过↑，而在远端肾单位没有代偿性的Na⁺重吸收。净效应：Na⁺丢失以及容量丢失。

肾小球
入球↓
出球↓
近曲小管

糖
氨基酸
Na⁺

远曲小管

Na⁺
Cl⁻

Ca²⁺

Mg²⁺

Ca²⁺
Mg²⁺

K⁺
H⁺

Na⁺

皮质
髓质

Na⁺
K⁺
2Cl⁻

髓袢升支
（盐能透过）

集合管

髓袢

血管紧张素 II
血压↓时产生，引起出球小动脉收缩→肾小球滤过率↑和滤过分数↑，但在近端肾单位和远端肾单位有代偿性的Na⁺重吸收。净效应：在低血容量状态下保留肾功能（滤过分数↑），同时促进Na⁺重吸收（近端和远端）以保持循环容量。

甲状旁腺激素
血浆Ca²⁺↓、PO₄³⁻↑或1,25-（OH）₂D₃↓时分泌。引起Ca²⁺重吸收↑（远曲小管），PO₄³⁻重吸收↓，以及1,25-（OH）₂D₃生成↑（在肠道通过维生素D吸收Ca²⁺和PO₄³⁻↑）。

醛固酮
血容量↓（通过血管紧张素 II）或血K⁺↑时分泌。引起Na⁺重吸收↑，K⁺分泌↑和H⁺分泌↑。

抗利尿激素
（血管升压素）
血浆渗透压↑及血容量↓时分泌。与主细胞上的受体结合，引起水通道蛋白数量↑，水重吸收↑。

钾的转移	K⁺转移进细胞内（导致低钾血症）	K⁺转移到细胞外（导致高钾血症）
		洋地黄（抑制Na⁺/K⁺-ATP酶）
	低渗透压	高渗透压
		细胞裂解（如挤压伤、横纹肌溶解、溶瘤综合征）
	碱中毒	酸中毒
	β受体激动剂（Na⁺/K⁺-ATP酶↑）	β受体阻滞剂
	胰岛素（Na⁺/K⁺-ATP酶↑）	高血糖（胰岛素缺乏）
		琥珀酰胆碱（在烧伤/肌肉创伤时，风险↑）

电解质紊乱

电解质	血清浓度低时	血清浓度高时
钠	恶心、乏力、木僵、昏迷、癫痫	烦躁、木僵、昏迷
钾	心电图出现U波和T波低平、心律失常、肌肉痉挛、乏力	心电图宽大QRS波和高尖T波、心律失常、肌无力
钙	手足搐搦、癫痫、QT间期延长、抽搐（如Chvostek征）、痉挛（如Trousseau征）	肾结石、骨痛、腹痛、尿频、焦虑及精神状态改变
镁	手足搐搦、尖端扭转型室性心动过速、低钾血症、低钙血症（$[Mg^{2+}]$ <1.0mEq/L）	腱反射↓、嗜睡、心动过缓、低血压、心脏停搏、低钙血症
磷	骨质丢失、骨软化症（成人）、佝偻病（儿童）	肾结石、转移性钙化、低钙血症

肾疾病的特点

疾病	血压	血浆肾素	醛固酮	血镁	尿钙
Bartter综合征		↑	↑		↑
Gitelman综合征		↑	↑	↓	↓
Liddle综合征，表观盐皮质激素过多综合征	↑	↓	↓		
抗利尿激素分泌失调综合征（SIADH）	–/↑	↓	↓		
原发性醛固酮增多症（Conn综合征）	↑	↓	↑		
肾素瘤	↑	↑	↑		

↑↓ = 用于鉴别的重要特征。

酸碱生理

	pH	Pco$_2$	[HCO$_3^-$]	代偿反应
代谢性酸中毒	↓	↓	↓	过度通气（即刻）
代谢性碱中毒	↑	↑	↑	通气不足（即刻）
呼吸性酸中毒	↓	↑	↑	肾重吸收[HCO$_3^-$]↑（迟发）
呼吸性碱中毒	↑	↓	↓	肾重吸收[HCO$_3^-$]↓（迟发）

注：↑↓＝代偿反应

亨德森−哈塞尔巴尔赫（Henderson–Hasselbalch）方程：$pH = 6.1 + \log \dfrac{[HCO_3^-]}{0.03 Pco_2}$

对于单纯代谢性酸中毒，可以使用公式预测呼吸代偿。如果实际测量的Pco$_2$＞预测的Pco$_2$→伴呼吸性酸中毒；如果实际测量的Pco$_2$＜预测的Pco$_2$→伴呼吸性碱中毒。

$Pco_2 = 1.5 [HCO_3^-] + 8 \pm 2$

酸中毒和碱中毒

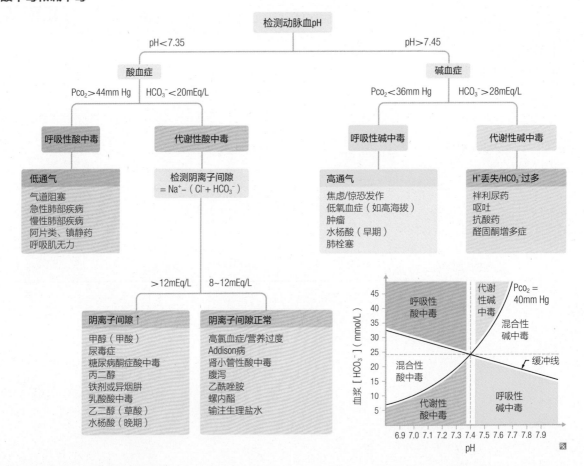

肾小管性酸中毒　肾小管疾病，导致阴离子间隙正常（高氯性）的代谢性酸中毒。

肾小管性酸中毒的类型	缺陷	尿pH	血钾	病因	伴发疾病
远端肾小管性酸中毒（Ⅰ型）	α-闰细胞无法分泌H^+→无法生成HCO_3^-→代谢性酸中毒。	>5.5	↓	两性霉素B毒副作用、镇痛剂肾病、先天性尿路异常（梗阻）、自身免疫病（如系统性红斑狼疮）。	肾磷酸钙结石的风险↑（由于尿pH↑以及骨转化↑）。
近端肾小管性酸中毒（Ⅱ型）	近曲小管HCO_3^-重吸收障碍→尿液HCO_3^-排泄↑→代谢性酸中毒。尿液可以在集合管中被α-闰细胞酸化，但不足以补偿HCO_3^-排泄量的增加→代谢性酸中毒。	<5.5	↓	Fanconi综合征、多发性骨髓瘤、碳酸酐酶抑制剂。	低磷酸血症佝偻病的风险↑（Fanconi综合征）。
高钾性肾小管性酸中毒（Ⅳ型）	低醛固酮血症或醛固酮抵抗；高钾血症→近曲小管NH_3合成↓→NH_4^+分泌↓。	<5.5（或多样）	↑	醛固酮生成↓（如糖尿病低肾素分泌、ACEI、ARB、NSAIDs、肝素、环孢素、肾上腺皮质功能不全）或醛固酮抵抗（如保钾利尿药、梗阻性肾病、复方新诺明）。	

▶ 泌尿系统——病理学

尿管型	尿中管型的出现表明血尿/脓尿来源于肾小球或肾小管。 膀胱癌、肾结石→血尿，无管型。 急性膀胱炎→脓尿，无管型。
红细胞管型 A	肾小球肾炎、高血压急症。
白细胞管型 B	肾小管间质性炎症、急性肾盂肾炎、肾移植排斥反应。
脂肪管型（"卵圆脂肪体"）	肾病综合征。呈"马耳他十字"样。
颗粒管型 C	急性肾小管坏死。呈"泥褐色"。
蜡样管型 D	终末期肾病/慢性肾脏病。
透明管型 E	不特异，正常情况下也可出现，由Tamm–Horsfall黏蛋白（肾小管细胞分泌）凝固形成。

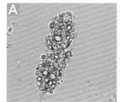 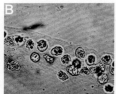 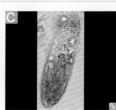 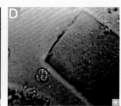 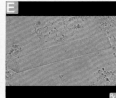

肾小球疾病的命名

类型	特征	举例
局灶性	病变累及肾小球数<50%	局灶性节段性肾小球硬化
弥漫性	病变累及肾小球数>50%	弥漫增生性肾小球肾炎
增生性	肾小球的细胞增多	膜增生性肾小球肾炎
膜性	肾小球基膜（GBM）增厚	膜性肾病
原发性肾小球疾病	特定累及肾小球的原发性肾疾病	微小病变型肾病
继发性肾小球疾病	系统性疾病，或继发于其他器官系统的疾病累及肾小球	系统性红斑狼疮、糖尿病肾病

肾小球疾病

肾炎综合征——由于GBM破坏。表现为高血压、肌酐和尿素氮↑、少尿、血尿、尿红细胞管型。尿蛋白通常低于肾病综合征范围（<3.5g/天），但是严重者可超过该范围。
- 急性链球菌感染后肾小球肾炎
- 急进性肾小球肾炎
- IgA肾病（Berger病）
- Alport综合征
- 膜增生性肾小球肾炎

肾病综合征——足细胞破坏→电荷屏障受损。大量蛋白尿（>3.5g/天）伴低白蛋白血症、高脂血症、水肿。原发（如直接损伤足细胞）或继发（系统性疾病导致足细胞损伤，如糖尿病）。
- 局灶性节段性肾小球硬化（原发或继发）
- 微小病变型肾病（原发或继发）
- 膜性肾病（原发或继发）
- 淀粉样变（继发）
- 糖尿病肾小球病变（继发）

肾炎-肾病综合征——广泛的GBM破坏导致肾小球滤过电荷屏障受损的严重的肾炎综合征→肾病综合征范围蛋白尿水平（>3.5g/天），伴有肾病综合征的临床特点。可见于任何一种肾炎综合征，最常见于：
- 弥漫增生性肾小球肾炎
- 膜增生性肾小球肾炎

尿蛋白水平（g/天）

| 0.25 | 3.5 | >3.5 |

肾病综合征	肾病综合征——大量蛋白尿（＞3.5g/天）伴有低白蛋白血症，导致水肿、高脂血症。泡沫尿伴脂肪管型。 原发（如足细胞直接硬化）或继发（系统性病变导致的继发足细胞损害，如糖尿病）导致肾小球电荷滤过屏障破坏。 若基膜的损害严重到破坏电荷屏障，则严重的肾炎综合征也可以表现出肾病综合征的特点（肾炎-肾病综合征）。 肾病综合征引起高凝状态（由于抗凝血酶Ⅲ从尿中丢失），以及感染风险升高（由于尿中丢失免疫球蛋白，以及水肿导致的软组织肿胀）。
微小病变型肾病（脂性肾病）	儿童肾病综合征最常见的病因。 通常是原发性（特发性），可能由近期感染、免疫、免疫刺激物诱发。罕见情况下，继发于淋巴瘤（如细胞因子介导的损伤）。 原发性病变对糖皮质激素反应极好。 • 光镜——正常肾小球（近曲小管细胞中可见脂质） • 免疫荧光——⊖ • 电镜：足细胞足突消失 **A**
局灶性节段性肾小球硬化	可为原发性（特发性），或继发于其他疾病（如HIV感染、镰状细胞贫血、吸毒、重度肥胖、干扰素治疗或先天畸形）。 原发性病变对激素反应不一致，可进展为慢性肾脏病（CKD）。 • 光镜——节段性硬化和玻璃样变 **B** • 免疫荧光——通常⊖，也可因为IgM、C3、C1的非特异性局灶沉积而呈⊕ • 电镜——足突消失，与微小病变类似
膜性肾病	又称膜性肾小球肾炎。 可为原发性（如抗磷脂酶A$_2$受体抗体），或继发于药物（如NSAIDs、青霉胺、金）、感染（如HBV、HCV、梅毒）、SLE或实体瘤。 原发性病变对激素反应差，可进展为CKD。 • 光镜——弥漫性毛细血管和基膜增厚 **C** • 免疫荧光——免疫复合物颗粒样沉积 • 电镜——"钉突"样改变（即上皮下沉积物）
淀粉样变	肾是系统性淀粉样变最常见的受累器官。与淀粉样物质（如AL型淀粉样物质、AA型淀粉样物质）沉积的慢性疾病有关。 • 光镜——由于系膜中淀粉样物质的沉积，刚果红染色在偏振光下可见苹果绿双折光
糖尿病肾小球病变	是终末期肾病（ESRD）的常见病因。 高血糖→组织蛋白的非酶糖化→系膜扩张，基膜增厚及渗透性↑。过度滤过（肾小球毛细血管压↑及肾小球滤过率↑）→肾小球肥大及瘢痕（肾小球硬化），导致肾病进展。 • 光镜——系膜扩张，基膜增厚，嗜酸结节性肾小球硬化（Kimmelstiel-Wilson损伤，**D** 箭头所示）

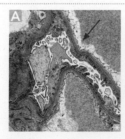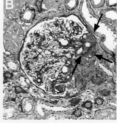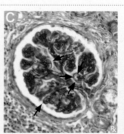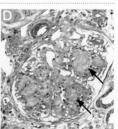

肾炎综合征	肾炎综合征 = 炎性过程。肾小球受累，导致血尿和尿红细胞管型。表现为氮质血症、少尿、高血压（盐潴留导致）、蛋白尿，活检示细胞增生性/炎性肾小球。
急性链球菌感染后肾小球肾炎（PSGN）	儿童最常见。A组链球菌感染咽部或皮肤后约2~4周后发生，儿童多数可自发缓解，成人可进展为肾功能不全。属于Ⅲ型超敏反应。临床表现为外周及眶周水肿、茶色或可乐色尿、高血压、链球菌滴度/血清学⊕，消耗导致补体（C3）水平↓。 • 光镜——肾小球增大、增生 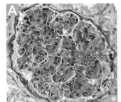 • 免疫荧光——"满天星"，IgG、IgM、C3沿基膜和系膜区呈颗粒样沉积（块状突起 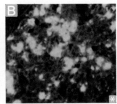） • 电镜——上皮下免疫复合物（IC）驼峰
急进性肾小球肾炎（新月体性肾小球肾炎）	预后差，肾功能迅速恶化（数天到数周内）。 • 光镜——新月体形成 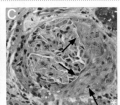。新月体是由纤维蛋白和血浆蛋白（如C3b）与肾小球壁细胞、单核细胞、巨噬细胞组成 病因多样，可通过免疫荧光表现区分。 • 肾小球基膜及肺泡基膜上可见线样荧光沉积：Goodpasture综合征——血尿/咯血，是Ⅱ型超敏反应。治疗：血浆置换 • 免疫荧光呈阴性/寡免疫复合物型（无Ig/C3沉积）：肉芽肿性多血管炎（Wegener）——PR3-ANCA/c-ANCA，或显微镜下多血管炎——MPO-ANCA/p-ANCA • 颗粒状沉积——链球菌感染后肾小球肾炎，或弥漫增生性肾小球肾炎
弥漫增生性肾小球肾炎（DPGN）	常因红斑狼疮所致。弥漫增生性肾小球肾炎和膜增生性肾小球肾炎通常兼有肾病综合征和肾炎综合征的表现。 • 光镜——毛细血管线圈征（白金耳 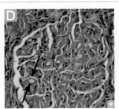） • 免疫荧光——颗粒样沉积 • 电镜——内皮下及膜内IgG形成的免疫复合物，常伴有C3沉积
IgA肾病（Berger病）	反复发作性血尿，常因呼吸道或胃肠道感染（IgA由黏膜分泌）诱发。肾病理同IgA血管炎（过敏性紫癜）。 • 光镜——系膜增生 • 免疫荧光——IgA免疫复合物沉积于系膜区 • 电镜——系膜免疫复合物沉积
Alport综合征	Ⅳ型胶原基因突变→基膜变薄、断裂。通常为X连锁显性遗传。表现为眼部病变（如视网膜病变、晶状体脱位）、肾小球肾炎、感音神经性耳聋。"眼-耳-肾综合征"。 • 电镜——篮网状改变
膜增生性肾小球肾炎（MPGN）	肾炎综合征，常伴有肾病综合征表现。 Ⅰ型常继发于HBV或HCV感染，也可为特发性。 • 内皮下免疫复合物沉积，免疫荧光颗粒状沉积 Ⅱ型与C3肾炎因子有关（是针对自身C3转化酶的IgG抗体，增加了C3转化酶的稳定性→持续的补体活化→C3水平↓）。 • 膜内沉积物，也称致密物沉积病。 两种类型均为：系膜向内生长→基膜断裂→HE染色 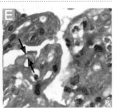 和PAS染色可见"双轨征"。

肾结石　可导致严重并发症，如肾盂积水、肾盂肾炎、急性肾损伤。梗阻性结石表现为单侧腹痛，可放射至腹股沟，血尿。治疗及预防：鼓励饮水。

肾结石最常见为草酸钙结石，患者常有高尿钙，但血钙正常。

类型	析出条件	X线表现	CT表现	尿晶体	说明
钙盐结石	草酸钙：低枸橼酸尿症	不透射线	不透射线	信封样 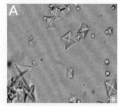 或哑铃样	草酸钙结石是最常见的钙盐结石（80%），比磷酸钙更常见。可因乙二醇（防冻剂）摄入、维生素C过量、低枸橼酸尿症（与尿pH↓有关）、吸收不良（如克罗恩病）引起。治疗：噻嗪类、柠檬酸盐、低钠饮食。
	磷酸钙：尿pH↑	不透射线	不透射线	楔形棱柱样	治疗：低钠饮食、噻嗪类。
磷酸铵镁结石	尿pH↑	不透射线	不透射线	"棺盖"样 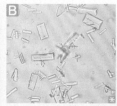	又称鸟粪石，占结石的15%。由脲酶⊕的病原（如奇异变形杆菌、腐生葡萄球菌、克雷伯菌）感染引起。这些病原将尿素水解为氨→碱化尿液。常形成鹿角形结石 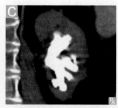。治疗：根治感染，手术去除结石。
尿酸盐结石	尿pH↓	射线可透	可见度极低	菱形 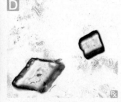 或花瓣形	约占结石的5%。危险因素：尿量↓、干旱气候、酸性pH。常见于高尿酸血症（如痛风）和细胞更新↑的疾病（如白血病）。治疗：碱化尿液、别嘌呤醇。
胱氨酸结石	尿pH↓	射线基本可透	中度不透射线	六边形 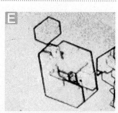	常染色体隐性遗传疾病，近曲小管重吸收胱氨酸的转运蛋白丧失功能，导致胱氨酸尿症。转运蛋白缺陷也导致鸟氨酸、赖氨酸、精氨酸的重吸收障碍。胱氨酸溶解性差，在尿液中形成结石。常在儿童期起病。可形成鹿角形结石。硝普盐氰化物试验⊕。治疗：低钠饮食、碱化尿液，难治性病例可用螯合剂。

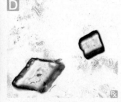
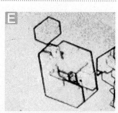

肾盂积水

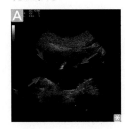

肾盂和肾盏扩张 A。常见病因是尿路梗阻，如肾结石、重度前列腺增生、先天性梗阻、宫颈癌、输尿管损伤等，其他病因有腹膜后纤维化、膀胱输尿管反流。扩张出现在病变处的近端。如果双侧都有梗阻，或孤立肾出现了梗阻，则还伴有肌酐升高。肾皮质和肾髓质受到压迫，可导致萎缩。

肾细胞癌

充满脂质和糖类的多边形透明细胞 A。由于富含脂质，多呈金黄色 B。

起源于近曲小管→侵犯肾静脉（左肾病变可导致精索静脉曲张）→下腔静脉→血行扩散→转移至肺和骨。

临床表现：血尿、腹部肿块、继发性红细胞增多、腰痛、发热、体重减轻。

治疗：局灶性病变可行手术或消融。若已转移，采用免疫治疗（如白介素）或靶向治疗，难以治愈。对放疗和化疗均不敏感。

是最常见的肾原发性肿瘤 C。多见于50~70岁男性，吸烟及肥胖者发病率↑。

可出现副肿瘤综合征。如甲状旁腺素相关蛋白、异位促红细胞生成素、促肾上腺皮质激素、肾素。

透明细胞癌（最常见的类型）与3号染色体上的基因缺失有关。（可为散发性，或遗传的von Hippel-Lindau综合征）。

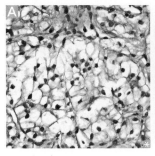
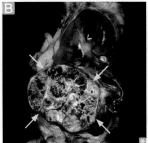
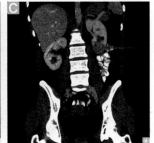

肾嗜酸细胞腺瘤

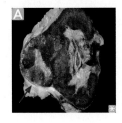

良性上皮细胞瘤（ A 中箭头所示，肿块边界清晰，可见中央瘢痕），起源于集合管。大嗜酸细胞，富含线粒体，无核周透亮区（与肾嫌色细胞癌区分）B。临床表现为无痛性血尿、腰痛、腹部肿块。

常需手术切除以除外恶性病变（如肾细胞癌）。

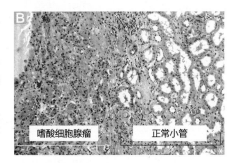

嗜酸细胞腺瘤 | 正常小管

肾母细胞瘤 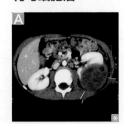	又称Wilms瘤。是2~4岁儿童中最常见的肾恶性肿瘤。含肾胚胎性结构。临床表现为巨大的、可触及的、单侧腹部肿块 A，可伴有血尿和高血压。 11号染色体上的抑癌基因*WT1*或*WT2*的失去功能突变所致。 可见于以下综合征： • WAGR综合征——肾母细胞瘤（W）、无虹膜（A）、泌尿生殖系统畸形（G）、精神发育迟缓/智力障碍（R）。*WT1*缺失。 • 德尼-德拉什（Denys-Drash）综合征——肾母细胞瘤、弥漫性系膜硬化（早发肾病综合征）、性腺发育不全（男性假两性畸形）。*WT1*突变。 • 贝-维（Beckwith-Wiedemann）综合征——肾母细胞瘤、巨舌、器官肥大和偏侧肥大。*WT2*突变。

移行细胞癌 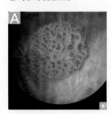	又称尿路上皮细胞癌。是尿路系统最常见的肿瘤，可发生于肾盂、肾盏、输尿管和膀胱 A B。临床表现为无痛性血尿（无管型）。 危险因素有：非那西丁、吸烟、苯胺染料及环磷酰胺。

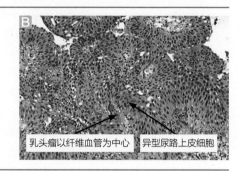

乳头瘤以纤维血管为中心 | 异型尿路上皮细胞

膀胱鳞状细胞癌	膀胱的慢性刺激→鳞状化生→不典型增生和鳞状细胞癌。 危险因素有：埃及血吸虫（中东）、慢性膀胱炎、吸烟、慢性肾结石。临床表现为无痛性血尿。

尿失禁

压力性尿失禁	流出道功能不全（尿道活动过度或内括约肌受损）→腹内压增高时（如打喷嚏、举重物）漏尿。高危因素有：肥胖、阴道分娩、前列腺手术。膀胱压力测试⊕（咳嗽或Valsalva动作时，直接观察到尿液从尿道漏出）。治疗：盆底肌肉锻炼（Kegel锻炼）、减重、子宫托。
急迫性尿失禁	膀胱过度活动（逼尿肌过度活动）→尿急时漏尿。与尿路感染有关。治疗：Kegel锻炼、膀胱训练（定时排尿、分散注意力法或精神放松法）、抗毒蕈碱药（如奥昔布宁）。
混合性尿失禁	兼有压力性尿失禁和急迫性尿失禁的特点。
充溢性尿失禁	排空不完全（逼尿肌收缩力减弱，或膀胱出口梗阻）→过度充盈时漏尿。与多尿（如糖尿病）、膀胱出口梗阻（如良性前列腺增生）、神经源性膀胱（如多发性硬化）有关。导尿或超声示膀胱残余尿（尿潴留）增多。治疗：导尿术、改善梗阻（如良性前列腺增生患者使用α阻滞剂）。

急性膀胱炎	膀胱的炎症，表现为耻骨上疼痛、尿频、尿急、尿痛。一般没有系统性症状（如发热、寒战）。

危险因素有：女性（尿道较短）、性交（"蜜月膀胱炎"）、留置导尿管、糖尿病、膀胱排空障碍。

病原体：

- 大肠埃希菌（最常见）。
- 腐生葡萄球菌——见于性活跃的年轻女性（该人群仍更常见大肠埃希菌致病）。
- 克雷伯菌。
- 奇异变形杆菌——尿有氨味。

实验室检查：白细胞酯酶⊕。亚硝酸盐⊕（提示革兰氏阴性细菌）。无菌性脓尿（尿培养⊖的脓尿）提示淋病奈瑟球菌或沙眼衣原体所致的尿道炎。

肾盂肾炎

急性肾盂肾炎	中性粒细胞浸润肾间质 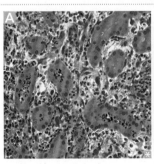。累及皮质，但肾小球/血管多不受累。临床表现为发热、腰痛（肋脊角压痛）、恶心/呕吐、寒战。

病因：逆行尿路感染（大肠埃希菌多见），或沿血行播散至肾。尿检可见尿中白细胞增多，伴或不伴白细胞管型。CT示肾实质条纹状强化 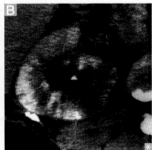。

危险因素：留置导尿管、尿路梗阻、膀胱输尿管反流、糖尿病、妊娠。

并发症：慢性肾盂肾炎、肾乳头坏死、肾周脓肿、尿脓毒血症。

治疗：抗生素。

慢性肾盂肾炎	急性肾盂肾炎反复发作或未充分治疗所致。多有感染的易感因素，如膀胱输尿管反流或慢性梗阻性肾结石。

病理：粗糙、不对称的皮髓质瘢痕化，肾盏变钝。肾小管可含有类似甲状腺组织的嗜酸性胶样管型 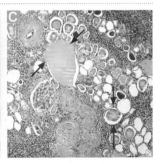（肾的甲状腺样变）。

黄色肉芽肿性肾盂肾炎——少见，形似肿瘤的橘黄色结节。病理：弥漫性肾损害，肉芽肿组织，含有大量含脂肪的巨噬细胞。与变形杆菌感染有关。

急性肾损伤	旧称急性肾衰竭。急性肾损伤的定义：肾功能突然下降（由肌酐和尿素氮↑，或少尿/无尿来反映）。
肾前性氮质血症	肾血流↓（如低血压）→肾小球滤过率↓。肾保留Na^+/H_2O和尿素以维持容量→尿素氮肌酐比（BUN/Cr）升高（尿素被重吸收，而肌酐没有），钠排泄分数↓。
肾性肾功能衰竭	最常见为急性肾小管坏死（缺血或毒物引起），也可因急性肾小球肾炎（如急进性肾小球肾炎、溶血性尿毒综合征）或急性间质性肾炎导致。 急性肾小管坏死时，片状坏死→坏死物碎片堵塞肾小管，滤过液反流→肾小球滤过率↓。尿中可见上皮/颗粒管型。尿素重吸收减少→BUN/Cr↓、钠排泄分数↑。
肾后性氮质血症	流出道梗阻（结石、良性前列腺增生、肿瘤、先天畸形）所致。仅在双侧梗阻或孤立肾梗阻时发生。

	肾前性	肾性	肾后性
尿渗透压（mOsm/kg）	>500	<350	<350
尿钠（mEq/L）	<20	>40	不定
钠排泄分数	<1%	>2%	不定
血清BUN/Cr	>20	<15	不定

肾衰竭的后果

肾滤过降低，导致含氮代谢废物潴留和电解质紊乱。

- 代谢性酸中毒
- 血脂异常（尤其是甘油三酯升高）
- 高钾
- 尿毒症——临床症状有：恶心和厌食、心包炎、扑翼样震颤、脑病、血小板功能异常
- 水钠潴留（心衰、肺水肿、高血压）
- 生长发育迟缓
- 肾性贫血（促红细胞生成素不足）
- 肾性骨营养不良

肾衰竭分为两种：急性（如急性肾小管坏死）和慢性（如高血压、糖尿病、先天畸形）。

肾性骨营养不良

慢性肾脏病导致低钙血症、高磷血症、维生素D羟化不良→继发性甲状旁腺功能亢进→三发性甲状旁腺功能亢进（当继发性甲状旁腺功能亢进未妥善诊治时）。血清中高浓度的磷酸盐与Ca^{2+}结合→钙在组织中沉积→血清Ca^{2+}↓。1,25-二羟维生素D_3↓→小肠重吸收Ca^{2+}↓。导致骨膜下骨变薄。

急性间质性肾炎	又称小管间质性肾炎，是急性的肾间质炎症。使用的某些药物（利尿药、NSAIDs、青霉素衍生物、质子泵抑制剂、利福平、喹诺酮、磺胺）作为半抗原引起超敏反应，引起脓尿（典型为嗜酸性粒细胞尿）和氮质血症。也可继发于全身性感染（如支原体）或自身免疫病（如干燥综合征、系统性红斑狼疮、结节病）。	临床表现：发热、皮疹、血尿、脓尿及肋脊角压痛，也可无症状。

急性肾小管坏死

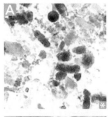
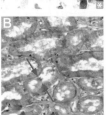

住院患者最常见的急性肾损伤的病因。多数病例可自行缓解。亦可致命，尤其是在初始的少尿期。钠排泄分数↑。

特征表现：颗粒管型（多呈棕褐色）A。

3个阶段：

1. 触发事件
2. 维持期——少尿，持续1~3周，可有高钾血症、代谢性酸中毒、尿毒症
3. 恢复期——多尿，血肌酐和尿素氮逐渐回落，可有低钾血症和其他电解质、矿物质的经肾丢失

可由缺血或肾毒性物质导致：

- 缺血——继发于肾灌注↓（如低血压、休克、脓毒症、出血、心衰），导致肾小管细胞死亡，可脱落至管腔内 B（近曲小管和髓袢升支粗段易受累）。
- 肾毒性——继发于有毒物质（如氨基糖苷类、造影剂、铅、顺铂、乙二醇）、挤压伤（肌红蛋白尿）、血红蛋白尿。近端小管最易受累。

弥漫性肾皮质坏死	急性的双肾皮质弥漫性梗死。可能因血管痉挛和DIC共同导致。	见于灾难性产科急症（如胎盘早剥）、感染性休克。

肾乳头坏死

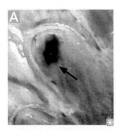

坏死的肾乳头脱落 A→肉眼血尿、蛋白尿。可因近期感染或免疫刺激诱发。

病因：镰状细胞病或遗传性状、急性肾盂肾炎、镇痛药（NSAIDs）、糖尿病。

肾血管疾病

由肾动脉狭窄或微血管病导致缺血而引起的肾功能损害。

单侧或双侧肾灌注↓→肾素↑→血管紧张素↑→高血压。

肾动脉狭窄的常见病因：

- 动脉粥样硬化斑块——肾动脉近端1/3，多见于老年男性、吸烟者。

- 纤维肌性发育不良——肾动脉远端2/3或节段分支，多见于中青年女性。

临床表现为无家族史的顽固性高血压，双侧肾大小不对称，上腹部或腰部可闻及杂音。

成人继发性高血压最常见的病因。常伴有其他大血管受累。

肾囊性病变

常染色体显性遗传多囊肾病

皮质和髓质中的多发囊肿 A 致使双侧肾增大，最终破坏肾实质。临床表现为腰痛、血尿、高血压、泌尿系感染，约50%的患者进展为肾衰竭。

PKD1（见于85%的患者，位于16号染色体上）或*PKD2*（见于15%的患者，位于4号染色体上）突变所致。并发症有慢性肾脏病及高血压（肾素产生↑引起）。亦可伴有脑动脉瘤、二尖瓣脱垂、肝囊肿和憩室。

治疗：当出现高血压或蛋白尿时，使用ACEI或ARB治疗。

常染色体隐性遗传多囊肾病

集合管的囊性扩张 B。多在婴儿期起病。伴有先天性肝纤维化。在子宫内的重度少尿性肾衰竭可导致Potter综合征。新生儿期以外的问题包括系统性高血压、进展性肾功能不全，以及先天性肝纤维化导致门静脉高压。

常染色体显性遗传肾小管间质性肾病

又称肾髓质囊性病。导致小管间质纤维化和进展性肾功能不全，无法浓缩尿液。髓质囊肿多不可见，超声表现为肾缩小。预后差。

单纯性和复杂性肾囊肿

单纯性肾囊肿含有超滤液（超声表现为无回声 C）。很常见，占肾占位的大多数。多为偶然发现，一般没有症状。

复杂性肾囊肿，包括影像学显示有分隔的、有增强的或含有实性成分的占位，需要随访或切除以除外肾细胞癌。

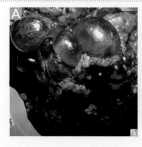
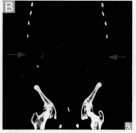
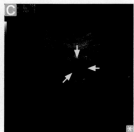

▶ **泌尿系统——药理学**

利尿药作用位点

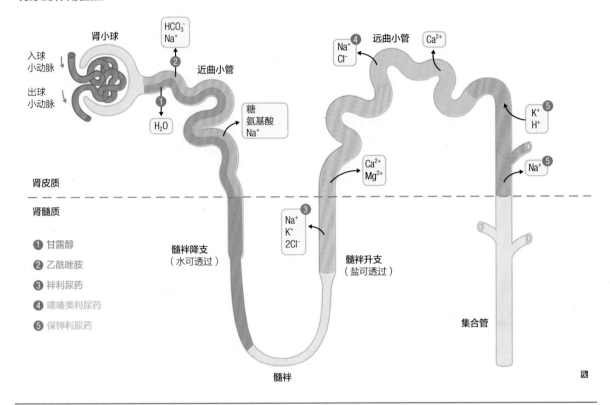

甘露醇

机制	渗透性利尿。小管液渗透压↑→尿量↑、颅内压/眼压↓。
临床应用	药物过量、颅内压/眼压增高。
不良反应	肺水肿、脱水、高钠血症/低钠血症。禁用于无尿或心衰患者。

乙酰唑胺

机制	碳酸酐酶抑制剂。导致自限性$NaHCO_3$利尿，体内HCO_3^-储备↓。
临床应用	青光眼、代谢性碱中毒、高原病、特发性高颅压。亦可用于碱化尿液。

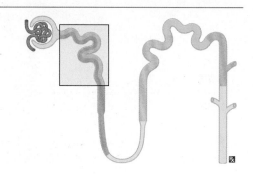

不良反应	近端肾小管性酸中毒、感觉异常、氨中毒、与磺胺类药物交叉过敏、低钾血症。促进磷酸钙结石的形成（高pH时析出）。

袢利尿药

呋塞米、布美他尼、托拉塞米

机制	磺胺类袢利尿药。抑制髓袢升支粗段的Na^+/K^+/$2Cl^-$共转运系统。降低髓质的高渗，阻止尿液浓缩。引起前列腺素E增多（扩张入球小动脉），可被NSAIDs抑制。Ca^{2+}排泄↑。
临床应用	水肿状态（心衰、肝硬化、肾病综合征、肺水肿）、高血压、高钙血症。
不良反应	耳毒性、低钾血症、低镁血症、脱水、磺胺过敏、代谢性碱中毒、间质性肾炎、痛风。

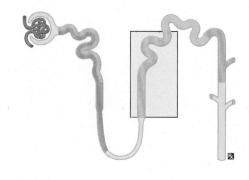

依他尼酸

机制	髓袢升支粗段Na^+/K^+/$2Cl^-$共转运系统的非磺胺类抑制剂。
临床应用	磺胺过敏患者的利尿。
不良反应	与呋塞米类似，但耳毒性更强。

噻嗪类利尿药	氢氯噻嗪、氯噻酮、美托拉宗
机制	抑制NaCl在远曲小管近段的重吸收→肾单位的稀释能力↓。Ca^{2+}排泄↓。
临床应用	高血压、心衰、特发性高钙尿症、肾性尿崩症、骨质疏松。
不良反应	低钾性代谢性碱中毒、低钠血症、高血糖、高脂血症、高尿酸血症、高钙血症。与磺胺类药物交叉过敏。

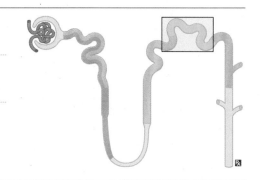

保钾利尿药	螺内酯、依普利酮、阿米洛利、氨苯蝶啶
机制	螺内酯和依普利酮是肾皮质集合管的醛固酮受体的竞争性拮抗剂。阿米洛利和氨苯蝶啶则在同一位置阻滞Na^+通道。
临床应用	醛固酮增多症、钾耗竭、心衰、肝性腹水（螺内酯）、肾性尿崩症（阿米洛利）、抗雄激素。
不良反应	高血钾（可致心律失常）、螺内酯的内分泌作用（如男性乳腺发育、抗雄激素作用）。

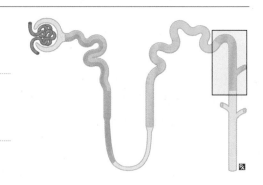

利尿药引起的电解质改变

尿NaCl	所有利尿药均↑（程度随利尿效果强弱而异）。血清NaCl可因此降低。
尿K^+	特别是袢利尿药和噻嗪类利尿药↑。血清K^+可因此降低。
血pH	↓（酸中毒）：碳酸酐酶抑制剂：HCO_3^-重吸收↓。保钾利尿药：醛固酮拮抗剂抑制K^+和H^+的排泌。此外，高血钾使K^+进入细胞内（H^+/K^+交换），而H^+排出细胞外。
	↑（碱中毒）：袢利尿药和噻嗪类利尿药通过多种机制引起碱中毒： • 容量减少→血管紧张素Ⅱ↑→近曲小管Na^+/H^+交换↑→HCO_3^-重吸收↑（"浓缩性碱中毒"） • K^+丢失引起K^+排出细胞外（H^+/K^+交换），而H^+进入细胞 • 低钾时，在皮质集合管处，H^+代替K^+与Na^+进行交换→碱中毒和"反常性酸性尿"
尿Ca^{2+}	袢利尿药↑：细胞旁路Ca^{2+}重吸收↓→低钙血症。 噻嗪类利尿药↓：Ca^{2+}重吸收增强。

血管紧张素转化酶 抑制剂（ACEI）	卡托普利、依那普利、赖诺普利、雷米普利	
机制	抑制血管紧张素转化酶→血管紧张素 Ⅱ ↓→抑制出球小动脉收缩，导致肾小球滤过率↓。负反馈调节受抑制，导致肾素↑。ACEI还可阻碍缓激肽（强效血管舒张剂）的失活。	
临床应用	高血压、心衰（死亡率↓）、蛋白尿、糖尿病肾病。减缓长期高血压引起的心室重构。	在慢性肾脏病（如糖尿病肾病）中，降低肾小球内压力，减缓基膜增厚。
不良反应	咳嗽、血管性水肿（均由缓激肽↑导致，禁用于C1酯酶抑制因子缺乏症）、致畸（胎儿肾畸形）、肌酐↑（肾小球滤过率↓）、高钾血症和低血压。双肾动脉狭窄者慎用，因为ACEI会进一步减少肾小球滤过率→肾衰竭。	

血管紧张素 Ⅱ 受体 阻滞剂（ARB）	氯沙坦、坎地沙坦、缬沙坦
机制	选择性阻断血管紧张素 Ⅱ 与 AT_1 受体的结合。效果与ACEI类似，但ARB不引起缓激肽增加。
临床应用	高血压、心衰、蛋白尿、慢性肾脏病（如糖尿病肾病）而不能耐受ACEI者（如咳嗽、血管性水肿）。
不良反应	高血钾、肾小球滤过率↓、低血压、致畸。

阿利吉仑

机制	肾素的直接抑制剂，阻断血管紧张素原向血管紧张素 Ⅰ 的转化。
临床应用	高血压。
不良反应	高血钾、肾小球滤过率↓、低血压、血管性水肿。已服用ACEI和ARB者为相对禁忌，孕妇禁用。

翻译：高瑞辰、马江宇、苗会蕾、陈芳菲
审校：陈咏梅、吴海婷、樊华

第九章

生殖系统

▶ 生殖系统——胚胎学

胚胎发育的重要基因

*Shh*基因	在极化活动区的四肢基底部产生，参与前后轴的位置排列和中枢神经系统发育。突变→前脑无裂畸形。
*Wnt-7*基因	在顶端外胚层嵴（增厚的外胚层，位于发育中的肢芽远端）产生，是形成正常的背-腹轴所必需的。
成纤维细胞生长因子（*FGF*）基因	在顶端外胚层嵴产生。激活其下的中胚层有丝分裂，使肢体增长。
同源异型框（Hox）基因	在头尾方向参与胚胎的节段组织。编码转录因子。突变→附肢位于错误的位置。

早期胎儿发育

早期胚胎发育	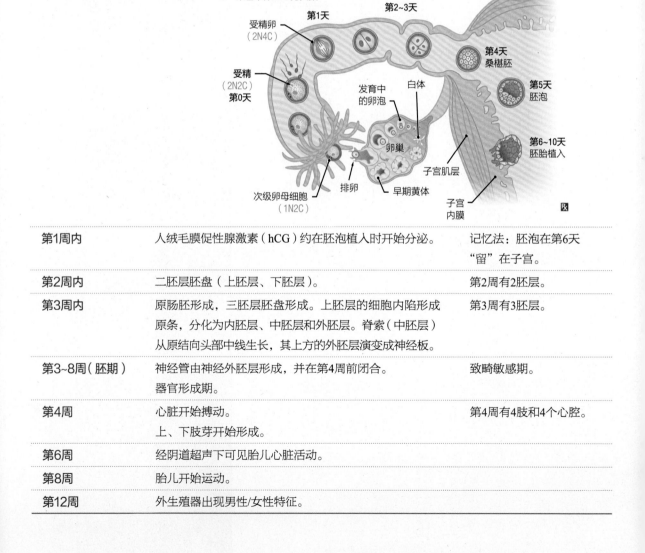	
第1周内	人绒毛膜促性腺激素（hCG）约在胚泡植入时开始分泌。	记忆法：胚泡在第6天"留"在子宫。
第2周内	二胚层胚盘（上胚层、下胚层）。	第2周有2胚层。
第3周内	原肠胚形成，三胚层胚盘形成。上胚层的细胞内陷形成原条，分化为内胚层、中胚层和外胚层。脊索（中胚层）从原结向头部中线生长，其上方的外胚层演变成神经板。	第3周有3胚层。
第3~8周（胚期）	神经管由神经外胚层形成，并在第4周前闭合。器官形成期。	致畸敏感期。
第4周	心脏开始搏动。上、下肢芽开始形成。	第4周有4肢和4个心腔。
第6周	经阴道超声下可见胎儿心脏活动。	
第8周	胎儿开始运动。	
第12周	外生殖器出现男性/女性特征。	

胚胎的衍生物

外胚层

表面外胚层	表皮、腺垂体（从Rathke囊发育而来）、眼晶状体、味觉上皮、嗅觉上皮、耳的感受器官、肛管齿状线以下部位、腮腺、汗腺、乳腺。	颅咽管瘤——良性Rathke囊肿瘤，含有胆固醇结晶和钙化。
神经管	大脑（神经垂体、中枢神经系统神经元、少突胶质细胞、星形胶质细胞、室管膜细胞、松果体）、视网膜、脊髓。	神经外胚层——主要是构成中枢神经系统。
神经嵴	黑素细胞、成牙质细胞、气管黏膜、肠嗜铬细胞、软脑膜、蛛网膜、周围神经系统神经节（脑神经节、背根神经节、自主神经节）、肾上腺髓质、施万细胞、螺旋膜（主动脉肺动脉隔）、心内膜垫、颅骨。	神经嵴——构成周围神经系统和邻近的非神经结构。
中胚层	肌肉、骨、结缔组织、体腔的浆膜（如腹膜、心包膜、胸膜）、脾（源自前肠肠系膜）、心血管结构、淋巴系统、血液、肠管壁、阴道上部、肾、肾上腺皮质、真皮、睾丸、卵巢。 脊索诱导外胚层形成神经外胚层（神经板）。脊索唯一的出生后衍生物是椎间盘髓核。	中胚层缺陷：椎骨缺损、肛门闭锁、心脏缺陷、气管食管瘘、肾缺陷、肢体缺陷（骨骼和肌肉）。
内胚层	肠管上皮（包括齿状线上方的肛管）、尿道大部和阴道下部（来源于尿生殖窦）、原肠上皮衍生物（如肺、肝、胆囊、胰腺、咽鼓管、胸腺、甲状旁腺、甲状腺滤泡旁细胞）。	

形态发生的错误类型

缺如	由于组织始基缺失而导致器官缺失。
不发育	组织始基存在，但器官缺失。
发育不全	组织始基存在，但器官发育不完全。
破坏	原本正常的组织或结构，遭到继发破坏（如羊膜带综合征）。
变形	外部干扰引起（如多胎妊娠→空间拥挤→足部畸形）；发生在胚期之后。
畸形	胎儿内部干扰引起，发生于胚期（第3~8周）。
序列征	单一胚胎事件导致的一系列异常（如羊水过少→Potter序列征）。

致畸物	在第3~8周（胚期——器官发生期）最敏感。3周以前，致畸物对胚胎无影响或直接致死（"全或无"），8周以后，致畸物影响生长及功能。

致畸物	对胎儿的影响	说明
致畸药物		
ACEI	肾衰竭、羊水过少、小头畸形	
烷化剂	手指/足趾缺失、多发畸形	
氨基糖苷类药物	耳毒性	
抗癫痫药	神经管缺陷、心脏缺陷、腭裂、骨骼畸形（如指骨/指甲发育不全、面部畸形）	推荐补充大剂量叶酸。常见的抗癫痫药有丙戊酸、卡马西平、苯妥英、苯巴比妥。
己烯雌酚	阴道透明细胞腺癌、先天中肾旁管畸形	
叶酸拮抗剂	神经管缺陷	包括甲氧苄啶、甲氨蝶呤、抗癫痫药。
异维A酸	多发性严重先天缺陷	强制性避孕。
锂	埃布斯坦（Ebstein）畸形（三尖瓣下移畸形）	
甲巯咪唑	先天性皮肤发育不全（尤其是头皮）	
四环素	牙色改变，骨骼发育受抑制	记忆法：四——口内有牙。
沙利度胺	四肢畸形（"海豹肢"）	
华法林	骨骼畸形、胎儿出血、流产、眼部异常	肝素更为安全（不透过胎盘）。
物质滥用		
酒精	导致先天畸形与智力障碍的常见原因；胎儿酒精综合征	
可卡因	低体重儿、早产儿、宫内发育迟缓、胎盘早剥	可卡因→血管收缩。
吸烟（尼古丁、CO）	低体重儿（发达国家低体重儿的主要原因是吸烟）、早产儿、胎盘问题、宫内发育迟缓、婴儿猝死综合征、注意缺陷多动障碍	尼古丁→血管收缩。 CO→O_2运输能力下降。
其他		
碘（缺乏或过量）	先天性甲状腺肿，或先天性甲状腺功能减退（呆小病）	
母亲糖尿病	尾部退化综合征（肛门闭锁、并腿畸形），先天性心脏病（如室间隔缺损、大血管转位）、神经管缺陷、巨大儿、新生儿低血糖、红细胞增多症	
甲基汞	神经毒性	甲基汞在旗鱼、鲨鱼、方头鱼、鲭鱼中含量最高。
维生素A过量	自然流产与先天畸形（腭裂、心脏病）的风险极高	
X射线	小头畸形、智力障碍	用铅屏蔽，减小影响。

胎儿酒精综合征

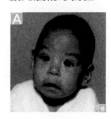

是导致智力残疾的主要可预防原因之一。在孕期任何阶段饮酒，新生儿先天性畸形的发生率均↑，包括：出生前与出生后的发育受限、小头畸形、面部畸形 A（如人中光滑、唇红缘薄、眼裂小）、四肢错位、心脏缺损。心肺痿与前脑无裂畸形是最为严重的类型。可能的致病机制：神经元细胞与神经胶质细胞的迁移受损。

新生儿戒断综合征

是一种累及中枢神经系统、自主神经系统和胃肠道系统的复杂疾病。继发于母体阿片类药物的使用/滥用。建议对所有孕妇进行药物滥用的筛查。新生儿表现为不协调的吮吸反射、烦躁、高声哭泣、震颤、呼吸急促、喷嚏、腹泻，可有癫痫。

双胎

异卵双胎是由两个卵子分别与两个不同的精子受精而成（通常是两个受精卵），有两个独立的羊膜囊和两个独立的胎盘（绒毛膜）。

同卵双胎是由一个受精卵（一个卵子＋一个精子）在妊娠早期分裂而成。受精卵分裂的时间决定了绒毛膜的数量和羊膜的数量：

- 0~4天分裂：分别具有各自独立的绒毛膜与羊膜
- 4~8天分裂：共用一个绒毛膜
- 8~12天分裂：共用一个羊膜
- ＞13天分裂：共用一个身体（联体儿）

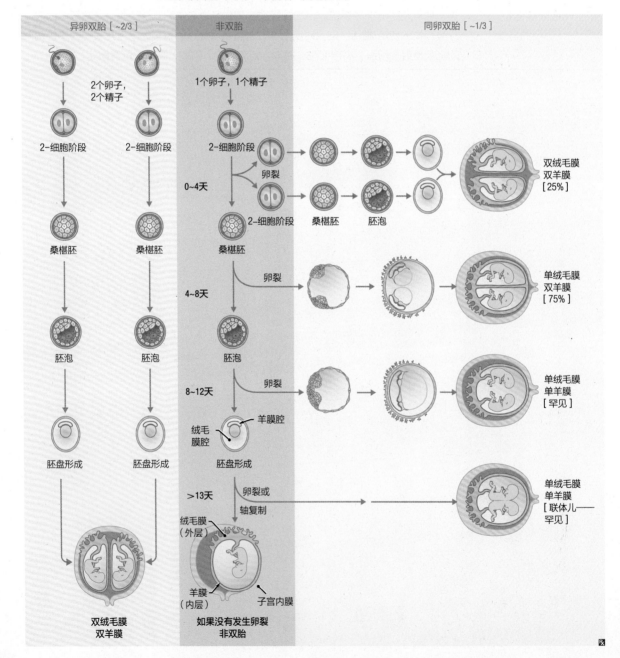

胎盘	母亲与胎儿之间最主要的营养与气体交换场所。	
构成胎盘的胎儿部分		
细胞滋养层	.绒毛膜绒毛的内层。	细胞滋养层产生细胞。
合体滋养层	绒毛膜绒毛的外层；合成并分泌激素，如人绒毛膜促性腺激素（hCG，结构上与黄体生成素相似，在孕早期刺激黄体分泌孕激素）。	合体滋养层合成激素。 不表达MHC-I→被母体免疫系统攻击的几率↓。
构成胎盘的母体部分		
底蜕膜	来源于子宫内膜。陷窝内充满母体血液。	

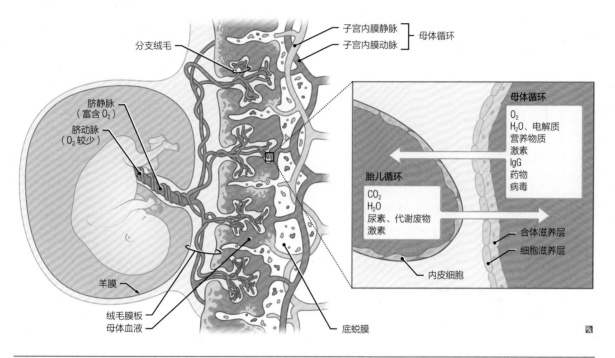

脐带

2条脐动脉将缺氧血液从胎儿髂内动脉回流至胎盘 。

1条脐静脉将富氧血液从胎盘运送到胎儿，通过肝或静脉导管流入下腔静脉。

单脐动脉与先天畸形和染色体异常有关。

脐动脉和脐静脉均来源于尿囊。

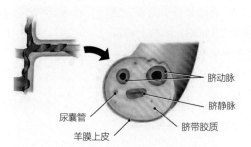

脐动脉
脐静脉
尿囊管
脐带胶质
羊膜上皮

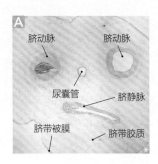

脐动脉　脐动脉
尿囊管　脐静脉
脐带被膜　脐带胶质

脐尿管

第3周卵黄囊形成尿囊，并延伸至尿生殖窦。尿囊进而成为脐尿管，是连接胎儿膀胱和脐之间的管道。若脐尿管未能退化，可增加感染和/或恶性肿瘤（如腺癌）的风险。出生后，脐尿管闭锁形成脐正中韧带，被腹膜的脐正中襞所覆盖。

脐尿管未闭	脐尿管完全没有闭锁→尿液从脐漏出。
脐尿管囊肿	脐尿管部分没有闭锁。脐和膀胱之间存在充满液体的囊肿，内衬尿路上皮细胞。囊肿可发生感染，表现为脐下痛性包块。
膀胱脐尿管憩室	脐尿管很小部分没有闭锁→膀胱外凸憩室。

脐

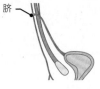 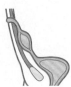 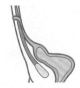

正常　　　脐尿管未闭　　　脐尿管囊肿　　　膀胱脐尿管憩室

卵黄管

第7周——连接卵黄囊和中肠腔的卵黄管（脐肠管）闭锁。

卵黄管瘘	卵黄管未能闭锁→胎粪从脐排出。
梅克尔（Meckel）憩室	卵黄管部分闭锁，未闭锁的部分与回肠相连（真憩室，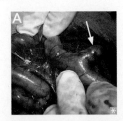 白色箭头所示）。可能有异位表达的胃和/或胰腺组织→黑便、便血、腹痛。

脐

正常　　　卵黄管瘘　　　梅克尔憩室

弓动脉衍生物	发育成为动脉系统	
第1弓动脉	上颌动脉的一部分（颈外动脉分支）	
第2弓动脉	镫骨动脉、舌动脉	
第3弓动脉	颈总动脉、颈内动脉的近端	
第4弓动脉	左侧——主动脉弓，右侧——右锁骨下动脉近端	第4弓动脉（四肢）——主动脉供应全身。
第6弓动脉	左、右肺动脉近端，（左侧）动脉导管	第6弓动脉——肺动脉及肺动脉向主动脉的分流（动脉导管）。

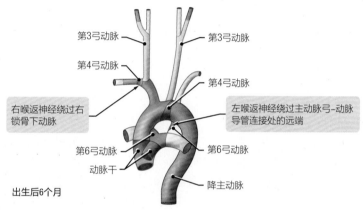

第3弓动脉　第3弓动脉
第4弓动脉　第4弓动脉
右喉返神经绕过右锁骨下动脉　左喉返神经绕过主动脉弓–动脉导管连接处的远端
第6弓动脉　第6弓动脉
动脉干　降主动脉
出生后6个月

咽器	由咽沟、鳃弓、咽囊组成。 咽沟——外胚层来源，又名鳃沟。 鳃弓——中胚层（肌肉、动脉）及神经嵴（骨、软骨）来源。 咽囊——内胚层来源。	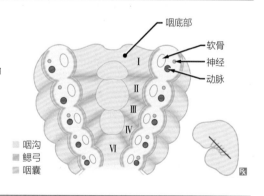

咽底部
软骨
神经
动脉
I
II
III
IV
VI
咽沟
鳃弓
咽囊

咽沟衍生物	第1咽沟演化为外耳道。 第2至第4咽沟形成暂时性颈窦。第2鳃弓的间充质增殖，最终将颈窦闭锁。 永久性颈窦→咽沟囊肿，在颈侧方，位于胸锁乳突肌前部。

鳃弓衍生物

鳃弓	软骨	肌肉	神经[1]	说明
第1鳃弓	上颌突→上颌骨、颧骨。 下颌突→梅克尔（Meckel）软骨→下颌骨、锤骨、砧骨、蝶下颌韧带。	咀嚼肌（颞肌、咬肌、翼内肌、翼外肌）、下颌舌骨肌、二腹肌前腹、鼓膜张肌、舌前2/3、腭帆张肌。	三叉神经下颌支	皮埃尔·罗班（Pierre Robin）序列征——小颌畸形、舌下垂、腭裂、气道阻塞。 特雷彻·柯林斯（Treacher Collins）综合征——常染色体显性遗传。神经嵴功能障碍→头面部异常（如颧骨、上颌骨发育不全）、听力障碍、气道狭窄。
第2鳃弓	赖歇特（Reichert）软骨：镫骨、茎突、舌骨小角、茎突舌骨韧带。	表情肌（含颈阔肌）、镫骨肌、茎突舌骨肌、二腹肌后腹。	面神经	
第3鳃弓	舌骨大角。	茎突咽肌。	舌咽神经	
第4~6鳃弓	杓状软骨、环状软骨、小角软骨、楔状软骨、甲状软骨。	第4鳃弓：大部分咽缩肌、环甲肌、腭帆提肌。 第6咽弓：除环甲肌以外的全部喉内肌。	第4鳃弓：迷走神经的喉上神经——吞咽。 第6鳃弓：迷走神经的喉返神经/喉下神经）——说话。	第3鳃弓和第4鳃弓形成舌的后1/3。第5鳃弓无重要发育意义。

[1]感觉神经和运动神经不是鳃弓衍生物，而是源自神经外胚层，长入鳃弓中。

记忆法：吃饭的时候，先咀嚼（第1鳃弓→咀嚼肌→三叉神经下颌支），享受美味表情幸福（第2鳃弓→表情肌→面神经），然后吞咽下去（第3鳃弓→茎突咽肌→舌咽神经，第4鳃弓→咽缩肌→迷走神经的喉上神经），最后再讲话（第6鳃弓→喉内肌→迷走神经的喉返神经/喉下神经）。

咽囊衍生物

咽囊	衍生物	说明
第1对咽囊	中耳鼓室、咽鼓管、乳突小房。	第1对咽囊形成耳的内胚层被覆的结构。
第2对咽囊	腭扁桃体上皮。	
第3对咽囊	背侧→**下对**甲状旁腺。 腹侧→胸腺。	第3对咽囊形成3个结构（胸腺、左下甲状旁腺、右下甲状旁腺）。 第3对咽囊来源的结构降至第4对咽囊来源结构以下。
第4对咽囊	背侧→**上对**甲状旁腺。 腹侧→后鳃体→甲状腺滤泡旁细胞。	

唇裂和腭裂

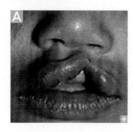

唇裂 ——上颌突和内侧鼻突未愈合（原发腭的形成）。

腭裂——两个外侧腭突未愈合，或外侧腭突与鼻中隔/正中腭突未愈合（继发腭的形成）。

唇裂和腭裂有各自的多因子病因，但经常并发。

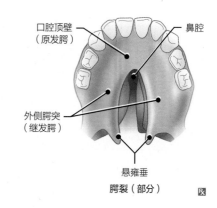

口腔顶壁（原发腭）

鼻腔

外侧腭突（继发腭）

悬雍垂

腭裂（部分）

生殖系统的胚胎发育

女性	默认模式。中肾管退化，中肾旁管发育。
男性	Y染色体上的*SRY*基因——产生睾丸决定因子→睾丸发育。 支持细胞分泌抗中肾旁管激素，抑制中肾旁管的发育。 间质细胞分泌雄激素，促进中肾管发育。
中肾旁管	发育为女性内部结构——输卵管、子宫、阴道上部（阴道下部来自尿生殖窦）。在男性，中肾旁管的残留物为睾丸附件。 **中肾旁管发育不全（Mayer-Rokitansky-Küster-Hauser综合征）**——可表现为原发性闭经（由于子宫未发育），女性第二性征正常（卵巢有功能）。
中肾管	发育为男性内部结构（除外前列腺）——精囊腺、附睾、射精管、输精管。在女性，中肾管的残留物为加特纳（Gartner）管。

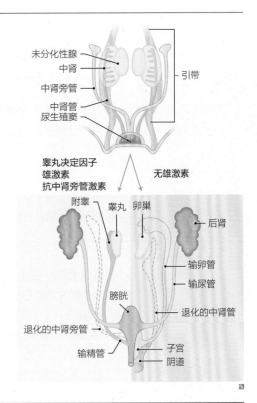

性别分化

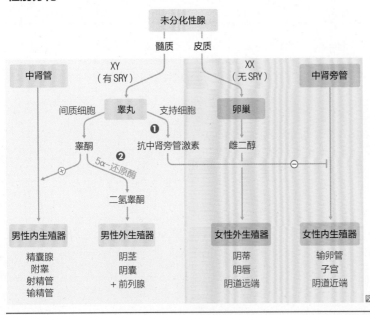

❶ 缺乏支持细胞或抗中肾旁管激素→发育为男性和女性的内生殖器和男性的外生殖器。

❷ 5α-还原酶缺乏——无法将睾酮转化为二氢睾酮→男性内生殖器，而外生殖器模糊不清直至青春期（睾酮水平↑导致男性化）。

子宫（中肾旁管）畸形

纵隔子宫	子宫常见畸形，纵隔吸收不完全（ A 为正常子宫， B 为纵隔子宫），导致生育能力↓、早期自然流产。治疗：手术。
双角子宫	中肾旁管融合不充分 C ，妊娠并发症、早期自然流产、胎位不正性难产、早产的风险↑。
双子宫	中肾旁管完全未融合→双子宫、宫颈、阴道 D 。能怀孕，但成功几率低。

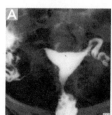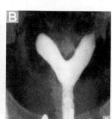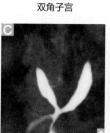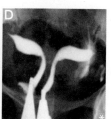

正常子宫　　　　纵隔子宫　　　　双角子宫　　　　双子宫

男性/女性生殖系统同源结构

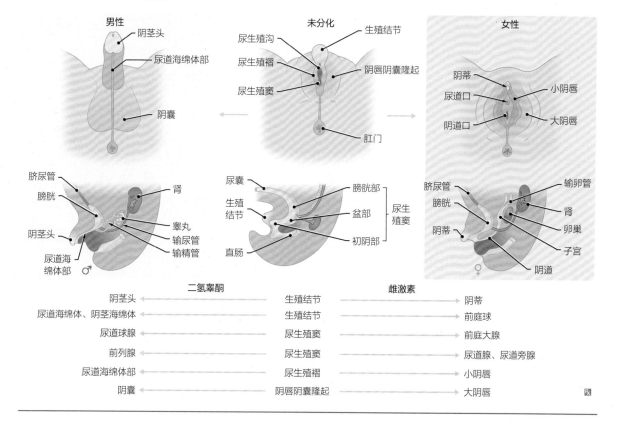

二氢睾酮		雌激素
阴茎头 ←	生殖结节	→ 阴蒂
尿道海绵体、阴茎海绵体 ←	生殖结节	→ 前庭球
尿道球腺 ←	尿生殖窦	→ 前庭大腺
前列腺 ←	尿生殖窦	→ 尿道腺、尿道旁腺
尿道海绵体部 ←	尿生殖褶	→ 小阴唇
阴囊 ←	阴唇阴囊隆起	→ 大阴唇

先天性阴茎畸形

尿道下裂	由于尿道褶未能融合，异常开口在尿道海绵体部的腹面。	尿道下裂比尿道上裂常见。常伴有腹股沟疝、隐睾、阴茎勃起弯曲（阴茎向下或向上弯曲）。
尿道上裂	由于生殖结节的位置错误，异常开口在尿道海绵体部的背面。	尿道上裂常与膀胱外翻并发。

睾丸和卵巢的下降

	描述	男性残留物	女性残留物
引带	带状结缔组织	将睾丸固定在阴囊内	卵巢韧带 + 子宫圆韧带
鞘突	外翻的腹膜	形成鞘膜	闭锁

▶ 生殖系统——解剖学

性腺的引流

静脉引流	左卵巢/睾丸→左性腺静脉→左肾静脉→下腔静脉。 右卵巢/睾丸→右性腺静脉→下腔静脉。 由于左精索静脉以90°角汇入左肾静脉，所以左侧血流的层流比右侧少→静脉压力左侧>右侧→精索静脉曲张更常见于左侧。	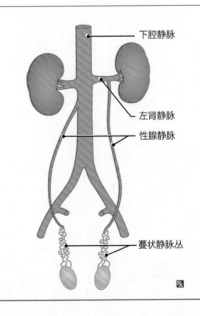
淋巴引流	卵巢/睾丸→主动脉旁淋巴结。 子宫体/子宫颈/膀胱上部→髂外淋巴结。 前列腺/子宫颈/海绵体/阴道近端→髂内淋巴结。 阴道远端/外阴/阴囊/肛门远端→腹股沟浅淋巴结。 龟头→腹股沟深淋巴结。	

下腔静脉

左肾静脉

性腺静脉

蔓状静脉丛

女性生殖系统解剖

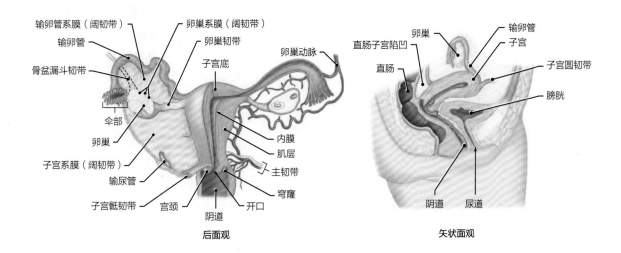

后面观 矢状面观

韧带	连接	包含的结构	说明
骨盆漏斗韧带	卵巢→骨盆外侧壁	卵巢的血管	也称作卵巢悬韧带。 卵巢切除术中，需要结扎以免出血。 输尿管位于腹膜后，邻近性腺血管→结扎卵巢血管时有损伤的风险。
主韧带（子宫颈横韧带）	子宫颈→骨盆侧壁	子宫的血管	子宫切除术中，结扎子宫血管时有损伤输尿管的风险。
子宫圆韧带	子宫角→大阴唇		引带的衍生物。通过圆形的腹股沟管。位于Sampson动脉上方。
阔韧带	子宫、输卵管、卵巢→骨盆侧壁	卵巢、输卵管、子宫圆韧带	腹膜褶皱，包裹输卵管系膜、子宫系膜和卵巢系膜。
卵巢韧带	卵巢的内侧极→子宫角		引带的衍生物。 卵巢韧带附着在子宫底外侧角。

附件（卵巢）扭转 卵巢和输卵管围绕骨盆漏斗韧带和卵巢韧带的扭转→骨盆漏斗韧带内的卵巢血管受到压迫→淋巴和静脉的外流受阻。仍有动脉灌注→卵巢水肿→动脉灌注完全受阻→坏死、局部出血。
可伴有卵巢肿物。表现为急性下腹痛、附件包块、恶心、呕吐。

女性生殖上皮组织学

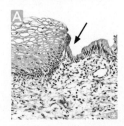

组织器官	组织学/说明
外阴	复层扁平上皮
阴道	非角化复层扁平上皮
子宫颈外口	非角化复层扁平上皮
移行区	柱状上皮和扁平上皮交界处 （宫颈癌最常发生的区域）
子宫颈内口	单层柱状上皮
子宫	单层柱状上皮。增生期有长管状腺体，分泌期有卷曲腺体
输卵管	单层纤毛柱状上皮
卵巢，外表面	单层立方上皮（卵巢表面是生发上皮）

男性生殖系统解剖

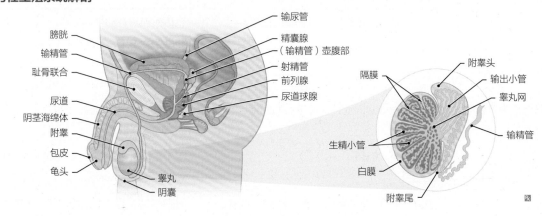

射精过程的精液路径：生精小管、附睾、输精管、射精管、尿道、阴茎

尿道损伤	几乎只见于男性。尿道外口有血时要怀疑尿道损伤。经尿道导尿为相对禁忌。	
	前尿道损伤	**后尿道损伤**
损伤的尿道部位	尿道球部（海绵体部）	尿道膜部
机制	会阴骑跨伤	骨盆骨折
漏尿/积血的位置	血液淤积在阴囊内。 如果阴茎深筋膜撕裂，尿液进入会阴间隙内	尿液进入耻骨后隙
临床表现	尿道外口有血，阴囊血肿	尿道外口有血，高位前列腺

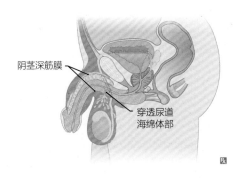
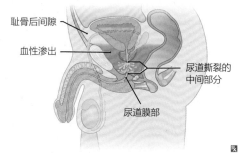

| 男性性反应的自主神经支配 | 勃起——副交感神经系统（盆内脏神经，S2~S4）：
● NO→cGMP↑→平滑肌松弛→血管舒张→促进勃起。
● 去甲肾上腺素→细胞内Ca^{2+}浓度↑→平滑肌收缩→血管收缩→抑制勃起。
发射（emission）——交感神经系统（腹下神经，T11~L2）。
排出（expulsion）——内脏神经和躯体神经。 | 磷酸二酯酶-5（PDE-5）抑制剂（如西地那非）使cGMP降解↓。 |

生精小管

细胞	功能	位置/说明
精原细胞	保持生殖细胞池，产生初级精母细胞。	排列在生精小管中 。是生殖细胞。
支持细胞	分泌抑制素B→抑制卵泡刺激素。 分泌雄激素结合蛋白→保持局部的睾酮水平。 产生抗中肾旁管激素。 相邻支持细胞之间的紧密连接，形成血睾屏障→避免配子遭到自身免疫攻击。 支持和滋养发育中的精子。 调控精子发生。 对温度敏感：温度↑，精子产量和抑制素B↓。	排列在生精小管中。 非生殖细胞。 通过芳香酶将睾酮和雄烯二酮转化为雌激素。 与女性的颗粒细胞同源。 温度↑见于精索静脉曲张和隐睾。
间质细胞	在黄体生成素存在的情况下分泌睾酮。睾酮的产生不受温度影响。	位于间质。 是内分泌细胞。 与女性卵泡内膜细胞同源。

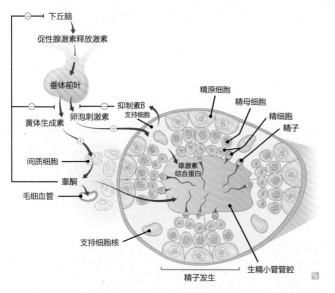

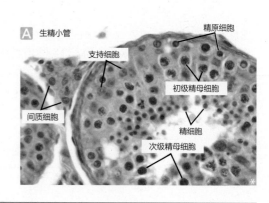

生精小管

▶ 生殖系统——生理学

精子发生　　男性从青春期开始，精原细胞开始分化，精子发生开始。精子完全成熟需要2个月。整个形成过程在生精小管中进行。精细胞通过精子形成过程（细胞质内容物脱落，顶体形成）变形成为成熟精子。

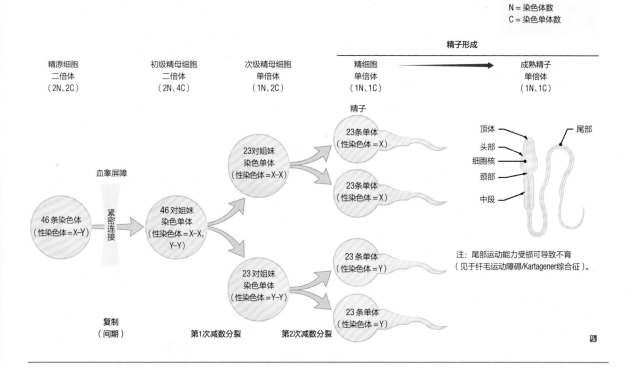

N = 染色体数
C = 染色单体数

雌激素

来源	卵巢（17β-雌二醇）、胎盘（雌三醇）、脂肪组织（通过芳构化产生雌酮）。	效能：雌二醇＞雌酮＞雌三醇。
功能	生殖器官和乳房发育，女性脂肪分布。 卵泡生长、子宫内膜增殖、子宫平滑肌兴奋性↑。 雌激素、黄体生成素（LH）和孕激素受体上调。 通过负反馈抑制卵泡刺激素（FSH）与LH，诱导排卵前LH峰的出现。促进催乳素分泌。 使转运蛋白、性激素结合球蛋白↑，高密度脂蛋白↑，低密度脂蛋白↓。	妊娠： • 雌二醇和雌酮浓度升高50倍 • 雌三醇浓度升高1 000倍（提示胎儿健康） 雌激素受体在细胞质中表达，并在与雌激素结合后，转移至细胞核内。

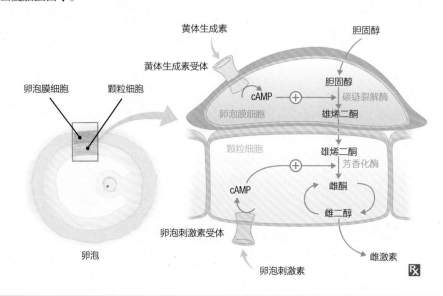

孕激素

来源	黄体、胎盘、肾上腺皮质、睾丸。	分娩后孕酮下降，对催乳素的抑制减退→泌乳。
功能	在黄体期，为受精卵在子宫着床做准备： • 促进子宫内膜腺体分泌和螺旋动脉生长 • 产生黏稠的宫颈黏液→抑制精子进入子宫 • 预防子宫内膜增生 • 体温↑ • 雌激素受体表达↓ • 促性腺激素（LH、FSH）分泌↓ 妊娠期间： • 维持妊娠 • 子宫平滑肌兴奋性↓→收缩频率和强度↓ • 催乳素对乳房的作用↓	孕酮↑可以用于监测排卵。

卵子发生

初级卵母细胞第一次减数分裂开始于胎儿期，但直到排卵之前才会完成。
初级卵母细胞第一次减数分裂停滞于前期（减数分裂的第一阶段）直到排卵。
次级卵母细胞第二次减数分裂停滞于中期（减数分裂的第二阶段）直到受精。
如果一天之内未能完成受精，则次级卵母细胞退化。

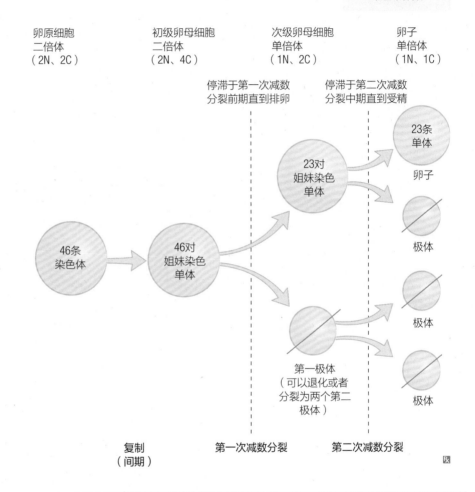

N = 染色体数
C = 染色单体数

排卵

雌激素↑，垂体前叶的GnRH受体↑。
雌激素激增，促进LH释放→排卵（卵泡破裂）。
体温↑（孕激素引起）。

经间痛（Mittelschmerz）——一般认为与腹膜刺激有关（如卵泡肿胀/破裂，输卵管收缩）。可与阑尾炎症状相似。

月经周期

卵泡期的长短因人而异。黄体期共14天。排卵日 + 14天 = 月经。

卵泡生长最快的阶段为卵泡期的第2周。

雌激素促进子宫内膜增殖。

孕激素支持子宫内膜以便于受精卵着床。

孕激素↓→生育力↓。

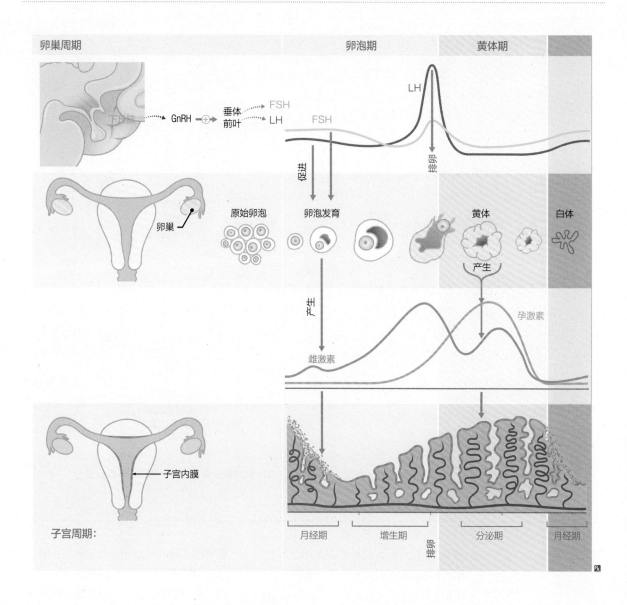

异常子宫出血   表现为月经过多或经间期出血。

病因：PALM–COEIN分类系统

- 结构性原因（PALM）：子宫内膜息肉（Polyp）、子宫腺肌病（Adenomyosis）、子宫平滑肌瘤（Leiomyoma）、子宫内膜恶变/不典型增生（Malignancy/hyperplasia）
- 非结构性原因（COEIN）：凝血功能障碍（Coagulopathy）、排卵功能障碍（Ovulatory）、子宫内膜局部异常（Endometrial）、医源性（Iatrogenic）、未分类（Not yet classified）

妊娠   受精通常发生于输卵管的远端（壶腹部），在排卵后1天内发生。

着床发生于受精后6天。人绒毛膜促性腺激素（hCG）由合体滋养层细胞分泌，受孕后1周可在血中测出hCG，受孕后2周可以自行从尿液中测出hCG。

孕龄——从末次月经开始计算。

胎龄——从受孕日开始计算（孕龄减去2周）。

妊娠期间的生理适应：

- 心输出量↑（前负荷↑、后负荷↓、HR↑→胎盘和子宫灌注↑）
- 贫血（血浆容量↑↑，红细胞数量↑）
- 高凝状态（分娩时失血↓）
- 过度通气（排出胎儿产生的CO_2）
- 脂肪分解和脂肪利用↑（对母体低血糖和胰岛素抵抗的代偿）→保障胎儿得到充足的葡萄糖和氨基酸

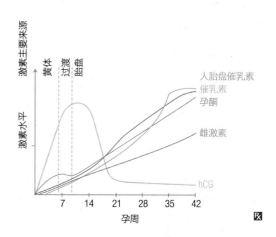

胎盘分泌的激素通常随孕周增加而增长，hCG除外（在8~10周时达峰值）。

人绒毛膜促性腺激素（hCG）

来源	胎盘的合体滋养层细胞。
功能	在妊娠的前8~10周支持黄体功能（以及孕酮水平），其作用相当于LH（若没有黄体支持→流产）。8~10周以后，胎盘自身能够合成雌三醇和孕酮，黄体退化。 早孕期尿液中有hCG，因而可用于验孕。 hCG与LH、FSH、TSH具有相同的α亚基（hCG↑可引起甲状腺功能亢进）。其β亚基具有特异性（hCG检测针对β亚基）。多胎妊娠、葡萄胎、绒毛膜癌和唐氏综合征hCG↑。异位妊娠、流产、Edwards综合征和Patau综合征hCG↓。

人胎盘催乳素	又称绒毛膜生长催乳素。
来源	胎盘合体滋养层细胞。
功能	刺激胰岛素合成，整体上胰岛素抵抗↑。如果母亲的胰腺功能不能应对这种胰岛素抵抗，则会发生妊娠糖尿病。

Apgar评分

	2分	1分	0分
皮肤颜色（Appearance）	全身红润	躯干红，四肢青紫	全身苍白或青紫
脉搏（Pulse）	≥100次/分	<100次/分	0
对刺激反应（Grimace）	哭、缩回	皱眉、哭声弱	无反应
四肢活动（Activity）	四肢活动	四肢屈曲	四肢松弛无动作
呼吸（Respiration）	哭声响亮	浅慢而不规则	无呼吸

在新生儿娩出后的1分钟和5分钟，用这个10分制量表完成新生儿整体评估。Apgar评分是基于新生儿皮肤颜色、脉搏、对刺激反应、四肢活动和呼吸的评估。如果Apgar评分<7，则要进一步评估。如果后续Apgar评分仍低，新生儿远期神经系统损伤的风险↑。

婴幼儿生长发育	生长发育里程碑是对婴幼儿发育进展的估计范围，会因数据来源不同而有所差异。对于未按时达到里程碑的儿童，需要评估潜在发育迟缓的可能。记忆法：3翻6坐8爬1岁走2岁跳。

年龄	运动	社交	语言/认知
婴儿期			
0~12个月	原始反射消失——拥抱反射（3月龄消失）、觅食反射（4月龄消失）、抓握反射（6月龄消失）、Babinski反射（12月龄消失）。 姿势——俯卧抬头（1月龄）、滚和坐（6月龄）、爬（8月龄）、站（10月龄）、走（12~18月龄）。 手的发育——玩具倒手（6月龄）、拇指和食指对捏（10月龄）、指物（12月龄）。	社会性微笑（2月龄）。 认生（6月龄）。 分离焦虑（9月龄）。	定位能力——对声音有反应（4月龄前）、对名字和手势有反应（9月龄）。 事物永久存在性（9月龄）。 会叫"妈妈"和"爸爸"（10月龄）。
幼儿期			
12~36个月	走路（12月龄）。 走楼梯（18月龄）。 叠积木：数目=年龄（年）×3。 用餐具（20月龄）。 踢球（24月龄）。	模仿其他孩子游戏（24~36月龄）。 离开母亲再回到母亲身边（24月龄）。 核心性别认同的形成（36月龄）。	2岁会说50个词，会用短语。
学龄前期			
3~5岁	骑三轮车（3岁）。 绘画：画线或圆，简笔画（4岁）。 单脚跳（4岁）。 使用纽扣或拉链，自己洗漱（5岁）。	独立——离开母亲自在地度过一天中的一段时间（3岁）。 交朋友：合作游戏，有想象中的朋友（4岁）。	3岁会说1 000个词（3个零），4岁可以说完整句子。 讲故事：可以讲述详细的故事（4岁）。

低出生体重儿	出生体重<2 500g。由早产或宫内发育迟缓引起。婴儿猝死综合征风险↑，总死亡率↑。

泌乳	在胎儿和胎盘娩出之后，孕酮迅速↓，对催乳素的抑制作用解除→泌乳开始。婴儿吮吸是维持泌乳和射乳所必需的，婴儿吮吸→神经刺激→催产素和催乳素↑。 催乳素——刺激并维持泌乳，生育功能↓。 催产素——协助射乳，促进子宫收缩。 母乳是<6月龄婴儿的理想营养来源。母乳中含有母体免疫球蛋白（被动免疫，主要成分是IgA）、巨噬细胞和淋巴细胞。母乳不仅可以降低婴儿感染风险，还可以降低儿童哮喘、过敏、糖尿病和肥胖症风险。指南推荐纯母乳喂养的婴儿补充维生素D，可能需要补铁。母乳喂养可使母亲患乳腺癌和卵巢癌的风险↓，并促进亲子关系。

绝经	绝经的诊断为停经12个月。由于年龄增长，卵巢卵泡数量下降，导致雌激素↓。平均绝经年龄为51岁（吸烟者较早）。 绝经前常有4~5年的月经周期紊乱。绝经后雌激素（雌酮）来自雄激素的外周转化，雄激素↑→多毛症。 绝经后FSH↑↑（由于雌激素↓，FSH的负反馈缺乏）。	激素变化：雌激素↓、FSH↑↑、LH↑（不像FSH那样激增）、GnRH↑。 导致——潮热、阴道萎缩、骨质疏松、冠心病、睡眠障碍。 40岁前绝经提示原发性卵巢功能不全（卵巢功能早衰），可见于接受化疗和/或放疗的女性。

雄激素	睾酮、双氢睾酮、雄烯二酮	
来源	双氢睾酮、睾酮——睾丸。 雄烯二酮——肾上腺。	效能：双氢睾酮＞睾酮＞雄烯二酮。
功能	睾酮： • 附睾、输精管和精囊（除前列腺以外的男性内生殖器）的分化 • 促进阴茎、精囊、精子、肌肉、红细胞的快速发育 • 嗓音变得低沉 • 骨骺闭合（通过从睾酮转化为雌激素起作用） • 性欲 双氢睾酮： • 早期——阴茎、精囊和前列腺的分化 • 后期——前列腺生长、顶秃和皮脂腺活动	睾酮通过5α-还原酶转化为双氢睾酮，5α-还原酶被非那雄胺抑制。 在男性，雄激素通过细胞色素P-450芳香化酶（主要存在于脂肪组织和睾丸）转化为雌激素。 芳香化酶是雄激素转化为雌激素的关键酶。 雄激素类固醇滥用——滥用合成类固醇一般用于增加肌肉量、增强肌肉力量和性能。对于有以下临床表现的男性，应怀疑其滥用雄激素类固醇：行为改变（如攻击性）、痤疮、男性乳腺发育、小睾丸（外源性睾酮→下丘脑-垂体-性腺轴受抑制→睾丸内睾酮↓→睾丸变小、精子数量↓、无精子）。女性则表现为男性化（如多毛症、痤疮、乳房萎缩、男性型脱发）。

性发育Tanner分期

外阴、阴毛和乳房都有其独立的Tanner分级（如一个人可以具有Tanner 2级的外阴和Tanner 3级的阴毛）。最早可观察到的第二性征，女性是乳房发育，男性是睾丸增大。

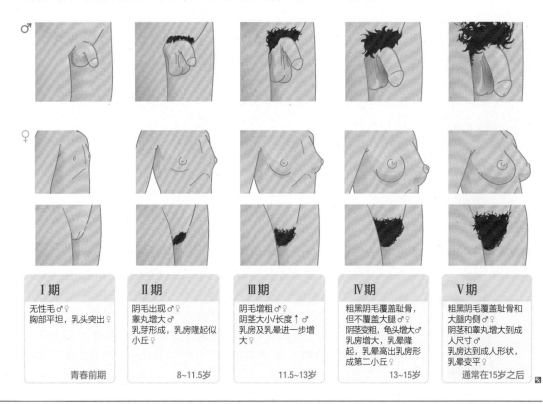

Ⅰ期	Ⅱ期	Ⅲ期	Ⅳ期	Ⅴ期
无性毛♂♀ 胸部平坦，乳头突出♀	阴毛出现♂♀ 睾丸增大♂ 乳芽形成，乳房隆起似小丘♀	阴毛增粗♂♀ 阴茎大小长度↑♂ 乳房及乳晕进一步增大♀	粗黑阴毛覆盖耻骨，但不覆盖大腿♂♀ 阴茎变粗，龟头增大♂ 乳房增大，乳晕隆起，乳晕高出乳房形成第二小丘♀	粗黑阴毛覆盖耻骨和大腿内侧♂♀ 阴茎和睾丸增大到成人尺寸♂ 乳房达到成人形状，乳晕变平♀
青春前期	8~11.5岁	11.5~13岁	13~15岁	通常在15岁之后

性早熟 女性8岁以前、男性9岁以前出现第二性征（如肾上腺功能初现、乳房初发育和月经初潮）。性激素暴露或分泌↑→线性生长（生长速率高于正常儿童）、体细胞和骨骼成熟（如骨骺过早闭合→身材矮小）。性早熟有以下类型：

- 中枢性性早熟（GnRH分泌↑）：特发性中枢性性早熟（最常见，下丘脑-垂体-性腺轴过早启动）、中枢神经系统肿瘤。
- 周围性性早熟（与GnRH无关。性激素产生↑，或暴露于外源性的性类固醇）：先天性肾上腺皮质增生症、分泌雌激素的卵巢肿瘤（如颗粒细胞瘤）、睾丸间质细胞瘤、McCune-Albright综合征。

▶ **生殖系统——病理学**

性染色体疾病	非整倍体，常因减数分裂染色体未分离导致。	
克兰费尔特（Klinefelter）综合征 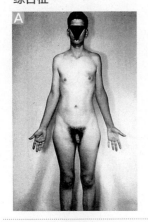	男性，47，XXY。 睾丸萎缩、类无睾者体形、个子高、四肢长、男性乳腺发育、女性体毛分布 Ⓐ。可有发育迟缓。存在灭活的X染色体（巴氏小体）。是不孕症性腺功能减退的常见原因。	生精小管发育不全→抑制素B↓→FSH↑。 睾丸间质细胞功能异常→睾酮↓→LH↑→雌激素↑。
特纳（Turner）综合征 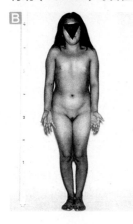	女性，45，XO。 身材矮小（如不治疗则身材矮小。生长激素可预防）、卵巢发育不全（条索状卵巢）、盾状胸 Ⓑ、二叶主动脉瓣、主动脉缩窄（股动脉脉搏<肱动脉脉搏）、淋巴管发育不全（导致蹼颈或水囊瘤，手足淋巴水肿）、马蹄肾、高腭弓、第4掌骨短。原发性闭经最常见的病因。没有巴氏小体。	月经初潮前绝经。 雌激素↓，导致LH和FSH↑。 性染色体（X或极少情况Y）的缺失常因减数分裂或有丝分裂期间染色体不分离所致。 减数分裂的错误通常发生在父亲的配子中→精子缺少性染色体。 受精卵形成后，有丝分裂发生错误→在一些（但不是所有）细胞中，性染色体丢失→嵌合型核型（如45，X/46，XX）。 （45, X/46, XY）嵌合型患性腺母细胞瘤的风险增加。 在某些情况下可以怀孕（体外受精，外源性17β–雌二醇和孕酮）。
超雄（YY）综合征	47，XYY。 表型正常（常未诊断），身高非常高。生育力正常。可有严重痤疮、学习障碍、孤独症谱系障碍。	
卵睾型性发育障碍	46, XX > 46, XY。 同时有卵巢和睾丸组织（卵睾）；生殖器性别模糊。曾被称为"真两性畸形"。	

性激素异常的诊断	睾酮	LH	诊断
	↑	↑	雄激素受体缺陷
	↑	↓	睾酮分泌性肿瘤、外源性类固醇
	↓	↑	高促性腺素性腺功能减退症（原发性）
	↓	↓	低促性腺素性腺功能减退症（继发性）

其他性发育异常	表型性别（外生殖器，受激素水平影响）和性腺性别（睾丸或卵巢，对应于Y染色体）不一致。术语有"假两性畸形"、"雌雄同体"、"双性人"。
46,XX性发育异常	有卵巢，但外生殖器男性化或性别模糊。病因是在早孕期，过量暴露于雄激素类固醇（如先天性肾上腺皮质增生症，或在妊娠期间外源性使用雄激素）。
46,XY性发育异常	有睾丸，但外生殖器女性化或性别模糊。最常见的类型是雄激素不敏感综合征（睾丸女性化）。

身体特征的异常	子宫	乳房	异常
	⊕	⊖	高促性腺素性功能减退症（如Turner综合征、遗传嵌合体、单纯性腺发育不全） 低促性腺素性功能减退症［如中枢神经系统损伤、卡尔曼（Kallmann）综合征］
	⊖	⊕	女性基因型，子宫阴道缺如；或男性基因型，雄激素不敏感
	⊖	⊖	男性基因型，睾酮产生不足

胎盘芳香化酶缺乏症	不能从雄激素合成雌激素。女性婴儿男性化（46,XX性发育异常，生殖器性别模糊），血清睾酮和雄烯二酮↑。孕期可出现母体男性化（胎儿雄激素穿过胎盘）。

雄激素不敏感综合征	雄激素受体缺陷导致女性体态（46,XY性发育异常）。女性外生殖器，腋毛和阴毛少，阴道盲端，子宫和输卵管缺如。患者有正常功能的睾丸（常在大阴唇中，需要手术切除以预防恶变）。睾酮、雌激素、LH↑（与性染色体疾病不同）。

5α-还原酶缺乏症	常染色体隐性遗传。性别仅限于基因型为男性的患者（46,XY性发育异常）。无法将睾酮转化为双氢睾酮。青春期前外生殖器性别模糊不清，直到睾酮↑引起男性化/外生殖器发育。睾酮/雌激素水平正常，LH正常或↑。内生殖器正常。

卡尔曼（Kallmann）综合征	不能完成青春期发育；是低促性腺素性功能减退症的一种类型。释放GnRH的神经元迁移有缺陷，继发嗅球不发育→下丘脑中GnRH合成↓，嗅觉减退/嗅觉缺失，GnRH、FSH、LH、睾酮↓。不孕（男性精子数量少，女性闭经）。

妊娠并发症

| 胎盘早剥 | 在胎儿娩出前，胎盘（部分或全部）从子宫壁分离。危险因素：创伤（如车祸）、吸烟、高血压、先兆子痫、可卡因滥用。临床表现：孕晚期突然发生的伴有疼痛的出血（隐性或显性）。可伴有DIC（组织因子激活介导）、孕妇休克、胎儿窘迫。胎盘早剥危及孕妇和胎儿的生命。 |

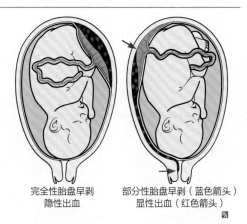

完全性胎盘早剥　　部分性胎盘早剥（蓝色箭头）
隐性出血　　　　　显性出血（红色箭头）

| 胎盘附着异常 | 蜕膜缺陷→胎盘异常附着和分娩后胎盘剥离异常。危险因素：既往剖宫产史或涉及子宫肌层的子宫手术史、炎症、前置胎盘、高龄产妇、多次经产史。根据穿透深度，胎盘附着异常有三种类型：
胎盘粘连——胎盘附着于子宫肌层，但不进入肌层。是最常见的类型。
胎盘植入——胎盘穿入子宫肌层。
胎盘穿透性植入——胎盘穿透子宫肌层，达到子宫浆膜（侵入整个子宫壁）；可导致胎盘附着于直肠或膀胱（导致血尿）。
临床表现：通常在分娩前超声发现。分娩后胎盘不剥离→产后出血（可导致希恩综合征）。 |

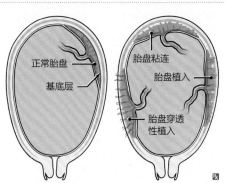

正常胎盘　　　　胎盘粘连
基底层　　　　　胎盘植入
　　　　　　　　胎盘穿透性植入

| 前置胎盘 | 胎盘附着于子宫下段（或距宫颈内口<2cm）。危险因素：多次经产史、剖宫产史。临床表现为孕晚期无痛性出血。 |

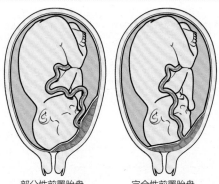

部分性前置胎盘　　完全性前置胎盘

妊娠并发症（续表）

前置血管	脐血管覆盖或靠近宫颈内口。可引起血管破裂、失血过多和胎儿死亡。 三联征：胎膜破裂、无痛性阴道出血、胎儿心动过缓（<110次/分）。 常需要紧急行剖宫产。 常合并脐带帆状附着（脐带穿入绒毛膜羊膜中，而非胎盘→脐血管缺少脐带胶质的保护）。	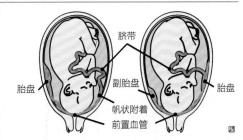 脐带 副胎盘 胎盘 帆状附着 前置血管 胎盘
产后出血	四类原因（记忆法：4T）：肌张力（Tone）（子宫收缩乏力。最为常见），创伤（Trauma）（产道裂伤、切口出血、子宫破裂），凝血酶（Thrombin）（凝血功能障碍），组织（Tissue）（妊娠物残留）。	产力、产道、胎盘、凝血。
异位妊娠 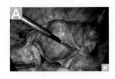	受精卵在子宫以外的部位着床，最常见于输卵管壶腹部 A。 需怀疑异位妊娠：停经、hCG水平低于孕周、下腹部急腹痛。用超声辅助诊断。 常需与阑尾炎鉴别。	疼痛±出血。 危险因素： • 既往异位妊娠史 • 不孕症史 • 输卵管炎（盆腔炎） • 阑尾穿孔 • 输卵管手术史 • 吸烟 • 高龄

羊水异常

羊水过多	通常是特发性的，也可由于胎儿畸形（如食管/十二指肠闭锁、无脑儿。两者都导致胎儿无法吞咽羊水）、孕妇糖尿病、胎儿贫血、多胎妊娠所致。
羊水过少	与胎盘功能不良、胎儿双侧肾发育不全、后尿道瓣膜（男性胎儿）导致无法排尿有关。 严重的羊水过少可导致波特（Potter）序列征。

葡萄胎

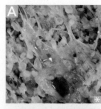

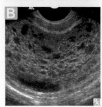

病理特点：绒毛间质水肿、绒毛膜上皮细胞增生（仅有滋养细胞）。

临床表现：阴道出血、子宫异常增大超过孕周、下腹胀痛。

并发症：与升高的hCG有关，早发型先兆子痫（20周前）、黄素化囊肿、妊娠剧吐、甲状腺功能亢进。

治疗：刮宫术、甲氨蝶呤。监测hCG。

	完全性葡萄胎	部分性葡萄胎
染色体核型	46,XX；46,XY	69,XXX；69,XXY；69,XYY
组成	最常见的情况：空核卵子 + 单精子（随后父源DNA复制成双倍）	2个精子 + 1个卵子
组织学	绒毛广泛性水肿，滋养细胞弥漫性增生	局灶性绒毛水肿/小范围的滋养细胞增生
胚胎成分	无	有
P57免疫组化染色	⊖（父源印记）	⊕（母源表达）
子宫大小	↑	—
hCG	↑↑↑↑	↑
影像学表现	"蜂窝状"或"葡萄串状"子宫 A、超声见"暴风雪样"占位 B	可见胚胎样结构
侵袭性葡萄胎风险	15%~20%	<5%
绒毛膜癌风险	2%	罕见

绒毛膜癌

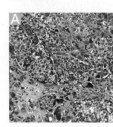

罕见；母亲在孕期或分娩后发生绒癌；或出生后的婴儿发生绒癌。是来源于滋养细胞（细胞滋养细胞、合体滋养细胞）的恶性肿瘤 A；无绒毛成分。双侧/多房卵巢黄素化囊肿的发生率↑。临床表现：hCG异常↑、气促、咯血。

血性转移到肺部→胸片可见"炮弹征" B。

治疗：甲氨蝶呤。

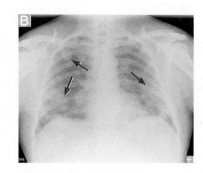

妊娠期高血压疾病

妊娠高血压	孕前无高血压，妊娠20周后血压>140/90mmHg。无蛋白尿或器官功能损害。	治疗：抗高血压药（肼屈嗪、卡比多巴、拉贝洛尔、硝苯地平），在37~39周分娩。
先兆子痫	妊娠20周后新发高血压，伴蛋白尿或器官功能障碍（<20周提示葡萄胎可能）。 由于胎盘螺旋动脉异常→血管内皮功能障碍、血管收缩、组织缺血。 既往患有高血压、糖尿病、慢性肾脏病、自身免疫病（如抗磷脂抗体综合征）的患者，先兆子痫发病率↑。 并发症：胎盘早剥、凝血功能障碍、肾衰竭、肺水肿、胎盘功能不全；可发展为子痫（+癫痫发作）和/或HELLP综合征。	治疗：抗高血压药、静脉注射硫酸镁（预防癫痫发作）；及时决定分娩时机。
子痫	先兆子痫+产妇癫痫发作。 孕产妇死亡原因：脑卒中、颅内出血或ARDS。	治疗：静脉注射硫酸镁、抗高血压药、立即终止妊娠。
HELLP综合征	溶血（Hemolysis）、肝酶升高（Elevated Liver enzymes）、血小板低（Low Platelets）。 是严重先兆子痫的特殊表现。 血涂片可见破碎的红细胞。 HELLP综合征可导致DIC和肝被膜下血肿→血肿破裂→严重的低血压。	治疗：立即终止妊娠。

妇科肿瘤流行病学	妇科肿瘤发病率（中国）：宫颈癌>子宫内膜癌>卵巢癌。 预后：宫颈癌（预后最佳，年龄<45岁）>子宫内膜癌（预后居中，年龄约55岁）>卵巢癌（预后最差，年龄>65岁）。

外阴病变

非肿瘤性

前庭大腺囊肿/脓肿	由于前庭大腺腺管阻塞，导致腺体黏液积聚 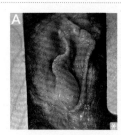。腺管阻塞和炎症反应可使囊肿发展为脓肿。常见于育龄女性。可与淋病奈瑟菌感染有关。
硬化性苔藓	上皮变薄，伴真皮纤维化/硬化。表现为白色萎缩性硬块伴红色或紫色边界，皮肤变薄变皱 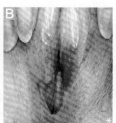。最常见于绝经后妇女。 良性，但略增加皮肤鳞状细胞癌的患病风险。
慢性单纯性苔藓	外阴鳞状上皮增生。表现为皮革状增厚的外阴皮肤，长期摩擦或搔抓会加重皮损。良性，不增加皮肤鳞状细胞癌的患病风险。

肿瘤性

外阴癌	外阴鳞状上皮细胞来源的癌 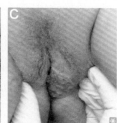。罕见。表现为外阴白斑，常需要活检将外阴癌与其他疾病鉴别。 HPV相关的外阴癌——与HPV-16、HPV-18型有关。危险因素：性伴侣多、性生活过早。常见于育龄女性。 非HPV外阴癌——常来源于长期的硬化性苔藓，见于>70岁女性。
乳房外佩吉特（Paget）病	上皮内腺癌。是原位癌，隐匿浸润癌的风险较低（而乳房Paget病常与浸润癌有关）。临床表现为外阴瘙痒、红斑、结痂、溃疡 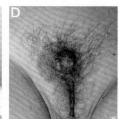。

A	B	C	D

处女膜闭锁	处女膜中心的上皮细胞在出生时未能退化。出生时阴道内黏液积聚→新生儿阴道口隆起，后自行消退。若不治疗，青春期出现原发闭经、周期性腹痛、阴道积血（阴道内月经血积聚→处女膜隆起并呈蓝色）。

阴道肿瘤

阴道鳞状细胞癌	常继发于宫颈鳞癌。原发性阴道癌罕见。
透明细胞腺癌	发生于胎儿时期暴露于己烯雌酚的女性。
葡萄状肉瘤	胚胎横纹肌肉瘤的变异。 患病年龄<4岁。组织学表现为纺锤形细胞，免疫组化结蛋白（desmin）⊕。 查体可见阴道壁上透明的、葡萄串状、息肉样肿块。

宫颈病变

宫颈上皮内瘤变

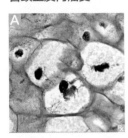

宫颈上皮异常增生。从宫颈鳞柱移行带（转化区）的基底层开始，向外延伸。根据不典型细胞改变的病变范围，分为CIN 1、CIN 2或CIN 3（严重、不可逆转的异型增生或原位癌）。

与HPV-16和HPV-18感染相关，HPV 16/18可产生E6基因产物（抑制*TP53*）和E7基因产物（抑制*pRb*）（6在7之前，P在R前）。挖空细胞 是HPV感染的特征表现。如果不治疗，可缓慢进展为浸润性癌。通常无症状（巴氏涂片检查发现）或表现为异常阴道出血（常发生于性交后）。

危险因素：多个性伴侣（首要）、吸烟、初次性生活年龄早、己烯雌酚暴露、免疫功能低下（如HIV、移植）。

浸润性宫颈癌

鳞状细胞癌最常见。巴氏涂片检查可以在进展为浸润性宫颈癌之前筛查出宫颈上皮不典型增生。明确诊断需要阴道镜检查和组织活检。宫颈癌向盆壁浸润→输尿管梗阻→肾盂积水→肾衰竭。

原发性卵巢功能不全

又称卵巢早衰。

育龄期妇女卵泡过早耗竭。大多数是特发性的，与染色体异常有关（特别是 <30岁女性），需要做染色体核型筛查。患者表现为青春期后、40岁前出现更年期症状。

雌激素↓，LH↑，FSH↑。

无排卵的常见原因

妊娠、多囊卵巢综合征、肥胖、下丘脑-垂体-卵巢轴异常/不成熟、卵巢早衰、高催乳素血症、甲状腺疾病、进食障碍、竞技体育、库欣综合征、肾上腺皮质功能不全、染色体异常（如特纳综合征）。

功能性下丘脑性闭经

又称运动性闭经。严格限制热量摄入、能量消耗↑、和/或压力↑→扰乱GnRH的脉冲式分泌→LH↓、FSH↓、激素↓。发病机制有瘦素↓（由于脂肪↓）和皮质醇↑（压力、过度运动）。

与进食障碍和"女运动员三联征"（卡路里摄入↓/过度运动，骨密度↓，月经紊乱）有关。

多囊卵巢综合征（PCOS）

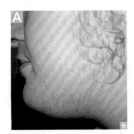

又称Stein-Leventhal综合征。可能是由于高胰岛素血症和/或胰岛素抵抗，导致下丘脑对激素的反馈应答发生变化→LH/FSH比值↑，卵泡膜细胞来源的雄激素（如睾酮）↑，卵泡成熟率↓→未破卵泡黄素化（囊肿）+ 无排卵。多囊卵巢综合征是女性生育力↓的常见原因。

双侧卵巢增大、多囊样改变。表现为闭经/月经稀发、多毛 、痤疮，生育力↓。可伴有肥胖或黑棘皮病。由于无排卵导致没有孕激素拮抗的长期雌激素作用，子宫内膜癌风险↑。

治疗：减重（外周性雌酮形成↓）、复方口服避孕药（预防无拮抗雌激素引发子宫内膜增生）调整月经周期，氯米芬，螺内酯、非那雄胺、氟他胺治疗多毛症。

卵巢囊肿

滤泡囊肿	未破裂的成熟卵泡扩张引起。卵巢滤泡囊肿可能与雌激素过多、子宫内膜增生有关。是年轻女性最常见的卵巢包块。
黄体囊肿	常为双侧/多房。由促性腺激素引起。可与绒毛膜癌和葡萄胎有关。

卵巢肿瘤

是55岁以上女性最常见的附件包块，可以是良性或恶性。可来自卵巢的表面上皮细胞、生殖细胞或性索间质细胞。

大多数恶性肿瘤是上皮来源的（浆液性囊腺癌最常见）。高龄、不孕、子宫内膜异位症、多囊卵巢综合征、遗传易感性（如BRCA-1或BRCA-2基因突变、Lynch综合征、明确的家族史）的患者卵巢癌风险↑。妊娠史、母乳喂养史、口服避孕药、输卵管结扎者的卵巢癌风险↓。

临床表现：附件包块、腹胀、肠梗阻、胸腔积液。通过检测CA125评估疗效/监测复发（不适合用于筛查）。

上皮性肿瘤（良性）

浆液性囊腺瘤	是最常见的卵巢肿瘤，由输卵管样上皮细胞包裹形成。通常为双侧。
黏液性囊腺瘤	多房、体积大。由分泌黏液的上皮细胞包裹形成 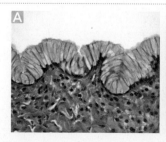。

生殖细胞肿瘤（良性）

成熟囊性畸胎瘤（皮样囊肿）	生殖细胞肿瘤。是10~30岁女性最常见的卵巢肿瘤。囊肿包含来自全部3个胚层的组织成分（如牙齿、毛发、皮脂）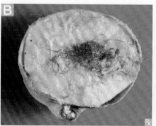。在囊肿增大或扭转时，可出现疼痛。甲状腺组织组成的单胚层畸胎瘤（卵巢甲状腺肿）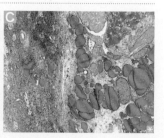，特殊表现为甲状腺功能亢进。成熟畸胎瘤恶变罕见（多为鳞状细胞癌）。

性索间质肿瘤（良性）

纤维瘤	成束的纺锤样成纤维细胞组成。**梅格斯（Meigs）综合征**——卵巢纤维瘤、腹水、胸腔积液三联征。临床上有腹股沟区牵拉的感觉。
支持-间质细胞瘤	体积小，灰色/黄棕色的包块。病理类似于睾丸组织，粉色的支持细胞小管/条索样排列。可产生雄激素→男性化（如多毛症、男性型秃发、乳房萎缩、阴蒂增大、月经稀发/闭经）。
卵泡膜细胞瘤	类似颗粒细胞瘤，可产生雌激素。常表现为绝经后异常子宫出血。

其他（良性）

卵巢勃勒纳（Brenner）瘤	类似膀胱上皮（移行细胞肿瘤）。实性肿瘤，呈灰黄褐色，包囊状。HE染色表现为"咖啡豆"样细胞核。通常是良性的。

卵巢肿瘤（续）

上皮性肿瘤（恶性）

浆液性囊腺癌	最常见的恶性卵巢肿瘤，常为双侧。镜下可见砂粒体。
黏液性囊腺癌	罕见的恶性黏液性卵巢上皮性肿瘤。可能从阑尾或其他胃肠道肿瘤转移而来。可导致**腹膜假黏液瘤**——腹膜内积聚黏液性物质。

生殖细胞肿瘤（恶性）

无性细胞瘤	最常见于青少年，相当于男性的精原细胞瘤，但更罕见。仅占所有卵巢肿瘤的1%，占生殖细胞肿瘤的30%。镜下表现为片状均匀的"煎蛋样"细胞 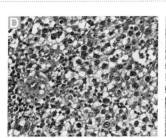。肿瘤标志物：hCG、LDH。
未成熟畸胎瘤	有侵袭性，含有胎儿组织，神经外胚层。未成熟畸胎瘤通常见于20岁之前。典型病例可见未成熟/胚胎样神经组织。
卵黄囊瘤	又称卵巢内胚窦瘤。有侵袭性，在儿童卵巢或睾丸和骶尾部发生。卵黄囊瘤表现为黄色、脆弱（出血）的实性肿块。50%有Schiller-Duval小体（类似于肾小球，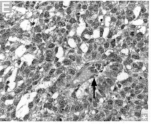中黑色箭头所示）。肿瘤标志物：AFP。

性索间质肿瘤（恶性）

颗粒细胞瘤	最常见的恶性间质肿瘤，主要见于50多岁的女性。常产生雌激素和/或孕激素，并伴有绝经后出血、子宫内膜增生、性早熟（青春期前）、乳房触痛。镜下可见Call-Exner小体（颗粒细胞排列在嗜酸性液体周围，类似于原始卵泡，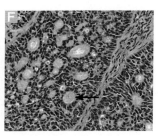黑色箭头所示）。

其他（恶性）

库肯勃（Krukenberg）瘤	胃肠道恶性肿瘤转移到卵巢→分泌黏蛋白的印戒细胞腺癌。常表现为双侧卵巢肿块。

原发性痛经	月经期疼痛。为了减少失血，子宫收缩→缺血性疼痛。由前列腺素介导。 治疗：NSAIDs。

子宫疾病

息肉	子宫内膜组织形成的边界清楚、与子宫壁相连的赘生物。可含有平滑肌细胞。呈息肉状突入子宫腔。无症状，或表现为无痛性异常子宫出血。
子宫腺肌病	子宫内膜组织（腺体）进入子宫肌层。由内膜基底层细胞增生导致。表现为痛经、异常子宫出血/月经量过多、子宫不均匀增大、子宫柔软呈球状。 治疗：GnRH拮抗剂、子宫切除术或子宫腺肌瘤切除术。
宫腔粘连	子宫内膜的粘连和/或纤维化。表现为生育力↓、反复流产、异常子宫出血、盆腔疼痛。常与刮宫有关。
子宫肌瘤	女性最常见的肿瘤。子宫肌瘤常多发 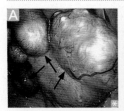。通常为良性平滑肌肿瘤，少有恶变为平滑肌肉瘤的。对雌激素敏感：妊娠可导致体积增大，绝经后体积可减小。高发年龄为20~40岁。可无症状，也可导致异常子宫出血或流产。严重出血可继发缺铁性贫血。镜下为边界清楚的涡轮状排列的平滑肌束 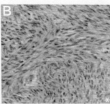。
子宫内膜增生	雌激素过度刺激引发的子宫内膜腺体异常增生。子宫内膜癌风险↑。相比于腺体结构的复杂性改变，核异型性是更重要的癌变危险因素。临床表现为绝经后阴道出血。危险因素有：无排卵性周期、激素替代疗法、PCOS、颗粒细胞瘤。
子宫内膜癌	常见的生殖系统恶性肿瘤 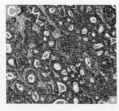。表现为无规律的阴道出血。包括两种类型： 子宫内膜样癌——最常见。与无孕激素拮抗的持续雌激素刺激和子宫内膜增生有关，常见于围绝经期女性。危险因素有：肥胖、糖尿病、高血压、不育。组织学表现为异常排列的内膜腺体。早期病理改变有PTEN（人第10号染色体缺失的磷酸酶及张力蛋白同源的基因）缺失或错配修复蛋白的失活。 浆液型癌——与绝经后女性的子宫内膜萎缩有关。呈侵袭性。表现为乳头状、簇状。常见为*TP53*基因突变。
子宫内膜炎	是子宫内膜的炎症 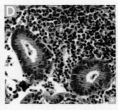，与分娩、自然流产、人工流产后妊娠物残留或外源性物质（如避孕环）有关。子宫内的残留物质促进阴道或肠道来源的菌群逆行感染子宫内膜。慢性子宫内膜炎组织切片中可见浆细胞。 治疗：庆大霉素 + 克林霉素 ± 氨苄西林。
子宫内膜异位症	非肿瘤导致的子宫内膜样腺体/基质成分出现在子宫腔外。可在体内任何部位出现，最常见的部位是卵巢（常双侧出现）、盆腔、腹膜（黄棕色的"枪伤"样改变）。在卵巢，表现为子宫内膜异位囊肿［内含积血的"巧克力囊肿"（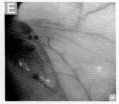 中星号上、下的卵形结构）］。可能是由于经血逆流、多能干细胞化生、子宫内膜组织经由淋巴系统转移等导致。 表现为周期性盆腔痛、出血、痛经、性交痛、排便痛、不孕；子宫大小正常。 治疗：NSAIDs、持续口服避孕药、黄体酮、GnRH拮抗剂、达那唑、腹腔镜下病灶切除。

乳腺病变

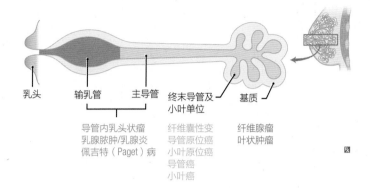

乳头　输乳管　主导管　终末导管及　基质
　　　　　　　　　　小叶单位

导管内乳头状瘤　　纤维囊性变　　纤维腺瘤
乳腺脓肿/乳腺炎　　导管原位癌　　叶状肿瘤
佩吉特（Paget）病　小叶原位癌
　　　　　　　　　导管癌
　　　　　　　　　小叶癌

乳腺良性疾病

纤维囊性变	最常见于绝经前20~50岁女性。临床表现为经前乳房疼痛或肿物，多为双侧和多灶性。为非增殖性病变，包括单纯囊肿（充满积液的导管扩张、呈蓝色穹顶表现）、乳头状大汗腺样变/上皮样化生、基质纤维化。不增加乳腺癌的发病风险。亚型有： • 硬化性腺病——腺泡和基质纤维化，伴钙化。癌变风险轻度↑。 • 上皮增生——终末导管或小叶上皮增生。若有不典型细胞则癌变风险↑。
炎性病变	• 脂肪坏死——由于乳房组织损伤导致的良性无痛结节。乳腺X线表现为富含油脂的钙化囊肿。活检可见坏死的脂肪细胞和巨细胞。超过50%的患者未诉有外伤病史。 • 哺乳期乳腺炎——哺乳期发生。乳头的裂口可增加细菌感染的风险。金黄色葡萄球菌是最常见的致病菌。使用抗生素治疗痊愈后可继续哺乳。
良性肿瘤	• 纤维腺瘤——常见于<35岁女性。为界限清楚的可活动的小肿块 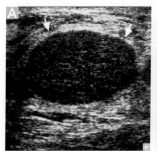。雌激素刺激下（如妊娠、经前）可出现增大和硬度增加。通常并不增加乳腺癌风险。 • 导管内乳头状瘤——输乳管内的小纤维上皮肿瘤，通常位于乳晕下方。导致乳头溢液（浆液性、血性）最常见的病因。癌变风险轻度↑。 • 叶状肿瘤——较大的结缔组织肿物 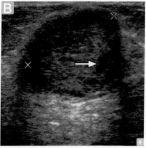 或呈分叶状的囊肿 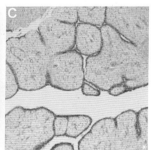。最常见于50多岁女性。有些有恶变可能。
男性乳腺发育	由于雌激素相对于雄激素活性↑所致的男性乳房增大。生理情况下见于新生儿、青春期前和老年男性，但也可持续至青春期后。其他原因有肝硬化、性腺功能低下（Klinefelter综合征）、睾丸肿瘤、药物（螺内酯、激素、西咪替丁、非那雄胺、酮康唑）。

| 乳腺癌 | 常见于绝经后女性。多为外上象限可触及的质硬包块。浸润性癌可固定于胸肌、深筋膜、Cooper韧带、被覆皮肤（表现为乳头回缩/酒窝征）上。表皮淋巴侵袭可→淋巴水肿→毛孔附近皮肤增厚→皮肤橘皮样外观。常起病于终末导管小叶单位。常见雌/孕激素受体或*c-erbB2*（HER2，为EGF受体）基因的过表达。ER⊖、PR⊖以及HER2/neu⊖的乳腺癌侵袭性更强。 | 女性的危险因素有：年龄↑、不典型增生、家族史（亲缘关系越近，年轻患者越多，本人患病风险越高）、种族（高加索人种发病率高，非洲裔三阴性乳腺癌发病率高）、有*BRCA1*或*BRCA2*突变、雌激素暴露↑（如未生育）、绝经后肥胖（脂肪组织将雄烯二酮转变为雌酮）、月经周期短、未哺乳、首次妊娠晚、酗酒。男性的危险因素：*BRCA2*突变、Klinefelter综合征。早期乳腺癌最重要的预后指标是腋窝淋巴结转移。 |

类型	特点	要点
非浸润性乳腺癌		
导管原位癌	癌细胞充满导管（ A 中的黑色箭头示导管内癌细胞，蓝色箭头示充盈的血管）。由导管不典型增生演变而来。乳腺X线片常在早期可见微钙化。	是早期肿瘤，没有透过基膜。一般不产生肿块。**粉刺样癌**——原位导管癌的亚型。细胞核分化好，中心有广泛坏死和营养不良性钙化 B 。
佩吉特（Paget）病	深部的导管原位癌/浸润性乳腺癌延伸到输乳管及乳头皮肤→乳头及附近皮肤湿疹样变 C 。	佩吉特细胞＝上皮内腺癌细胞。
小叶原位癌	没有肿块或钙化，常在切片中偶然发现。	任意侧乳腺癌风险↑（与导管原位癌不同，增加同侧乳腺及同个象限的风险）
浸润性癌		
亚型：小管癌——分化良好的小管，缺少肌上皮细胞；黏液癌——丰富的细胞外黏液，见于老年女性。		
浸润性导管癌	边缘明显的致密纤维化的质硬的肿块。基质中可见小的腺体样的导管样细胞。	
浸润性小叶癌	上皮钙黏素（E-cadherin）表达↓→细胞排列成行（呈"一列纵队" D ），无导管形成。通常没有促结缔组织增生性反应。	常为双侧同一位置的多发病变。
髓样癌	大的异型性细胞呈片状生长，伴有淋巴细胞和浆细胞。	边界清晰，很像纤维腺瘤。
炎性乳癌	肿瘤侵入表皮淋巴间隙→乳房疼痛，伴有局部皮肤红肿、发热，以及橘皮征 E 。	预后差（5年生存期为50%）。常被误诊为乳腺炎或佩吉特病。一般没有可触及的肿块。

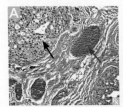
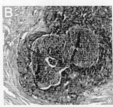
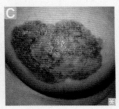
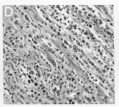
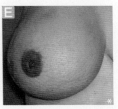

阴茎病变

阴茎纤维性海绵体炎

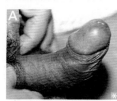

白膜上形成纤维斑块，导致阴茎曲度异常 A。伴有勃起功能障碍。可导致疼痛、焦虑。可手术治疗或曲度固定后采用胶原酶注射。与阴茎断裂不同（由于外力使海绵体断裂）。

缺血性阴茎异常勃起

痛性、持续性勃起，>4小时。与镰状细胞贫血（镰状红细胞阻塞了海绵体的静脉回流）、药物（如西地那非、曲唑酮）有关。应立即行减压术、海绵体内注射去氧肾上腺素或手术减压，以防止缺血。

鳞状细胞癌

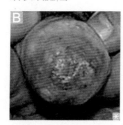

亚洲、非洲、南美洲较常见。前驱性原位病变有：鲍恩（Bowen）病（在阴茎上表现为白色斑块）、红斑增生病（龟头原位癌，表现为红斑 B）、鲍恩样丘疹病（恶性倾向不明的原位癌，表现为红色丘疹）。与男性未行包皮环切术及HPV感染有关。

隐睾

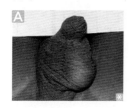

一侧 A 或两侧睾丸下降不成功。精子发生受损（精子发生的最适温度在<37℃），睾酮水平可正常（间质细胞最不易受温度影响），生殖细胞瘤的风险↑。早产儿患隐睾的风险↑。抑制素B↓，FSH、LH↑；双侧隐睾时睾酮↓，单侧正常。

睾丸扭转

睾丸沿精索及血管的旋转。常见于12~18岁男性。可有诱因（如外伤）或自发产生。特点是急性的、剧烈的疼痛，睾丸上移，无提睾反射。

治疗：6小时内手术治疗（睾丸固定术），如果时间窗内无法手术则手法复位。如果睾丸已失去功能，需行睾丸切除术。睾丸固定术应行双侧固定，因为对侧睾丸也有发生扭转的风险。

精索静脉曲张

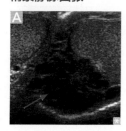

由于静脉压力↑导致蔓状静脉丛静脉扩张。是导致成年男性阴囊增大的最常见原因。由于左侧睾丸静脉流入左肾静脉的阻力较大，因此常发生在左侧。可因局部温度↑进而导致不育。可通过直立位触诊/Valsalva动作（视诊可见扩张，触诊可及摸虫感，Valsalva动作可增强上述特征）或多普勒超声 A 作出诊断；不透光。

治疗：若伴有疼痛或不育，可行手术结扎或栓塞。

| 性腺外生殖细胞肿瘤 | 发生于中线部位。在成人，最常见的部位是腹膜后、纵隔、松果体以及鞍区。在婴幼儿，最常见的是骶尾部畸胎瘤。 |

| 阴囊肿物 | 良性阴囊病变，表现为睾丸区域肿物，可以是透光的（与睾丸实性肿瘤不同）。 |

| 先天性鞘膜积液 | 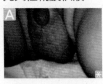 婴儿阴囊肿胀 A 的常见原因。因鞘状突没有完全闭合导致。常在1岁前自行缓解。 | 透光试验⊕ |

| 后天性鞘膜积液 | 继发于感染、创伤、肿瘤等的鞘膜积液。若为血性→鞘膜积血。 |

| 精液囊肿 | 睾丸网或附睾管扩张导致的囊肿 | 睾丸旁有波动感的结节。 |

| 睾丸生殖细胞肿瘤 | 约占全部睾丸肿瘤的95%。常见于年轻男性。危险因素有：隐睾、Klinefelter综合征。可为混合性生殖细胞肿瘤。不透光。一般不做活检（有播散种植的风险）。治疗：根治性睾丸切除术。 |

| 精原细胞瘤 | 恶性。无痛，睾丸均匀增大，是最常见的睾丸肿瘤。不会发生于婴儿。小叶内有体积较大的细胞，水样细胞质，瘤细胞呈"煎鸡蛋样"外观。胎盘ALP↑。对放疗高度敏感。转移较晚，预后好。类似于女性的无性细胞瘤。 |

| 卵黄囊瘤 | 也称睾丸内胚窦瘤。黄色，黏液性。恶性程度高，类似于卵巢卵黄囊瘤。Schiller-Duval小体形似原始肾小球。AFP↑为典型特征。最常见于<3岁男童。 |

| 绒毛膜癌 | 恶性。hCG↑。可见排列紊乱的合体滋养细胞和细胞滋养细胞。血行转移至肺和脑。可导致男性乳腺发育和甲状腺功能亢进症状（hCG的α亚基与LH、FSH、TSH一致）。 |

| 畸胎瘤 | 与女性不同，男性的成熟畸胎瘤有恶性可能。在儿童中为良性。 |

| 胚胎性癌 | 恶性。痛性、出血性肿块伴坏死，比精原细胞瘤预后差。镜下表现为腺体样/乳头状。"纯"的胚胎性癌罕见，常混合有其他肿瘤类型。纯的胚胎性癌hCG↑，AFP正常（当混合有其他肿瘤成分时，AFP↑）。 |

生殖细胞肿瘤的激素水平

	精原细胞瘤	卵黄囊瘤	绒毛膜癌	畸胎瘤	胚胎性癌
胎盘ALP	↑	—	—	—	—
AFP	—	↑↑	—	—	—/↑（混合型）
β-hCG	—/↑	—/↑	↑↑	—	↑

睾丸非生殖细胞肿瘤　占睾丸肿瘤的5%，大多为良性。

睾丸间质细胞瘤	金黄色，含有Reinke晶体（嗜酸性细胞质成分）。产生雄激素或雌激素→导致男性乳腺发育、男性性早熟。
睾丸支持细胞瘤	来自性索间质的男性母细胞瘤。
睾丸淋巴瘤	老年男性最常见的睾丸肿瘤。并非原发于睾丸，而是从淋巴组织转移至睾丸。侵袭性强。

附睾炎和睾丸炎

附睾炎	附睾的炎症。表现为局部疼痛，睾丸后部压痛。Prehn征⊕（提拉阴囊可缓解疼痛）。可进展成睾丸炎（附睾睾丸炎）。
睾丸炎	睾丸的炎症。表现为睾丸疼痛、肿胀。病因有： • 沙眼衣原体、淋病奈瑟菌感染：青年男性最常见。 • 大肠埃希菌、假单胞菌：老年男性最常见，伴尿路感染及良性前列腺增生。 • 腮腺炎性睾丸炎：不育风险↑，罕见，<10岁。 • 自身免疫性：肉芽肿累及生精小管。

良性前列腺增生　常见于＞50岁的男性。前列腺的尿道旁小叶（侧叶和中叶）呈光滑、有弹性、坚硬结节状增生，压迫尿道。不是癌前病变。

常表现为尿频、夜尿增多、尿痛、开始及停止排尿困难。可导致膀胱尿潴留及膀胱增生、肾积水、尿路感染。游离PSA（前列腺特异性抗原）↑。

治疗：α_1-拮抗剂（特拉唑嗪、坦索罗辛）可使平滑肌松弛，5α-还原酶抑制剂（如非那雄胺），PDE-5抑制剂（如他达拉非），手术切除（如经尿道前列腺电切术、消融术）。

前叶、良性前列腺增生、尿道、侧叶、中叶、后叶、前列腺癌

前列腺炎　表现为尿痛、尿频、尿急、腰痛。前列腺温度升高、压痛、肿大。

急性细菌性前列腺炎——老年男性最常见的致病菌为大肠埃希菌；青年男性常为沙眼衣原体、淋病奈瑟菌。

慢性前列腺炎——细菌性或非细菌性（如继发于感染、神经疾病、化学刺激）。

前列腺腺癌　常见于＞50岁的男性。起自前列腺后叶（外周区），通过PSA↑及细针穿刺活检诊断。

前列腺酸性磷酸酶（PAP）和PSA是常用的肿瘤标志物（总PSA↑，游离PSA比值↓）。

晚期可发生成骨转移，表现为腰痛，血ALP、PSA↑。可由椎静脉丛转移至脊柱。

▶生殖系统——药理学

生殖激素的调控

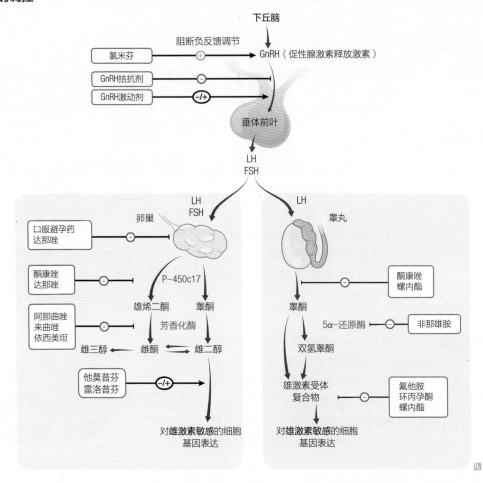

亮丙瑞林

机制	GnRH类似物。脉冲式应用时，能起到GnRH激动剂作用；连续使用时，产生拮抗作用（下调垂体GnRH受体→FSH↓、LH↓）。
临床应用	子宫平滑肌瘤、子宫内膜异位症、性早熟、前列腺癌、不孕症。
不良反应	性腺功能低下、性欲低下、勃起功能障碍、恶心、呕吐。

雌激素
炔雌醇、己烯雌酚、美雌醇

机制	与雌激素受体结合。
临床应用	性腺功能低下或卵巢功能衰竭、月经不规律（复方口服避孕药）、绝经后激素替代疗法。
不良反应	子宫内膜癌风险↑（没有联合使用孕激素时）、绝经后女性阴道流血、子宫内暴露于己烯雌酚可致女性胎儿阴道透明细胞癌。血栓风险↑。禁忌证：ER⊕乳腺癌、下肢深静脉血栓形成史、>35岁吸烟女性。

选择性雌激素受体调节剂

氯米芬	下丘脑雌激素受体拮抗剂。干扰正常的负反馈调节，使垂体FSH和LH的释放↑，从而刺激排卵。用于治疗无排卵的不孕症（如多囊卵巢综合征）。选择性雌激素受体调节剂可导致潮热、卵巢增大、多胎妊娠、视力损伤。
他莫昔芬	对于乳腺，是雌激素受体拮抗剂；对于骨骼和子宫，是雌激素受体激动剂。增加血栓栓塞事件风险（尤其是吸烟者），增加子宫内膜癌的风险。用于治疗ER/PR⊕乳腺癌，预防其复发。
雷洛昔芬	对于乳腺和子宫，是雌激素受体拮抗剂；对于骨骼，是激动剂。增加血栓栓塞事件风险（尤其是吸烟者），但相比于他莫昔芬，并不增加子宫内膜癌风险。用于治疗骨质疏松症。

芳香化酶抑制剂
阿那曲唑、来曲唑、依西美坦

机制	抑制外周雄激素向雌激素的转化。
临床应用	绝经后ER⊕的乳腺癌患者。

激素替代疗法
缓解和预防更年期症状（如潮热、阴道萎缩）、骨质疏松（雌激素↑，破骨细胞活性↓）。
无孕激素拮抗的单用雌激素替代疗法，子宫内膜癌风险↑，需加用孕酮。可增加心血管事件风险。

孕激素	左炔诺孕酮、甲羟孕酮、依托孕烯、炔诺酮、甲地孕酮
机制	与孕激素受体相结合，子宫内膜增生↓，子宫内膜血管生成↑，促进宫颈黏液黏稠。
临床应用	避孕（剂型有口服、宫内节育器、植入、注射）、子宫内膜癌、异常子宫出血。使用孕激素面临的问题：孕激素撤退性出血（某些解剖异常不涉及此问题，如Asherman综合征）、没有雌激素作用的持续无排卵。

孕激素拮抗剂	米非司酮、乌利司他
机制	竞争性结合孕激素受体。
临床应用	终止妊娠（米非司酮和米索前列醇联用）；紧急避孕（乌利司他）。

复方避孕药	孕激素和炔雌醇复方制剂，剂型有片剂、皮贴、阴道环。 雌激素和孕激素抑制LH/FSH分泌，从而抑制雌激素急速上升。没有雌激素急速上升→没有LH急速上升→不排卵。 孕激素通过使宫颈黏液变黏稠，从而限制精子进入子宫。孕激素同时可以抑制子宫内膜增生，使内膜不利于胚胎着床。 禁忌证：＞35岁的吸烟女性（心血管事件风险↑）、心血管疾病高风险者（包括静脉血栓栓塞史、冠心病史、脑卒中史）、偏头痛（尤其是有先兆症状）、乳腺癌、肝病。

含铜宫内节育器	
机制	通过局部炎症反应，杀伤精子和卵子，抑制受精及着床；本身不含激素。
临床应用	长效可逆的避孕措施，最有效的紧急避孕措施。
不良反应	月经过多、经期延长、痛经。放置操作可增加盆腔炎风险（急性盆腔炎是放置的禁忌证）。

保胎药	松弛子宫的药物。包括特布他林（β_2-激动剂作用）、硝苯地平（钙离子拮抗剂）、吲哚美辛（NSAID）。抑制导致早产的子宫收缩，给糖皮质激素发挥作用（促进胎肺成熟）或转运至有产科的医疗中心创造时间。

达那唑	
机制	合成雄激素，是雄激素受体的部分激动剂。
临床应用	子宫内膜异位症、遗传性血管性水肿。
不良反应	体重增加、水肿、痤疮、多毛症、女性男性化、HDL↓、肝毒性、特发性高颅压。

睾酮、甲睾酮

机制	雄激素受体激动剂。
临床应用	治疗性腺功能低下，促进第二性征发育；促进烧伤或创伤后机体的合成代谢。
不良反应	女性男性化；抑制LH的释放（通过负反馈调节）→睾丸内睾酮水平↓→性腺萎缩。骨骺过早闭合。LDL↑、HDL↓。

雄激素拮抗剂

非那雄胺	5α-还原酶抑制剂（睾酮转化为双氢睾酮↓）。用于治疗良性前列腺增生和雄激素脱发。不良反应：男性乳腺发育、性功能障碍。	睾酮 $\xrightarrow{5\alpha\text{-还原酶}}$ 双氢睾酮（效能更强）
氟他胺	雄激素受体的非甾体类竞争性抑制剂。用于前列腺癌的治疗。	
酮康唑	抑制甾体合成（抑制17,20碳链裂解酶/17α-羟化酶）。	用于治疗PCOS，减少雄激素相关症状。两药都可导致男性乳腺发育和闭经。
螺内酯	抑制甾体结合，抑制17,20碳链裂解酶/17α-羟化酶。	

坦索罗辛

	α_1-拮抗剂，通过抑制平滑肌收缩治疗良性前列腺增生。选择性作用于$\alpha_{1A/D}$受体（位于前列腺），而非血管α_{1B}受体。

磷酸二酯酶-5抑制剂（PDE5I）

	西地那非、伐地那非、他达拉非	
机制	抑制磷酸二酯酶-5→cGMP↑→促进平滑肌在NO的作用下舒张→阴茎海绵体血流↑，肺血管阻力↓。	中文记忆法：西地那非、伐地那非、他达拉非对于阴茎"非"常有效。
临床应用	勃起功能障碍、肺动脉高压、良性前列腺增生（仅限他达拉非）。	
不良反应	头痛、潮热、消化不良、蓝视。对于服用硝酸盐的患者，有引起致命低血压的风险。	

米诺地尔

机制	直接舒张小动脉。
临床应用	雄激素性秃发（男性型脱发）、严重的顽固性高血压。

翻译：高瑞辰、石易鑫、高仕奇、孙渤缘、贾梓淇、李佳欣、邵禹铭

审校：陈咏梅、刘伟、樊华、罗敏、李乃适、王常珺

▶ 笔记

第十章

呼吸系统

"There's so much pollution in the air now that if it weren't for our lungs, there'd be no place to put it all."

— Robert Orben

"Freedom is the oxygen of the soul."

— Moshe Dayan

"Whenever I feel blue, I start breathing again."

— L. Frank Baum

"Life is not the amount of breaths you take; it's the moments that take your breath away."

— Will Smith, *Hitch*

▶ 呼吸系统——胚胎学

肺的发生	肺的发生可分为五个阶段。肺发生的开始：胚胎发育第4周，呼吸憩室末端膨大形成肺芽。

阶段	结构发育	注释
胚期（4~7周）	肺芽→气管→支气管芽→主支气管→二级支气管（叶支气管）→三级支气管（段支气管）。	此阶段发育异常，可导致气管食管瘘。
假腺期（5~17周）	内皮管→终末细支气管。被少量毛细血管网环绕。	不能呼吸，此阶段早产不能存活。
小管期（16~25周）	终末细支气管→呼吸性细支气管→肺泡管。被大量毛细血管网环绕。	气道直径增加。20周肺泡细胞开始发育，25周开始可以呼吸。
囊泡期（26周~出生）	肺泡管→肺泡囊。肺泡囊之间被初级肺泡隔所分隔。	
肺泡期（36周~8岁）	肺泡囊→成熟肺泡（出现次级肺泡分隔）。在子宫中，"呼吸"通过吸入和排出羊水进行→妊娠期肺血管阻力↑。出生时，肺中的液体被空气所取代→肺血管阻力↓。	出生时：约有2千万~7千万个肺泡。8岁时：约有3亿~4亿个肺泡。

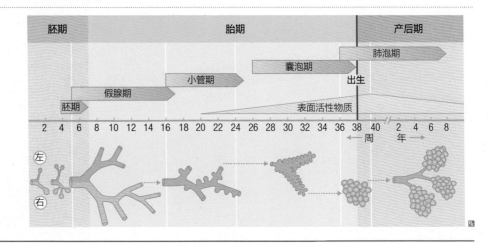

肺先天性畸形

肺发育不全	支气管树发育不良伴有组织学异常。伴有先天性膈疝（通常为左侧），双侧肾缺如（Potter综合征）。
支气管囊肿	由前肠异常出芽和终末细支气管或大支气管扩张引起。胸部X线可见支气管呈离散状、圆形、边界清晰的液性暗区（感染则充满空气）。一般无症状，但引流不畅可导致气道受压和/或反复呼吸道感染。

Club细胞	无纤毛；低柱状/立方形，有分泌颗粒。位于细支气管中。可以降解毒素；分泌表面活性物质成分；充当储备细胞。

肺泡细胞类型

Ⅰ型肺泡细胞	占据肺泡表面积的97%，呈扁平状，围成肺泡。细胞非常薄，适合气体交换。	$$塌陷压（P）= \frac{2 \times 表面张力}{半径}$$ 拉普拉斯定律——随着肺泡半径↓，呼气时肺泡塌陷趋势↑。 肺表面活性物质是卵磷脂的复杂混合物，其中最重要的是二棕榈酰磷脂酰胆碱（DPPC）。 表面活性物质合成开始于妊娠第20周左右，但直到第35周左右才达到成熟水平。 皮质类固醇对胎儿表面活性物质的产生和肺部发育非常重要。 Ⅱ型肺泡细胞产生2种细胞类型，具有2种功能（产生表面活性物质，具有干细胞功能）。
Ⅱ型肺泡细胞 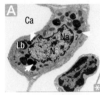 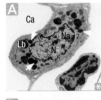	细胞内的板层小体可以释放表面活性物质（A中的白色箭头）→肺泡表面张力↓，防止肺泡塌陷，肺弹性回缩压↓，肺顺应性↑。细胞呈现立方形成簇分布B。可以作为Ⅰ型细胞和其他Ⅱ型细胞的前体细胞，在肺损伤时增生。	
肺泡巨噬细胞	吞噬外来物质，释放细胞因子和肺泡蛋白酶。在肺水肿或肺泡出血时可出现充满含铁血红素的巨噬细胞。	

新生儿呼吸窘迫综合征（NRDS） 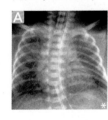	表面活性物质缺乏→肺泡表面张力↑→肺泡塌陷（肺野呈现毛玻璃样）A。 危险因素：早产、母亲糖尿病（导致胎儿胰岛素↑），剖宫产（胎儿糖皮质激素释放↓，比阴道分娩挤压小）。 治疗：母亲产前使用类固醇，婴儿补充外源性表面活性物质。 治疗性补充O_2可导致早产儿视网膜病变、脑室出血、支气管肺发育不良。	胎儿肺成熟筛查试验：羊水中卵磷脂-鞘磷脂比值（L/S：≥2健康，<1.5提示NRDS）、泡沫稳定性指数、表面活性物质-白蛋白比率。 持续O_2张力低→动脉导管未闭风险。 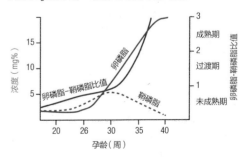

▶ 呼吸系统——解剖学

支气管树

导气部	大气道由鼻、咽、喉、气管和支气管组成。大支气管和中支气管的气道阻力最高。小气道由细支气管组成，细支气管进一步分为终末细支气管（大量终末细支气管并行→气道阻力最小）。
	加温、加湿和过滤空气，但不参与气体交换→"解剖无效腔"。
	软骨和杯状细胞延伸到支气管末端。
	假复层纤毛柱状细胞主要构成支气管上皮并延伸至终末细支气管起始部，然后转变为立方形细胞。主要功能是清除肺部的黏液和碎屑（黏膜纤毛"扶梯"）。
	呼吸道平滑肌细胞延伸至终末细支气管末端（此后平滑肌细胞变稀疏）。
呼吸部	肺实质；由呼吸性细支气管、肺泡管和肺泡组成。参与气体交换。
	呼吸性细支气管中主要是立方形细胞，然后直到肺泡都是单层扁平细胞。纤毛终止于呼吸性细支气管。肺泡巨噬细胞清除碎屑并参与免疫反应。

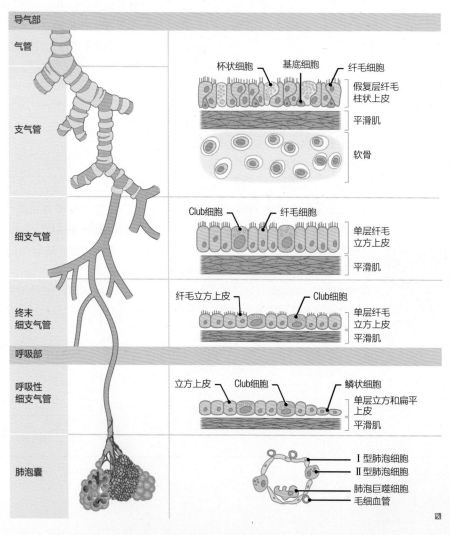

肺解剖

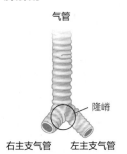

气管

隆嵴

右主支气管 左主支气管

右肺有3叶。左肺由于有心脏占位，仅有2叶（左肺小舌与右肺中叶同源）**A**。

在右肺门处，肺动脉在支气管前方；在左肺门处，肺动脉在支气管上方。

气管隆嵴位于升主动脉后侧，降主动脉前内侧**B**。

右主支气管比左主支气管短粗而陡直，吸入性异物更容易进入右肺。当不慎吸入了花生等异物：

- 仰卧位时——常进入右肺下叶上段
- 右侧卧位时——常进入右肺上叶
- 立位时——常进入右肺下叶

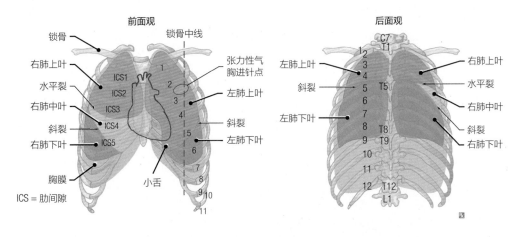

前面观

锁骨 / 锁骨中线 / 右肺上叶 / 水平裂 / 右肺中叶 / 斜裂 / 右肺下叶 / 胸膜 / ICS = 肋间隙 / ICS1 / ICS2 / ICS3 / ICS4 / ICS5 / 张力性气胸进针点 / 左肺上叶 / 斜裂 / 左肺下叶 / 小舌

后面观

C7 / T1 / 左肺上叶 / 斜裂 / 左肺下叶 / T5 / T8 / T9 / T12 / L1 / 右肺上叶 / 水平裂 / 右肺中叶 / 斜裂 / 右肺下叶

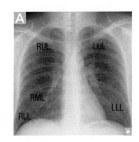

RUL / LUL / RML / LLL / RLL

RUL——右肺上叶
RML——右肺中叶
RLL——右肺下叶
LUL——左肺上叶
LLL——左肺下叶

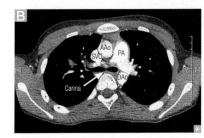

AAo / SVC / PA / DAo / Carina

Carina——隆嵴
DAo——降主动脉
PA——肺动脉
AAo——升主动脉
SVC——上腔静脉

横膈结构

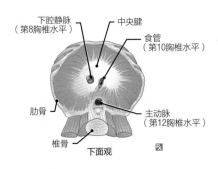

下腔静脉（第8胸椎水平）/ 中央腱 / 食管（第10胸椎水平）/ 肋骨 / 主动脉（第12胸椎水平）/ 椎骨 / 下面观

穿过横膈的结构：

- T8水平：下腔静脉，右膈神经。
- T10水平：食管，迷走神经（第十对脑神经，分两干）。
- T12水平：主动脉，胸导管，奇静脉。

横膈由C3、C4、C5神经（膈神经）支配。横膈受到刺激（如胸膜腔中的气体、血液或脓液）引起的疼痛可牵涉到肩部（C5）和斜方肌嵴（C3、C4）。

各种分叉：

- 颈总动脉在C4水平分叉。
- 气管在T4水平分叉。
- 腹主动脉在L4水平分叉。

▶ 呼吸系统——生理学

肺容积	容量是≥2个生理容积之和。
补吸气量（IRV）	在正常吸气后仍能被吸入的气体量
潮气量（TV）	每次平静呼吸时进入肺内的气体量，通常500mL
补呼气量（ERV）	在正常呼气后仍能被呼出的气体量
残气量（RV）	最大呼气后肺内残余的气体量；RV和任何包含RV的肺容量都不能用肺量计测出
深吸气量（IC）	IRV + TV 从正常呼气末作最大吸气时所能吸入的气体量
功能残气量（FRC）	RV + ERV 在正常呼气后肺内剩余的气体量
肺活量（VC）	TV + IRV + ERV 在最大吸气后能被呼出的最大气体量
肺总量（TLC）	IRV + TV + ERV + RV 在最大吸气后肺内的气体量

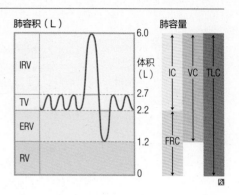

生理无效腔（死腔）的定义	$V_D = V_T \times \dfrac{Pa_{CO_2} - P_{ECO_2}}{Pa_{CO_2}}$ V_D = 生理无效腔 = 传导气道的解剖无效腔 + 肺泡无效腔；健康肺的肺尖是最主要的肺泡无效腔。亦即不参与气体交换的吸入空气量。 V_T = 潮气量 Pa_{CO_2} = 动脉P_{CO_2} P_{ECO_2} = 呼出气P_{CO_2}	生理无效腔——大致相当于正常肺的解剖无效腔。对于有通气血流比值（$\dot{V}/\dot{Q}$）失调的肺部疾病，其生理无效腔可比解剖无效腔大。

通气

分钟通气量	每分钟进入肺的气体总量 $V_E = V_T \times RR$	正常值： 呼吸频率（RR）= 12~20次/min V_T = 500mL V_D = 150mL
肺泡通气量	每分钟到达肺泡的气体量 $V_A = (V_T - V_D) \times RR$	

肺和胸壁

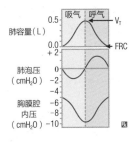

V_T = 潮气量

FRC = 功能残气量

弹性回缩——肺向内塌陷、胸壁向外弹出的趋势。

处在FRC时，肺向内的力量与胸壁向外的力量平衡，系统压力等于大气压。

处在FRC时，气道和肺泡压力等于大气压（定为零），胸膜腔内压力为负（防止肺不张）。肺向内的力与胸壁向外的力平衡。系统压力等于大气压。肺血管阻力（PVR）最低。

顺应性——单位压力变化下的肺容积变化，即$\Delta V/\Delta P$，与胸壁硬度成反比。高顺应性 = 肺更易充气（肺气肿，正常老化）；低顺应性 = 肺更难充气［肺纤维化、肺炎、新生儿呼吸窘迫综合征（NRDS）、肺水肿］。表面活性物质可提高顺应性。

滞后现象：由于吸气时需要克服表面张力，肺充气曲线与肺呼气曲线表现为不同的曲线。

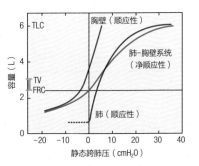

记忆法：顺应性好的肺更加"顺从合作"，充气更容易。

老年人呼吸系统改变

老年人肺功能进行性↓。TLC维持不变。

增加	降低
肺顺应性（弹性回缩力下降）	胸壁顺应性（胸壁更僵硬）
RV	FVC和第1秒用力呼气量（FEV$_1$）
$\dot{V}/\dot{Q}$不匹配	呼吸肌力量（咳嗽力量减弱）
肺泡-动脉（A-a）分压差	对低氧血症/高碳酸血症的通气反应

血红蛋白

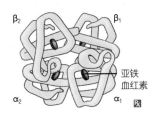

血红蛋白（Hb）由4个多肽亚基（2个α亚基和2个β亚基）组成，有2种存在形式：

- 脱氧型：对O_2的亲和力低，从而促进O_2的释放/卸载。
- 氧合型：对O_2具有高亲和力（300倍）。Hb表现出正性的协同效应和负性的变构效应。

Cl^-、H^+、CO_2、2, 3-BPG（二磷酸甘油酸）和温度↑均有利于脱氧型Hb生成（氧解离曲线右移→O_2卸载↑）。

胎儿Hb（HbF, 2个α亚基和2个γ亚基）对O_2的亲和力高于成人Hb，驱使氧跨过胎盘，从母体到胎儿扩散。胎儿血红蛋白对2, 3-BPG的亲和力低，从而对O_2的亲和力升高。血红蛋白是H^+离子的缓冲剂。

肌红蛋白由1条多肽链和1个辅基血红素构成。对氧气的亲和力高于Hb。

氰化物vs一氧化碳中毒	两者都通过抑制呼吸复合体Ⅳ（细胞色素c氧化酶）抑制有氧代谢→低氧对补充O_2治疗无反应，无氧代谢↑。 两者都可能导致皮肤粉红色或樱桃红色（常为尸检发现）、癫痫发作和昏迷。	
	氰化物	**CO**
来源	合成产物燃烧的副产物，摄入苦杏仁苷（杏仁里的含氰葡糖苷）或氰化物。	源于火灾、汽车尾气或燃气加热器的无味气体。
治疗	羟钴胺（形成氰钴胺）或用亚硝酸盐和硫代硫酸钠诱导高铁血红蛋白血症。	100%纯氧、高压氧。
体征/症状 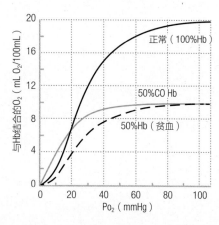	呼出气有苦杏仁气味；循环衰竭。	头痛，头晕。 可能涉及多人（如冬季里家庭成员症状相似）。 典型病变为MRI示双侧苍白球病变 A，但偶尔也可见于氰化物中毒。
对氧解离曲线的影响	曲线正常，氧饱和度在早期可表现为正常。	氧气结合能力↑，曲线左移，O_2在组织中释放↓。 CO与O_2竞争结合Hb，亲和力比O_2高200倍，形成碳氧血红蛋白。

与Hb结合的O_2（mL O_2/100mL）

正常（100%Hb）

50%CO Hb

50%Hb（贫血）

Po_2（mmHg）

| 高铁血红蛋白 | 氧化形式的Hb（三价铁离子-Fe^{3+}），不像Fe^{2+}那样容易与O_2结合，但对氰化物具有更高的亲和力。Fe^{2+}与O_2结合。Hb中的铁通常处于还原状态（亚铁离子，Fe^{2+}）。引起O_2饱和度↓和O_2含量↓，导致组织缺氧。高铁血红蛋白血症可表现为发绀和巧克力色的血液。 | 亚硝酸盐（如食物，或污染的/高海拔水源）和苯佐卡因，将Fe^{2+}氧化成Fe^{3+}而引起中毒。高铁血红蛋白血症可用亚甲蓝和维生素C治疗。 |

| 氧解离曲线（ODC） | 由于正协同效应，ODC是S形的（即四聚体Hb分子可以结合4个O_2分子，并且每结合1个O_2分子，Hb分子对随后结合的O_2分子亲和力更高）。肌红蛋白是单体，因此无正协同作用，曲线不是S形。曲线右移→Hb对O_2的亲和力↓（有助于将O_2释放到组织中）→P_{50}升高（维持50%的饱和度所需的PO_2更高）。曲线左移→O_2释放↓→肾缺氧→EPO合成增多→代偿性红细胞增多症。胎儿Hb对O_2的亲和力高于成人Hb（由于HbF对2,3-BPG亲和力低），因此其解离曲线左移。 |

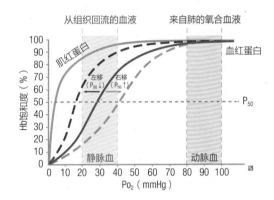

左移（向组织中释放O_2↓）	右移（向组织中释放O_2↑）
H^+↓（pH↑，碱）P_{CO_2}↓2,3-BPG↓温度↓CO↑甲基Hb↑HbF↑	H^+↑（pH↓，酸）P_{CO_2}↑体育锻炼2,3-BPG↑高海拔温度↑

| 血液中的氧含量 | O_2含量 = $(1.34 \times Hb \times Sa_{O_2}) + (0.003 \times Pa_{O_2})$
Hb = 血红蛋白浓度，Sa_{O_2} = 动脉血氧饱和度，Pa_{O_2} = 动脉血氧分压。
通常1g Hb可以结合1.34mL O_2，血液Hb正常为15g/dL。
O_2结合能力~每dL血液20mLO_2。
若Hb↓，则动脉血氧含量↓，但氧饱和度和Pa_{O_2}不变。
输送到组织的O_2 = 心输出量 × 血液O_2含量。 |

	Hb浓度	Hb的氧饱和度	溶解氧（Pa_{O_2}）	总氧含量
CO中毒	正常	↓（CO和O_2竞争）	正常	↓
贫血	↓	正常	正常	↓
红细胞增多症	↑	正常	正常	↑

肺血液循环

通常是低阻力、高顺应性的系统。P_{O_2}和P_{CO_2}在肺循环和体循环中发挥相反的作用。局部肺泡氧分压下降引起相应部位缺氧性血管收缩，使血液从肺部通气不良的区域转移到通气良好的区域。

灌注限制：O_2（健康时）、CO_2、N_2O。血液通过毛细血管全程的早期，气体即可达到平衡。只有血流量↑，气体交换才能↑。

弥散限制：O_2（肺气肿、纤维化、运动时）、CO。当血液到达毛细血管末端时，气体仍未达到平衡。

肺动脉高压的结果是肺心病，继而右心衰竭。

弥散公式：

$$\dot{V}_{gas} = A \times D_k \times \frac{P_1 - P_2}{\Delta_x}$$

其中A = 弥散面积，Δ_x = 肺泡壁厚度，D_k = 气体弥散系数，P_1-P_2 = 分压差。

- 肺气肿：$A\downarrow$
- 肺纤维化：$\Delta_x\uparrow$

肺CO弥散量（D_{LCO}）是指CO（替代O_2）从肺部进入血液的程度。

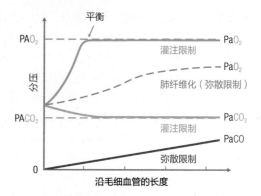

Pa = 肺毛细血管的气体分压
PA = 肺泡空气的气体分压

肺血管阻力

$$PVR = \frac{P_{肺动脉} - P_{左心房}}{心输出量}$$

记住：$\Delta P = Q \times R$，故$R = \Delta P / Q$

$$R = \frac{8\eta l}{\pi r^4}$$

$P_{肺动脉}$ = 肺动脉压
$P_{左心房}\sim$肺毛细血管楔压
Q = 心输出量（血流量）
R = 阻力
η = 血液黏滞度
l = 血管长度
r = 血管半径

肺泡气体平衡

$$P_{AO_2} = P_{IO_2} - \frac{P_{aCO_2}}{R}$$

$$\approx 150mmHg^{[1]} - \frac{P_{aCO_2}}{0.8}$$

[1]海平面高度呼吸室内空气

P_{AO_2} = 肺泡P_{O_2}（mmHg）
P_{IO_2} = 吸入气体P_{O_2}（mmHg）
P_{aCO_2} = 动脉P_{CO_2}（mmHg）
R = 呼吸商 = 产生的CO_2量/消耗的O_2量
肺泡-动脉氧分压差 = $P_{AO_2} - P_{aO_2}$。肺泡-动脉氧分压差正常值可估计为（年龄/4）+ 4，例如一个<40岁的人，其分压差应<14。

缺氧

组织缺氧（组织O_2输送↓）	低氧血症（Pao_2↓）	缺血（供血不足）
心输出量↓ 低氧血症 贫血 CO中毒	正常肺泡–动脉氧分压差 ● 高海拔 ● 通气不足（如使用阿片类药物、肥胖低通气综合征） 肺泡–动脉氧分压差↑ ● V̇/Q̇失调 ● 弥散障碍（如肺纤维化） ● 右向左分流	动脉血流受阻 静脉回流↓

通气/灌注不匹配

理想状态下，通气与灌注相匹配（即V̇/Q̇ = 1），以便进行充分的气体交换。

肺区：

● 肺尖部V̇/Q̇ = 3（通气过度）

● 肺底V̇/Q̇ = 0.6（灌注过度）

肺底部的通气和灌注均比肺尖部更大。

运动时（心输出量↑），肺尖部毛细血管舒张→V̇/Q̇比值接近1。某些在高氧环境中容易存活的生物（如结核分枝杆菌）在肺尖部繁殖。

V̇/Q̇ = 0：气道阻塞（分流）。分流时，吸入纯氧也不会改善Pao_2（如异物吸入）。

V̇/Q̇ = ∞：血流（blood）阻塞（生理无效腔）。假设无效腔 < 100%，吸入纯氧可改善Pao_2（如肺栓塞）。

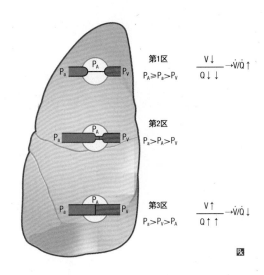

其中P = 压力，a = 动脉，v = 静脉，A = 肺泡

CO_2转运

CO_2从组织到肺的转运形式有3种：

❶HCO_3^-（70%）。

❷氨基甲酰血红蛋白或$HbCO_2$（21%~25%）。CO_2结合到Hb珠蛋白的N端（而非血红素）。CO_2更易结合脱氧血红蛋白（未携带O_2）。

❸溶解性CO_2（5%~9%）。

在肺部，Hb的氧合促进H^+与Hb的解离。这使得平衡向CO_2生成的方向移动，因此，CO_2从红细胞（RBC）中释放出来（Haldane效应）。

在外周组织中，组织代谢产生的H^+↑，曲线右移，释放O_2（Bohr效应）。

血液中，多数CO_2在血浆中以HCO_3^-的形式存在。

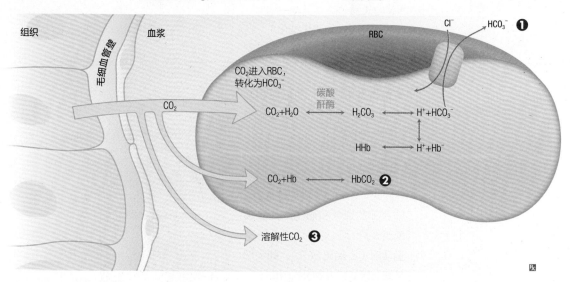

对高海拔的反应

吸入气氧分压（PiO_2）↓→PaO_2↓→通气↑→$PaCO_2$↓→呼吸性碱中毒→高原病。

慢性通气↑。

促红细胞生成素↑→Hct和Hb↑（由于慢性缺氧）。

2,3-BPG↑（与Hb结合导致氧解离曲线右移，使Hb释放更多的O_2）。

细胞水平的变化（线粒体↑）。

肾排泄HCO_3^-↑以代偿呼吸性碱中毒（可以用乙酰唑胺加强）。

慢性缺氧性肺血管收缩导致肺动脉高压和右心室肥大。

对运动的反应

CO_2生成↑。

O_2消耗↑。

通气率↑以满足O_2需求。

肺尖部到肺底的$\dot{V}/\dot{Q}$变得更一致。

由于心输出量↑导致肺血流量↑。

剧烈运动时pH↓（继发于乳酸性酸中毒）。

PaO_2和$PaCO_2$无变化，但静脉CO_2含量↑，静脉O_2含量↓。

▶ 呼吸系统——病理学

鼻窦炎

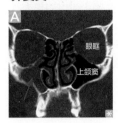

鼻窦引流受阻→引起相应区域的炎症与疼痛。

- 常累及上颌窦。由于上颌窦开口位于内上方，上颌窦的引流需对抗重力（ Ａ 中红色箭头指的是充满积液的右侧上颌窦）。
- 上鼻道——引流蝶窦和后组筛窦；中鼻道——引流额窦、上颌窦及前组筛窦；下鼻道——引流鼻泪管。
- 大多数急性鼻窦炎是上呼吸道病毒感染引起的；可同时合并细菌感染，最常见为肺炎链球菌、流感嗜血杆菌及卡他莫拉菌。
- 蝶窦和筛窦的感染可以蔓延至海绵窦，导致并发症（如海绵窦综合征）。

鼻出血

大多数发生在鼻腔前部（克氏丛）。致命性的大出血多发生在鼻腔后部（蝶腭动脉，上颌动脉分支）。常见出血原因有异物、外伤、变应性鼻炎和鼻纤维血管瘤（常见于青少年男性）。

克氏丛：上唇动脉、筛前动脉、筛后动脉、腭大动脉、蝶腭动脉。

头颈癌

大多数为鳞状细胞癌。危险因素有吸烟、饮酒、HPV-16（口咽癌）、EB病毒（鼻咽癌）。区域癌化：致癌物引起黏膜广泛损伤→该区域产生多个独立的恶性病损。

深静脉血栓形成

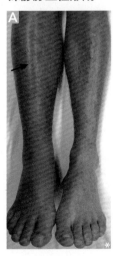

深静脉血凝块→红 Ａ 肿热痛。深静脉血栓形成三要素（Virchow三要素）：

- 血流瘀滞（如术后、长途开车或坐飞机）
- 高凝状态（如凝血级联蛋白 V 因子缺失、口服避孕药、妊娠）
- 内皮损伤（暴露的胶原蛋白引发凝血级联反应）

临床常用D-二聚体在低至中度风险患者中排除深静脉血栓形成（敏感性高，特异性低）。

大多数肺栓塞的栓子来源于下肢近端深静脉。

普通肝素或低分子量肝素（如依诺肝素）可用于深静脉血栓形成的预防与急性期治疗。

口服抗凝血药（如华法林、利伐沙班）可用于治疗（长期预防）。

影像学检查可选择压迫性弹性成像超声联合多普勒超声。

肺栓塞　通气/血流比值不匹配，低氧血症，呼吸性碱中毒。突发呼吸困难，胸膜性胸痛，呼吸急促，心动过速。大栓子或马鞍状栓子 A 可引起电–机械分离（无脉性电活动），导致死亡。CT肺动脉造影可用于肺栓塞检测（寻找充盈缺损）C。心电图上可以表现为"S1Q3T3"异常。

Zahn线指 B 中粉红色（血小板、纤维蛋白）和红色（红细胞）的分界线，仅存在于死亡前形成的血栓中，因此可以用来区分血栓是死亡前还是死亡后形成。

栓子种类：脂肪、气体、血栓、细菌、羊水及肿瘤。

脂肪栓塞——与长骨骨折及吸脂术后相关。典型三联征表现为：低氧血症，神经系统异常及瘀斑。

空气栓塞——见于潜水员上升时氮气气泡的释放（沉箱病/减压病），加压氧疗；或为医源性，有创操作导致（如中心静脉置管）

羊水栓塞——一般发生在分娩或产后，也可见于子宫创伤。可引起DIC。罕见但死亡率很高。

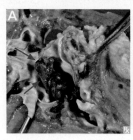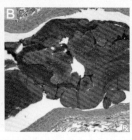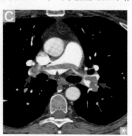

流量–容积环

流量–容积参数	阻塞性肺疾病	限制性肺疾病
残气量	↑	↓
功能残气量	↑	↓
肺总量	↑	↓
第1秒用力呼气量（FEV_1）	↓↓	↓
用力肺活量（FVC）	↓	↓
FEV_1/FVC	↓　FEV_1比FVC下降更多	正常或↑　FEV_1与FVC成比例下降

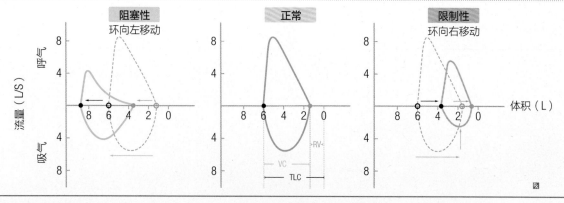

纵隔病理

正常纵隔结构包括心脏、胸腺、淋巴结、食管及主动脉。可分为前、中、后纵隔或者上、下纵隔。

纵隔肿物

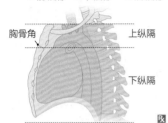

纵隔分区
■ 前纵隔 ■ 中纵隔 ■ 后纵隔

胸骨角

上纵隔

下纵隔

一些病变（如淋巴瘤、肺癌、脓肿）可发生在任一纵隔分区。但前、中、后纵隔分别有各自区域的好发病变：

- 前纵隔——甲状腺肿瘤、胸腺肿瘤、畸胎瘤、恶性淋巴瘤。
- 中纵隔——食管癌、转移瘤、食管裂孔疝、支气管囊肿。
- 后纵隔——神经源性肿瘤（如神经纤维瘤）、多发性骨髓瘤。

纵隔炎

纵隔组织炎症。常见于心胸术后并发症（14天内）、食管穿孔，牙源性/咽后感染蔓延。

慢性纵隔炎——即纤维化性纵隔炎。原因：纵隔内结缔组织形成增多↑。常见于荚膜组织胞浆菌感染。

临床表现：发热、心动过速、白细胞增多、胸痛，以及胸骨伤口引流（尤其是心脏术后）。

纵隔气肿

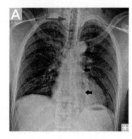

纵隔中存在气体（一般为空气，A 黑箭头表示主动脉周围气体，红箭头示颈部气体）。可自发（由于肺小疱破裂）或继发（如外伤、医源性、自发性食管破裂）。

肺泡破裂时，空气经过气管和血管周围鞘进入纵隔。

临床表现：胸痛、呼吸困难、声音变化、皮下气肿、Hamman征阳性（心脏听诊时可听及捻发音）。

可与气胸相关。

阻塞性肺疾病　气流受阻→肺内气体陷闭。高肺容积时，气道提前闭合→功能残气量（FRC）↑，残气容积（RV）↑，肺总量（TLC）↑。肺功能：FEV_1↓↓，FVC↓→FEV_1/FVC↓（特征），通气/血流比值不匹配。慢性、缺氧性肺血管收缩可导致肺心病。慢性阻塞性肺疾病（COPD）包括慢性支气管炎和肺气肿。

种类	临床表现	病理	其他
慢性支气管炎（"蓝肿型"）	喘息、湿啰音、发绀（由于分流引起低氧血症）、呼吸困难、二氧化碳潴留、继发性红细胞增多症。	支气管的黏液分泌腺肥大和增生→Reid指数（黏液腺层厚度与上皮和软骨间厚度的比值）>50%。一氧化碳弥散量（D_{LCO}）通常正常。	诊断标准：咳嗽、咳痰每年超过3个月，连续2年以上。
肺气肿（"粉喘型"）	桶状胸 D、缩唇呼气（增加气体压力和防止气道塌陷）。	小叶中心型肺气肿——与吸烟相关 A B。常见于肺上叶。中文记忆法：吸烟上（上叶）瘾。全小叶型肺气肿——与α_1-抗胰蛋白酶缺乏相关。常见于肺下叶。气腔增宽，肺泡壁损坏（C 箭头），回缩力↓，顺应性↑，一氧化碳弥散量（D_{LCO}）↓。蛋白酶与抗蛋白酶失衡→弹性蛋白酶活性↑→弹性纤维损失↑→肺顺应性↑。	胸片：前后径↑，膈面变平，肺野透光度↑。
哮喘	咳嗽、喘息、呼吸急促、呼吸困难、低氧血症、吸气呼气比↓、奇脉、黏液栓 E。诱因：上呼吸道病毒、过敏原、应激。肺量计检查及醋甲胆碱药物试验可以辅助诊断。	高反应性气道→可逆气道收缩。气道平滑肌增生和肥大，Curschmann螺旋 F（脱落上皮形成螺纹状黏液栓）和夏科-莱登结晶 G（痰中嗜酸细胞分解形成的嗜酸性六角形、双尖结晶）。一氧化碳弥散量（D_{LCO}）正常或↑。	I型超敏反应。阿司匹林哮喘表现为环氧化酶抑制（白三稀过度生成→气道收缩）、慢性鼻窦炎伴鼻息肉及哮喘症状。

阻塞性肺疾病（续）

种类	临床表现	病理	其他
支气管扩张	脓痰、反复感染、咯血、杵状指。	支气管慢性坏死性感染或阻塞→气道永久性扩张。	与支气管阻塞、纤毛运动不良（如吸烟、Kartagener综合征）、囊性纤维化 H、变应性支气管肺曲霉病等疾病有关。

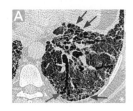

限制性肺疾病

肺扩张受限导致肺容积↓（FVC和TLC↓）。肺功能：FEV_1/FVC↑。患者表现为呼吸短浅。

类型：

- 呼吸力学障碍（肺外因素、正常D_{LCO}，肺泡-动脉氧梯度正常）：
  - 呼吸肌力量弱——脊髓灰质炎、重症肌无力、吉兰-巴雷综合征
  - 形体结构异常——脊柱侧弯、病态肥胖
- 肺间质病（肺部因素、D_{LCO}↓、肺泡-动脉氧梯度↑）：
  - 肺尘埃沉着病（如煤工尘肺、硅沉着病、石棉沉着病）
  - 结节病：双侧肺门淋巴结肿大，非干酪样坏死肉芽肿；血管紧张素转化酶和Ca^{2+}↑
  - 特发性肺纤维化［肺部反复受损和修复，胶原沉积↑，"蜂窝肺"样改变（A 红箭头处），牵拉性支气管扩张（A 蓝箭头处）及杵状指］
  - 肺出血-肾炎综合征（Goodpasture syndrome）
  - 肉芽肿性多血管炎（Wegener肉芽肿）
  - 肺部朗格汉斯细胞组织细胞增生症（嗜酸性肉芽肿）
  - 过敏性肺炎
  - 药物毒性（博来霉素、白消安、胺碘酮、甲氨蝶呤）

过敏性肺炎——对环境过敏原的Ⅲ型和Ⅳ型混合过敏反应。导致呼吸困难、咳嗽、胸闷、头痛。常见于农民和养鸟者。如避免接触外界过敏原，此疾病早期可逆。

结节病

特点为：免疫介导、广泛的非干酪样坏死性肉芽肿 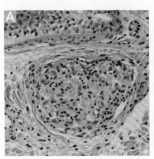，血清血管紧张素转化酶水平升高，以及支气管肺泡灌洗液中CD4/CD8细胞比例升高。黑人女性发病率高。除了增大的淋巴结，通常无症状。胸片显示双侧淋巴结肿大和粗网格影 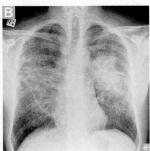，胸部CT能更好地显示肺门和纵隔淋巴结肿大 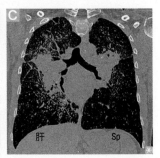。

与Bell麻痹，葡萄膜炎，肉芽肿（非干酪样坏死性上皮样肉芽肿，包含显微镜可见的Schaumann和星形小体），冻疮样狼疮（面部狼疮样皮损），间质纤维化（限制性肺疾病），结节性红斑，类风湿关节炎样关节病，高钙血症（巨噬细胞中1α-羟化酶介导维生素D的活化）等有关。

治疗：激素（如果有症状）。

吸入伤及后遗症

吸入有害刺激物的并发症（如吸烟）。由热量、微粒（直径<1μm）或者刺激物（如氨气）导致损伤→化学性气管支气管炎、水肿、肺炎、急性呼吸窘迫综合征。许多吸入伤患者继发于烧伤、一氧化碳吸入、氰化物中毒或砷中毒。体格检查时常发现烧焦的鼻毛或口咽部烟灰。

支气管镜显示严重水肿、支气管充血及烟灰沉积（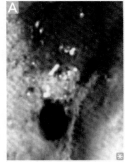，吸入伤后18小时；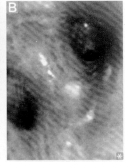，损伤后11天恢复情况）。

肺尘埃沉着病	石棉累及肺下叶。硅和煤炭累及肺上叶。	
石棉沉着病	与造船、盖屋顶、铺设管道有关。"象牙白"、钙化、膈上斑块 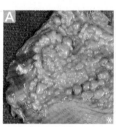 及胸膜斑块 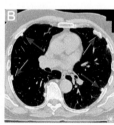 是石棉沉着病的病理特征。 发生支气管癌风险比间皮瘤风险高。Caplan综合征发生风险↑（类风湿关节炎和肺尘埃沉着病伴随肺内结节）。	累及肺下叶。 石棉（含铁）小体是类似哑铃的金褐色梭形棒状结构 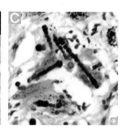，可在肺泡痰标本中找到。普鲁士蓝可使其显色，常从支气管肺泡灌洗液中得到。 胸腔积液风险↑。
铍中毒	与航空航天和制造业中接触铍有关。组织学上有肉芽肿（非干酪样坏死）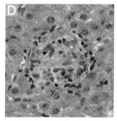，因此偶尔类固醇治疗有效。患癌症与肺心病风险↑。	累及肺上叶。
煤工尘肺	长期暴露于煤尘中→巨噬细胞吞噬碳→炎症和纤维化。 也叫黑肺病。罹患Caplan综合征风险↑。	累及肺上叶。 影像可见小圆结节状阴影。 炭末沉着病——无症状，见于许多暴露于煤烟空气的城镇居民。
硅沉着病	与喷砂、铸造及采矿有关。巨噬细胞对二氧化硅产生反应并释放促纤维化因子，导致纤维化。二氧化硅可以破坏吞噬溶酶体和损害巨噬细胞，增加结核易感性。肺癌、肺心病及Caplan综合征的风险↑。	累及肺上叶。 胸片上可见肺门淋巴结"蛋壳样"钙化。

间皮瘤

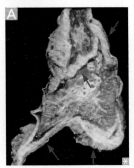

与石棉沉着病相关的胸膜恶性肿瘤。可导致血性胸腔积液（渗出液）、胸膜增厚 **A**。

组织病理上可见砂粒体。

钙视网膜蛋白（calretinin）几乎在所有间皮瘤中都表达，但在大多数癌中并不表达。

吸烟并不是它的危险因素。

急性呼吸窘迫综合征（ARDS）

病理生理学	肺泡受损→释放促炎性因子→中性粒细胞募集、激活及释放毒性介质（如活性氧、蛋白酶等）→毛细血管损伤及通透性↑→富含蛋白质的液体进入肺泡→肺泡内透明膜形成（**A** 中箭头）及非心源性肺水肿（肺毛细血管楔压正常）。 表面活性物质丢失亦导致肺泡塌陷。
病因	脓毒症（最常见）、误吸、肺炎、外伤、胰腺炎。
诊断	为排除性诊断，并符合以下标准： • 胸片双肺阴影 **B**。 • 呼吸衰竭发生在肺泡损伤1周内。 • 动脉氧分压与吸入氧浓度比值（Pao_2/Fio_2）降低（比值<300，因肺内分流及弥散障碍导致低氧血症）。 • 呼吸衰竭症状不能用心力衰竭或液体过多来解释。
结果	气体交换障碍，肺顺应性下降，肺动脉高压。
处理	病因治疗。 机械通气：潮气量↓，PEEP↑。

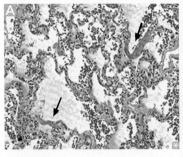

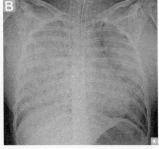

睡眠呼吸暂停	睡眠过程中反复发生呼吸暂停＞10秒→睡眠中断→日间嗜睡。睡眠监测试验确诊。日间动脉血氧分压正常。 夜间低氧→高血压/肺动脉高压、心律失常（房颤/房扑）、猝死。 低氧→促红细胞生成素释放↑→红细胞生成↑。
阻塞性睡眠呼吸暂停	努力呼吸以对抗气道阻塞。常有肥胖、睡眠打鼾及日间嗜睡。成人由咽旁组织过多引起，儿童常由腺样体肥大所致。治疗：减重、持续气道正压通气（CPAP）、手术。
中枢性睡眠呼吸暂停	由于中枢神经系统损伤/中毒、心力衰竭、阿片类药物导致呼吸努力障碍。可能与陈-施呼吸相关（呼吸暂停与呼吸增强相交替）。治疗：气道正压通气。
肥胖低通气综合征	肥胖（BMI≥30kg/m^2）→低通气→觉醒时动脉血CO_2分压↑（潴留）；睡眠期间动脉血氧分压↓，动脉血CO_2分压↑。又称Pickwickian综合征。

肺动脉高压	正常肺动脉平均压 = 10~14mmHg，静息时肺动脉平均压≥25mmHg称为肺动脉高压。可导致肺动脉硬化、中膜肥厚、内膜纤维化，以及丛样病变。病程：严重呼吸窘迫→发绀及右室肥厚→因肺心病失代偿死亡。
病因学	
动脉型肺动脉高压（PAH）	通常为特发性。遗传性PAH可由骨形成蛋白2型受体（*BMPR2*）基因（抑制血管平滑肌增生）突变引起，预后差。肺血管内皮细胞功能障碍导致血管收缩因子（如内皮素）↑及血管舒张因子（如NO和前列环素）↓。 其他原因包括药物（如苯丙胺、可卡因）、结缔组织病、HIV感染、门静脉高压、先天性心脏病以及血吸虫病。
左心疾病相关	包括收缩/舒张功能障碍和瓣膜病。
慢性肺疾病或低氧血症相关	肺实质破坏（如COPD）、肺部炎症/纤维化（如间质性肺疾病）、低氧血症致血管收缩（如阻塞性睡眠呼吸暂停，生活在高海拔地区）。
慢性血栓栓塞性疾病	复发性微血栓→肺血管床横截面面积↓。
多因素机制所致	原因包括血液系统疾病、系统性疾病、代谢性疾病以及肿瘤压迫肺血管。

不同肺部疾病的体征

肺部疾病	呼吸音	叩诊音	触觉语颤	气管偏移
胸腔积液	↓	浊音	↓	少量时无偏移 大量时向健侧偏移
肺不张	↓	浊音	↓	向患侧偏移
单纯性气胸	↓	过清音	↓	无偏移
张力性气胸	↓	过清音	↓	向健侧偏移
肺实变（大叶性肺炎、肺水肿）	支气管呼吸音；吸气末湿啰音，羊鸣音，耳语音	浊音	↑	无偏移

肺不张	肺泡塌陷，病因： • 梗阻——气道阻塞阻止吸入气体到达远端气道，气道内原有气体被吸收（如异物、黏液栓、肿瘤） • 肺部受压——外部压迫减少肺容量（如占位性病变、胸腔积液） • 收缩（瘢痕化）——肺实质瘢痕收缩扭曲肺泡（如结节病） • 黏附力——由于表面活性物质缺乏（如早产儿NRDS）
胸腔积液	胸膜腔过多液体积聚 A →吸气时肺扩张受限。 治疗：胸腔穿刺引流去除/减少积液 B 。
漏出液	蛋白质含量↓；由于静水压↑（如心力衰竭）或胶体渗透压↓（如肾病综合征、肝硬化）所致。
渗出液	蛋白质含量↑，外观混浊；由于恶性肿瘤、肺炎、结缔组织病、外伤（血管通透性↑）。由于有感染风险，需及时引流。
淋巴液	又称为乳糜胸，由创伤或恶性肿瘤引起胸导管损伤所致。外观为乳白色液体，甘油三酯↑。

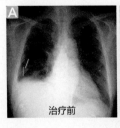
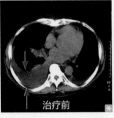
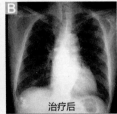
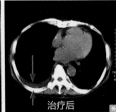

治疗前 治疗前 治疗后 治疗后

气胸	胸膜腔积气 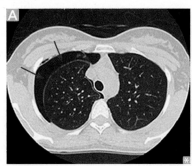。呼吸困难，胸部扩张不对称。患侧胸痛，触觉语颤↓，叩诊过清音，呼吸音减弱或消失。
原发性自发性气胸	由肺尖胸膜下肺小疱或气囊破裂引起。最常出现于瘦高的年轻男性和吸烟者。
继发性自发性气胸	继发于肺部疾病（如肺气肿形成肺大疱、感染）、高压机械通气→气压伤。
创伤性气胸	由钝性损伤（如肋骨骨折）、穿透伤（如枪伤）或医源性损伤（如中心静脉置管、肺活检、机械通气引起气压伤）所致。
张力性气胸	可由以上任意一种病因所致。空气进入胸膜腔后不能排出，胸膜腔内气体不断增多→张力性气胸。气管移向健侧 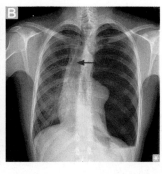。可导致胸内压增加→纵隔移位→下腔静脉扭曲→静脉回流↓→心输出量↓。需要立即行针刺减压和胸腔置管。

肺炎

类型	常见病原体	特点
大叶性肺炎	肺炎链球菌最常见，军团菌、克雷伯菌。	肺泡内渗出→实变 A。可累及整个肺叶 B 或整侧肺。
支气管肺炎	肺炎链球菌、金黄色葡萄球菌、流感嗜血杆菌、克雷伯菌。	急性炎症沿细支气管浸润到邻近肺泡 C。累及≥1个肺叶，呈斑片状分布 D。
间质性（非典型）肺炎	支原体、肺炎衣原体、鹦鹉热衣原体、军团菌、病毒（呼吸道合胞病毒、巨细胞病毒、流感病毒、腺病毒）。	肺泡壁间质出现弥漫性斑片状炎症，胸片显示双侧多灶性阴影 E。常为惰性病程（"能行走的"肺炎，即症状轻微，不影响日常活动）。
隐源性机化性肺炎	病因不明。由慢性炎性疾病（如类风湿关节炎）或药物副作用（如胺碘酮）所致。痰、血培养（−），抗生素治疗无效。	以前称为闭塞性细支气管炎伴机化性肺炎（BOOP）。由细支气管及其周围结构炎症引起的非感染性肺炎。

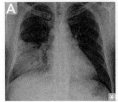 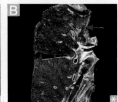 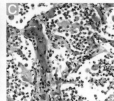 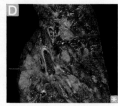 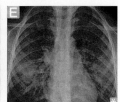

大叶性肺炎的自然病程

	充血水肿期	红色肝变期	灰色肝变期	溶解消散期
发病时间	第1~2天	第3~4天	第5~7天	第8＋天
表现	紫红色，部分实质发生实变。渗出液中细菌为主。	棕红色实变。渗出液有纤维素、细菌、红细胞和白细胞。	均匀灰色。渗出液中充满白细胞、裂解的红细胞和纤维素。	多种酶消化溶解渗出液各组分。

肺癌

癌症死亡的主要原因。

临床表现：咳嗽、咯血、支气管堵塞、喘息，胸片示肺部"硬币样病灶"，CT可见非钙化结节。

肺癌转移灶：肝（黄疸、肝大）、肾上腺、骨（病理性骨折）、脑。

记忆法：肝脑涂地，粉身（肾上腺）碎骨。

肺转移（通常多灶性）比原发性肺部肿瘤更为常见。原发灶常为乳腺癌、结肠癌、前列腺癌和膀胱癌。

并发症：

上腔静脉/胸廓出口综合征

肺上沟（Pancoast）肿瘤

霍纳（Horner）综合征

副肿瘤综合征

喉返神经受压（声音嘶哑）

胸腔积液或心包积液

危险因素：吸烟、二手烟、氡、石棉、家族史。鳞状细胞癌和小细胞肺癌是中央型肺癌，且常由吸烟引起。

类型	位置	特征	组织学
小细胞			
小细胞（燕麦细胞）癌	中央型	未分化→侵袭性高 可产生ACTH（库欣综合征）、抗利尿激素分泌失调综合征（SIADH）、突触前Ca^{2+}通道抗体（Lambert-Eaton综合征）或神经元抗体（副肿瘤性脊髓炎、脑炎、亚急性小脑变性）。常见原癌基因*myc*表达扩增。治疗：化疗±放疗。	神经内分泌细胞（Kulchitsky细胞）肿瘤→深蓝色小细胞 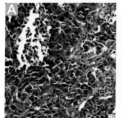。嗜铬粒蛋白A（+）、神经元特异性烯醇化酶（+）、突触小泡蛋白（+）。
非小细胞			
腺癌	外周型	最常见的原发性肺癌类型，女性居多，常见于非吸烟者。激活突变包括*KRAS*、*EGFR*和*ALK*。与肥厚性骨关节病（杵状指）有关。 细支气管肺泡亚型（原位腺癌）：胸片常表现出与肺炎相似的模糊浸润影，预后相对较好。	组织学上呈腺体排列，常有黏蛋白染色（+）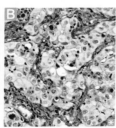。细支气管肺泡亚型：沿肺泡隔生长→肺泡壁明显增厚。高柱状肿瘤细胞，含有黏液。
鳞状细胞癌	中央型	起源于支气管的肺门肿物 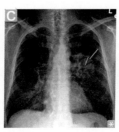，可形成空洞，与吸烟密切相关，易伴发高钙血症（产生甲状旁腺激素相关蛋白PTHrP）。	角化珠 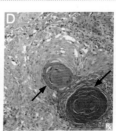 和细胞间桥。
大细胞癌	外周型	高度间变性未分化肿瘤，预后差。化疗效果不佳，手术切除。与吸烟密切相关。	多形性巨细胞 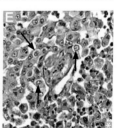。
支气管类癌	中央或外周型	预后良好，罕见转移。 临床症状：肿物占位效应或类癌综合征（皮肤潮红、腹泻、喘息）。	神经内分泌细胞癌巢；嗜铬粒蛋白A（+）。

肺脓肿

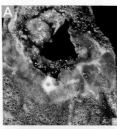

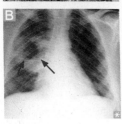

肺实质中局灶脓液聚集 A。由于口咽分泌物误吸［特别是伴意识障碍的患者（如酗酒者、癫痫患者）］或支气管阻塞（如肿瘤）引起。

胸片常可见气液平 B，提示空洞形成。由厌氧菌（如拟杆菌、梭杆菌、消化链球菌）或金黄色葡萄球菌感染所致。

治疗：抗生素、引流或手术。

继发于吸入的肺脓肿最常见于右肺，病灶部位与患者发生误吸时的体位有关：直立时常见于右肺下叶，卧位时多出现在右肺上叶或中叶。

肺上沟（Pancoast）瘤

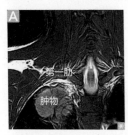

发生在肺尖部的恶性肿瘤 A，可通过侵犯/压迫周围结构引起Pancoast综合征。周围结构受压可表现为：

- 喉返神经→声音嘶哑
- 星状神经节→霍纳（Horner）综合征（同侧上睑下垂、瞳孔缩小、无汗）
- 上腔静脉→上腔静脉（SVC）综合征
- 头臂静脉→头臂综合征（单侧症状）
- 臂丛神经→感觉运动障碍

上腔静脉综合征

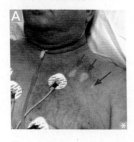

SVC阻塞致头部（多血质面容；指压后褪色 A）、颈部（颈静脉怒张）、上肢（水肿）血液回流受阻。通常由恶性肿瘤（如纵隔肿物、肺上沟瘤）或留置导管血栓形成引起 B。属于医疗急症，可导致颅高压（阻塞严重时）→头痛、头晕、动脉瘤/颅内动脉破裂风险↑。

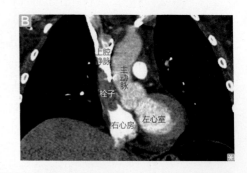

▶ 呼吸系统——药理学

H_1受体阻滞剂	组胺H_1受体可逆性抑制剂	
第一代	苯海拉明、茶苯海明、氯苯那敏、多西拉敏	名称结尾通常包含"明"或"敏"。
临床应用	过敏、晕动症、助眠	
不良反应	镇静、抗胆碱能、抗α-肾上腺素能作用	
第二代	氯雷他定、非索非那定、地氯雷他定、西替利嗪	名称结尾通常包含"他定"。
临床应用	过敏	
不良反应	较第一代镇静作用减弱，因进入中枢神经系统↓	

愈创甘油醚	祛痰——使呼吸道分泌物变稀薄；对咳嗽反射无抑制作用。

N-乙酰半胱氨酸	黏液溶解剂——通过破坏二硫键使黏痰液化，用于慢性支气管肺疾病［如COPD、囊性纤维化（CF）］。也被用于乙酰氨基酚过量的解毒剂。

右美沙芬	镇咳药（拮抗NMDA谷氨酸受体）。为合成的可待因类似物。过量使用有轻微阿片样作用，可用纳洛酮解救。轻度滥用风险。与其他5-羟色胺能药物合用可导致5-羟色胺综合征。

伪麻黄碱、去氧肾上腺素

作用机制	α-肾上腺素能激动剂。
临床应用	减轻充血、水肿（用于减轻鼻充血）；使堵塞的咽鼓管开放。
不良反应	高血压。持续使用超过4~6天可导致反弹充血；可引起中枢神经系统刺激症状/焦虑（伪麻黄碱）。

肺动脉高压药物

药物	作用机制	临床笔记
内皮素受体拮抗剂	竞争性拮抗内皮素-1受体→肺血管阻力↓。	肝毒性（监测肝功能）。 举例：波生坦。
PDE-5抑制剂	抑制PDE-5→cGMP↑→延长NO的血管舒张作用。	亦可用于治疗勃起功能障碍。禁止与硝酸甘油或其他硝酸盐药物同时使用（严重低血压风险）。 举例：西地那非。
前列环素类似物	PGI_2（前列环素）可直接舒张肺动脉和体循环动脉血管床。抑制血小板聚集。	副作用：面色潮红、下颌疼痛。 举例：依前列醇、伊洛前列素。

哮喘用药	支气管收缩由（1）炎症过程（2）副交感神经张力两方面介导，因此治疗针对这两种途径进行。
β₂受体激动剂	沙丁胺醇——松弛支气管平滑肌（短效β₂受体激动剂）。用于急性加重。可引起震颤、心律失常。
	沙美特罗、福莫特罗——长效药物，用于预防。可引起震颤、心律失常。
吸入性糖皮质激素	氟替卡松、布地奈德——几乎可抑制所有细胞因子的合成；使诱导TNF-α和其他炎症因子的转录因子NF-κB失活。慢性哮喘的一线治疗药物。使用间隔片或者用药后漱口，以防鹅口疮。
毒蕈碱拮抗剂	噻托溴铵、异丙托溴铵——竞争性阻断毒蕈碱受体，阻止支气管收缩。也被用于治疗COPD。噻托溴铵属于长效药物。
抗白三烯药物	孟鲁司特、扎鲁司特——阻断白三烯受体（CysLT1）。尤其适用于阿司匹林和运动诱发的哮喘。 齐留通——5-脂氧合酶途径抑制剂。阻止花生四烯酸转化为白三烯。有肝毒性。
抗IgE单抗疗法	奥马珠单抗——结合大部分血清游离IgE，阻断其与FcεRI结合。用于治疗IgE水平↑、且对吸入性糖皮质激素和长效β₂受体激动剂抵抗的过敏性哮喘。
甲基黄嘌呤	茶碱——通过抑制磷酸二酯酶→cAMP水解↓→cAMP↑从而引起支气管舒张。由于治疗窗窄（心脏毒性、神经毒性），因而使用受到限制。由细胞色素P-450代谢。可阻断腺苷作用。
色酮类药物	色甘酸钠——阻止肥大细胞脱颗粒。预防急性哮喘症状。较少使用。
醋甲胆碱	非选择性毒蕈碱受体（M₃）激动剂。用于支气管激发试验，有助于诊断哮喘。

翻译：赵清、张翰林、黄警、刘方杰

审校：陈咏梅、彭敏、牛燕燕